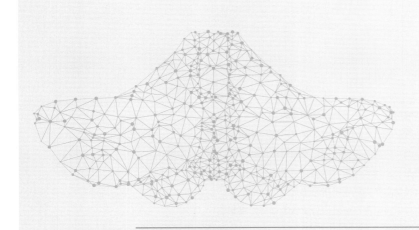

運動失調のみかた, 考えかた
―小脳と脊髄小脳変性症―

宇川義一 [編]
福島県立医科大学医学部
神経内科学講座教授

中外医学社

執筆者一覧（執筆順）

坂 井 建 雄　順天堂大学医学部解剖学・生体構造科学講座教授

六 車 恵 子　理化学研究所多細胞システム形成研究センター専門職研究員

永 雄 総 一　のぞみ病院高次脳機能研究所室長，理化学研究所脳科学総合研究センター

内 藤　　寛　日本赤十字社伊勢赤十字病院神経内科部長，三重大学臨床教授

石 井 信 之　宮崎大学医学部内科学講座神経呼吸内分泌代謝学分野

望 月 仁 志　宮崎大学医学部内科学講座神経呼吸内分泌代謝学分野講師

廣 瀬 源二郎　浅ノ川総合病院脳神経センター長

高 草 木　薫　旭川医科大学医学部脳機能医工学研究センター教授・センター長

東 山 雄 一　横浜市立大学医学部神経内科学脳卒中医学助教

田 中 章 景　横浜市立大学医学部神経内科学脳卒中医学主任教授

生 井 友紀子　横浜市立大学附属病院耳鼻咽喉科言語聴覚士

中 村 雄 作　近畿大学医学部堺病院神経内科教授

磯 野 千 春　近畿大学医学部堺病院神経内科言語聴覚士

福 武 敏 夫　亀田メディカルセンター神経内科部長

寺 尾 安 生　杏林大学医学部細胞生理学教室教授

松 本 英 之　日本赤十字社医療センター神経内科副部長

花 島 律 子　鳥取大学医学部脳神経医科学講座脳神経内科学教授

徳 重 真 一　杏林大学医学部付属病院神経内科助教

筧　　慎 治　東京都医学総合研究所・運動障害プロジェクトプロジェクトリーダー

李　　鍾 昊　東京都医学総合研究所・運動障害プロジェクト研究員

鏡 原 康 裕　原宿リハビリテーション病院副院長

本 多 武 尊　東京都医学総合研究所・運動障害プロジェクト研究員

吉 田 大 峰　東京農工大学大学院工学研究院・先端情報科学部門大学院生

近 藤 敏 之　東京農工大学大学院工学研究院・先端情報科学部門教授

三 苫　　博　東京医科大学・医学教育学分野推進センターセンター長

齊 藤 麻 美　順天堂大学大学院医学研究科放射線医学教室放射線診断学講座

青 木 茂 樹　順天堂大学大学院医学研究科放射線医学教室放射線診断学講座教授

五十嵐博中	新潟大学脳研究所統合脳機能研究センター生体磁気共鳴学分野教授
松澤　等	新潟大学脳研究所統合脳機能研究センター脳機能解析学分野准教授
高堂裕平	量子科学技術研究開発機構放射線医学総合研究所脳機能イメージング研究部研究員
中田　力	新潟大学脳研究所統合脳機能研究センター脳機能解析学分野特任教授
板東杏太	国立精神・神経医療研究センター脳病態統合イメージングセンター（IBIC）先進脳画像研究部 理学療法士
花川　隆	国立精神・神経医療研究センター脳病態統合イメージングセンター（IBIC）先進脳画像研究部部長
髙橋祐二	国立精神・神経医療研究センター神経内科診療部長
水澤英洋	国立精神・神経医療研究センター理事長
安藤昭一朗	新潟大学脳研究所臨床神経科学部門神経内科学分野
他田正義	新潟大学脳研究所臨床神経科学部門神経内科学分野講師
小野寺理	新潟大学脳研究所臨床神経科学部門神経内科学分野教授
吉田邦広	信州大学医学部神経難病学講座特任教授
藤田慶大	東京医科歯科大学難治疾患研究所難治病態研究部門神経病理学分野助教
岡澤　均	東京医科歯科大学難治疾患研究所難治病態研究部門神経病理学分野教授
吉田眞理	愛知医科大学加齢医科学研究所教授
嶋田裕之	大阪市立大学大学院医学研究科認知症臨床研究センター特任教授
石浦浩之	東京大学医学部附属病院神経内科助教
菅野直人	東北大学大学院医学系研究科神経・感覚器病態学講座神経内科学分野助教
長谷川隆文	東北大学大学院医学系研究科神経・感覚器病態学講座神経内科学分野准教授
清水　宏	新潟大学脳研究所病理学分野助教
柿田明美	新潟大学脳研究所病理学分野教授
服部憲明	大阪大学国際医工情報センター臨床神経医工学寄附研究部門寄附研究部門准教授
宮井一郎	大道会森之宮病院院長代理
佐藤　聡	長崎北病院院長
中島　孝	国立病院機構新潟病院院長
三井　純	東京大学医学部分子神経学講座特任准教授

はじめに

　2017 年のお盆に，京都での WCN2017 までの完成を目指して，この本全体の校正を行っているが，今更ながら勉強をさせていただき，とても良い本が仕上がったと言う印象がある．そして，お盆の 2 日間かなりの時間校正を行っていたら，お尻に肉の少ない私にとって，椅子の重要さも実感する機会となった．そこで序文として，この本全体の私の印象を述べさせていただく．

　小脳を中心として一つの単行本と言う事で，企画の話をいただいた．ただし，小脳全体というより，"小脳と脊髄小脳変性症"と副題にもあるように，自分の興味から，小脳の解剖・正常生理から生理学的異常・検査と，近年大きく発展した脊髄小脳変性症の発生機序・分子病態に重点を置いた単行本となっている．以下に，それぞれの章に対して私の持った実感を述べて，この単行本の特徴を浮き上がらせたい．それぞれの章を，その道の日本での第一人者に執筆いただいたのが，この本の質の高さを保証しているように思い，皆様に感謝したい．

小脳の解剖，正常生理，検査方法が詳しい

　解剖については，細胞構築にいたるまで詳しく解説いただき，小脳を作ると言うイメージで発生に関しても記述いただいた．生理についても，小脳の誤差補正の本質を学習の生理から解説いただき，時間的調節と振幅の調節という二面から，クラシカルな事実から，最新の研究成果まで記載していただいた．この二面性は大脳基底核にも当てはまる事実である．

　診察などの臨床的項目では，記述にとどまらず，その異常所見の病態生理にも言及していただいた．姿勢，筋トーヌスなどでも，生理学的基礎を解説いただき，小脳症状の本質の一つされる低トーヌスに関する説明もある．歩行については，ステップごとにモーメントにより前に転びながら立ち直っていると言う記載は興味深い．構音，嚥下についても一つの項目として取り上げ，嚥下障害は小脳障害だけではあまり生じないと言う事が解った．嚥下も構音も随意的な要素と反射的な要素があるが，構音の方が随意的な細かい調節の要素が多いので小脳障害で目立った異常を示しやすいのかと考えた．神経内科医になりたての頃に，呼吸運動と言う運動で小脳性の障害が出現しないのかと興味を持ったことを思い出した．眼球運動，眼振も項目を立てて解説いただいた．VGS が主に小脳の機能を見ていて，MGS が大脳基底核の機能を反映するという，眼球運動の記述は，paradoxical gait の時に，視覚情報というガイドを用いて小脳を主に使うので，歩行が可能となると考えている私にとって興味深い考察であった．これまで運動に注目されていた小脳であるが，パーキンソン病の非運動症状と同様に，近年運動以外の機能に対する小脳の制御も話題となっているので，解説いただいた．私が emotional dysmetria, mental dysmetria, cognitive dysmetria とか，emotional akinesia, cognitive akinesia などとシャレで言っていたことが，本当に cognitive dysmetria, poor mental incoordination として，使用されていることをはじめて知り，驚いた．当然色々な小脳ループがあるので，運動以外の症状をだして

もおかしくない．検査では，プリズム順応，タッピング，トラッキングという新しい検査から，何か新しい小脳症状を解析しようという意欲がうかがえた．特に，フィードバックとフィードフォワードを分離しようとする試みは興味深い．画像検査では，新しい解析方法がいくつか開発され，従来の検者の主観的解析以外に，コンピュータを駆使したさまざまな解析法，ネットワークとして機能を分析する方法など，新しい方法が紹介されている．

遺伝子，分子遺伝学についてもかなり詳しく解析いただいた

　遺伝子研究に素人の私でもその画期的発展が実感できる記述であった．遺伝子の解明は飛躍的に進歩している．そして，遺伝子異常の病態生理が判明しつつある．脊髄小脳変性症に関しては，他の神経変性疾患に比べて，その遺伝学的異常の発見がたくさん有り，多くの遺伝的な知識が蓄積されているが，他の変性疾患に比べ治療戦略にいたっていない印象が私にはある．この点は，薬物療法の章で，"豊富な基礎研究の成果にもかかわらず，人を対象とした治療介入試験で有効性を示すのが難しい"と述べられていて，その対処法も語られている．是非，読んでいただけると幸いである．一つの原因として，おそらく脊髄小脳変性症という概念でくくっている疾患が，他のくくりより多くの疾患を含んでいるからではないかと考えていた私の意見と同じことがすでに述べられていた．

　はじめの3章で，遺伝子研究全体の総括を書いていただいた．この分野での日本の研究者の大きな貢献，今後の治療戦略を目指した日本全体の取り組みについても解説いただいた．それぞれの原因物質の詳細な記述の章ももうけた．ポリグルタミン，シヌクレイン，タウなどである．実に多くの遺伝子異常が判明してきていて，細胞死に至る機序もさまざまである．DNA修復機能不全，カルシウム濃度の恒常性の障害，核酸品質管理の障害，ミトコンドリアの機能障害などが述べられるとともに，DNA修復改善という夢のある治療法にも言及している．痙性対麻痺に関しても，飛躍的な遺伝子変異の解明が行われていることが述べられた．ここでも，他の変性疾患同様に，軸索輸送・細胞小胞機能・膜輸送・ミエリン維持など細胞が生きていく上で基本的で重要な機能の異常がさまざま発見されていることが報告された．近年注目を集めていて，系統変性疾患の基本となるかもしれないプリオン仮説も解説いただいた．細胞の基本機能を回復する治療や，プリオン仮説に基づく治療など，多くの変性疾患で同じ治療が効果を上げることを夢みたいと感じた．病理では，特殊染色により，変化の記述にとどまらず，病態生理にせまる議論がされている．

治療に関して

　薬物治療に関しては，現状をわかりやすくまとめていただき，現在ある対症療法の概説と，新しい治療の試みも概説いただいた．さらに，MSAの新しい試みに関する章ももうけた．リハビリに関しても，現状に則した詳細な解説があり，現場で役立つ知識から今後の発展まで述べられている．さらに，日本で開発されて最新のHALを用いた小脳疾患のリハビリについても解説いただいた．

以上のように，日本の超一流の先生方に執筆いただき，最高レベルの単行本に仕上がっていると言う自負がある．小脳についての最新情報から，明日の診療に役立つ実践的知識まで網羅されている，小脳に関して知りたい人にとって，最適な本を提供できたと信じている．

2017 年 8 月

宇川義一

目　次

ch.Ⅰ　小脳の基礎 小脳は何をしているのか　　1

Ⅰ-1　小脳の解剖　　　　　　　　　　　　　　　　　　　　　坂井建雄　**2**

  Ⅰ　小脳の位置と外形　　2

  Ⅱ　小脳の区分　　4

  Ⅲ　小脳皮質の組織構築　　6

  Ⅳ　小脳皮質の神経回路　　7

  Ⅴ　小脳の入出力経路　　8

Ⅰ-2　小脳の発生と機能　　　　　　　　　　　　　　　　　　六車恵子　**11**

  Ⅰ　小脳の内景と小脳皮質の細胞構築　　11

  Ⅱ　ヒトにおける小脳の発生　　13

  Ⅲ　小脳神経細胞の発生　　14

  Ⅳ　発生過程における前駆細胞の移動　　16

  Ⅴ　深部小脳核細胞の発生　　18

  Ⅵ　発生異常と小脳疾患　　18

Ⅰ-3　小脳の運動学習と運動記憶の特徴　　　　　　　　　　　永雄総一　**21**

  Ⅰ　小脳の神経回路　　21

  Ⅱ　平行線維—プルキンエ細胞シナプスの長期抑圧（LTD）　　21

  Ⅲ　眼球反射の適応と LTD の因果関係　　24

  Ⅳ　片葉仮説をめぐる論争　　25

  Ⅴ　抑制性介在神経細胞のシナプス伝達可塑性と運動学習　　26

  Ⅵ　ゲイン学習の記憶痕跡の移動と分散効果　　26

  Ⅶ　前庭核のゲイン学習の記憶痕跡の謎　　27

  Ⅷ　瞬き反射の条件付けと LTD　　28

  Ⅸ　タイミング学習の長期記憶痕跡　　30

  Ⅹ　プリズム適応からみた随意運動における小脳運動学習の役割　　31

  Ⅺ　小脳の運動記憶の特徴　　33

I-4 歩行とは何か，小脳の役割　　　　　　　　　　　　　内藤　寛 **38**

Ⅰ 歩行の神経機構	38
Ⅱ 歩行の誘発	38
Ⅲ 歩行中枢とされるもの	39
Ⅳ 姿勢制御と脳幹網様体	39
Ⅴ 姿勢制御と小脳	40
Ⅵ バランス維持と補足運動野	40
Ⅶ 筋緊張と歩行の制御	41
Ⅷ フィードフォワード制御と運動学習	41
Ⅸ 歩行における小脳の役割	42
Ⅹ 失調性歩行（ataxic gait）とは	42
Ⅺ 脊髄小脳変性症の歩行障害	43
Ⅻ 歩行解析	43
ⅩⅢ Cyclogram による歩行解析	44

ch.Ⅱ 小脳症状の病態生理—診察，検査　　　　　　　　　47

II-1 小脳失調の診察，他の失調との鑑別　　　　　石井信之　望月仁志 **48**

Ⅰ 小脳症候診察時の注意点	48
Ⅱ 小脳失調の評価スケール	49
Ⅲ 小脳症候の分類	49
Ⅳ 小脳症候の診察	50
Ⅴ 他の失調との鑑別	55

II-2 運動失調の本質，入力・出力・小脳自身　　　　　廣瀬源二郎 **58**

Ⅰ 小脳への入力系と出力系の基本	59
Ⅱ 前庭小脳（片葉・小節）への入力とその出力	60
Ⅲ 脊髄小脳への入力とその出力	61
Ⅳ 大脳小脳への入力とその出力	62
Ⅴ 運動失調の本質	63

II-3 姿勢・筋トーヌス（筋緊張）と小脳障害での低トーヌス　　高草木 薫 **68**

Ⅰ 運動制御の基本的な枠組み	68
Ⅱ 姿勢制御の必要条件	69
Ⅲ 姿勢制御に関与する脳幹-脊髄の運動性下行路	70

IV	平衡・姿勢（身体のアラインメント）	72
V	姿勢筋緊張の調節	73
VI	小脳障害に伴う姿勢障害と低筋緊張の病態メカニズム	77

II-4　小脳と認知機能　　　　　　　　　　　　　　　東山雄一　田中章景　80

I	解剖学的知見	80
II	臨床的知見	81
III	Cerebellar Cognitive Affective Syndrome: CCAS	82
IV	脊髄小脳変性症における認知機能障害	82
V	その他の疾患領域について	83
VI	健常者脳画像解析からの知見	84
VII	小脳損傷による認知機能障害のメカニズム	85

II-5　構音障害と小脳　　　　　　　　　　　　　　　　　　　生井友紀子　91

I	発話を知る：構音と小脳	91
II	発話を診る：構音障害の診察・検査・評価	94
III	発話を診る：客観的検査（最近の研究から）	98

II-6　嚥下障害と小脳　　　　　　　　　　　　　　　中村雄作　磯野千春　105

I	嚥下機能	105
II	嚥下運動にかかわる神経支配	106
III	嚥下機能と小脳の関連	107
IV	嚥下機能の評価法	110
V	脊髄小脳変性症の嚥下障害	112

II-7　小脳の非運動機能とその障害　　　　　　　　　　　　　　福武敏夫　119

	はじめに－小脳は大脳の手綱を引いている	119
I	小脳の非運動機能について知るための解剖学と研究史	119
II	小脳の非運動機能の概説	121
III	精神疾患における小脳の役割	124
IV	脊髄小脳失調症（SCA）における非運動症状	127
V	その他の小脳主体に侵される疾患における非運動症状	129
VI	3つの小脳性神経行動学的症候群	130

iii

II-8　小脳と脊髄小脳変性症－眼球運動検査でわかること　　寺尾安生　**135**

I	衝動性眼球運動を調べるための眼球運動課題	135
II	小脳疾患でよくみられる眼球運動異常	136
III	サッカードにおける衝動性眼球運動障害	136
IV	小脳出力核のアクセル・ブレーキ機能を評価する	140
V	小脳の performance monitoring における役割	141
VI	小脳疾患における視線解析	141
VII	滑動性眼球運動における小脳の役割	143

II-9　眼振の発生機構　　松本英之　**147**

I	眼振	147
II	前庭器と前庭神経	148
III	前庭動眼反射と前庭性眼振	150
IV	前庭性眼振の緩徐相の神経機構	150
V	前庭性眼振の急速相の神経機構	151
VI	視運動性眼振，視運動性後眼振	152
VII	視運動性眼振の緩徐相の神経機構	153
VIII	Gaze holding function	154
IX	注視眼振，反跳眼振，下眼瞼向き眼振	154

II-10　プリズム順応でわかること　　花島律子　**156**

I	小脳と知覚運動学習	156
II	プリズム順応	157
III	プリズム順応と小脳	159
IV	プリズム順応を用いた小脳機能障害の評価	160

II-11　タッピング解析でできること　　徳重真一　**163**

I	タッピングとは	163
II	タッピング検査の実際	164
III	小脳性運動失調とタッピング	165
IV	時間認知とタッピング	166
V	「時間的統合」と小脳疾患	167

II-12 文字のトラッキング 筧 慎治 李 鍾昊 鏡原康裕

本多武尊 吉田大峰 近藤敏之 三苫 博 **171**

I	開発の背景	171
II	病的運動パターンの計測とそのデジタル化	173
III	「フィードフォワード制御」から「予測制御」へ	174
IV	予測制御器とフィードバック制御器の分離	175
V	小脳性運動障害における並列制御器の病態	176
VI	Kinect v2 を用いた，汎用性の高い運動機能評価システムの開発	178

II-13 小脳の構造画像 齊藤麻美 青木茂樹 **183**

I	Conventional MRI による画像診断	183
II	萎縮の評価：volumetry	184
III	鉄沈着の評価：定量的磁化率画像（quantitative susceptibility mapping: QSM）	188
IV	微細構造の評価：拡散 MRI	189

II-14 小脳変性疾患の MR：DTI，3DAC，MRS の原理と応用

五十嵐博中 松澤 等 高堂裕平 中田 力 **194**

I	DWI の原理	194
II	拡散の異方性	195
III	DTI	195
IV	3DAC	198
V	^{1}H-MRS	199
VI	今後の方向性	204

II-15 神経機能画像でできること 板東杏太 花川 隆 **206**

I	fMRI の原理	206
II	fMRI の実験デザインと解析方法について	207
III	大脳–小脳間の解剖学的結合と機能的結合	210
IV	小脳の機能局在	211
V	SCD の fMRI 研究	211
VI	小脳を対象とした fMRI の問題点	214

ch.Ⅲ 小脳疾患の分子病態 217

Ⅲ-1 遺伝子解析からわかってきたこと・わからないこと
（小脳疾患における分子遺伝学の成果と課題）　　髙橋祐二　水澤英洋 **218**

Ⅰ	脊髄小脳変性症の分子遺伝学	218
Ⅱ	脊髄小脳変性症の遺伝子検査	219
Ⅲ	遺伝子解析からわかってきたこと	220
Ⅳ	遺伝子解析で（現在のところ）わからないこと	222
Ⅴ	SCD の遺伝子検査における課題	224
Ⅵ	J-CAT	225

Ⅲ-2 遺伝性脊髄小脳変性症の分子病態　　安藤昭一朗　他田正義　小野寺 理 **228**

Ⅰ	ポリグルタミン鎖の異常伸長による SCD	229
Ⅱ	RNA 結合蛋白質の機能喪失もしくは RAN translation の関与する SCD	234
Ⅲ	原因遺伝子のハプロ不全もしくは原因蛋白の機能喪失によるもの	236

Ⅲ-3 孤発性 SCD とはなにか　　吉田邦広 **242**

Ⅰ	はじめに　―孤発性とは？―	242
Ⅱ	孤発性 SCD の主要病型　― CCA と OPCA ―	242
Ⅲ	孤発性 SCD の診断	246
Ⅳ	孤発性 SCD の予後	248

Ⅲ-4 ポリグルタミン病　　藤田慶大　岡澤 均 **251**

Ⅰ	ポリグルタミン病における核機能異常	251
Ⅱ	ポリグルタミン病共通病態としての DNA 損傷修復不全	253
Ⅲ	遺伝子治療による脊髄小脳失調症モデルマウスの病態改善	256

Ⅲ-5 シヌクレイン　　吉田眞理 **261**

Ⅰ	αシヌクレイン	261
Ⅱ	多系統萎縮症とαシヌクレイン	261
Ⅲ	多系統萎縮症の臨床病理像	262
Ⅳ	偶発的 GCI	270
Ⅴ	MSA とパーキンソン病	271
Ⅵ	家族性 MSA	273
Ⅶ	PLA2G6 のシヌクレイノパチー	274

III-6	タウ蛋白	嶋田裕之	**277**
I	進行性核上性麻痺		278
II	多系統萎縮症		279
III	脊髄小脳失調症		279

III-7	遺伝性痙性対麻痺	石浦浩之	**282**
I	遺伝性痙性対麻痺とは		282
II	診断のポイントと鑑別疾患		282
III	遺伝性痙性対麻痺の原因遺伝子と各タイプの特徴		283

III-8	プリオン仮説	菅野直人　長谷川隆文	**292**
I	プリオンの特徴，複製と伝播		292
II	プリオン仮説の定義		293
III	多系統萎縮症におけるプリオン仮説		293
IV	脊髄小脳変性症におけるプリオン仮説		294
V	異常蛋白伝播を標的とした疾患修飾療法		295
VI	神経変性疾患における免疫療法の現状		296
VII	プリオン仮説にもとづく免疫療法以外の疾患修飾療法の可能性		297

III-9	脊髄小脳変性症の神経病理	清水宏　柿田明美	**300**
I	ポリグルタミン病		301
II	SCA31		305

ch.IV 小脳疾患の治療戦略 309

IV-1	薬物療法	他田正義　小野寺理	**310**
I	SCD の内科的治療の現状		310
II	治療介入試験による新規治療法の探索		314
III	SCD の治療介入試験の課題		318

IV-2	リハビリテーション	服部憲明　宮井一郎	**321**
I	小脳障害による運動症状		321
II	小脳障害と運動学習		322
III	リハにおける障害のとらえ方		322
IV	SCD の機能障害		322

V	SCD の能力障害	323
VI	SCD へリハ介入	324
VII	SCD の短期集中リハ介入研究	328
VIII	継時的なリハ介入	329
IX	SCD のリハの課題	329

IV-3 HAL と小脳障害 　　　　　　　　　　　　　　　佐藤 聡　中島 孝　**332**

I	HAL を使用した歩行運動療法	332
II	小脳障害とそのメカニズムの考え方の概要	333
III	小脳の構造と機能の概要	334
IV	小脳失調に対する機能回復プログラムの問題点と HAL	334
V	SCD に対する HAL の効果に関する探索的検討	335

IV-4 多系統萎縮症の治療戦略 　　　　　　　　　　　　　　　　　三井 純　**339**

I	多系統萎縮症の概略	339
II	全体的な治療方針と予後	339
III	自律神経障害の治療方針	340
IV	小脳性運動失調の治療方針	341
V	パーキンソニズムの治療方針	341
VI	嚥下・呼吸・睡眠障害の治療方針	342
VII	これまでに行われた無作為化プラセボ対照比較試験	342
VIII	病態機序の解明と新たな治療法開発	344

索引　　349

Chapter Ⅰ

小脳の基礎
小脳は何をしているのか

I-1

小脳の解剖

I 小脳の位置と外形

　小脳 cerebellum は大脳の後下方に半ば隠れていて，脳幹（中脳，橋，延髄）の背側に位置する．脳幹との間は3対の小脳脚によって連絡し，小脳と脳幹の間には第四脳室が介在している．頭蓋腔の中で小脳は後頭蓋窩に位置し，上方は小脳テントを隔てて大脳の後頭葉に接する Fig.1．

　小脳は正中にあってやや細い小脳虫部 vermis of cerebellum と左右の小脳半球 hemisphere of cerebellum が区別される．小脳の表面には多数の小脳溝 cerebellar fissure が横走し，小脳回 folia of cerebellum を区切っている．小脳回は大脳回に比べて細く，ほぼ並行に横走している．小脳の表層は灰白質の小脳皮質 cerebellar cortex によって覆われ，深部の髄質 medulla では白質が著しく枝分かれして小脳活樹 arbor vitae と呼ばれ，3対の小脳脚 cerebellar peduncle を通して

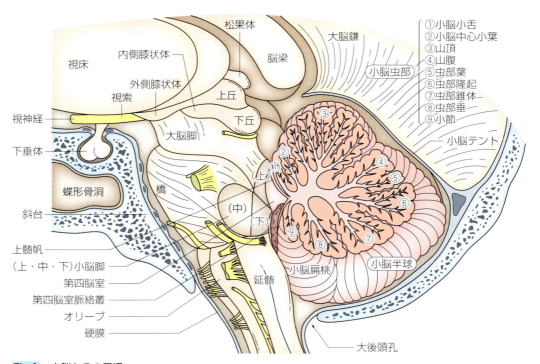

Fig.1　小脳とその周辺
（坂井建雄，河原克雅，総編集．カラー図解人体の正常構造と機能．全10巻縮刷版．東京：日本医事新報社；2017[1] から）

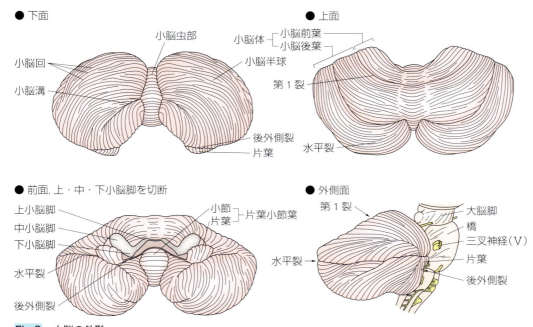

Fig.2 小脳の外形
（坂井建雄．標準解剖学．東京：医学書院；2017[2]）から）

Table 1　小脳の部位

葉	小葉	小脳虫部	小脳半球
前葉	I	小脳小舌 lingula	–
	II, III	中心小葉 central lobule	中心小葉翼 wing of central lobule
	IV, V	山頂 culmen	前四角小葉 anterior quadrangular lobule
＜第1裂 primary fissure＞				
後葉	VI	山腹 declive	後四角小葉 posterior quadrangular lobule
	VII	虫部葉 folium of vermis	上半月小葉 superior semilunar lobule
＜水平裂 horizontal fissure＞				
	VII	虫部隆起 tuber	下半月小葉 inferior semilunar lobule
			薄小葉 gracile lobule
	VIII	虫部錐体 pyramis	二腹小葉 biventral lobule
＜第2裂 secondary fissure＞				
	IX	虫部垂 uvula	小脳扁桃 tonsil of cerebellum
＜後外側裂 posterolateral fissure＞				
片葉小節葉	X	小節 nodule	片葉 flocculus

脳幹に連絡し，上小脳脚は小脳と中脳の間を，中小脳脚は小脳と橋の間を，下小脳脚は小脳と延髄の間を結合する．小脳の中心部には灰白質の小脳核 cerebellar nucleus を含む Fig.2．

　小脳は，深くまた一定に出現する小脳溝により3葉に分かれる．①小脳前葉 anterior lobe は第1裂 primary fissure により，②小脳後葉 posterior lobe of cerebellum から分かれる．前葉と後葉は合わせて小脳体をなし，後外側裂 posterolateral fissure により③片葉小節葉 flocculonodular

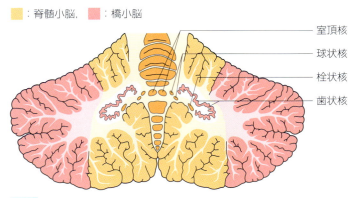

Fig.3 小脳核，水平断
（坂井建雄．標準解剖学．東京；医学書院：2017[2)] から）

lobe から分かれる．小脳はさらに他の小脳溝により10葉に分けられ，各葉の虫部と半球に固有の名称が与えられている Table 1．

小脳白質の深部に4対の小脳核がある．外側から順に，①歯状核 dentate nucleus（外側核），②栓状核 emboliform nucleus（前中位核），③球状核 globose nucleus（後中位核），④室頂核 fastigial nucleus（内側核）がある Fig.3．

小脳核には，小脳皮質のプルキンエ細胞からの線維が投射する．小脳核のニューロンから出る神経線維は，小脳から外に投射する線維の大部分を占め，上・下小脳脚を通って出て行く．

II 小脳の区分

小脳は入出力の経路と機能から3つに区分される．

❶前庭小脳 vestibulocerebellum
　おもに片葉小節葉からなる．内耳の前庭器から平衡覚の入力を受け，前庭神経核に出力する．頭部と眼球の運動を調節し，身体の平衡を保つ．

❷脊髄小脳 spinocerebellum
　おもに虫部と傍虫部からなる．脊髄を上行してきた深部感覚の入力を受け，内側核（室頂核）と中位核（栓状核，球状核）を通して出力する．体幹や四肢の筋緊張を調節し，運動の調節や姿勢の維持を行う．

❸橋小脳 pontocerebellum
　おもに小脳半球外側部からなる．大脳皮質の広い範囲（前頭葉，頭頂葉）からの指令が橋核経由で入力し，外側核（歯状核）から視床外腹側核（VL）を経由して出力する．運動の円滑化に重要な役割を果たす Fig.4, Table 2．

小脳は系統発生的な古さから3つに区分される．

❶原小脳 archicerebellum
　片葉小節葉に相当するとされる．小脳の最も原始的な部分で，魚類では小脳のほとんどを

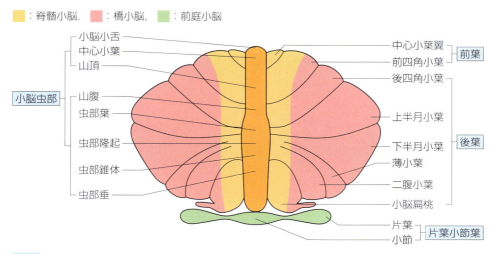

Fig.4 小脳の機能的区分
(坂井建雄. 標準解剖学. 東京: 医学書院; 2017[2)] から)

Table 2 小脳の機能的区分と系統発生的区分

機能的区分	前庭小脳 vestibulocerebellum	脊髄小脳 spinocerebellum	橋小脳 pontocerebellum
部位	片葉小節葉	虫部と傍虫部	小脳半球外側部
入力経路	内耳の前庭器から平衡感覚	脊髄から身体の深部感覚	大脳皮質運動野から運動指令
出力経路	前庭神経核	内側核（室頂核）， 中位核（栓状核，球状核）	外側核（歯状核）
機能	頭部と眼球の運動制御， 身体の平衡を保つ	四肢と体幹の筋緊張を 調節，姿勢を維持する	運動の円滑化

系統発生的区分	原小脳 archicerebellum	古小脳 paleocerebellum	新小脳 neocerebellum
部位	片葉小節葉	前葉	後葉

占める．

❷ **古小脳 paleocerebellum**

　前葉に相当するとされる．爬虫類や鳥類からみられ，哺乳類で発達する．

❸ **新小脳 neocerebellum**

　後葉に相当するとされる．ヒトでよく発達する．

　系統発生的な区分と機能的区分が一致するという考え方が根強くあり，その場合には，原小脳＝前庭小脳，古小脳＝脊髄小脳，新小脳＝橋小脳と関連づけられることになる．

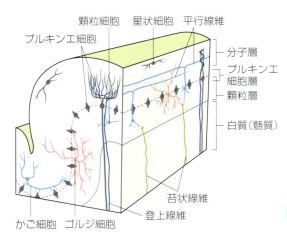

Fig.5 小脳皮質の組織構造
（坂井建雄．標準解剖学．東京：医学書院；2017[2]）から）

III 小脳皮質の組織構築

小脳皮質は3層からなる．

❶分子層 molecular layer
　小脳皮質の最表層で，顆粒細胞の軸索である平行線維 parallell fiber とプルキンエ細胞の樹状突起が交錯しており，小型の介在ニューロンである星状細胞 stellate cell とバスケット細胞 basket cell がみられる．

❷プルキンエ細胞層 Purkinje cell layer
　小脳皮質の中間層で，大型のプルキンエ細胞を含む．

❸顆粒層 granular layer
　小脳皮質の最深層で，多極性ニューロンの顆粒細胞が多数あり，また介在ニューロンのゴルジ細胞 Golgi cell もみられる．顆粒層に散在する小脳糸球体 cerebellar glomeruli は，苔状線維の末端の膨らみの周りに顆粒細胞とゴルジ細胞の樹状突起の末端が集まり，シナプスが形成されている Fig.5．

小脳皮質には2種類の線維が投射し，顆粒細胞とプルキンエ細胞および介在ニューロンと回路を構成する．

❶登上線維 climbing fiber
　下オリーブ核とその副核から起こる興奮性の線維で，下小脳脚を通って対側のプルキンエ細胞の細胞体と樹状突起にシナプスする．側副枝は小脳核細胞にシナプスする．

❷苔状線維 mossy fiber
　橋核，脊髄，前庭神経核からの興奮性の線維で，顆粒細胞にシナプス結合をする．側副枝の一部は抑制性介在ニューロンを興奮させ，また小脳核細胞にもシナプスする．

小脳皮質には5種類のニューロンがあり，そのうち顆粒細胞からの軸索は分子層に入って平行線維となり，プルキンエ細胞の樹状突起と密に結合する．プルキンエ細胞の軸索のみが皮質

外に出力する．他の 3 種類は抑制性の介在ニューロンである．

❶顆粒細胞 granular cell

顆粒層に位置する小型の興奮性のニューロンで，周囲に広がる樹状突起に前庭神経核，脊髄，脳幹網様体，橋核のニューロンからの苔状線維がシナプスする．樹状突起の一部は顆粒層内で小脳糸球体を形成する．軸索は上行して分子層に入り，多数の枝を出して小脳回の軸方向に走る平行線維を作る．

❷プルキンエ細胞 Purkinje cell

プルキンエ細胞層に位置する大型の抑制性ニューロンで，樹状突起は分子層に伸びだして多数に分枝し，小脳回と垂直な面に配列して，直行する多数の平行線維との間にシナプスを形成する．軸索は下行して小脳核（一部は小脳外の核）に終止する．

❸ゴルジ細胞 Golgi cell

顆粒層の上部でプルキンエ細胞の近くに散在する大型の抑制性ニューロンである．樹状突起は上行して分子層に伸びだし，小脳回の軸・横断方向に広がっておもに平行線維からの入力と，一部は顆粒層に伸びだして小脳糸球体に加わり苔状線維からの興奮性入力を受ける．軸索は顆粒層に広がり，顆粒細胞に抑制性のシナプスをする．

❹星状細胞 stellate cell

分子層の表層に散在する小型の抑制性ニューロンである．若干の樹状突起を小脳回の横断方向に伸ばして，平行線維から興奮性の入力を受ける．軸索はプルキンエ細胞の樹状突起にシナプスをする．

❺バスケット細胞 basket cell

分子層の深部に散在する小型の抑制性ニューロンで，樹状突起を小脳回の横断方向に伸ばして平行線維の興奮性入力を受けるとともに，プルキンエ細胞の反回枝（抑制性）と苔状線維（興奮性）の入力を受け取る．軸索は分子層の最深部でプルキンエ細胞のすぐ上の高さで小脳回軸方向に若干伸び，そこから横断方向に 3〜6 本の枝が横断方向に伸びてそれぞれ 10〜12 個のプルキンエ細胞にシナプスする．

Ⅳ 小脳皮質の神経回路

小脳皮質からの出力はすべてプルキンエ細胞が行う．プルキンエ細胞への入力は，2 つの経路を通して行われる．

登上線維系では，末梢の感覚情報と大脳皮質からの指令が，下オリーブ核を通して小脳皮質に伝えられる．下オリーブ核のニューロンから出た軸索は下小脳脚から小脳髄質を通して皮質の顆粒層に入り，分枝して登上線維になる．それぞれの登上線維は 1 個のプルキンエ細胞の周りで枝分かれして，細胞体と樹状突起近位部をブドウの蔓のように取り囲み多数の興奮性のシナプスを形成する．下オリーブ核のニューロン 1 個は 10 個程度のプルキンエ細胞に出力する．

下オリーブ核の小領域のニューロンからの線維は，小脳皮質上で複数の小脳回をまたいで矢状方向に伸びた帯状域に投射する．この帯状域のプルキンエ細胞からの線維は，小脳核の共通

の細胞群に出力している．小脳皮質は，下オリーブ核，小脳核との線維結合を通して，矢状方向の機能帯に分かれている．

苔状線維・平行線維系では，苔状線維が前庭神経核，脊髄，橋核などから起こって小脳皮質の顆粒細胞に入力し，顆粒細胞から出た平行線維がプルキンエ細胞とシナプスを作る．内耳の前庭器官（半規管，球形嚢，卵形嚢）からは，1次前庭線維が前庭神経核を介して（一部は直接に）平衡覚の情報を小脳皮質に入力する．脊髄の胸髄核と副楔状束核からは意識に上らない深部感覚の情報を同側の小脳皮質に入力する．大脳皮質の前頭葉と頭頂葉からの指令が，橋核で中継されて対側の小脳皮質に入力する．

顆粒細胞の軸索から分かれた平行線維は分子層の中で1つの小脳回の中で小脳回の軸方向に長く伸びる．平行線維は多数のプルキンエ細胞の樹状突起と交差し，興奮性のシナプスを形成する．苔状線維・平行線維系の入力は，小脳皮質の矢状方向の機能帯を横方向に束ねるように入力する．

プルキンエ細胞への2つの入力系は，異なる形でプルキンエ細胞に入力し興奮させる．苔状線維・平行線維系からの入力では，1万個以上の顆粒細胞が1個のプルキンエ細胞に入力し，単純スパイクという単発の活動電位が毎秒50〜100回の高頻度で発生する．登上線維系からの入力では1本の登上線維が1個のプルキンエ細胞に入力し，複雑スパイクという多峰性の幅広い活動電位が毎秒1回程度発生する．

プルキンエ細胞の活動は，皮質内の抑制性介在ニューロンによって調節されている．ゴルジ細胞は苔状線維からの入力をシナプス前抑制して，プルキンエ細胞の活動を制限する．星状細胞とバスケット細胞はプルキンエ細胞に対して抑制性シナプスを作り，プルキンエ細胞の活動を強力に抑制する．

これらの入力のほかに，小脳皮質には脳幹からのモノアミン作動性線維が入ってきて，プルキンエ細胞の周辺にシナプスを作らずに広がって興奮を調節する．青斑核からのノルアドレナリン線維はプルキンエ細胞に対するグルタミン酸の興奮作用を高め，縫線核からのセロトニン線維は興奮を弱める働きをしている．

V 小脳の入出力経路

3対の小脳脚は小脳に出入りする線維が通る経路であり，それぞれ異なる入出力線維を含む．

❶上小脳脚 superior cerebellar peduncle

求心性線維では前脊髄小脳路を含み，遠心性線維では室頂核と球状核から網様体と前庭神経核へ，歯状核から赤核と視床への投射線維を含む．

❷中小脳脚 middle cerebellar peduncle

橋核からの求心性線維を含む．

❸下小脳脚 inferior cerebellar peduncle

求心性線維では後脊髄小脳路，前庭小脳路，オリーブ小脳路，三叉神経小脳線維を含み，

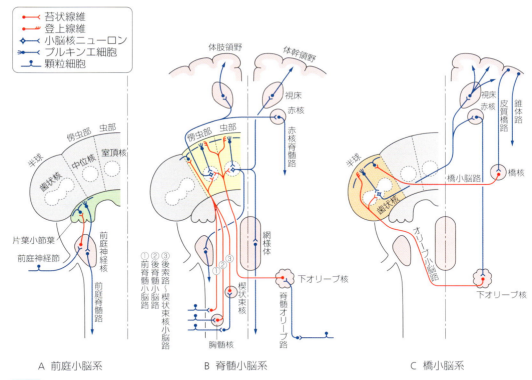

Fig.6　小脳の入出力系
(坂井健雄, 河原克雅, 総編集. カラー図解人体の正常構造と機能, 全10巻縮刷版. 東京: 日本医事新報社; 2017[1]) から改変)

　遠心性線維では歯状核から下オリーブ核に向かう投射線維を含む．

　小脳に入力する線維は，すべて小脳脚から髄質を通り，小脳皮質に投射する．
　小脳から出力する線維の大部分は，小脳皮質のプルキンエ細胞から小脳核に投射し，そこで情報を統合されて小脳外に出力する．出力線維の一部（片葉小節葉から）では，プルキンエ細胞の軸索が小脳から出て前庭神経核に投射する．

　小脳は機能的に3つの領域に分かれ，それぞれ異なる経路で入力と出力が行われる Fig.6．

❶前庭小脳

　前庭小脳は内耳の前庭から頭部の位置と傾きの情報を受け取る．前庭からの求心性線維は前庭神経から同側の前庭神経核でニューロンを乗り換えて（一部は直接に）下小脳脚の内側部を通って小脳の片葉小節葉の皮質に入る．片葉小節葉のプルキンエ細胞からの軸索は前庭神経核に送られる．

　前庭神経核では，外眼筋，頸部の筋，体幹の抗重力筋を反射的に制御している．前庭小脳ではこの反射系に対するフィードバック調節を行い，眼球運動と頭部の運動を協調させるほかに，身体の平衡とくに体軸の維持を行う．

Chapter I　小脳の基礎−小脳は何をしているのか

❷脊髄小脳

　脊髄小脳では意識に上らない深部感覚を受け取る．下半身からの深部感覚は脊髄の側索（前・後脊髄小脳路）を通って，上半身からの深部感覚は後索路を通って上行し，下小脳脚から小脳に入り，虫部と傍虫部の皮質に入力する．皮質からの線維は内側核（室頂核）と中位核（栓状核，球状核）に終わり，ここから上小脳脚を通って対側の中脳の赤核や脳幹の網様体に出力する．ここから視床を介して大脳皮質に出力し，あるいは大脳皮質からの下行性の出力を修飾して，体肢や四肢の筋緊張を調節し，運動の調節や姿勢の維持を行う．

❸橋小脳

　橋小脳は大脳皮質の広い範囲（前頭葉，頭頂葉）からの入力を受ける．大脳皮質からの下行線維は橋核でニューロンを乗り換え，交差してから中小脳脚を通り，対側の小脳半球外側部の皮質に入る．また対側の下オリーブ核からの登上線維も下小脳脚を通ってこの部の皮質に入る．皮質のプルキンエ細胞からの軸索は外側核（歯状核）で統合され，上小脳脚を通って脳幹を上行し，視床の外腹側核（VL）を経由して大脳皮質運動野に出力する．この小脳ループcerebellar loopの働きによって運動のプランが作られ，これに基づいて実際の運動が行われると考えられる．また歯状核から赤核に投射した出力は，下オリーブ核経由で再び橋小脳に戻ってくる．このループでは，運動のモデルを脳内に形成して，運動学習に役立つと考えられる．

文献
1）坂井建雄，河原克雅，総編集．カラー図解人体の正常構造と機能．全10巻縮刷版．改訂第3版．東京：日本医事新報社；2017, p. 600-3.
2）坂井建雄．標準解剖学．東京：医学書院；2017, p. 545-9.

参照文献
3）近藤尚武，千葉胤道（訳）．カーペンター神経解剖学．新潟：西山書店；1995, p. 415-49.
4）Lee J, Neary D. Cerebellum. In: Standring S（ed）Gray's anatomy—The anatomical basis of clinical practice. 40th ed. Elsevier, 2008, p. 297-309.
5）Lisberger SG, Thach WT, 永雄総一（訳）．小脳．In: 金澤一郎，宮下保司監修．カンデル神経解剖学．東京：メディカル・サイエンス・ンターナショナル；2014, p. 942-61.
6）寺島俊雄．カラー図解 神経解剖学講義ノート．京都：金芳堂；2011, p. 94-107.

〈坂井建雄〉

I-2 ≫

小脳の発生と機能

はじめに

中枢神経系では，多種多様なニューロンなどから形成される回路網が情報処理の基盤となる．これを支えるのが，機能発現の場としての組織構造である．一般的に神経回路網は複雑ではあるが，構成成分である神経細胞の配置，軸索の走行，樹状突起の分枝，シナプスの形成位置などには一定の規則性がある．中でも小脳は，明瞭な層構造の形成，軸索投射，層特異的な神経結合など，その組織構造に部位差がほとんどみられず，高度な空間的規則性が保持された脳領域である．プルキンエ細胞は層形成に重要な細胞のひとつであると同時に，小脳における主要な情報処理ニューロンでもある．末梢感覚器や大脳皮質からの情報が，橋核・脊髄由来の苔状線維 mossy fiber─平行線維 parallel fiber を介して入力し，延髄下オリーブ核からの登上線維 climbing fiber による興奮性入力の調節を受け，長期抑圧 long-term depression: LTD として知られる神経可塑性が生じる．緻密な組織構造は，複雑で特異な発生過程を経て構築される．小脳の発生については，特定の小脳ニューロンを欠損したミュータントマウスや，構成ニューロンが特徴的な形態・遺伝子発現を有することもあり，齧歯類を中心に詳細な研究が積み重ねられている．本項では，マウスを中心とした分子・遺伝子レベルでの知見と，ヒトにおける小脳発生の概観と発生異常が原因とされる疾患について紹介する．

I 小脳の内景と小脳皮質の細胞構築

小脳は外層灰白質の小脳皮質と内部の小脳髄質（白質）からなり，髄質深層部の第四脳室背側部には深部小脳核が存在する．深部小脳核は 4 対あり，内側から順に，室頂核 fastigial nucleus，球状核 globose nucleus と栓状核 emboliform nucleus，歯状核 dentate nucleus と並ぶ．小脳皮質は明瞭な 3 層構造を示し，表層から順に，分子層 molecular layer，プルキンエ細胞層 Purkinje layer，顆粒細胞層 granular layer とつづく Fig.1A．分子層には，プルキンエ細胞の樹状突起と顆粒細胞の軸索である平行線維の走行があり，バスケット細胞 basket cell と星状細胞 stellate cells が配置される．プルキンエ細胞の樹状突起は，小脳の矢状断に平行な平面，言い換えれば，小葉の長軸に対して垂直面に広がる．平行線維は小脳回に対して平行に走行し，プルキンエ細胞の樹状突起と興奮性のシナプス結合をつくる Fig.1B．プルキンエ細胞側からみれば，数万～数十万の平行線維から入力を受けることになるが，1 本の平行線維は 1～2 個のシナプスしか形成しない．登上線維も分子層でプルキンエ細胞に興奮性の入力をするが，1 個

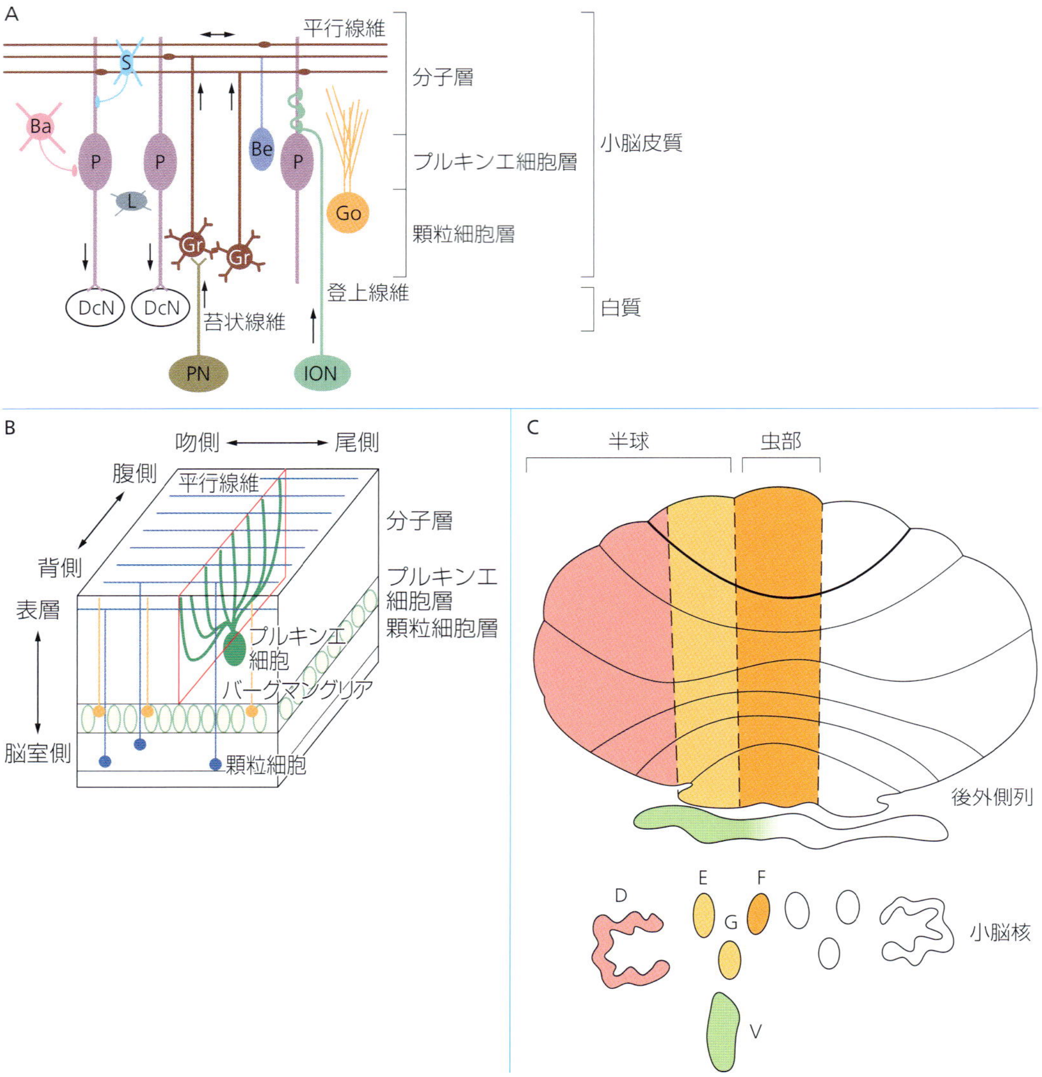

Chapter I　小脳の基礎−小脳は何をしているのか

Fig.1　小脳における神経細胞の配置と投射
A： 小脳神経概念図．
　　P： プルキンエ細胞，Gr： 顆粒細胞，S： 星状細胞，Ba： バスケット細胞，Be： バーグマングリア，
　　Go： ゴルジ細胞，L： ルガロ細胞，DcN： 深部小脳核，PN： 橋核，ION： 下オリーブ核．矢印は入力の方
　　向を表す．線維の末端の楕円はシナプス結合を表す．
B： プルキンエ細胞の配向．図中の吻尾軸および背腹軸は神経管上の軸を記している．成熟した小脳としてみ
　　ると，吻尾軸は内外方向（小葉長軸），背腹軸は前後軸にあたる．
C： 小脳皮質の二次元展開図．小脳皮質から小脳核と前庭神経核への直接投射図．
　　F： 室頂核，G： 球状核，E： 栓状核，D： 歯状核，V： 前庭核．

のプルキンエ細胞を，1本の登上線維がつくる数百個のシナプスが支配するという特徴を持つ．
プルキンエ細胞層では，プルキンエ細胞の大きな細胞体（直径 25～40 μm）が単層平面状に
並ぶ．プルキンエ細胞は小脳皮質の唯一の出力細胞であり，軸索を小脳核へ投射するが，その
様式にはトポグラフィックマップがあることが知られている Fig.1C．すなわち，小脳虫部か
らは室頂核，小脳半球内側部から中位核（球状核と栓状核），半球外側部から歯状核に投射す

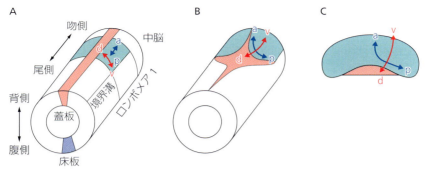

Fig.2 小脳板の発生
A: 神経管ロンボメア 1 の翼板（緑色部分）から小脳原基が発生する.
　a: 吻側, p: 尾側, d: 背側, v: 腹側.
B: 橋彎曲が生じると, 蓋板（赤色部分）が神経管の内外方向に広がり, 小脳板の尾側部が隔てられる（神経管から中脳は割愛されている）.
C: 左右の小脳板の内側部が融合し, 小脳が形成される.

る. 顆粒細胞層には, 顆粒細胞, ゴルジ細胞 Golgi cells, ルガロ細胞 Lugaro cells, 単極性刷毛細胞 unipolar brush cells が存在する. 顆粒細胞は膨大な数（数百億個）が存在し, 小型で（直径 5〜8μm）, 爪状の末端が特徴的な樹状突起を有する. 軸索は脳表面に向かって上行し, 分子層で T 字型に分枝することで平行線維を形成する. ゴルジ細胞は大型の神経細胞で樹状突起を分子層に向かって伸長させる. そのほか, 分子層に配置されるバーグマングリア Bergman glia も組織構築に重要な細胞の一つである. 細胞体をプルキンエ細胞の細胞体近傍に不規則に配置し, 特徴的な放射状線維を脳表軟膜まで伸長させる[1].

II ヒトにおける小脳の発生

　発生機序について, 分子・遺伝子レベルでの研究は齧歯類で詳細に行われているので, ここでは概観について述べる[2〜4]. 発生初期の脳はチューブ状の神経管に由来し, 小脳は後脳吻側部の翼板から形成される Fig.2A. 胎生 4 週（Carnegie stage 13, 受精後 28 日）頃に, 小脳隆起として後脳吻側の菱脳背側（alar plate of the rhombomere 1）, すなわち菱脳第四脳室の境界溝の背側に形成され, 肥厚した全体を小脳板（小脳原基）という. 中脳後脳境界部で生じる背屈（橋彎曲 pontine flexure）が高度になるにつれて, 菱脳の蓋板は極端に薄くなり単層立方上皮様になる. 胎生 5 週（stage 14〜15, 受精後 32〜36 日）頃になると蓋板はさらに広がり, 左右の小脳板の尾側部は遠く隔てられ, 結果として, 神経管の吻尾軸に対してほぼ直角な一直線状に配置される. すなわち, 小脳板では神経管における前後軸が, 内外方向軸に相当することになる Fig.2B. 初期の小脳板は, 神経管の放射軸方向に多列に並ぶ神経上皮細胞から構成されるが, 胎生 6 週（Stage 16, 受精後 40 日）には, 脳室帯 ventricular zone（胚芽層 germinal layer）, 中間体 intermediate zone（外套層 mantle layer）, 辺縁層 marginal layer の 3 層が区別できる. 脳室帯で生み出される細胞は分裂能を持ち, この層がきわめて厚いことが小脳板の特徴である.

胎生 7 週（Stage 18〜19，受精後 44〜48 日）頃から，細胞分裂を終えた神経前駆細胞は小脳板の表層に向かって放射軸方向に移動する．

蓋板の下には菱形の空間が形成され，吻側にある上唇様の実質部分は上菱脳唇 upper rhombic lip（URL）と呼ばれる（胎生 6 週，Stage 17，受精後 40 日）．蓋板への移行部にあたる上菱脳唇の尾側縁も細胞分裂の盛んな領域であり，germinal trigone とも称される．胎生 8 週（Stage 23，受精後 56 日）には，左右の小脳板の内側部は一つになり小脳虫部を形成する Fig.2C．またこの頃には，上菱脳唇由来の細胞が小脳板表層を移動し，外顆粒層 extra granular layer（EGL）の形成が始まる．

小脳原基が大きくなるに従って，横走する溝が発生する．胎生 11〜12 週にかけて，まず後外側裂 posterolateral fissure ができ，片葉小節葉 floculonodular lobule（原始小脳 archicerebellum）と残りの小脳体とに分けられる．次いで，小脳体の中央部に第 1 裂 primary fissure ができて，小脳体を前葉 anterior lobe と後葉 posterior lobe に分ける．胎生 15 週には小脳虫部の小葉がほぼ同定可能となる[5]．

プルキンエ細胞は胎生 10 週頃に小脳板の深層部に多列の集団として現れる．14〜26 週にかけて 1 列に並び，細胞体の増大，樹状突起の分枝が行われる．プルキンエ細胞の発生は生後 2 年まで続くと考えられている．外顆粒層の細胞は，胎生 22〜32 週ではその約半数が Ki67 陽性の細胞分裂能のある細胞である．生後 1〜9 カ月で急速に増殖能を失い，外顆粒層から深層部への移動に伴い，生後 12〜18 カ月で外顆粒層の構造はなくなる．顆粒細胞層の発生は生後 14〜15 歳まで続くという報告がある．

ヒト小脳の発生は胎生初期から始まり，おおよその外形は胎生 6 カ月ころにはほぼ完成するが，各細胞の発生や組織構築は，他の中枢神経系と比べても，生後にかけて長く続くことが特徴である．

III 小脳神経細胞の発生

脊椎動物の中枢神経系では，発生初期の位置情報シグナルにより，神経管に異なる 2 つの神経軸，背腹軸と前後軸（吻尾軸）が形成される．中脳・後脳領域では，中脳側と菱脳側に前後軸形成に関わるホメオボックス転写因子 Otx2 と Gbx2 がそれぞれ発現し，両者の排他的相互作用により，中脳-後脳境界部 midbrain-hindbrain boundary（MHB）に明瞭な発現境界部として菱脳峡が形成される[6,7]．菱脳峡はオーガナイザー活性を有し（isthmic organizer），分泌因子 FGF8 と WNT1 の制御の下，神経管の領域化に関わる転写因子群（Otx2，Gbx2，En1，En2，Lmx1b，Pax2，Irxs など）の発現調節が行われ，結果として，菱脳吻側部ロンボメア 1（rhombomere 1：r1）の翼板に小脳としての領域特異性が獲得される[8] Fig.3A．小脳原基では 2 種類の塩基性 helix-loop-helix（bHLH）転写因子の発現により，神経伝達物質ごとに異なる神経上皮細胞（神経幹細胞）領域が規定され，すべての小脳細胞はこの両者のいずれかを起源とする．一つは Ptf1a を発現する脳室帯（VZ）で抑制性の GABA 作動性神経を生み出す．もう一つは Atoh1 を発現する上菱脳唇（URL）で，興奮性のグルタミン酸作動性神経の起源とな

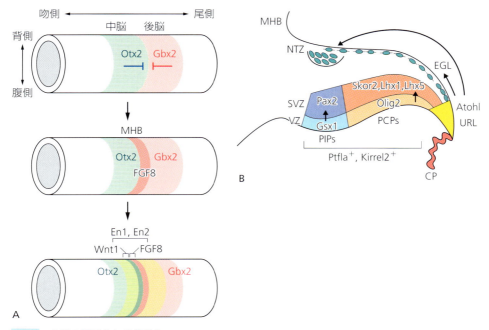

Fig.3 小脳の領域化と神経発生
A： 神経管模式図．①中脳と後脳に転写因子 Otx2 と Gbx2 が発現する．② Otx2 と Gbx2 の発現境界領域（MHB）に FGF8 が発現する．③ FGF8 の誘導活性により Wnt1，En1，En2 などが発現し，小脳板領域が形成される．
B： 小脳原基の模式図．脳室帯に Ptf1a と Kirrel2，上菱脳唇に Atoh1 が発現し，それぞれ抑制性ニューロンと興奮性ニューロンを産生する．脳室帯からは放射軸方向に，上菱脳唇からは接線方向に細胞が移動する．VZ：脳室帯，SVZ：脳室下帯，URL：上菱脳唇，NTZ：nuclear transitory zone, MHB: midbrain-hindbrain boundary, EGL: extragranular layer, PIPs: Pax2$^+$interneuron progenitors, PCPs: Purkinje cell progenitors, CP: choroid plexus 脈絡叢．

る Fig.3B．プルキンエ細胞は GABA 作動性の投射神経であり，バスケット細胞，星状細胞，ゴルジ細胞，シャンデリア細胞，ルガロ細胞は GABA 作動性の介在神経である．グルタミン酸作動性神経には，介在神経として顆粒細胞，単極性刷毛細胞，投射神経として大型の小脳核ニューロンがある[1,9,10]．*Atoh1* または *Ptf1a* の欠失や機能阻害は，グルタミン酸作動性ニューロン，あるいは GABA 作動性ニューロンの誕生を阻害する．逆に異所性に発現させると，本来の発生場ではない領域で転写遺伝子に従った細胞が生み出される．すなわち，Atoh1 および Ptf1a は，上菱脳唇および脳室帯に空間的特異性を与えることにより，グルタミン酸作動性あるいは GABA 作動性の小脳神経前駆細胞を規定していることになる[10]．

上菱脳唇は，小脳脳室帯と，Lmx1a, Gdf7 を発現する神経管蓋板の間（移行部）に位置する．蓋板および脈絡叢から分泌される骨形成因子 bone morphogenetic protein（BMP）ファミリーは，上菱脳唇の形成に重要な転写因子 Atoh1 の発現調節に重要な役割を果たす．Atoh1 の欠損は顆粒細胞をはじめ，小脳核の投射性大型ニューロン，単極性刷毛細胞など，上菱脳唇由来のグルタミン作動性ニューロンの産生を阻害する．ホメオボックス遺伝子 *Barhl1* は *Atoh1* による活性調節を受けて小脳発生に関わる．ヒトでは胎生 6 週（stage 17）の上菱脳唇や妊娠三半期（24 週頃）の外顆粒層において，Barhl1 の発現が確認されている．そのほか，ペアードボック

ス転写因子 Pax6, T-ボックス転写因子 Tbr2, Tbr1, bHLH 転写因子 NeuroD も上菱脳唇由来細胞に発現することが知られており, グルタミン酸作動性神経の発生に関与することが示唆される[1, 10].

GABA 作動性ニューロンが生まれる Ptf1a 陽性の脳室帯は, さらに異なる二つの転写因子により, 投射神経と介在神経を生み出す領域に細分化することができる. すなわち, bHLH 転写因子 Olig2 陽性領域からは, プルキンエ細胞前駆細胞 Purkinje cell progenitors (PCPs), ホメオボックス遺伝子 *Gsx1* 陽性領域からは Pax2 陽性の介在神経前駆細胞 Pax2$^+$ interneuron progenitors (PIPs) が生み出される[10~12]. 発生初期の胎生 10~12.5 日では, Olig2$^+$/Ptf1a$^+$ の PCP 領域が脳室帯の大部分を占めるが, 胎生 13.5 日以降では Gsx1$^+$/Ptf1a$^+$ の PIPs 領域が拡大する. PCPs は, 免疫グロブリンスーパーファミリーの *Kirrel2*（Ptf1a の下流標的遺伝子）発現領域のうち, 細胞接着因子 E-カドヘリン強陽性としても規定される[13]. 最終分裂を終えた前駆細胞は, 脳室下帯 subventricular zone (SVZ) で SKOR2, LHX1, LHX5 を発現し, これらはプルキンエ細胞の発生初期の特異的マーカーとして細胞同定に有用である[14~16]. Pax2 を発現する PIPs は胎生期から生後 2 週にかけて, まず小脳核の介在ニューロン, ついでルガロ細胞・ゴルジ細胞, バスケット細胞・星状細胞の順に分化が進む. 介在神経の分化には, prospective white matter (PWM) という特殊な領域が重要なニッチになっているという報告がある[10].

個々の小脳神経細胞のアイデンティティは発生の時間軸によっても同時に制御されている[9, 10]. マウスでは, 上菱脳唇由来のニューロンのうち, 投射性小脳核神経はおおよそ胎生 9.5~12.5 日, 顆粒細胞前駆細胞は胎生 12.5~17 日, 単極性刷毛細胞は胎生 16.5~18.5 日に生み出される. 脳室帯からは, 介在性小脳核ニューロンの誕生が早く, 胎生 10.5~11.5 日, プルキンエ細胞が胎生 10.5~13.5 日, ゴルジ細胞は胎生 14~16 日をピークに生後にかけて, 星状細胞とバスケット細胞は出生前後をピークに誕生する. 小脳皮質のアストロサイトの一種であるバーグマングリアは, プルキンエ細胞の産生終了直後の胎生 13.5~14.5 日に脳室帯から生み出されることが知られているが, その発生制御機構はまだ不明な点が多い.

このように小脳の発生は, 神経管における小脳領域の獲得にはじまり, 個々の小脳神経細胞のアイデンティティ獲得に至るまで, その過程が非常に緻密で複雑である. ヒト胚性幹細胞 embryonic stem cell (ES cell) や人工多能性幹細胞 induced pluripotent stem cell (iPS cell) から小脳細胞への分化誘導も可能であることから, その発生過程はヒトにおいてもおおむね保存されていると考えられる[15, 16].

IV 発生過程における前駆細胞の移動

生体の小脳でみられる幾何学的な構造が形成されるためには, 産生された場所から, 最終的に配置されて機能する場所に向かって, 細胞が移動する必要がある.

脳室帯から生まれた抑制性細胞は, 最終細胞分裂を終えると脳室下帯を形成し, やがて小脳板の表面に向かって放射軸方向に移動する (radial migration). 脳室下帯のプルキンエ前駆細胞は初期マーカーとして SKOR2, LHX1/5 などを発現し, 次いで, calbindin や L7/PCP2 などを発

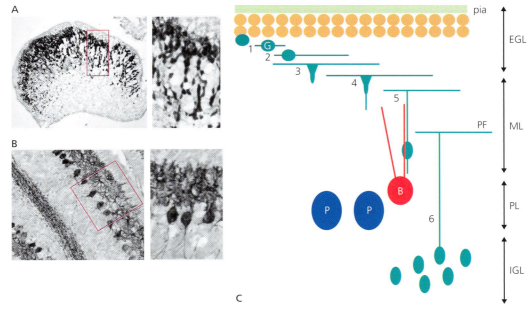

Fig.4　小脳神経細胞の移動
A：胎生16日目のマウス小脳．プルキンエ細胞がL7抗体で染色されている．拡大図：プルキンエ前駆細胞が鎖状に並んで表層に向かって移動している様子．
B：生後10日目のマウス小脳．L7抗体で染色されたプルキンエ細胞が1列に並んでいる．樹状突起を表層の分子層に向けて伸展させ，軸索を深部に向かって伸ばしている．
C：顆粒細胞前駆細胞の移動様式．外顆粒層（EGL）で神経突起を伸ばしながら接線方向に移動する．伸長した突起は，将来の平行線維となる（1,2）．平行線維をそのままにして，移動方向を深部に垂直に転換する（3）．神経突起を深部に向かって伸ばしながらから内顆粒層（IGL）へ移動する．このときバーグマングリアを足場にすると考えられている．（4〜6）．EGL：外顆粒層，ML：分子層，PL：プルキンエ細胞層，IGL：内顆粒層，pia：軟膜表層，G：顆粒細胞（前駆細胞を含む），P：プルキンエ細胞，B：バーグマングリア．

現する．介在神経はPAX2を発現し，やがてparvalbuminやneurograninなどを発現する．プルキンエ前駆細胞は鎖状移動chain migrationし，小脳板の表層近くで数列からなる塊を形成するFig.4A．マウスの場合，生後1週前後でようやく単層になり，樹状突起を表面に向かって伸長させるFig.4B．多層から単層になる機構はまだ不明である（脳室面から小脳表面へと伸びる放射状グリアを足場として移動し，やがて放射状グリアはバーグマングリアになるという報告もあるが，まだ不明な点が多い）．

　上菱脳唇由来の興奮性細胞は全く異なる移動様式をとる．上菱脳唇から誕生した顆粒細胞前駆細胞は，一本の短いleading processを保持した状態で小脳板の接線に沿って吻側に移動し，軟膜下の小脳板表面に外顆粒層を形成する．このステージでは，Atoh1，Pax6，Zic1，Zic3，Meis1などを発現する．外顆粒層で生後しばらくの間は分裂能を保持し，プルキンエ細胞から分泌されるSHHによって増殖が促進される．周生期頃に外顆粒層の深部に位置する細胞から順に分裂が停止し，やがて細胞体の両端に神経突起が現れ，伸長し，将来の軸索である平行線維が形成されるFig.4C．次に，細胞体は接線方向から垂直方向に移動転換し，新たな神経突起を伸ばしながら小脳深部へと移動する．このとき平行線維の配置をそのままにした状態となるので，T字型のような形態を示すことになる．軸索を形成しながら，プルキンエ細胞層を通

過するため，プルキンエ細胞層の深部にあらたな顆粒細胞層が形成されることになる（発生過程では内顆粒層と称される）．外顆粒層から内顆粒層への移動により，生後しばらくすると外顆粒層から顆粒細胞はなくなり，分子層となる．小脳核の投射性大型ニューロンも上菱脳唇から移動するが，外顆粒細胞層のさらに遠位（吻側）に達し，nuclear transitory zone（NTZ）を形成する[1, 10]　**Fig.3B**．外顆粒層の形成にはさまざまな転写因子や分泌蛋白が関与すること，外顆粒層から内顆粒層への細胞移動には，バーグマングリアによる足場説，細胞内カルシウム，軟膜から分泌される stromal-cell-derived factor 1（SDF1）の関与など，さまざまな機構が提唱されているが不明な点が多い．

　軟膜直下を移動する小脳核細胞や外顆粒細胞は，巨大な（約3500アミノ酸）分泌性糖蛋白質リーリン reelin を発現し，小脳皮質構築に重要な役割を果たすことが知られている．リーリン変異の自然発症マウスリーラー reeler では，細胞移動の異常によると考えられる小脳の形成不全と運動失調が認められる．リーリン欠損を原因とする滑脳症では，小脳がほとんど形成されない[17]．

V　深部小脳核細胞の発生

　小脳皮質細胞に比べると，深部小脳核細胞の発生機構については不明な点が多い．皮質神経細胞と同様，興奮性細胞と抑制性細胞に分けられ，それぞれ Atoh1 陽性の上菱脳唇と Ptf1a 陽性の脳室帯を起源とする．伝達物質にかかわらず，投射性神経細胞も介在性神経細胞もその発生時期は小脳皮質細胞に比べるとやや早い．抑制性細胞は脳室帯から放射軸方向に移動するが，小脳核細胞はやがて移動を停止し，後から誕生したプルキンエ細胞に追い越される．上菱脳唇由来の小脳核細胞は軟膜直下を接線移動するが，EGL よりさらに吻側で移動を停止し，NTZ を形成する．マウス胎生12.5日頃には Tbr1 陽性の細胞集団として NTZ が認められ，ここで抑制性細胞と混在すると考えられている[10, 18]．NTZ からそれぞれの深部小脳核を形成する過程はまだ明らかではないが，ヘテロな細胞集団からのソートと，medio-lateral な細胞移動の過程が必要になると考えられている．

VI　発生異常と小脳疾患

　発生期の脳形成が正常に行われずに小脳形成不全となる疾患のうち，その多くはまだ原因遺伝子や変異が不明である．しかしながら，GWAS など遺伝子解析技術の目覚ましい進歩に加え，これまでに蓄積された自然発症ミュータント，トランスジェニックマウス，ノックアウトマウスなどから得られる知見は多い．ヒトとマウスの小脳発生に要する時間軸は大きく異なるものの，原因遺伝子の解明により，遺伝子治療を含めた早期の治療介入も将来的には視野に入ると考えられる．滑脳症における *RELN*，*TUBA1A*，*CDK5*，Dandy-Walker malformation における *ZIC1*，*ZIC4*，*FGF17*，*FOXC1*，小脳無発生（または低形成）における *PTF1A*，Walker-

Table 1 遺伝子変異による脳形成異常が原因とされる疾患

Cerebellar malformation	Implicated human genes	likely disrupted process
Lissencephaly	*RELN*, *TUBA1A*, *CDK5*	cell migration
Dandy–Walker malformation	*ZIC1*, *ZIC4*, *FGF17*, *FOXC1*	cell differentiation
Cerebellar agenesis	*PTF1A*	cell differentiation
Walker–Warburg syndrome, FCMD	*POMT1*, *FKTN*	cell migration
Joubert syndrome	*AHI1*, *ARL13B*, *CCD2A*, *CEP290*, *INPP5E*, *NPHP1*, *RPGRIP1L*, *TMEM67*	cell proliferation

Warburg 症候群や福山型先天性筋ジストロフィーにおける *POMT1*，*FKTN*，Joubert 症候群における *AHI1*，*ARL13B*，*CCD2A*，*CEP290*，*INPP5E*，*NPHP1*，*RPGRIP1L*，*TMEM67* などにおいて，神経発生や細胞移動異常による小脳形成不全と遺伝子変異の関連が示唆されている[1, 10, 19] **Table 1**．

文献

1) Marzban H, Del Bigio MR, Alizadeh J, et al. Cellular commitment in the developing cerebellum. Front Cell Neurosci. 2015; 8: 450.
2) O'Rahilly R, Müller F. The embryonic human brain. Wiley–Liss; 2006.
3) Bayer SA, Altman J. The human brain during late first trimester. CRC Press; 2006.
4) Cho KH, Rodríguez–Vázquez JF, Kim JH, et al. Early fetal development of the human cerebellum. Surg Radiol Anat. 2011; 33: 523–30.
5) Loeser JD, Lemire RJ, Alvord EC Jr. The development of the folia in the human cerebellar vermis. Anat Rec. 1972; 173: 109–13.
6) Joyner AL, Liu A, Millet S. *Otx2*, *Gbx2* and *Fgf8* interact to position and maintain a mid–hindbrain organizer. Curr Opin Cell Biol. 2000; 12: 736–41.
7) Martinez S, Andreu A, Mecklenburg N, et al. Cellular and molecular basis of cerebellar development. Front Neuroanat. 2013; 7: 1–12.
8) Wurst W, Bally–Cuif L. Neural plate patterning: Upstream and downstream of the isthmic organizer. Nature Rev Neurosci. 2001; 2: 99–108.
9) Carletti B, Rossi F. Neurogenesis in the cerebellum. Neuroscientist. 2008; 14: 91–100.
10) Leto K, Arancillo M, Becker EBE, et al. Consensus paper: Cerebellar development. Cerebellum. 2016; 15: 789–828.
11) Yamada M, Seto Y, Taya S, et al. Specification of spatial identities of cerebellar neuronal progenitors by Ptf1a and Atoh1 for proper production of GABAergic and glutamatergic neurons. J Neurosci. 2014; 34: 4786–800.
12) Seto Y, Nakatani T, Masuyama N, et al. Temporal identity transition from Purkinje cell progenitors to GABAergic interneuron progenitors in the cerebellum. Nature Commun. 2014; 5: 3337–49.
13) Mizuhara E, Minaki Y, Nakatani T, et al. Purkinje cells originate from cerebellar ventricular zone progenitors positive for Neph3 and E–cadherin. Dev Biol. 2010; 228: 202–14.
14) Muguruma K, Nishiyama A, Ono Y, et al. Ontogeny–recapitulated generation and tissue integration of ES cell–derived Purkinje cells. 2010; 13: 1171–80.
15) Muguruma K, Nishiyama A, Kawakami H, et al. Self–organization of polarized cerebellar tissue in 3D culture of human pluripotent stem cells. Cell Rep. 2015; 10: 537–50.
16) Ishida Y, Kawakami H, Kitajima H, et al. Vulnerability of Purkinje cells generated from spinocerebellar ataxia type 6 patient–derived iPSCs. Cell Rep. 2016; 17: 1482–90.
17) Hong SE, Shugart YY, Huang DT, et al. Autosomal recessive lissencephaly with cerebellar hypoplasia is associated with human RELN mutations. Nature Genet. 2000; 26: 93–6.

18) Fink AJ, Englund C, Daza RAM, et al. Development of the deep cerebellar nuclei: Transcription factors and cell migration from the rhombic lip. J Neurosci. 2006; 26: 3066-76.
19) Sajan SA, Waimey KE, Millen KJ. Nobel approaches to studying the genetic basis of cerebellar development. Cerebellum. 2010; 9: 272-83.

〈六車恵子〉

I-3 ≫
小脳の運動学習と運動記憶の特徴

はじめに

　小脳は学習機構を用いて運動の大きさ（ゲイン）とタイミングが最適になるような前向き（予測）制御を行う．学習の源は小脳皮質プルキンエ細胞シナプスの長期抑圧（long-term depression: LTD）である．LTDによりできる運動記憶は短期の記憶であり24時間以内に消滅する．休憩を挟んで練習を繰り返すと，ゲインの長期の運動記憶は小脳（前庭）核神経細胞にできるが，タイミングの長期の運動記憶は小脳皮質プルキンエ細胞にできる．ゲインとタイミングの学習の運動の神経機構を説明し，プリズム適応の知見から随意運動における小脳の運動学習の役割を論ずる．

I 小脳の神経回路

　小脳は分子層，プルキンエ細胞層と顆粒細胞層からなる小脳皮質と小脳核により構成される Fig.1 ．顆粒細胞には小脳前核から苔状線維（mossy fiber）が入力する．プルキンエ細胞には顆粒細胞の軸索突起である平行線維（parallel fiber）と，下オリーブ（inferior olive）の神経細胞の軸索突起である登上線維（climbing fiber）が入力する．平行線維は外界や身体の情報をプルキンエ細胞に伝え，登上線維は学習に必要なエラーをはじめとする教師信号をプルキンエ細胞に伝える[1]．プルキンエ細胞は同側の小脳核の神経細胞と前庭核の一部の神経細胞を直接抑制する．小脳核には興奮性と抑制性の神経細胞があり，前者は直接もしくは赤核や視床を介して同側の運動系に出力し，後者の一部は下オリーブに出力する．前庭核の神経細胞についてはⅦで説明する．

　小脳皮質の分子層には星状細胞（stellate cell）や籠細胞（basket cell）などの抑制性介在神経細胞が多数存在する．それらの神経細胞は平行線維から興奮性入力を受けプルキンエ細胞を直接抑制する．顆粒細胞層にあるゴルジ細胞は平行線維や苔状線維から興奮性入力を受け顆粒細胞を反回抑制する．

II 平行線維―プルキンエ細胞シナプスの長期抑圧（LTD）

　登上線維と平行線維が同時に興奮することが繰り返されると，平行線維がプルキンエ細胞に

Chapter I 小脳の基礎-小脳は何をしているのか

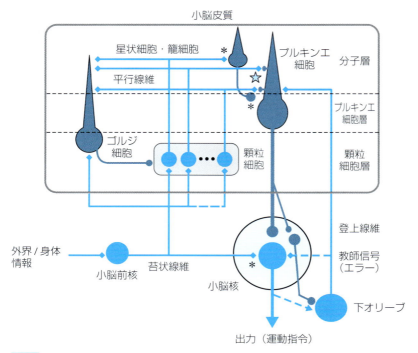

Fig.1 小脳皮質と小脳核の神経回路
　●は興奮性神経細胞，●は抑制性の神経細胞を表す．★，LTD．＊，LTD以外の可塑性シナプス．平行線維からプルキンエ細胞への経路には直接経路と抑制性介在神経細胞を経由する間接経路がある．

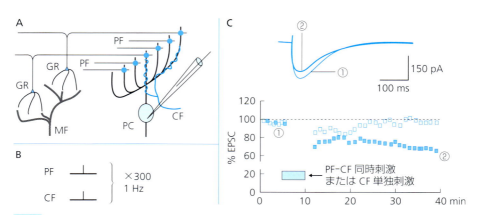

Fig.2 平行線維-プルキンエ細胞シナプスのLTD
A：LTDの実験方法．脳切片標本を用いてプルキンエ細胞（PC）をホールセル・カレントクランプし，平行線維（PF）電気刺激によって誘発される興奮性シナプス後電流（EPSC）を記録した．
B：LTD誘発の実験プロトコール．平行線維（PF）と登上線維（CF）の同時刺激を1Hzで300回（5分間）行った．
C：PF-CF同時刺激後のPF刺激で誘発されるEPSCの振幅の時間経過．■はPF-CF同時刺激後のデータ．□はコントロールとしてCFを単独刺激した時のデータ．ともに6個の細胞の平均値のみ表示．上の2つのトレースは，①と②の時点で記録したEPSCを比較する．
GR，顆粒細胞．MF，苔状線維．
(Yamaguchi K, et al. Proc Natl Acad Sci USA. 2016; 113: 10192-7 [27] より作成)

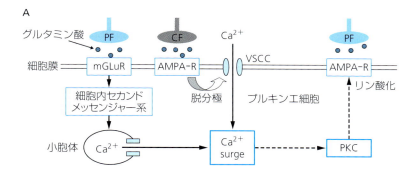

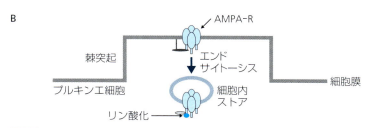

Fig.3 LTDの分子機構
A: 平行線維（PF）と登上線維（CF）が同時興奮すると，プルキンエ細胞内のCa²⁺濃度が大きく上昇しいわゆるCa²⁺ surgeが生じる．この結果Protein Kinase C（PKC）の活性が持続的に上昇する．PKC活性の上昇により平行線維シナプスにあるAMPA型グルタミン酸受容体（AMPA-R）がリン酸化される．
B: リン酸化されたAMPA-Rは細胞膜から細胞内ストアに移動する（エンドサイトーシス）．
mGLuR，代謝型グルタミン酸受容体．VSCC，膜電位依存性Ca²⁺チャンネル．
(Ito M. The Cerebellum: Brain for an Implicit Self. New York: FT Press; 2011[7]）より作成）

作る興奮性シナプスの信号伝達効率が長期間にわたり低下するFig.2．本稿ではこの現象を長期抑圧（LTD）と呼ぶ．1970年前後に計算論的[2,3]にその存在が予想されたLTDは，伊藤正男ら（1982）の *in vivo* の実験により発見された[1,4,5]．後に桜井正樹（1987）[6]により脳切片標本を用いてLTDを調べる方法が開発された[7〜9]．次にLTDの分子機構を簡単に紹介するFig.3．

登上線維が興奮するとプルキンエ細胞が強く脱分極し，膜電位依存性Ca²⁺チャンネルが開きCa²⁺が細胞内に流入する．一方平行線維が興奮するとシナプスにある代謝型グルタミン酸受容体が活性化され，細胞内セカンドメッセンジャー系のシグナル伝達により小胞体からCa²⁺が放出される．したがって登上線維と平行線維が同時興奮すると，プルキンエ細胞内のCa²⁺濃度が大きく上昇し，細胞内のprotein kinase Cが持続的に活性化する．その結果，平行線維シナプス後細胞膜のAMPA型グルタミン酸受容体（AMPA-R）はリン酸化され細胞内に移動する．LTDに関与する受容体や酵素の遺伝子改変マウスが作成され，LTDの生理機能の研究に用いられている[10]．

登上線維と平行線維が繰り返し同時興奮すると平行線維シナプスにLTDが起きるが，平行線維だけが繰り返し興奮すると平行線維シナプスには長期増強が起きる[6〜8]．この長期増強はLTDからの回復過程に関係するだけでなく，次項で述べるようにLTDは運動効率向上の学習の原因となるが，長期増強は運動効率低下の学習の原因となる[11]．

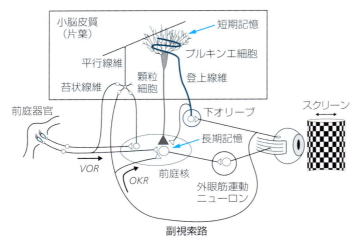

Fig.4 視機性眼球反応（OKR）の神経回路
OKRのゲインの短期と長期の適応の記憶痕跡はそれぞれ小脳皮質（片葉）と前庭核に形成される．VOR，前庭動眼反射．

III 眼球反射の適応とLTDの因果関係

　眼球反射の適応（adaptation）を用いた研究はLTDが運動学習の原因であることを示す[7,8]．視機性眼球反応（optokinetic response eye movement: OKR）は，副視索路（accessory optic tract），小脳片葉（flocculus），前庭核（vestibular nucleus）と外眼筋の運動神経核からなる神経回路で駆動される視覚性眼球反射 Fig.4 である．マウスの頭を固定し眼前に置いた市松模様のスクリーンを正弦波状に動かすと Fig.5A，OKRが誘発されあたかもスクリーンの動きを追従するように眼が動く．眼の動きをテレビカメラなどで測定し，スクリーンの動きと比べてOKRのゲイン（gain）を定量化する[12,13]．

　マウスに1時間持続的にスクリーンの速い動きを眺めさせてOKRを練習すると，初めのうちはゲインが低いので眼はスクリーンの動きに追従できず，網膜に映るスクリーンの像はぶれる．この像のぶれはエラー信号となり登上線維によってただちに片葉のプルキンエ細胞に伝わり，スクリーンの動きの情報をプルキンエ細胞に伝えた平行線維シナプスにLTDを誘発する．その結果OKRを中継する前庭核細胞に対するプルキンエ細胞の抑制が減弱し，ゲインが増加してOKRに適応が生じる．この筋書き[14]を保証するのは次の3つの所見である．①片葉プルキンエ細胞を破壊すると適応は起きない[12,13,15]，②片葉の登上線維とプルキンエ細胞の神経活動はそれぞれ練習中に生じる像のぶれ[16,17]と適応によるゲインの増加を反映する[17]，③LTDの阻害薬[9,11,13,18]やLTD関連遺伝子のノックアウト[9,13,18]は適応を減弱する．このようにOKRのような単純な反射でも，その効率が最適になるように小脳は学習による前向き制御をする．ところで，この1時間の適応によるゲインの増加は長続きせず，24時間で元に戻る[13] Fig.5A．

　重本隆一のグループ（2014）[19,20]はフリーズフラクチャー免疫電子顕微鏡法を用いて，マウスの片葉の平行線維シナプス後細胞膜のAMPA-Rの密度が1時間のOKRの適応と相関して

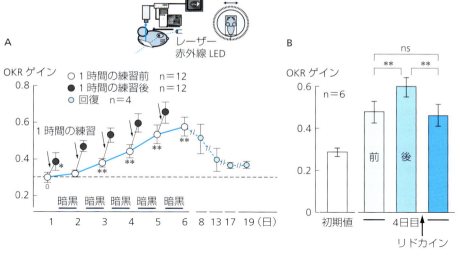

Fig.5 OKRの練習により生じる短期と長期のゲインの運動学習
A: マウスに1日1時間の0.33 Hz-2.5°（振幅）による正弦波状のドットパターンのスクリーンの回転によるOKRの練習を1週間行った時のOKRゲインの変化．練習以外の期間は暗所飼育した．1週間の練習終了後は普通に飼育し，2〜4日に一度OKRのゲインを測定した．右上の図は眼球運動測定用の赤外線テレビカメラシステムとOKR刺激装置．
B: 4日目の練習直後に局所麻酔剤のリドカインを両側片葉に局所投与した時に観察されたOKRゲインの変化．初期値，1日目のスタートゲイン．前，4日目の練習前のゲイン．後，4日目の練習後のゲイン．エラーバーは標準誤差を示す．
$**$, $P<0.01$; ns, $P>0.05$（Welsh T-test）．
(Shutoh F, et al. Neuroscience. 2006: 139; 767-77 [13] より改変)

最大25％減少し，24時間後に適応と共に回復することを示した．記憶の原因となる神経細胞の変化を記憶痕跡（memory trace または engram）という．重本らの研究は記憶痕跡を形態的に捉えた最初の報告であり，LTDが適応の原因であることを強く支持する．

IV 片葉仮説をめぐる論争

　LTDを発見した伊藤は眼球反射の適応と小脳片葉との関係を根拠に，LTDが運動学習の原因であるという片葉仮説を1980年代に提案した[1,7]．片葉仮説に対して過去30年間国際的にさまざまな反論が提出された．しかしながら反論の根拠となる実験の方法にいずれも重大な欠陥があることが判明し，今やそのほとんどが否定されている[7,8]．

　1980年代初頭にサルの片葉には眼球反射の適応に関係する神経活動はないという反論が提出されたが[21]，後に生理[22]と解剖[23,24]の研究は神経活動の記録部位が適正でなかったことを示した．Llinásのグループ（2005）[25]とDe Zeeuwのグループ（2011）[26]はそれぞれ独立に，LTDの阻害薬（T-588）の慢性経口投与は8で説明するタイミング学習や眼球反射の適応を阻害しないと反論した．これに対して安西真理と筆者（2014）[11]は，T-588の腹腔投与は薬物濃度依存的にマーモセットの眼球反射の適応を阻害することを示した．De Zeeuwのグループ

(2011)[26] は特定の遺伝子改変マウス群では LTD に異常があるにも関わらず，タイミング学習や眼球反射の適応は正常であると反論した．これに対して山口和彦ら（2016）[27] は，その遺伝子改変マウス群でも実験条件を変えると LTD が正常に誘発されることを示した．

V 抑制性介在神経細胞のシナプス伝達可塑性と運動学習

小脳皮質の神経回路には LTD 以外にもシナプス可塑性が存在する Fig.1 ．Ekerot のグループ（2002）[28] は，登上線維と平行線維の同時興奮が繰り返されると，平行線維が分子層抑制介在神経細胞に作る興奮性シナプスに長期増強が生じることを報告したが，その分子機構や生理機能はわかっていない．

狩野方伸ら（1992）[29] が発見した分子層抑制介在細胞がプルキンエ細胞に作る抑制性シナプスの長期増強は，Rebound potentiation（RP）と呼ばれる．RP は登上線維の興奮が繰り返されると生じる．平野丈夫のグループ（2016）[30] は RP の分子機構と眼球反射の適応との関係を詳細に検討している．RP と LTD は共同的に作用するが，RP が適応の主因であるという所見は今のところ提出されていない．

VI ゲイン学習の記憶痕跡の移動と分散効果

さて 1 日 1 時間の OKR の練習を 1 週間続けると，長期適応が生じ OKR のゲインは数週間大きく増加する Fig.5A ．首藤文洋（2006）ら[13] は練習終了後片葉を局所麻酔薬で不活化したが，この長期間持続するゲインの増加は消去されなかった Fig.5B ．さらに長期適応が生じたマウスの全身麻酔標本では，前庭神経電気刺激により誘発される単シナプス性細胞外電場電位の振幅と立ち上がりが内側前庭核を中心に増加した[13]．これらの所見はゲインの長期適応が前庭核の神経活動に起因することを示す．つまり練習を繰り返すと，OKR のゲイン学習の記憶痕跡は片葉から前庭核へ移動し長期記憶となる Fig.4 ．この現象は記憶痕跡の移動（memory transfer）と呼ばれ，ネコ[31] やサル[32] の眼球反射の適応でも生じる．

小脳（前庭）核の神経細胞には，プルキンエ細胞の軸索突起と苔状線維の軸索側枝がともに入力する Fig.1 ， Fig.4 ．プルキンエ細胞の強い興奮が続くと小脳（前庭）核神経細胞には強い過分極が生じるが，興奮が終わると逆に強い脱分極が生じる．Raman のグループ（2006）[33] はマウス脳切片標本を用いて，この小脳（前庭）核神経細胞の強い脱分極と苔状線維の電気刺激の組み合わせを繰り返すと，苔状線維が小脳（前庭）核に作る興奮性シナプスに長期増強が起きることを示した．この長期増強はゲイン学習の記憶痕跡の移動の原因の有力な候補と考えられている[8, 34, 35]．

「継続は力なり」の諺が示すように，一夜漬けの集中練習でできる記憶よりも，休憩をいれてコツコツと学習するいわゆる分散練習で作られた記憶の方がより長く持続する．分散効果（spacing effect）と呼ばれるこの現象は，実は記憶痕跡の移動に関係する．岡本武人ら（2011）[34]

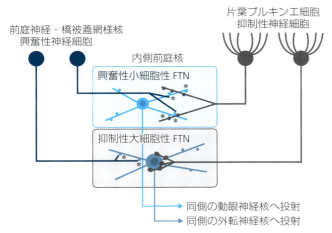

Fig.6 内側前庭核の片葉投射先神経細胞（FTN）のシナプス構造
小細胞性 FTN では片葉プルキンエ細胞が作る抑制シナプス（●）と興奮性シナプス（●）が近接する．＊は OKR ゲインの長期学習の記憶痕跡を持つと想定されるシナプス．橋被蓋網様核は OKR に必要な視覚性の信号を内側前庭核に送る．
(Matsuno H, et al. PLoS OnE. 2016: 11; e0164037 [39]より改変)

は，1時間 OKR を集中練習した時にはゲイン学習の記憶痕跡の移動は起きないが，1回15分の OKR の練習を 0.5〜24 時間の休憩を挟んで4回合計1時間行うと，最速2.5時間で記憶痕跡の移動が起き長期のゲイン学習が起きることを示した．ところが分散練習中に片葉のタンパク質合成を薬理学的に阻止する[34]か，あるいは休憩中にγアミノ酪酸（GABA）のアゴニストのムシモールを片葉に投与してプルキンエ細胞の自発活動を抑える[36]と，記憶痕跡は移動しなかった．

これらの所見から筆者は，練習中に LTD が生じたプルキンエ細胞で作られる蛋白質やペプチドがプルキンエ細胞の軸索終末まで輸送され，休憩中の自発活動により神経伝達物質 GABA とともに放出され，前庭核神経細胞のシナプスの長期増強を誘導すると考える（次項参照）[13,34,36]．プルキンエ細胞は GABA だけでなく motilin などのペプチドを軸索終末より放出し前庭核神経細胞の活動を修飾する[37,38]．山崎ら（2015）[35]は，小脳皮質のプルキンエ細胞に生じた LTD が休憩中に小脳（前庭）核の神経細胞の長期増強を誘発するという計算論モデルを提案している．

VII 前庭核のゲイン学習の記憶痕跡の謎

片葉プルキンエ細胞は同側の内側前庭核の神経細胞に投射する．この片葉投射先神経細胞（flocculus-targeted neuron: FTN）に長期増強が生じ，OKR のゲイン学習の長期記憶痕跡ができる．FTN は内側前庭核の全神経細胞の 1/50 程度と数が少なく，その特徴は長い間知られていなかったが，松野仁美ら（2016）[39]は2種類の順行性トレーサーを用いてマウスの FTN のシ

Chapter I 小脳の基礎−小脳は何をしているのか

ナプスの特徴を電子顕微鏡により明らかにした Fig.6．

FTN は内側前庭核の背内側部から近傍の舌下神経前位核にかけて分布するグルタミン酸作動性の興奮性小細胞性 FTN と，内側前庭核の腹外側部に分布するグリシン作動性の抑制性大細胞性 FTN からなる．片葉プルキンエ細胞は小細胞性 FTN とはその遠位樹状突起とシナプス結合し，大細胞性 FTN とはその細胞体部と近位樹状突起にシナプス結合する．大細胞性と小細胞性の FTN はそれぞれ同側の動眼神経核と外転神経核に投射する．舌下神経前位核には下オリーブに投射する神経細胞がある[40]が，小細胞性 FTN は下オリーブには投射しない．小脳核−下オリーブ抑制性投射によるフィードバックが小脳学習の調節に関与する可能性が指摘されている[7]が，片葉と前庭核からなる眼球反射の制御では，下オリーブへのフィードバックの関与はない．

FTN が持つ長期のゲイン学習の記憶痕跡の正体は不明であるが，注目すべきは小細胞性FTN の遠位樹状突起上で，片葉プルキンエ細胞が作る抑制性シナプスと前庭神経が作る興奮性シナプスが互いに接近（平均距離，0.14μm）して分布することである[39]．教科書的には，抑制性シナプスは細胞体や近位樹状突起にあって活動電位や興奮性シナプス電位を遮断するが，それは小細胞性 FTN には該当しない．興奮性シナプスと抑制性シナプスが至近距離にあることは，抑制性シナプスから興奮性シナプスに作用する物質を想定する筆者らの考え方と矛盾しない．FTN は長期の記憶痕跡の実験モデルであり，今後の研究の進捗を期待する．

VIII 瞬き反射の条件付けと LTD

次に小脳によるタイミング学習の神経機構を説明する．動物の眼にエアパフ（air puff）を一瞬吹きかけると，防御反応が生じ瞬きする．このエアパフとともに，1〜2秒にわたり音を提示する練習を 100〜200 回程度行うと，練習終了時には音の提示だけで瞬きするようになる Fig.7A．これはエアパフが非条件刺激（unconditioned stimulus: US），音が条件刺激（conditioned stimulus: CS）となるパブロフ型の古典的条件付けである．この条件付けの練習を数日間繰り返すと，動物は音の開始からエアパフが来るまでの時間を正確に予測し，エアパフがなくともそのタイミングに合わせて瞬きするようになる．このパラダイムを遅延型瞬き反射の条件付け（delay-type eyeblink reflex conditioning）と呼ぶ．

遅延型瞬き反射の条件付けに小脳は重要な役割を演じる Fig.7B．CS となる音の情報は両側の蝸牛神経核から橋核を経て小脳第 VI 小葉に入り，さらに平行線維によってプルキンエ細胞に伝えられる．一方 US となるエアパフの情報は登上線維により第 VI 小葉のプルキンエ細胞に伝えられる．第 VI 小葉プルキンエ細胞は小脳（中位）核の神経細胞を直接抑制する．条件付けに直接関与する小脳核の神経細胞の局在と形態の特徴は知られていない．それらの神経細胞は苔状線維の軸索側枝の興奮性入力を受け，赤核を介して同側の顔面神経運動核などに出力し，瞬きを誘発すると想定されている．遅延型瞬き反射の条件付けに伴い小脳核の一部の神経細胞の形態が変化すると報告[41]されているが，その神経細胞が瞬き反射を中継するという根拠はない．

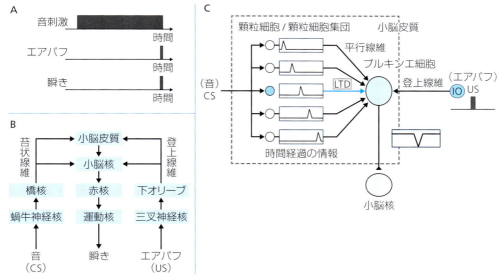

Fig.7 瞬き反射の遅延型条件付け（A），その神経回路（B）とLTDとの因果関係（C）
C：顆粒細胞の集団が，音刺激（CS）の開始からのミリ秒単位の時間経過の情報が平行線維を介してプルキンエ細胞に伝えられる．条件付けによりエアパフ（US）が提示された時に活動したシナプス（→）にLTDが起こり，その結果その時点のプルキンエ細胞の活動は一過性に低下する．
（山崎と筆者によるウエブ版脳科学辞典の「小脳によるタイミング制御」より改変）

　山崎と筆者（2012）[14]，本多武尊と伊藤（2016）[42]は瞬き反射の神経回路と小脳との関係をもとに，LTDが遅延型瞬き反射の条件付けの原因であるという仮説を提案している Fig.7C．この仮説では次の3項を前提とする．①音（CS）の開始から終了までのミリ秒単位の時間経過（passage of time）の情報は，顆粒細胞-ゴルジ細胞反回抑制ループ Fig.1 により作られる[43]，② 音の時間経過の情報は平行線維を介して第Ⅵ小葉プルキンエ細胞に入力する，③ そのプルキンエ細胞には登上線維によりUSであるエアパフの情報も入力する．さてCSとUSの組み合わせが繰り返し提示されると，CSを伝える平行線維シナプスのうち，USのタイミングで活動したシナプスにLTDが起きる．その結果USがなくともそのタイミングでは平行線維からのシナプス入力が低下し，プルキンエ細胞の神経活動が一過性に減弱する．そこで小脳核神経細胞が一過性に興奮し瞬きが生じることになる．

　遅延型瞬き反射の条件付けに伴う小脳の神経活動はHesslowのグループ[44,45]により調べられている．Fig.7C のような活動を示すプルキンエ細胞が小脳半球に存在するが，それがLTDに起因することを示す形態的根拠はいまだ提出されていない．遺伝子改変マウスを使った研究は，Ⅳで述べた一部の例外を除いてLTDが条件付けの原因であることを支持する[10]．

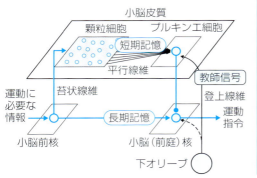
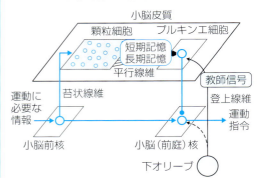

Fig.8 短期と長期の運動学習の記憶痕跡の小脳内保存部位
A: 少ない情報量で済むゲインや方向の運動学習では，短期と長期の記憶はそれぞれ小脳皮質のプルキンエ細胞と小脳（前庭）核神経細胞に保存される．
B: 大情報量を必要とするタイミングの運動学習の短期と長期の記憶はともに小脳皮質のプルキンエ細胞に保存される．
(Nagao S, et al. Neural Netw. 2013: 47; 72-82 [49]) を基に作成)

IX タイミング学習の長期記憶痕跡

　VIで述べたようにゲイン学習では，練習を繰り返すことにより記憶痕跡は小脳皮質から小脳（前庭）核へと移動する Fig.8A．一方 Mauk のグループ[46,47]の研究によれば，遅延型瞬き反射の条件付けを学習したウサギの小脳皮質を破壊すると，既に学習した US のタイミングの記憶が消失するとともに，新たな US に対するタイミングの学習も起こらなくなる．したがってタイミング学習では，練習を繰り返しても US のタイミングの記憶は小脳皮質から小脳核へ移動せず，短期と長期の記憶痕跡はともに小脳皮質にあることになる Fig.8B．それではなぜタイミング学習の記憶痕跡は小脳皮質から小脳核に移動しないのか？

　それは，タイミング学習ではミリ秒単位の事象を記憶しなければならず，ゲイン学習に比べてはるかに大きな情報量を必要とするからである．小脳核と前庭核の FTN の神経細胞の総数は小脳皮質のプルキンエ細胞の総数の 1/50 以下である．また小脳（前庭）核の1個の神経細胞が持つシナプスの数は高々数千と，プルキンエ細胞1個が持つシナプス数（10～20万）に比べてはるかに少ない．したがって小脳（前庭）核の持つ情報量は小脳皮質の情報量の 1/1,000 以下となり，そこにミリ秒単位の正確な時間情報を貯えることは物理的に不可能である．タイミング学習でたとえ小脳（前庭）核の神経細胞に長期増強が起きても，そこではおおまかな時間情報しか記憶されない．Mauk のグループ（2006）[47]は，小脳皮質を破壊し小脳核だけが残されたウサギに条件付けの練習を長期間行うと，US のタイミングと全く関係しない短潜時の瞬きが生じると報告している．筆者はこの短潜時の瞬きは小脳核神経細胞の長期増強に起因すると推定する．

　重本のグループ（2014）[19,20]も，OKR の長期適応が生じた時に，ゲインの記憶痕跡が小脳皮質から前庭核に移動するのにやや遅れて，片葉プルキンエ細胞の平行線維シナプスが20〜

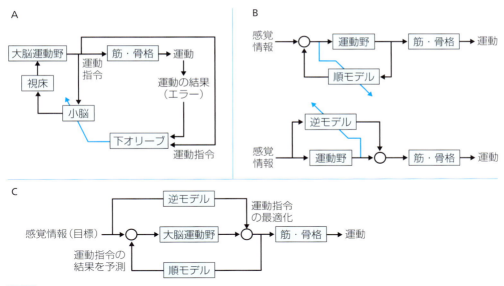

Fig.9 大脳−小脳ループによる運動の内部モデル学習
A: 大脳−小脳ループ．エラーと運動指令が内部モデルの教師信号（➡）となる．
B: 順モデルと逆モデル．➡は教師信号を示す．
C: 本多らはプリズム適応の所見をもとに，手の到達運動の順モデルと逆モデルが小脳で並行学習されることを示唆する．教師信号は省略．
(Honda T, Ito M, Development from Marr's theory of the cerebellum to liquid state machine and beyond. In: Computational Theories and Their Implementation in the Brain, The Legacy of David Marr（ed. by Vaina L, Passingham R）. 2016: Oxford, London; Oxford Univ Press[42] をもとに作成)

30％減少することを報告している．筆者はこのシナプスの減少はOKRのゲイン学習でなく，スクリーンの動きと眼の動きの時間差の情報，つまりOKRの位相変移（phase shift）の学習を反映すると推定する．OKRの練習を行う時には，ゲインのみならず位相変移の運動学習も同時に起きるはずである．練習を繰り返してもOKRの位相変移の学習の記憶痕跡は前庭核には移動せず，LTDの繰り返しにより片葉の平行線維シナプスが刈り込まれることが長期学習の記憶痕跡 Fig.8B となるのであろう．

プリズム適応からみた随意運動における小脳運動学習の役割

　大脳皮質の運動野で作られる随意運動の命令信号を運動指令という．運動指令は錐体路を経由して脊髄の運動系に出力するだけでなく，一部は橋核を経由して対側の小脳に伝えられ，赤核や視床を経由して再び同側の運動野に戻る Fig.9A．小脳皮質の出力は抑制性であるが，小脳を経由するループは運動野に対して必ずしも抑制的には作用しない．小脳皮質には抑制性介在神経細胞を経由して小脳核に出力される経路 Fig.1 もあり，その経路を通る信号は脱抑制により運動野を促通するからである．

　この大脳−小脳閉ループの中で小脳が運動の順・逆の内部モデルを学習するという仮説 Fig.9B が提案されている[1, 7, 42, 48, 49]．順モデル（forward model）は，運動指令が実行される時

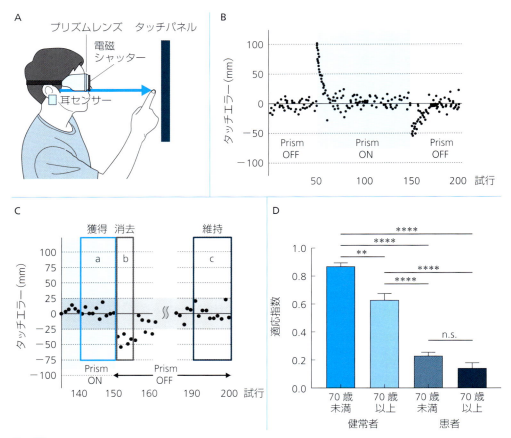

Fig.10 手の到達運動のプリズム適応
A：実験方法
B：健常者の適応の例
C：適応指数の算出方法．視標とタッチポイントの距離（タッチエラー）が 25 mm 以下を成功とし，25 mm 以上を失敗とした．Prism ON セッションの最後の 10 試行（a）の成功確率，後半の Prism OFF セッションの最初の 5 試行（b）の失敗確率と最後の 10 試行（c）の成功確率の積を算出した．
D：健常者と脊髄小脳変性症の患者の適応指数．健常者：70 歳未満（21 名），70 歳以上（17 名），患者：70 歳未満（62 名），70 歳以上（15 名）．＊＊＊p＜0.001，＊＊＊＊p＜0.0001（Kruskal-Wallis test または Steel-Dwass test）．
(Hashimoto Y, et al. PLoS ONE. 2015: 10; e 0119376[53] より改変)

にどういう感覚情報（筋肉や関節の位置）が得られるかを予測する．逆モデル（inverse model）は，感覚情報を基に運動指令を最適化する．サルの小脳半球に手の運動の順モデルや逆モデルを表現する神経活動があることが報告されている[50〜52]．

橋本祐二ら（2015）[53] はこの仮説を検証するために，Thach のグループ（1996）[54,55] のダーツ投げのプリズム適応（prism adaptation）を参考にして，以下の手の到達運動のプリズム適応のパラダイムを開発した **Fig.10A**．①被験者は座位でシャッター付きゴーグルを装着し，人指し指を耳朶に付けたセンサーにタッチする．②眼前のタッチパネルモニターの任意の位置に視標が提示される．③被験者は指をセンサーから離しモニターにタッチする．被験者がセンサーから指を離すと，センサーの信号によりシャッターが閉じ，被験者には指の動きはみえない．④指がモニターにタッチするとシャッターが再開し，被験者はタッチエラー（指と視標とのズレ）

を視認する.

Fig.10B は健常者のプリズム適応の例である.初めにプリズムなしで①～④の試行を 50 回行い（Prism OFF セッション），次に視野が右に 25° ずれるプリズムをゴーグルに付けて同じ試行を 100 回行った（Prism ON セッション）.被験者は Prism ON セッションの前半では視標の右側をタッチしたが，セッションの後半には適応が生じて視標を正確にタッチするようになった.最後に再びプリズムなしで 50 回同じ試行を行った（Prism OFF セッション）.後半のPrism OFF セッションの初めは適応の記憶が残っているので被験者は逆に視標の左側をタッチしたが，やがてその記憶は消え視標を正確にタッチするようになった.

次に適応指数を用いてプリズム適応を定量化した.適応指数とは Prism ON セッションの最後の 10 試行中の視標タッチの成功確率に，後半の Prism OFF セッションの最初の 5 試行中の視標タッチの失敗確率と最後の 10 試行中の視標タッチの成功確率を，それぞれ掛け合わせた値である Fig.10C.この 3 つの確率はそれぞれ適応の獲得，保持と消去の確率に対応する.健常者の適応指数は 20～70 歳ではほぼ一定（0.8～1）で，70 歳以上で若干低下（0.6～0.7）した.一方，小脳疾患の患者の適応指数は年齢を問わず大幅に低下（0.2）した Fig.10D.

小脳はプリズム適応でも主役を演じる.小脳疾患の患者[53~55]のみならず，サルの小脳皮質や小脳核を損傷[56]もしくは薬物で不活化[57]するとプリズム適応は低下する.プリズム適応では被験者はプリズムを通してみえる視標に対して，どの方向に手を動かせば視標にタッチするかを学習する.これには細かい情報を記憶する必要がなく，その神経機構はゲイン学習に近いと筆者は推定する.

プリズム適応が生じるには，モニターに指がタッチした直後にタッチエラーを視認することが必要である[58].北澤 茂ら（1998）[59]の研究はサル小脳半球第 IV 葉付近の登上線維の電気活動はタッチエラーの情報を反映することを示す.さらに Thach のグループ[55]によると分散練習を行うと 1 年以上持続する長期のプリズム適応が生じる.しかも，その長期適応の記憶はFig.9B のような過程でできる短期適応の記憶と互いに独立に作用する.これらの所見を根拠に筆者ら（2013）[49]は，プリズム適応でも小脳が LTD と記憶痕跡の移動により運動学習するという仮説 Fig.8A を提案した.

最近本多ら[42, 60]はここで紹介したパラダイムを改良し，Fig.10B の適応曲線が時間経過の異なる 2 つの学習曲線から構成されることを見出した.計算論と小脳疾患の患者から得た所見は，それらがプリズム装着時の手の到達運動の順モデルと逆モデルの学習にそれぞれ対応し，小脳が 2 つのモデルを並行学習することを示唆する Fig.9C.

XI 小脳の運動記憶の特徴

最後に小脳の運動学習の特徴を要約する.小脳の運動学習の原因となる LTD によりできる記憶は 24 時間以内に消滅するが，練習により LTD が繰り返し起きると小脳（前庭）核には長期増強，小脳皮質にはシナプスの刈り込みという 2 種類の長期間持続する可塑性変化が生じる.その結果，前者には記憶容量の小さいゲインや運動方向の学習，後者には大記憶容量を必

要とするタイミング学習の長期記憶痕跡が形成される **Fig.8**.

「六十の手習い」の諺が示すように，われわれは昔覚えた技を維持しながらも常に新しい技を習得することができる．それは日常行う運動の総論を小脳（前庭）核に長期記憶として保存しながら，運動の各論を小脳皮質が時々刻々変化する外界や身体の情報から学習するからである[49]．子供の時に自転車に乗ることを習得すると一生自転車に乗ることができるのは，小脳（前庭）核に保存されている昔の身体と自転車の内部モデルの長期記憶に加えて，現在の身体と自転車の内部モデルの運動学習がLTDにより小脳皮質に瞬時に起こるからである．

大きな記憶容量を必要とするタイミング学習では，短期と長期の運動学習の記憶痕跡は小脳皮質の同じプルキンエ細胞で，AMPA-Rの減少と平行線維シナプスの減少という異なった神経機構によりそれぞれ保存される．われわれが日常行う運動の大部分はすでに長期記憶化されており，LTDにより学習するプルキンエ細胞の平行線維シナプスはすでに刈り込まれて消失しているはずである．しかしながら練習すれば学習は必ず生じる．この学習がどのような神経機構で生じるかは興味深いが，今のところわかっていない．筆者はVで述べた小脳皮質の抑制性介在神経細胞のシナプス伝達可塑性が関与する可能性を指摘する．

むすび

小脳の運動学習は日常の運動制御だけでなく，脳損傷のリハビリにも重要な役割を演じる[61]．ヒトの小脳半球の外側部は大脳連合野とネットワークを作り認知機能を制御する[1, 7, 42]．小脳はリハビリや認知機能でも本稿で述べた学習機構を用いて前向きの最適制御をすると推論する．

文献

1) Ito M. The Cerebellum and Neural Control. New York: Raven; 1984.
2) Marr D. A theory of cerebellar cortex. J Physiol (Lond). 1969: 202; 437-70.
3) Albus JS. A theory of cerebellar function. Math Biosci. 1971: 10; 25-61.
4) Ito M, Sakurai M, Tongroach P. Climbing fibre induced depression of both mossy fibre responsiveness and glutamate sensitivity of cerebellar Purkinje cells. J Physiol (Lond). 1982: 324; 113-34.
5) Ito M, Kano M. Long-lasting depression of parallel fiber-Purkinje cell transmission induced by conjunctive stimulation of parallel fibers and climbing fibers in the cerebellar cortex. Neurosci Lett. 1982: 33; 253-8.
6) Sakurai M. Synaptic modification of parallel fibre-Purkinje cell transmission in *in vitro* guinea-pig cerebellar slices. J Physiol (Lond). 1987: 394; 463-80.
7) Ito M. The Cerebellum: Brain for an Implicit Self. New York: FT Press; 2011.
8) Ito M, Yamaguchi K, Nagao S, et al. Long-term depression as a model of cerebellar plasticity. Prog Brain Res. 2014: 210; 1-30.
9) Le TD, Shirai Y, Okamoto T, et al. Lipid signaling in cytosolic phopholipase A2α-cyclooxygenae-2 cascade mediates cerebellar long-term depression and motor learning. Proc Nat Acad Sci U S A. 2010: 107; 3198-203.
10) Yuzaki M. Cerebellar LTD vs. motor learning-lessons learned from GluD2. Neural Netw. 2013: 47; 36-41.
11) Anzai M, Nagao S. Motor learning in common marmosets: Vestibulo-ocular reflex adaptation and its sensitivity to inhibitors of cerebellar long-term depression. Neurosci Res. 2014: 83; 33-42.

12) Katoh A, Kitazawa H, Itohara S, et al. Dynamic characteristics and adaptability of mouse vestibulo-ocular and optokinetic response eye movements and the role of flocculo-olivary system revealed by chemical lesions. Proc Natl Acad Sci U S A. 1998: 95; 7705-10.

13) Shutoh F, Ohki M, Kitazawa H, et al. Memory trace of motor learning shifts transsynaptically from cerebellar cortex to nuclei for consolidation. Neuroscience. 2006: 139; 767-77.

14) Yamazaki T, Nagao S. A computational mechanism for unified gain and timing control in the cerebellum. PLoS ONE. 2012: 7; e33319.

15) Nagao S. Effects of vestibulocerebellar lesions upon dynamic characteristics and adaptation of vestibulo-ocular and optokinetic responses in pigmented rabbits. Exp Brain Res. 1983: 53; 36-46.

16) Maekawa K, Simpson JI. Climbing fiber responses evoked in the vestibulocerebellum of rabbit from visual system. J Neurophysiol. 1973: 36; 649-66.

17) Nagao S. Behavior of floccular Purkinje cells correlated with adaptation of horizontal optokinetic eye movement response in pigmented rabbits. Exp Brain Res. 1988: 73; 489-97.

18) Katoh A, Kitazawa H, Itohara S, et al. Inhibition of nirtic oxide synthesis and gene-knockout of neural nitric oxide synthetase impaired adaptation of mouse optokinetic eye movements. Learn Mem. 2000: 7; 220-6.

19) Wang W, Nakadate K, Masugi-Tokita M, et al. Distinct cerebellar engrams in short and long-term motor learning. Proc Natl Acad Sci U S A. 2014: 111; E188-93.

20) Aziz W, Wang W, Kasaf S, et al. Distinct kinematics if synapse formation and memory decay in massed and spaced learning. Proc Natl Acad Sci USA. 2014: 111; E194-202.

21) Miles FA, Lisberger SG. Plasticity in vestibulo-ocular reflex: a new hypothesis. Annu Rev Neurosci. 1981: 4; 273-99.

22) Watanabe E. Role of the primate flocculus in adaptation of vestibulo-ocular reflex. Neurosci Res. 1985: 3; 20-38.

23) Gerrits NM, Voogd J. The topological organization of climbing and mossy fiber afferents in the flocculus and ventral paraflocculus in the rabbit, cat and monkey. Exp Brain Res Suppl. 1987: 17; 26-9.

24) Nagao S, Kitamura T, Nakamura N, et al. Differences of the primate flocculus and ventral paraflocculus in the mossy and climbing fiber input organization. J Comp Neurol. 1997: 382; 480-98.

25) Welsh JP, Yamaguchi H, Zeng XH, et al. Normal motor learning during pharmacological prevention of Purkinje cell long-term depression. Proc Natl Acad Sci U S A. 2005: 102; 17166-71.

26) Schonewille M, Gao A, Boele HJ, et al. Reevaluating the role of LTD in cerebellar motor learning. Neuron. 2011: 70; 43-50.

27) Yamaguchi K, Itohara S, Ito M. Reassessment of long-term depression in cerebellar Purkinje cells in mice carrying mutated GluA2 C terminus. Proc Natl Acad Sci U S A. 2016; 113: 10192-7.

28) Jorntell H, Ekerot CF. Reciprocal bidirectional plasticity of parallel fiber receptive fields in cerebellar Purkinje cells and their afferent interneurons. Neuron. 2002: 34; 797-806.

29) Kano M, Rexhausen U. Dressen G, et al. Synaptic excitation produces a long-lasting a long-lasting rebound potentiation of inhibitory synaptic signals in cerebellar Purkinje cells. Nature. 1992: 356; 601-4.

30) Hirano T. LTD, RP, and motor learning. Cerebellum. 2016: 15; 51-3.

31) Kassardjian CD, Tan YF, Chung JY, et al. The site of motor memory shifts with consolidation. J Neurosci. 2005: 25; 7979-85.

32) Anzai M, Kitazawa H, Nagao S. Effects of reversible pharmacological shutdown of cerebellar flocculus on the memory of long-term horizontal vestibulo-ocular adaptation in monkeys. Neurosci Res. 2010: 68; 191-8.

33) Pugh JR, Raman IM. Potentiation of mossy fiber EPSCs in the cerebellar nuclei by NMDA receptor activation followed by postinhibitory rebound current. Neuron. 2006: 51; 113-23.

34) Okamoto T, Endo S, Shirao T, et al. Role of cerebellar cortical protein synthesis in transfer of memory trace of cerebellum-dependent motor learning. J Neurosci. 2011: 31; 8958-66.

Chapter I 小脳の基礎－小脳は何をしているのか

35) Yamazaki T, Nagao S, Lennon W. et al. Modeling memory consolidation during post-training periods in cerebellovestibular learning. Proc Natl Acad Sci U S A. 2015: 112; 3541-6.

36) Okamoto T, Shirao T, Shutoh F, et al. Post-training cerebellar cortical activity play an important role for consolidation of memory of cerebellum-dependent motor learning. Neurosci Lett. 2011: 504; 53-6.

37) Chan-Palay V, Ito M, Tongroch P, et al. Inhibitory effects of motilin, somtostatin, [Leu] enkephalin, [Met] enkephalin, and taurine on neurons of the lateral vestibular nucleus: interaction with gamma-amino butyric acid. Proc Natl Acad Sci U S A. 1982; 79: 3355-9.

38) Todaka H, Tatsukawa T, Hashikawa T, et al. Heterotrimetric guanosine triphosphate-binding protein modulatory actions of motilin on K^+ channels and postsynaptic GABA receptors in mouse medial vestibular nuclear neurons. Eur J Neurosci. 2013: 37; 339-50.

39) Matsuno H, Kudoh M, Watakabe A, et al. Distribution and structure of synapses on medial vestibular nuclear neurons targeted by cerebellar flocculus Purkinje cells and vestibular nerve in mice: Light and electron microscopy studies. PLoS ONE. 2016: 11; e0164037.

40) McCrea RA, Baker R. Anatomical connections of the nucleus prepositus of the cat. J Comp Neurol. 1985: 237; 377-407.

41) Boele HJ, Koekkoek SK, De Zeeuw CI, et al. Axonal sprouting and formation of terminals in the adult cerebellum during associative motor learning. J Neurosci. 2013: 33; 17897-907.

42) Honda T, Ito M. Development from Marr's theory of the cerebellum to liquid-state machine and beyond. In: Computational Theories and Their Implementation in the Brain, The Legacy of David Marr (ed. by Vaina L, Passingham R). 2016: Oxford, London; Oxford Univ Press.

43) Yamazaki T, Tanaka S. A spiking network model for passage-of-time representation in the cerebellum. Eur J Neurosci. 2007: 26; 2279-92.

44) Yeo CH, Hesslow G. Cerebellum and conditioned reflexes. Trends Cogn Sci. 1998: 2; 322-30.

45) Hesslow G, Jirenhed DA, Rasmussen A, et al. Classical conditioning of motor responses: what is the learning mechanism? Neural Netw. 2013: 47; 81-7.

46) Garcia KS, Steele PM, Mauk MD. Cerebellar cortex lesions prevent acquisition of conditioned eyelid responses. J Neurosci. 1999: 19; 10940-7.

47) Ohyama T, Nores WL, Medina JF, et al. Learning-induced plasticity in deep cwerebellar nucleus. J Neurosci. 2006: 26; 12656-63.

48) Wolpert DM, Miall RC, Kawato M. Internal models in the cerebellum. Trends in Cogn Sci. 1998: 2; 338-42.

49) Nagao S, Honda T, Yamazaki T. Transfer of memory trace of cerebellum-dependent motor learning in human long-term prism adaptation: A model study. Neural Netw. 2013: 47; 72-82.

50) Mason CR, Hendrix CM, Ebner TJ. Purkinje cell signal hand shape and grasp force during reach-to-grasp in the monkey. J Neurophysiol. 2006: 95; 1144-58.

51) Yamamoto K, Kawato M, Kotosaka S, et al. Encoding of movement dynamics by Purkinje cell simple spike activity during fast arm movements under resistive and assistive force fields. J Neurophysiol. 2007:97; 1588-99.

52) Tomatsu S, Ishikawa T, Tsunoda Y, et al. Information processing in the hemisphere of the cerebellar cortex for control of wrist movement. J Neurophysiol. 2016: 115; 255-60.

53) Hashimoto Y, Honda T, Matsumura K, et al. Quantitative evaluation of human cerebellum-dependent motor leaning through prism adaptation of hand-reaching movement. PLoS ONE. 2015: 10; e 0119376.

54) Martin TA, Keating JG, Goodkin J, et al. Throwing while looking through prisms. I. focal olivocerebellar lesions impair adaptation. Brain. 1996: 119; 1183-98.

55) Martin TA, Keating JG, Goodkin J, et al. Throwing while looking through prisms. II. specificity and storage of multiple gaze-throw calibration. Brain. 1996: 119; 1199-211.

56) Baizer JS, Karlj-Hans I, Glickstein M. Cerebellar lesions and prism adaptation in macaque monkeys. J Neurophysiol. 1999: 81: 1960-5.

57) Norris SA, Hathaway EN, Taylor JA, et al. Cerebellar inactivation impairs memory of learned prism

gaze-reach calibrations. J Neurophysiol. 2011:105; 2248-59.

58) Kitazawa S, Kohno T, Uka T. Effects of delayed visual information on the rate and amount of prism adaptation in the human. J Neurosci. 1995: 15; 7644-52.

59) Kitazawa S, Kimura T, Yin PB. Cerebellar complex spikes encode both destinations and errors in arm movements. Nature. 1998: 392; 494-7.

60) Honda T, Matsumura K, Hashimoto Y, et al. Dynamics of cerebellar internal models during prism adaptation of human hand-reaching tasks. Abstract for Neuro. 2015: 2015; 3O10-2-2.

61) Nagao S, Ito M. Roles of synaptic plasticity in functional recovery after brain injury. In: Neurological and Psychological Aspects of Brain Recovery (ed. by Petrosini L). Contemporary Clinical Neuroscience. Berlin, Heidelberg: Springer-Nature; 2017.

〈永雄総一〉

Chapter I 小脳の基礎－小脳は何をしているのか

I-4 ≫

歩行とは何か，小脳の役割

I 歩行の神経機構

　ヒトは進化の過程で2足歩行を獲得してきた．4つ足で大地や木々の間を跳びまわっていた類人猿が，下肢（後肢）のみで立ち上がって歩くようになったことで，上肢（前肢）が解放されて手指の動きが自由になり，道具を使うようになり，知能が発達していった．脳が発達して頭部が大きく重くなったことと，4つ足に比べて相対的に高くなった重心を不安定な2足歩行で支えるためには，常に高度な姿勢の制御が必要になった．立位の保持には，前庭系，視覚，体性感覚系からの情報を速やかに統合し，適切な運動指令と，速やかで十分な筋活動を発生させることが必要で，これらに障害があると安定した立位，歩行ができなくなる．

　ヒトが立っている時には，体重心を通る鉛直線は常に両足底と床面で作られた支持底面の中に収まっている．この体重心を通る鉛直線が支持底面から外れると，回転モーメントが発生して転倒しそうになるため，立ち直りのための踏みかえ動作が必要になる．また，歩行中の床反力は，重心の加速度に応じてその長さと傾きが変化するが，床反力よりも重心が前方にある限り，重力による回転モーメントが継続して発生するため，次の一歩を踏み出す必要がある．歩行中は体重心が連続的に前方に移動していくことから，歩行とは「転倒回避動作の繰り返しである」ととらえることができ，歩行の姿勢制御を理解する上でヒントが得られる．

　ヒトが歩く時には，自分の足元や地面の状態，さらには目前の障害物やドア，エスカレーターなど周囲の状況に応じて歩くため，体性感覚，前庭・平衡感覚，視覚，聴覚などの感覚系入力の関与が大きい．滑りやすい雪道を慎重に歩いたり，段差や障害物に注意しながら歩く場合から，人と話をしながら無意識に歩くなど，歩行に対する注意の払い方はさまざまである．前者の場合は視覚や体性感覚系も総動員されて大脳皮質が活発に働くだろうが，後者の場合には大脳皮質の関与は少なく，脳幹や脊髄が歩行運動を担っていると考えられる．歩行の神経機構については，歩行の誘発とリズム生成，姿勢の制御について理解すると良い．

II 歩行の誘発

　高草木は歩行には3つのプロセスがあると提唱している[1, 2]．第1は正確な制御を必要とする随意的プロセスで，これは手指の精緻な運動に対応するような正確な運動制御を必要とする歩行動作であり，大脳皮質からの随意的な信号により駆動されるものである．随意的な歩行に

は大脳皮質から基底核や脳幹への出力路の働きが重要である．大脳皮質運動野は被殻や小脳内側部との間に運動ループを，前頭前野は尾状核や小脳外側部との間に認知ループを構成している．大脳皮質4野および6野由来の神経終末は，橋核や橋被蓋網様核など小脳前核群内に終止する．これらの終末はそれぞれ異なる大脳皮質からの信号を小脳に中継している．随意運動としての歩行には予測的な運動過程が必要であり，この予測的過程には大脳皮質，基底核，小脳を結ぶ運動ループと認知ループが重要な役割を担っている[3]．これらのループにより，状況に即した運動のプログラムが生成されている．

第2は情動的プロセスで，捕食や逃避などの情動行動のひとつとして，辺縁系や視床下部から脳幹への投射系が重要な役割を持っている．情動行動の特徴は，これを誘発する情報の種類にかかわらず，定型的な運動パターンすなわち歩行動作や身構えるなどの筋緊張の亢進などが誘発されるものである．

第3は脳幹と脊髄により制御される自動的プロセスで，歩行時のリズミカルな肢運動や姿勢制御，すなわち姿勢反射や筋緊張の調整が自動的に遂行されるものである．この過程には脳幹と脊髄における感覚・運動統合が重要な役割を果たし，大脳基底核や小脳は，大脳皮質，脳幹，辺縁系–視床下部と密接な線維連絡があり，これらを制御している[1,2]．

III 歩行中枢とされるもの

動物モデルでは，中脳歩行誘発野（midbrain locomotor region: MLR），視床下部歩行誘発野（subthalamic locomotor region: SLR），そして小脳歩行誘発野（cerebellar locomotor region: CLR）の3つの歩行誘発領域が同定されている．脳幹では，脚橋核（pedunculo pontine nucleus: PPN）が基底核ネットワークの一部として，また青斑核が小脳ネットワークの一部として姿勢および歩行の調節機能を持っている[2]．

ネコの実験では，小脳灰白質フック束の正中部に小脳歩行誘発野が存在し，除脳ネコでこの部を電気刺激すると，室頂核脊髄路，網様体脊髄路，前庭脊髄路を介して歩行運動が誘発される[4,5]．

IV 姿勢制御と脳幹網様体

バランス能力とは姿勢の安定を保つ能力で，姿勢保持能力，平衡機能，バランス感覚などと呼ばれている．これには，①姿勢反射，②随意的な姿勢回復反応，③予測性姿勢調節からなる3つの能力が関与する．パーキンソン病などの運動障害の徴候の1つに姿勢反射という概念があるが，姿勢反射とは Table 1 にあげるような多種類の反射の総体である．

脳幹網様体は筋緊張の調節や歩行に関与するのみならず，頭頚部・体幹・上下肢の姿勢の制御にも関わっている．橋・延髄網様体には，姿勢筋緊張を減弱させる抑制野，これを増加させる促通野，伸筋・屈筋に相反的な動きを誘発する領域，そして被蓋反射（一側肢の屈曲と対側

Chapter I　小脳の基礎−小脳は何をしているのか

Table 1　姿勢反射とは

名称	受容器	反射中枢
伸張反射	筋紡錘	脊髄
陽性支持反応	足底皮膚，趾筋紡錘	
屈筋反射	皮膚神経終末	脊髄，延髄
交叉性伸展反射	腱器官	脊髄
伸び反応	腱器官	脊髄
持続性頸反射	頸筋筋紡錘	脊髄，延髄
持続性迷路反射	耳石	前庭神経核
立ち直り反射	視覚，迷路，頸筋筋紡錘，皮膚	中脳，赤核
Babinski	足底皮膚	
踏み直り反射	皮膚，筋紡錘	大脳運動野
跳び直り反射	筋紡錘	大脳運動野

肢の伸展などの姿勢変化）を誘発する領域などが混在する[2].

V　姿勢制御と小脳

　立位の重心動揺計の解析では，小脳疾患においては重心動揺が増大していることが古くから報告されている．前葉の萎縮する患者では，動揺方向が比較的前後方向に限局されているのに対し，片葉などの前庭小脳に障害を有する患者では，全方向性に動揺することが示さている[6].

　立位姿勢の維持には，腓腹筋の伸張反射が身体の傾きを立て直すと考えられているが[7]，小脳疾患患者においては，伸張反射による姿勢の適応制御が障害されていることが示された．また，小脳疾患患者においては立位姿勢の制御にも測定過大（hypermetria）がある．小脳前葉の障害患者では，下肢の筋活動が主働筋，拮抗筋ともに増大しており，動揺も大きくなること，試行を繰り返しても学習・適応が観察されないことが報告されている．適応・学習機能は小脳の主要な機能であるが，小脳疾患患者では予測的な姿勢制御も障害されている[8].

VI　バランス維持と補足運動野

　外乱に対するバランスの維持には，前庭系や小脳に加えて前頭葉領域が重要な役割を果たしている．中でも前頭葉皮質と小脳の連結が密であり，前頭葉障害では運動失調をきたしやすい．正常圧水頭症や多発梗塞性前頭葉障害で開脚性の歩行障害がみられることの一因である．外乱に対する姿勢保持に関連した脳領域を event−related fNIRS で検討した研究では，被験者が立つプラットフォームを前後に揺すると，前頭前野や補足運動野，頭頂葉連合野などの活動がみられる．リハビリテーション後にバランスが改善した SCD 患者においても，外乱に対する

バランス維持に関連した脳活動が補足運動野で増加していた．この結果から，バランス維持に補足運動野が一定の役割を果たしていることが示唆されている[9]．

VII 筋緊張と歩行の制御

　歩行にはリズミカルな手足の運動とともに，頭部や体幹の適切な姿勢調節，上下肢の肢位や筋緊張の制御が必要である．これには，脳幹と脊髄にある歩行リズム生成系と筋緊張制御系が協調している．パーキンソン病や小脳性失調性歩行などの歩行障害では，筋緊張や姿勢の異常を伴うことが多いが，その背景には大脳基底核や小脳から脳幹への投射系の機能障害がある．

　大脳皮質で歩行の開始や障害物の回避などの随意的な歩行プログラムが生成されると，大脳皮質からの出力は，皮質網様体投射を介して歩行の開始や姿勢を制御し，同時に皮質脊髄路を介して骨格筋に伝わる．大脳基底核は大脳皮質−基底核ループを形成して，視床−皮質投射系を介して大脳皮質の活動を調整し，歩行の随意的側面を制御している．パーキンソン病でみられるように，基底核の出力の1つである黒質網様部から中脳被蓋（PPN/MLR）へのGABA作動性投射の活動亢進は，筋緊張の増加や歩行開始の遅延，歩行速度の低下をもたらす．このように基底核−脳幹系は，歩行リズム生成系や筋緊張制御系に作用してリズミカルな歩行動作や筋緊張を調整している．また，脳幹の歩行リズム生成系と筋緊張制御系の活動は，大脳皮質からの興奮性入力と基底核からの抑制性入力のバランスで調節されている[1,2]．小脳の障害は，前庭脊髄路や網様体脊髄路の活動も変調させ，筋緊張は一般的に低下するが，これも歩行障害の一因となっている．

VIII フィードフォワード制御と運動学習

　ヒトの運動において小脳は誤差照合系として働いている．小脳に入る感覚入力は，運動の調節に重要である．小脳性失調とは，感覚系の情報を元に運動系を調節する小脳機能が障害されている病態で，多数の筋肉をうまく協調させて動かすことができない．協調とは，筋肉の長さ，張力，関節の動きなどを最適化することである．協調には，運動を予測して前もってスムーズな動きを始めるフィードフォワードの協調と，これらの運動の結果を感知しそれを元に運動を調節するフィードバックの協調がある．フィードバック協調には深部感覚と小脳が関与している．一方，フィードフォワード協調は状況に応じた運動プログラムの変更が常に必要で，この学習過程に小脳が関与している[10]．

　MortonとBastian[11]は小脳性失調性歩行を解析し，小脳と脳幹−脊髄ループによる基本的な運動プログラムの始動や，外乱に対してのリアルタイムな適応よりも，小脳と大脳皮質を結ぶループ（大脳−小脳連関）が関与する外乱に対する予測的な姿勢調節を自動的に遂行する働きが重要であることを示した．

　視覚誘導性の歩行運動時において，眼球，体幹，四肢の協調的な運動情報は，歯状核を経由

して大脳皮質運動関連領域に送られている[12]．運動の方向づけにも，視覚情報に基づく運動の予測的制御が必須で，この機能には補足眼野，背側運動前野，そして小脳の3領域からなる神経回路が関与している．このように，小脳による運動制御は，運動誤差の補正に留まらず，予測やフィードフォワードという学習や認知機能が関わっている．

IX　歩行における小脳の役割

　歩行は，四肢，体幹の多関節運動であり，おのおのの関節の動きは多数の筋活動を時間・空間的に制御してパターンを形成した動きからなっている．小脳は歩行時における筋緊張の制御，肢運動の位相制御に関与し，協調運動を実行することにより円滑な歩行を制御している．歩行のリズミカルなパターン運動を発生する神経回路として，脊髄の central pattern generator (CPG)[13] がある．小脳は，CPG のパターンを変更したり，細かい制御をしている．歩行中は，脊髄 CPG の活動は efference copy として腹側脊髄小脳路を介して小脳にフィードバックされている．同時に，体性感覚系の情報も背側脊髄小脳路を介して小脳にフィードバックされている．小脳へ向かう求心性線維には登上線維と苔状線維の2種類があるが，これらの歩行情報は苔状線維系から小脳に送られ，顆粒細胞−平行線維を経由してプルキンエ細胞に伝達される．プルキンエ細胞はこれらの情報をもとに，efference copy と実際に起きた歩行運動を比較して，エラーの補正を行いプログラムの変更をしている．プルキンエ細胞で処理したエラーの補正を，脳幹下降路を介して脊髄のニューロン活動を調節している[8,10]．

X　失調性歩行（ataxic gait）とは

　失調性歩行はその発生機序に基づいて小脳性，前庭性，体性感覚性の3つに大別される．小脳の中では主として発生学的に比較的古い部分，すなわち虫部が障害された場合に平衡障害が起こりやすい．臨床的には，小脳性以外の運動失調を鑑別する必要がある．

　身体の平衡が調節できない状態では，立位で両脚を開いて安定を保とうとし，両足をそろえると身体が動揺して不安定になる．進行すると坐位でも体幹動揺，体幹失調が明らかとなり，平衡障害のために起立不能となる．小脳失調性歩行では，歩行動作のリズムや歩幅が一定せず，足の踏み出す方向が不定となる．左右方向への不安定を補完するために，歩幅を広くとる特異な開脚歩行あるいは広基性歩行（wide-based gait）が特徴的で，千鳥足のように左右にふらついて歩く．特に方向転換時に不安定さが増し，つぎ足歩行（tandem gait）が困難になる．歩行時の環境適応にも問題があり，障害物の回避も障害される．

　一側の前庭小脳や前葉の病変では，体幹の動揺が強い．このような不安定歩行は，多関節間の協調動作の障害によると考えられている．とくに，早い動作の際に関節の不安定性が増すことから，小脳失調患者では動作を遅くして運動の不安定さを補正している[14]．関節の不安定さには，体幹や下肢近位筋の筋緊張低下も関与している．小脳性 asynergie があり，立位で身

体を後屈する際に，健常者で通常みられるバランスを保つための下肢の共同屈曲が生じない．歩行中の上肢はバランスをとる役割があるが，asynergia のため腕振りが少なくなり，重度の場合は側方に水平挙上してバランスを保つようになる．これにより歩行がより不安定になる．このように失調性歩行の特徴は，バランス障害と下肢の運動制御および肢節間協調の異常が関連する．従来，下肢の運動制御に関しては脊髄におけるパターン生成が関連するので，さほど小脳機能の障害が影響しないとも考えられていたが，歩行の時間的・空間的変動を解析した研究から，小脳性の失調性歩行に特異的なのは，バランス障害よりも下肢の多関節における肢節間協調の時間的変動が大きいことが示された[14]．

XI 脊髄小脳変性症の歩行障害

脊髄小脳変性症（spinocerebellar degeneration: SCD）は，小脳性または脊髄性の運動失調を主な症候とし，小脳や脊髄の神経核や伝導路に病変の主座をもつ神経変性疾患の総称である．臨床的に SCD は，小脳性運動失調のみを呈する純粋小脳型と小脳性運動失調以外の症状も伴う多系統障害型に分類される．SCD の病型については，小脳皮質，求心路，遠心路の障害部位により分類できる．小脳求心路と小脳皮質（主として前庭小脳と前葉，橋からの小脳求心線維）に主な病巣を示す群は，遺伝性の SCA-1，2，7 と非遺伝性の多系統萎縮症（MSA-C）があげられる．この群では起立・歩行，言語および随意運動すべてに運動の解体と平衡障害が生じる．小脳遠心路，とくに歯状核からの出力が主病変となる Machado-Joseph 病（MJD: SCA-3）や歯状核赤核淡蒼球ルイ体萎縮症（DRPLA）では，小脳症状に加えて錐体外路症状としてのジストニーや舞踏運動などの不随意運動や，筋トーヌスの亢進（筋強剛や痙直）が認められる．小脳皮質，とくに前葉や前庭小脳が障害される遺伝性の SCA-5，6，12，14，15，31 や孤発性の小脳皮質萎縮症（CCA）などでは，平衡障害と小脳性言語，運動のスピード低下および運動解体が下肢で目立つ[15]．

XII 歩行解析

SCD の姿勢や平衡機能，歩行障害の評価には，重心動揺検査，歩行解析などの生理学的評価が有用で，リハビリテーションや薬剤の効果判定などに用いられる．神経診察による歩容の観察と歩行解析を比較すると，診察では，立つ，座る，立位保持，方向転換などの歩行関連動作に関する情報を総合的にとらえることができ，パターン認識に優れている．しかし，パターン認識には観察，特徴の抽出，識別という 3 段階があり，検者が過去に記憶しているパターンとの照合が行われることから，歩行に関する十分な知識と経験を要する．一方，歩行解析は歩行の周期や歩幅，歩行速度などの時間因子や距離因子を計測するもので，定量的データが得られる．SCD の歩行解析には，ビデオ（写真）撮影，足跡観察，電気角度計，足底スイッチ，表面筋電図，床反力計，動作解析などさまざまな分析がなされている．

連続写真による歩行解析では，歩幅は広く，両手を広げて歩き，目は足先の床面を見つめ，体幹の左右へのふれが大きい．遊脚期には足先が異常に高く上がる hypermetria を認める．眞野ら[16]は紙の上を墨汁に浸した靴下で歩行させて歩行足跡を記録し，歩行の距離因子について調べ，歩幅が広く，一歩隔が短く，足先開き角が広いと報告している．歩行の時間因子では，10 m 最大歩行速度が低下している．

表面筋電図では，共同運動筋や拮抗筋での筋発射の不均衡，筋活動量とタイミングの異常，筋等尺性持続収縮の障害が認められる．フットスイッチを用いた計測靴による歩行解析では，歩隔の変動係数および遊脚時間の変動係数が大きく，この両者間に有意な相関がみられる[17]．

大型床反力計やフォースプレートを用いて歩行の時間因子および力学的因子が検討され，小脳失調性歩行は，よろめきが大きく，歩隔は短く，歩幅が拡大，遊脚期が短く，両脚接地時間が長いことが特徴で，両脚支持期の時間変動，遊脚期の時間変動，重心移動量，歩行速度，総歩行時間にしめる両脚支持期時間の割合（両脚支持期時間率）と SCD の重症度との間に関連がある[18]．

動作解析装置で SCD の歩行を観察すると，遊脚期における下肢の前方への振り出しが小さく，下腿の前方への運動が制限され，踵が膝関節の下付近か，もしくは膝関節を越えるまでに至らずに接地させてしまう例が多い[19]．

歩行解析の結果をまとめると，歩幅は不規則で広くなるが，速度は遅くなり，歩行のリズムは一定ではなく，2 本の足が接地している時間が長くなる．遊脚期（足が地面から離れている時間）には足先が異常に高く上がる傾向にある．歩行解析の時間・距離因子でみると，歩隔が短く，遊脚期が短く，足底接地期が長くなっている．歩行の際に体幹は前後，左右へと揺れ，各関節の動揺が著しい．歩行速度は遅く，両脚の幅は広く，歩行リズムや歩幅は不規則である．

XIII Cyclogram による歩行解析

ヒトの 2 足歩行では，第一歩の開始には前方への重心移動と蹴り出し動作が必要で，続く二歩目以後は体が倒れないように重心移動と着地動作，蹴り出し動作が自動的に調節される．失調性歩行ではこれらに不均衡が生じる．歩行中の動的な重心移動を観察することは姿勢調節の解析に有用である．従来，この種の解析には大型床反力計が用いられたが，大規模な装置や専用室が必要であった．足底圧を計測する歩行解析機器，なかでも GANGAS Gait Analysis System（T&T Medilogic Medizintechnik GmbH）は，患者自身の靴に中敷状の足底圧センサーを装着して，歩行時の足底圧分布を記録できる．装置が床に固定されていないことから歩行範囲に制限はなく，歩行中の足底圧中心（center of pressure: COP）の移動を計測できる．計測できる指標は，支持脚の進行方向および左右脚への動的 COP の経時的変化を記録する cyclogram，踵や爪先に加わる足底圧の経時的変化，足底の任意点の離床性などである．

健常者の歩行中 COP 移動図では，前後・左右への滑らかな動きが観察されるが，SCD では左右脚への COP 移行が不規則で多相性になり，時に overshoot 気味になる．進行方向へも不規

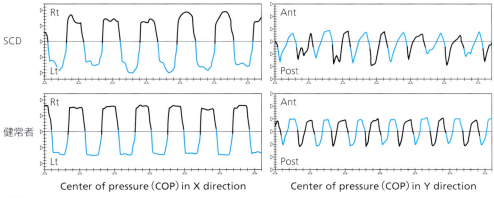

Fig.1 COP（足底圧中心）の移動図
SCD では左右脚への体重の移行が多相性かつ不規則になり，時に overshoot 気味になる．進行方向への体重移動にも不規則な動きが入る．

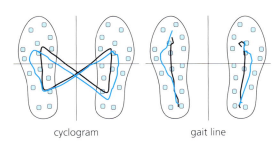

Fig.2 足底圧中心の軌跡
SCD では左右への不安定性があるため，cyclogram で健常者に比べて足底圧中心の軌跡は外側に膨らむ．

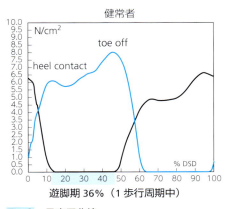
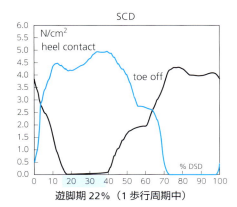

Fig.3 足底圧曲線
足底圧曲線は健常者では heel contact と toe off の 2 峰性となるが，SCD では heel contact から toe off までの移行性・搬送性が悪く，足底接地時間が長いため対側の heel contact と重畳して両足支持期が長くなり，遊脚期率が少なくなる．

則で動揺性の COP 移動がみられる **Fig.1** ．Cyclogram では歩行時の左右脚間の動的 COP 軌跡を描くことができる．健常者の歩行では，蝶が翅を広げた対象形になる（**Fig.2** 黒線）．SCD では左右への不安定性があるため，健常者に比べて COP 軌跡は外側に膨らみ，支持脚上を体

重が搬送されていく様子を表す gait line も外側に膨らむ（**Fig.2** 青線）．足底圧曲線は健常者では heel contact と toe off の 2 峰性となるが，SCD では heel contact から toe off までの移行性・搬送性が悪く足底接地時間が長いため，toe off が対側の heel contact と重畳して両足支持期が長くなり，遊脚期率が少なくなる **Fig.3**．以上のように，SCD では左右方向への重心移動の滑らかさが欠け，一旦過剰に重心移動し，のちに戻る変化がみられた．歩行におけるリズム障害が強く，遊脚期の短縮がみられた[20]．

文献

1) Takakusaki K, Saitoh K, Harada H, et al. Role of basal ganglia-brainstem pathways in the control of motor behaviors. Neurosci Res. 2004; 50: 137-51.
2) 高草木 薫，松山清治．脳幹・脊髄の神経機構と歩行．Brain and Nerve. 2010; 62: 1117-28.
3) 永尾総一，本多武尊．小脳と運動学習・運動記憶．神経内科．2013; 78: 627-34.
4) Mori S, Matsui T, Kuze B, et al. Stimulation of a restricted region in the midline cerebellar white matter evokes coordinated quadrupedal locomotion in the decerebrate cat. J Neurophysiol. 1999; 82: 290-300.
5) Mori S, Nakajima K, Mori F, et al. Integration of multiple motor segments for the elaboration of locomotion: role of the fastigial nucleus of the cerebellum. Prog Brain Res. 2004; 143: 341-51.
6) Ilg W, Synofzik M, Brötz D, et al. Intensive coordinative training improves motor performance in degenerative cerebellar disease. Neurology. 2009; 73: 1823-30.
7) Nashner LM. Adapting reflexes controlling the human posture. Exp Brain Res. 1976; 26: 59-72.
8) 柳原 大．小脳における姿勢制御機構．In: 大築立志，他編著．姿勢の脳・神経科学．東京: 市村出版; 2011. p.85-90.
9) 宮井一郎．脊髄小脳変性症の歩行障害の特徴とリハビリテーションアプローチの可能性．MB Med Reha. 2014; 171: 33-8.
10) 望月仁志，宇川義一．小脳性の歩行障害．Brain and Nerve. 2010; 62: 1203-10.
11) Morton SM, Bastian AJ. Cerebellar contributions to locomotor adaptations during splitbelt tread-mill walking. J Neurosci. 2006; 26: 9107-16.
12) Marple-Horvat DE, Criado JM. Rhythmic neuronal activity in the lateral cerebellum of the cat during visually guided stepping. J Physiol. 1999; 518: 595-603.
13) Rossignol S, Dubuc R, Gossard JP. Dynamic sensorimotor interactions in locomotion. Physiol Rev. 2006; 86: 89-154.
14) Ilg W, Golla H, Thier P, et al. Specific influences of cerebellar dysfunctions on gait. Brain. 2007; 130: 786-98.
15) 古澤英明，長谷川一子．脊髄小脳変性症における起立・歩行障害．神経内科．1997; 47: 452-60.
16) 眞野行生，森本 茂．コントロール系の異常による病的歩行．総合リハ．1987; 15: 949-55.
17) 前田哲男．脊髄小脳変性症の歩行評価法の検討 歩行時間・空間因子の測定による．理学療法と作業療法．1987; 21: 256-8.
18) 酒井晴忠．重心動揺と歩行分析から見た脊髄小脳変性症とその治療．横浜医学．1985; 36: 235-48.
19) 中馬孝容，安東範明，眞野行生，他．老年者の脊髄小脳変性症と歩行障害．老化と疾患．1994; 7: 34-9.
20) 内藤 寛．症候と検査・歩行解析．Clinical Neuroscience. 2009; 27. 40-2.

〈内藤　寛〉

Chapter Ⅱ

小脳症状の病態生理
──診察，検査

Chapter II　小脳症状の病態生理－診察，検査

II-1 ≫

小脳失調の診察，他の失調との鑑別

はじめに

　運動失調 ataxia とは「錐体路障害や錐体外路障害などが存在しないにも関わらず，動作がゆっくりで，その動作そのものも下手でぎこちない状態[1]」や，「運動遂行にあたって，それに関与する肢節（諸筋）が合目的に協調的に活動しない状態[2]」と定義される．そして，小脳失調とは小脳の障害により生じる運動失調（神経学会用語集では小脳性運動失調「症」cerebellar ataxia と定義される）であるが，小脳障害では運動以外に筋緊張や平衡の異常も生じる（それぞれ，筋緊張低下 hypotonia と平衡障害 disequilibrium）．よって，「小脳失調」とは小脳性の運動失調を指した用語なのか，小脳症候全体を表した用語なのかが曖昧である．実際にはこれら全てを診察することがほとんどだと思われるため，以下では，小脳失調＝小脳症候として診察および鑑別について述べる．

I　小脳症候診察時の注意点 [1, 2]

　小脳症候の一般的特性として，動作を繰り返すとその症候に改善傾向がみられる点があげられる．そのため，診察時にはその初回の動作を注意深く観察することが重要である．軽症の場合は 2～3 回目には異常を検出できないことがあるため，他の診察をした後に再び小脳症候の診察をし直すことも必要な場合がある．ただし，症状が重度の場合は改善がみられることはほとんどない．

　また，末梢神経障害や筋障害による末梢性の麻痺や，筋トーヌスが亢進する病態を合併している場合は小脳症候をとらえることが難しくなる．このような場合には磁気刺激法などの神経生理学的検査が有用な場合がある．

　さらに，小脳症候が陽性であっても必ずしも小脳障害があるわけではない，という点も注意する必要がある．小脳障害に特異的という症候は多くはなく，筋力低下や錐体外路障害，深部覚・固有位置覚障害などでも生じうる．そのため，これらが除外されてはじめて小脳の病変による症候ということができる．とはいえ，各症候で観察される異常のパターンにより小脳障害らしさを判断することもできるため，カルテでは「○○試験拙劣」とだけ書くのではなく，どのような異常パターンがあり，それからどういう疾患を考えるのか，を記載することが重要である．

Ⅱ 小脳失調の評価スケール

　小脳失調の評価スケールとして，International Cooperative Ataxia Rating Scale（ICARS）[3] や Scale for the Assessment and Rating of Ataxia（SARA）[4]，Brief Ataxia Rating Scale（BARS）[5] が有名である．ICARS は神経学的症状を満遍なく評価でき，経時的な変化も反映しやすいが，評価対象が 19 項目あるため評価には時間がかかるという欠点がある．SARA は小脳性運動失調に特化した評価方法であり，歩行，立位，座位，言語障害，指追い試験，指鼻試験，手の回内外運動，踵脛試験の 8 項目で構成されている．運動失調に関する調査研究班により日本語版が作成されている（インターネットよりダウンロード可能）．BARS は歩行，膝踵試験，指鼻試験，構音障害，眼球運動の 5 項目で評価するスケールである．これらのスケールを用いて症状・症候を経時的に評価することも有用である．

Ⅲ 小脳症候の分類 [1, 2, 6, 7]

　小脳症候はさまざまに分類されているが，大別すると以下の 6 つに分けられることが多い．これらの症候を各部位・機能で検出することが小脳症候の診察となる．はじめに各小脳症候について説明し，その次に機能・部位に応じた診察について述べる．なお，以下の小脳症候の日本語名称は日本神経学会の神経用語集を参照した．

A｜ 測定障害 dysmetria

　測定障害には測定過大 hypermetria と測定過小 hypometria がある．前者は動作時に目的より行き過ぎる現象であり，後者は逆に目的に達しない現象である．小脳症候に特徴的なのは測定過大であり，これは，以下で述べるように小脳障害による筋トーヌスの低下と時間測定障害（運動停止のタイミングが遅延する）によって生じると考えられている．できるだけ早く動作を行ってもらうと所見が出やすい．

B｜ 協働収縮異常「症」/ 協働収縮不能 dyssynergia/asynergia，運動分解 decomposition

　健常者では順序立てて各運動を組み合わせて（協働運動）日常行為を行っているが，その協働性が障害されている状態を協働収縮異常という．そして，協働収縮異常によって本来は一つで行われるべき動作が複数に分解されてしまう現象を運動分解と呼ぶ．

C｜ 反復拮抗運動不能「症」（変換運動障害）dysdiadochokinesis

　一肢または体の一部を交代運動（主導筋と拮抗筋を交互に活動させる）させると，動きが遅く，繰り返しの運動回数が減少し，時間的（リズム）・空間的に運動が乱れる現象である．

D｜ 時間測定異常 dyschronometria

　動作の開始時もしくは停止時に，そのタイミングが健常人と比較して遅れることをいう．小

脳症状に左右差がある場合は，左右同時に同じ動作をさせることで障害側でのタイミングの遅れを検出することができる．

E 動揺 / 振戦 oscillation/tremor

　小脳による動作制御が障害されたために生じる動揺 / 振戦である．そのため，これら症候は随意運動時に出現する．特に，到達動作（指鼻指試験など）では目標に到達する際に指先の動揺が目立つ．これは到達動作終了時の測定過大とそれに対する修正反応の繰り返しであり[6]，終末時動揺 terminal oscillation と呼ばれる．目標に到達すると指先の動揺は止まるのも特徴的である．

　また，企図振戦は小脳症状として有名であるが，岩田[6]によりこれは表現が正確ではないことが指摘されている．岩田によると，従来から企図振戦と呼ばれていたものには，小脳性の揺れである終末時動揺以外に，企図・動作時ミオクローヌス，遅い姿勢時振戦，の3種類の異なる病態が含まれているとされる．

　企図・動作時ミオクローヌスは，随意運動に随伴もしくは随意運動の企図のみでも生じるミオクローヌスである．運動開始時から出現し，目標に到達した後も続く．遅い姿勢時振戦は小脳遠心系の障害で出現する振戦であり，同部に障害を持つ多発性硬化症患者でよくみられる．目標に達してからふるえが生じ，その肢位を保っている限り振戦は持続する．これが真の振戦であり，指鼻試験などにおいて標的である鼻の直前で指を止めさせると，この振戦は減衰することなく持続する．

　小脳病変そのもので生じるのは小脳性の揺れであり，企図振戦を小脳症状と誤認したり，企図振戦と終末時動揺を混同しないようにしなければならない．

F 筋緊張低下「症」 hypotonia

　小脳障害では筋緊張の低下が認められ，四肢に加えられた運動に対する抵抗が少なく，四肢が正常より大きく揺れ動くことが特徴である．診察所見としては，振り子性 pendulousness の亢進や反跳現象 rebound phenomenon として認められる．前者は力を抜かせて体を揺することで腕が振子のように揺れ続ける現象で，後者は力を入れてもらって検者がそれに抵抗を加えておいて急に抵抗をとると，リバウンドで大きな動きが起きてしまう現象である．

　筋緊張低下は小脳の筋紡錘への制御に異常が生じることが原因とされる．血管障害などの急性小脳障害では筋緊張低下は明瞭に認められるが，急性疾患の慢性期や神経変性疾患などの慢性疾患ではわかりづらいこともある．

IV 小脳症候の診察 [1, 2, 6, 7]

　上述の小脳症候を診察する部位・機能は，一般的には眼球運動，構音・発話，四肢運動，姿勢（座位 / 立位）・歩行である．小脳障害によって認知機能や自律神経も影響を受けることが知られているが，本稿では運動に関する診察について述べる．

Table 1 小脳性運動失調における眼球運動障害

固視障害	square wave jerks，眼球粗動など
滑動性追従運動の障害	滑動性追従運動の衝動化 saccadic pursuit
眼振	注視方向性，反跳，上向き，下向き，周期性交代性
衝動性眼球運動の障害	測定過大，測定過小
眼位異常	斜偏奇
眼球反射の障害	前庭眼反射や視運動性反射 optokinetic reflex の障害

A　眼球運動 [8, 9)

　眼球運動は外眼筋によって制御され，その動きは小脳の影響を受けているため，小脳障害により眼球運動にも障害が生じる．小脳障害によって生じる典型的な眼球障害を **Table 1** に示す．多数の所見が出現するが，小脳に特有の症状というものはあまりない．

❶眼位

　斜偏奇や内斜視の有無を確認する．

❷眼振

　異常眼球振動（矩形波眼球運動 square-wave jerks や眼球粗動 ocular flutter など），衝動性眼球運動障害 saccadic intrusions，上向き／下向き眼振 upbeat／downbeat nystagmus，反跳眼振 rebound nystagmus，注視方向性眼振 gaze-evoked nystagmus を確認する．この中で注視方向性眼振が有名だが，中枢性の眼振であり小脳に特異的というわけではない．反跳眼振は小脳障害に特異的とされる．

❸滑動性追従運動 smooth pursuit

　小脳障害では衝動化 saccadic pursuit する．この障害は小脳障害に特徴的ではないが，極軽度の小脳症状を診断する一助とはなりうる．

❹衝動性眼球運動 saccade

　測定障害が生じる．小脳障害では測定過大になりやすい．

❺ Head Impulse Test [10)] **Fig.1**

　前庭眼反射 vestibulo-ocular reflex（VOR）を評価する診察である．患者と向かい合うように座り，検者の鼻をみるよう指示する．両手で患者の頭部を保持して素早く頭部を約 20° 回旋させる．健常者では患者の目線は検者の鼻から動かないが，前庭眼反射に障害があると患者の目線が一旦検者の鼻から外れ，再び検者の鼻に戻る（catch-up saccade）．小脳障害では前庭眼反射におけるゲイン障害（眼球速度と頭部速度の不一致）と方向の異常（水平方向に頸を振ると垂直方向の緩徐相が生じる）がみられることがある．

B　構音と発話

　小脳障害による構音障害の特徴として，発話はゆっくりとなり，不明瞭 slurred で発話のスピードと音のリズムが不整（爆発性 explosive，断綴性 scanning）になる．診察では「ラララ」や「瑠璃も玻璃も照らせば光る（るりもはりもてらせばひかる）」などを言ってもらい，そのリズムや抑揚をよく観察する．「パタカ」や「パトカー」，「メダカ」の繰り返しは，口唇音（パ）→舌音（タ）→軟口蓋音（カ）の変換運動の評価も含まれる．また，小児の後頭蓋窩の腫瘍摘出後に生じる無言症として小脳性無言症 cerebellar mutism という病態がある．まれで

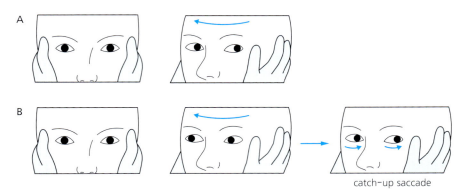

Fig.1 Head Impulse Test
前庭眼反射を評価する診察．患者と向かい合うように座り，検者の鼻を見るよう指示する．両手で患者の頭部を保持して素早く頭部を約 20°回旋させると，異常なし（A）では目線は検者の鼻から動かないが，前庭眼反射に障害のある場合（B）は，目線が一旦検者の鼻から外れ，再び検者の鼻に戻る catch-up saccade という動きが見られる．

はあるが成人例での報告もある．

C 四肢運動

▶上肢

❶指鼻指試験

　　測定障害や運動分解，動揺 / 振戦の評価を行う．患者自身の鼻と検者の指を交互に触れる動作を繰り返す．検者の指の位置や動作スピードを一回一回変えて状態を観察する．同様の診察に指鼻試験や指耳試験などもあるが，指鼻指試験の方が小脳失調を検出しやすい．小脳障害ではほとんどの場合に測定過大を呈する．

❷手回内回外試験

　　変換運動障害の評価を行う．小脳障害ではスピードが遅く，動作の大きさや変換のリズムも乱れる．必ず片手ずつ行って左右を比較する．正常者でも利き手の方が上手にできるため，その解釈には注意が必要である．

❸ Holmes-Stewart 試験 Fig.2

　　時間測定障害（運動開始の障害）と筋緊張低下（反跳現象）の評価を行う．検者が患者の腕を持った状態で，患者に自分自身の胸に向かって全力で肘関節を屈曲させる．そして，突然腕を離して患者の腕の動きを観察する．健常者では肘屈曲に対する制動が素早く生じるため，自分の手で自分の胸を打つことはない．小脳障害があると自分の胸部を強打してしまうため，この試験を行うときは患者の胸部の前に検者のもう一方の手をおいて，受け止めるようにする．

❹肩ゆすり試験 Fig.3A

　　筋緊張低下の評価を行う．立位の患者の両肩を持って体全体を軽く揺すって上肢が振れる様子を観察する．筋緊張低下がある側の上肢の振り子性 pendulousness が亢進して，対側と比べて大きく振れる．

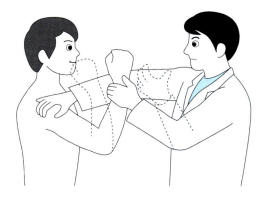

Fig.2 Holmes-Stewart 試験
時間測定障害と筋緊張低下の評価をする診察．検者が患者の腕を持った状態で，患者に自分自身の胸に向かって全力で肘関節を屈曲させ，突然腕を離して患者の腕の動きを観察する．健常者では自分の手で自分の胸を打つことはないが，小脳障害があると自分の胸部を強打してしまう．この試験を行うときは患者の胸部の前に検者のもう一方の手をおいて，受け止めるようにする．
(DeMyer's The Nurologic Examination: A Programmed Text, Sixth Edition 参考)

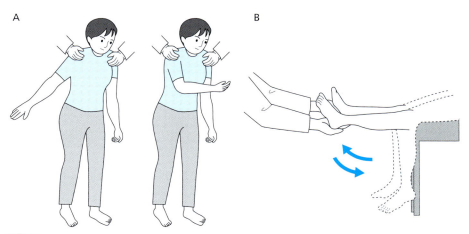

Fig.3 筋緊張低下の診察
A：上肢（肩ゆすり試験）の診察．患者を立位にして，その両肩を持って体全体を軽く揺すって上肢が振れる様子を観察する．右上肢の筋緊張低下が認められる．
B：下肢の診察．足が床につかないようにベッドの端に腰かけさせ，両下肢を同じ高さにまで挙上して同時に放ち，下肢の揺れ方を観察する．片側性小脳障害では病側の筋緊張低下により振り子性が亢進するため，振れが大きく，不規則で，持続も長くなる．

❺指示試験

　測定障害の評価を行う．患者と検者は向かい合って座り，まず開眼で患者の上肢を伸展前方挙上させ，示指の先を検者の示指先端につけさせる．次に患者に閉眼させ，患者の上肢を伸ばしたままこれを膝の上まで下げてから，再び上肢をあげて固定したままの検者の示指先端に触れさせる．小脳障害ではうまく指先に達せず，検者の示指より外側で止まる．

❻指追い試験

　測定障害の評価を行う．患者と検者は向かい合って座る．患者の指が届く距離の中間の位置に検者の示指を出す．患者に，示指で検者の示指の動きにできるだけ早く正確についていくように命ずる．検者は被検者の予測できない方向に示指を動かし，これを繰り返す．

❼総合的評価

　書字（大字症や動作時振戦の評価），らせん書き試験（測定障害や動揺／振戦の評価）などがある．

▶下肢

❶膝踵試験

測定障害や運動分解，動揺／振戦の評価を行う．背臥位の状態で片方の足を上げて踵で対側の膝をたたき，その踵を対側の脛の上をくるぶしのところまで降ろし，その足を元の位置まで戻すよう指示する．

❷下肢振り子性の試験 Fig.3B

筋緊張低下の評価を行う．ベッドの端に足が床につかないように腰かけさせ，両下肢を同じ高さにまで挙上して同時に放ち，下肢の揺れ方を左右比較してみる．小脳疾患では障害側の振れが大きく，不規則で，持続も長い．同様の姿勢で，膝蓋骨腱反射での下肢の揺れ方を評価する方法もある．

❸膝立試験

測定障害の評価を行う．最も簡便な下肢測定障害の診察である．仰向けに寝てもらい，検者が患者の片足を屈曲させて膝を立たせる．対側の下肢をそれと同じくらいの角度になるように曲げるように指示する．

D│姿勢（座位／立位）・歩行

❶座位の診察

体幹動揺の試験を評価する．ベッドに深く腰かけさせ，足を床から離した状態にする．この状態で腕組みをさせると体幹の動揺 truncal titubation が出現してくることがある．

❷立位の診察

i. スタンス：小脳障害では大きく足を開いてバランスをとっている．

ii. 体幹動揺：小脳症状が重度の場合は立っているだけで体が揺れてしまう．症状が軽微な場合は Mann 肢位や片足立ちでの評価が有用である．

iii. 押し試験：片側性の小脳障害がある場合は，その障害側に押された場合には同方向への側方突進 lateropulsion を生じる．

iv. Romberg 徴候：両足を広げた姿勢をとり，頭部・体幹が大きく動揺するが，転倒することは少なく，閉眼させても特に同様の増強はみられない．

v. 協働収縮異常 asynergia Fig.4：立位で体を後ろに反らしてもらう．健常者では立っていられるように膝・足関節を屈曲させ，頭を上に向けてバランスを取る．小脳障害では下肢の屈曲は得られずまっすぐのままで，頭も上を向かないため，そのまま後ろに倒れてしまう．

❸歩行の診察

i. 通常歩行：大きく足を開いてバランスを取りながら wide-based，ゆっくりと歩行する．時に両上肢を大きく外転させ，頭部を揺らしながらバランスをとるように歩く．継ぎ足歩行 tandem gait は小脳障害による歩行異常を鋭敏に検出できる．小脳障害が片側のときは病変側によっていく傾向があり，転ぶときは病変側に転びやすい．

ii. 閉眼足踏み試験：片側性の小脳障害と前庭障害の鑑別に有用である．両上肢を前方挙上させたまま閉眼して足踏みを続けさせると，片側小脳障害では病変側に寄っていき，片

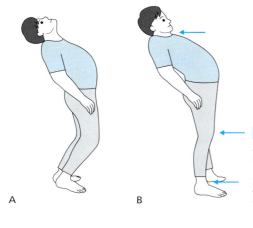

Fig.4 協働収縮異常の診察
立位で体を後ろに反らしてもらう．健常者（A）では頸部を背屈し，膝・足関節を屈曲させて倒れないようにバランスをとる．しかし，協働収縮異常がある場合（B）は，下肢は真っ直ぐのままで屈曲せず，頭も上を向かないため，そのまま後ろに倒れてしまう．

側前庭障害では病変側に回旋していく．

V 他の失調との鑑別 [2, 6, 7]

　他の失調を鑑別するに当たって重要な点は，上述の運動失調の定義通り，錐体路障害や錐体外路障害が存在しないことを確認することである．また，失行との鑑別も重要となるため，必要に応じて高次脳機能検査を追加する必要がある．これらを除外した上で，小脳性以外の運動失調の鑑別について述べる．

A 感覚性運動失調

　深部覚（振動覚と関節位置覚）の障害により生じる運動失調である．末梢神経〜後根神経節〜後索〜視床に至る後索・内側毛帯路のいずれが障害されても生じる．視覚性代償が有効であり，閉眼させると症候が出現もしくは著明に悪化する．

　上述の診察手技では四肢運動と姿勢・歩行で陽性所見が得られることが多い．ただし，小脳性と異なり，感覚性の運動失調では運動のずれの方向に一定の傾向はなく，閉眼で著明に悪化する点が特徴的である（Romberg徴候や指鼻試験など）．感覚性運動失調では眼球運動障害や構音・発話障害は原則として生じない点も小脳失調との鑑別点となる．

　また，深部覚障害の症候を検出することも重要である．診察では，音叉による振動覚や手足指の関節位置覚，Romberg徴候の評価に加えて，四肢近位部の関節位置覚を評価する母指探し試験（つまむ目標となる上肢側の関節位置覚評価）も行う．また，高度深部覚障害での患者では上肢の症候として偽性アテトーシス peseudoathtosis が現れることがある．これは，上肢に高度の深部覚障害があると一定の筋力を維持できなくなり，閉眼で手指を伸展させて回内位で前方挙上させると，手指がゆっくりとバラバラに下に動き，固定した肢位を保つことができなくなる現象である（piano playing finger）．

B │ 前庭性運動失調

　平衡覚を司る前庭の異常により生じる運動失調である．上述の眼球運動と歩行で陽性所見が得られることが多い．眼球運動では必ず眼振を伴い，前庭眼反射では catch-up saccade がみられる．歩行では，片側の前庭障害があると病側に寄っていってしまう．両側障害では小脳障害様の不安定歩行となる．しかし，歩行中には異常がみられないことがあるが，急な停止や方向転換ではよろめいてしまう．また，Romberg 徴候は陽性である．

　小脳失調との鑑別では姿勢・歩行における閉眼足踏み試験が有用である．前庭性運動失調の患者では体と上肢のいずれも病側に回旋していく点が特徴的である．また，構音障害や四肢運動には異常がなく，深部覚も正常である点も鑑別点となる．

C │ 大脳性運動失調

　大脳障害の中でも，前頭葉，頭頂葉のなどの病変で運動失調が起きるとされる．前頭葉性運動失調は腫瘍性病変での報告が多く，立位と歩行障害が主体の小脳性に似た運動失調で，病巣とは反対の身体に出現する．頭頂葉性運動失調[11] は sensory ataxia と pseudocerebellar ataxia の2つの種類がある．どちらも上肢に多くみられ，小脳性運動失調と区別のつかない運動失調を呈する．前者には深部覚障害，時に識別覚障害を伴うが，後者には感覚障害は合併しない．運動失調以外の脳の局在徴候の有無が小脳性運動失調との鑑別に重要である．

│ おわりに

　小脳症候の診察および小脳性運動失調と他の運動失調の鑑別について述べた．小脳症候を検出するための診察方法はさまざまあるが，それらが陽性だからといって必ずしも小脳障害があるわけではない．そして，陽性所見での異常パターンを適切に記載することが適切な診断・治療につながる，という点が重要である．

文献

1) 水澤英洋, 宇川義一. 神経診察; 実際とその意義 Neurological Examination A to Z. 東京: 中外医学社; 2011.
2) 平山惠造. 神経症候学. 2版. 東京: 文光堂; 2010.
3) Trouillas P, Takayanagi T, Hallett M, et al. International Cooperative Ataxia Rating Scale for pharmacological assessment of the cerebellar syndrome. The Ataxia Neuropharmacology Committee of the World Federation of Neurology. J Neurol Sci. 1997; 145: 205-11.
4) Schmitz-Hubsch T, du Montcel ST, Baliko L, et al. Scale for the assessment and rating of ataxia: development of a new clinical scale. Neurology. 2006; 66: 1717-20.
5) Schmahmann JD, Gardner R, MacMore J, et al. Development of a brief ataxia rating scale (BARS) based on a modified form of the ICARS. Mov Disord. 2009; 24: 1820-8.
6) 岩田 誠. 神経症候学を学ぶ人のために. 東京: 医学書院; 1994.
7) 田崎義昭, 斎藤佳雄, 坂井文彦. ベッドサイドの神経の診かた. 16版. 東京: 南山堂; 2004.
8) 石川 弘. 神経眼科診療のてびき. 東京: 金原出版; 2014.
9) Pandolfo M, Manto M. Cerebellar and afferent ataxias. Continuum (Minneap Minn). 2013; 19: 1312-43.
10) Edlow JA, Newman-Toker DE, Savitz SI. Diagnosis and initial management of cerebellar infarction. Lancet Neurology. 2008; 7: 951-64.
11) 二村明徳, 河村 満. 頭頂葉と前頭葉の機能連関と行動. BRAIN and NERVE: 神経研究の進歩. 2014; 66: 451-60.

〈石井信之　望月仁志〉

Chapter II 小脳症状の病態生理－診察, 検査

II-2 》》
運動失調の本質,
入力・出力・小脳自身

はじめに

　小脳性運動失調 cerebellar ataxia（以下運動失調）とは筋力低下，深部感覚の異常が認められない状態で身体の随意運動や歩行がうまくいかない運動協調障害と定義されよう．さらに詳しく分析すれば，われわれの一肢を構成する複数の肢節筋肉の要素的運動がうまく統合されないために起こる調和の取れていない種々の運動障害を総称する概念であり小脳障害による単一症状ではないことにまず留意しよう．Holmes によれば運動失調はもっとも頻度の高い小脳徴候であり，厳密な定義なしに不正確に使われているのは現在も同じである．この運動失調のために最も精緻さを要する眼球運動，言語にも影響が及ぼされることもあり，この本質を理解するためには，小脳が機能別に中枢神経系のどこからいかなる機能情報を中継核に投射し，入力として登上線維の起始核である下オリーブ核からあるいは苔状線維の起始核である橋核から小脳皮質のどこに入り，出力としてどの深部小脳核からいかに小脳を出て最終的にどこに到達するかの中枢神経内ネットワークを知る必要がある．

　1937 年 Larsell により提唱された小脳の解剖学的小葉区分によれば，後外側裂により区分された系統発生上最初に出現した小さな半球尾側部分は前庭入力を受ける片葉小節であり，系統発生上最も古いため古小脳（archicerebellum），脊髄入力を受ける小脳体部正中虫部，傍正中部は発生学上次に古い構築であり旧小脳（paleocerebellum），残りの小脳半球体部外側は大脳皮質から入力を受けるもっとも新しい小葉であり新小脳（neocerebellum）と命名され Fig.1，これらの 3 つの小脳部位はさらに 10 小葉に分ける区分法が今でも使われている [1]．

　またこれに対応した機能的区分として古小脳である片葉・小節葉（flocculonodular lobe）は前庭小脳（vestibulocerebellum）と呼ばれ前庭神経核と密接に関連し，旧小脳である小脳前葉の虫部吻側と後葉傍虫部の中間部（intermediate zone）を含む構築は脊髄小脳（spinocerebellum）と呼ばれ主に脊髄が関与する下肢筋群の筋伸展受容器（筋紡錘とゴルジ腱器官）からの入力を受け，小脳半球外側部は大脳皮質からの運動・感覚情報の入力を受けるため大脳小脳（cerebrocerebellum）とも呼ばれている Fig.1．

　1954 年 Jansen と Brodal は小脳皮質と小脳深部核との機能的投射関係をまとめ，虫部は室頂核，中間部は中位核（栓状核と球状核），そして半球皮質からは歯状核へ投射される Fig.1，という矢印のごとき縦割り（longitudinal）の 3 帯域区分法を最初に確立している [2]．この小脳の 3 縦割り区分に基づいて刺激損傷実験を行い 1955 年には Chambers と Sprague は小脳機能の 3 縦割り説を支持している．すなわち小脳正中構造である虫部—室頂核は筋緊張，姿勢・平衡感覚調節および歩行機能を司り，中間部—中位核は空間的に組み立てられた同側性熟練運動およ

58　　　JCOPY 498-22890

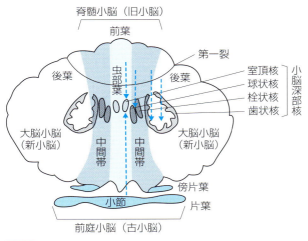

Fig.1 小脳の機能解剖

びこれに関与する筋緊張と姿勢制御を，小脳半球—歯状核は空間的に組み立てられた熟練した同側性運動の正確さ，速度制御のみを行い，姿勢や筋緊張とは全く関係ないと報告している[3,4]．

しかしこのような臨床症状と小脳局在研究も1964年以降には転換期を迎え，Voogd[5]による縦割り区分のさらなる細分化や電気生理学的手法で縦割り帯域がさらに横割り微小帯域にできるとするOscarsson[6]の研究らが提唱され，さらに細胞レベルの細かな解剖・生理学的および免疫組織化学や生化学的手法などの多彩な研究手段を利用した研究から新たな知見が沢山得られている．それらの結果をわれわれの臨床で利用する古典的小脳症候学と対比するとかなりの解離・離反があるように思われる．ここでは臨床的に有用である古典的小脳症状をその基本的な解剖学的および機能的小脳区分からを理解することで運動失調の本質を解説したい．

I 小脳への入力系と出力系の基本

一般に小脳への入力はその出力に比べ3倍多いとされ，軸索終末や分布様式の異なる2種類の線維，苔状線維と登上線維から成る．前者は橋核，前庭神経核，一部脳幹網様体核を，後者は下オリーブ核を中継核として中枢神経系の種々の部位からの情報を小脳に送り込んでいる．苔状線維の主たる標的は小脳顆粒細胞の軸索突起，登上線維の標的はプルキンエ細胞の樹状突起である．小脳への入力はほとんどの線維が下小脳脚と中小脳脚から入り，上小脳脚からは次項に述べる脊髄小脳への前脊髄小脳路のわずかな線維が入っている．一方出力系としては小脳皮質からの唯一の出力であるプルキンエ細胞からの全ての情報を脳深部核が一手に引き受け，深部核から主な出力系として上小脳脚を介して脳幹網様体，対側の赤核および視床腹側外側核の中継を経て大脳皮質へ投射され，一部前庭小脳情報は下小脳脚を介して前庭神経核へと中継され眼運動系および脊髄系へ送られる．中小脳脚は入力系のみからなり，出力系線維は通過しない[7]．

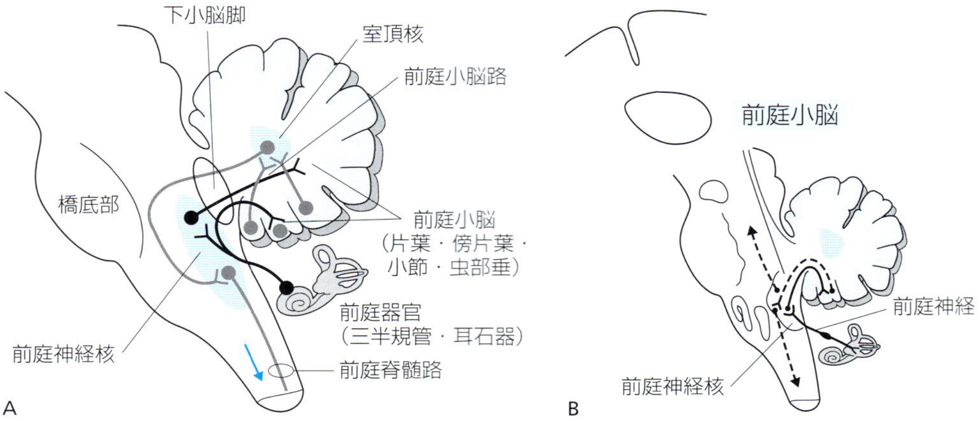

Chapter II　小脳症状の病態生理－診察，検査

Fig.2　前庭小脳の入力・出力系
A：黒線は入力系，灰色線は出力系
B：Brodal の入力・出力系．実線は入力，点線は出力
(Revised from Brodal A. Neurological Anatomy in relation to clinical medicine. 3rd ed. Oxford Univ. Press, New York, 1981)

II 前庭小脳（片葉・小節）への入力とその出力

　　末梢前庭器官である半規管・耳石器から直接小脳へ入る一次線維はまず上および外側前庭神経核を横切り下小脳脚から苔状線維として前庭小脳へ，さらに末梢前庭から脳幹前庭神経核（下および内側前庭神経核）を経由して平衡感覚に関する二次線維情報も下小脳脚から入り前庭小脳である両側の片葉，傍片葉，小節や虫部垂に終わる Fig.2．下小脳脚はほとんどすべて求心性入力線維（苔状線維）からなり，前庭神経核軸索線維のみならず，眼球運動核や舌下神経前置核からの眼球運動に関する情報を中継する苔状線維，一部下オリーブ核からの登上線維は視覚系情報として視野内の物体移動に関する情報を送り，ほかに橋核，一部の脳幹網様体核からの情報とともに，片葉・傍片葉，小節・虫部垂の前庭小脳に終わる．片葉・傍片葉は主に視運動反射（OKR）の入力，小節・虫部垂は前庭眼反射（VOR）の入力を受けその調節に当たる．また視蓋や眼球運動核，舌下神経前置核からの線維は片葉・小節ではなく眼球運動関連虫部（oculomotor vermis：OMV）と呼ばれる山頂（VI 小葉），山腹（VII 小葉）に投射する Fig.3．

　　小脳出力の原則はすべての小脳情報は小脳深部神経核から出る．また小脳皮質から小脳核までの連絡は原則縦割り帯状構造をとるとされ，平衡感覚を司る前庭小脳は皮質内側帯に属すことから小脳内側核である室頂核へと，また主に衝動性眼球運動の入力のある虫部山頂，山腹（眼球運動関連虫部：oculomotor vermis）は室頂核後尾部へ投射され，片葉小節のプルキンエ細胞軸索が前庭神経核に直接遠心性線維として下小脳脚を経て主に前庭神経核に投射され眼球運動系と脊髄系に情報が送られるが一部は脳幹網様体にも出力を送っている Fig.2，Fig.3．

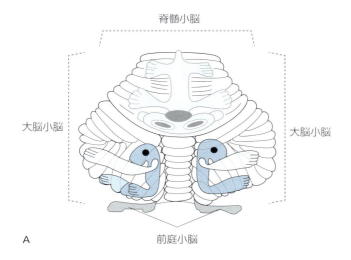

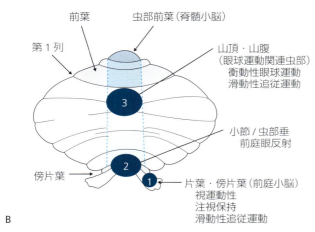

Fig.3 体性機能局在からみた小脳構築
A：機能局在解剖図（体性局在を示す）（Snider RS[11]，Victor M[12] より改変）
B：眼球運動に関する機能局在．1：片葉，傍片葉，2：小節・虫部垂，3：山頂・山腹

III 脊髄小脳への入力とその出力

　虫部第 VI 小葉と VII 小葉を除いた第 I 小葉〜第 IX 小葉が機能的には脊髄小脳である．この部への入力には 2 つの経路があり，まずゴルジ腱器官から Ib 入力線維を介して後肢（下肢）筋伸張受容器からの筋トーヌス情報を伝える前（腹側）脊髄小脳路は脳幹を橋上部レベルまで上行して上小脳脚から入り，小脳前葉内の同側虫部，一部中間部皮質錐体細胞とシナプス形成する Fig.4．もう 1 つの経路は下肢皮膚圧覚，触覚の体性感覚インパルスや筋紡錘からの Ia 線維，ゴルジ器官から Ib 入力線維を介した筋伸張受容器からの固有感覚情報を受け Clarke 柱を経て後（背側）脊髄小脳路となり脊髄を延髄レベルまで上行し下小脳脚から苔状線維として小脳へ入り同側虫部 I–IV 小葉・および尾側の錐体，中間部皮質ニューロンとシナプスをつくる Fig.4．前肢（上肢）からの Ia 筋紡錘から固有感覚情報は楔状束を経て脊髄楔状核小脳路とし

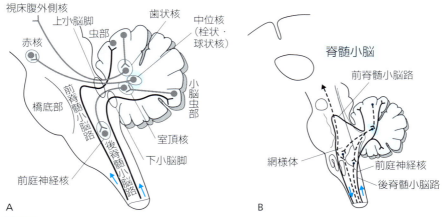

Fig.4 脊髄小脳の入力・出力系
A：入力・出力系の詳細．黒線は入力系，灰色線は出力系
B：Brodal の簡略入出力系　黒線は入力，点線は出力．
(Revised from Brodal A. Neurological Anatomy in relation to clinical medicine. 3rd ed. Oxford Univ. Press, New York, 1981)

て下小脳脚より入り小脳前葉 V 小葉，中間部の正中傍皮質に投射される．

　出力系として脊髄小脳ニューロンは帯状構造結合の原則通り縦割りに室頂核吻背側と栓状・球状核（両者を中位核と総称）に出力を送り，それぞれ出力を対側の脳幹網様体と赤核へ送り出す **Fig.4**．これらの機能は筋伸張のみならず四肢協調運動に影響を及ぼすものであり，歩行のみならず筋伸縮運動の状況変化にも対応する．そのためここでの障害では下肢協調運動障害に基づく歩行失調のみならず，筋緊張低下 hypotonia，筋粗大力の急激な解放に対応することができない Stewart-Holmes 徴候や，反復拮抗運動不能 adiadochokinesis などの小脳症状にも関連する．

IV　大脳小脳への入力とその出力

　われわれの随意運動に関連する大脳皮質（連合野を含む）と小脳皮質とは相互に密接な関係をもち，フィードフォーワード回路のみならずフィードバック回路を利用した情報交換が密接に行われている．大脳皮質感覚運動野からの主要な入力は橋腹側にある多数の橋核に入り，橋核小脳路を形成して中大脳脚を通り苔状線維として体性感覚運動情報を伝えるため主に後葉外側を占める小脳半球皮質に広く投射され顆粒細胞に終わるが，一部は脊髄小脳を含めた皮質全域にも投射されている **Fig.5**．また一部の触覚などの体性感覚情報は橋核から下オリーブ核に送られ，登上線維として下小脳脚を通り小脳半球皮質分子層のプルキンエ細胞樹状突起に投射される．

　その出力は原則通り，新小脳皮質出力は半球で最も外側に位置する深部核である歯状核とその内側に位置する栓状・球状核の中位核に投射され，これらの深部核からは上小脳脚を通過してその主たる標的である対側の赤核および視床運動核である腹側外側核とシナプス結合し最終

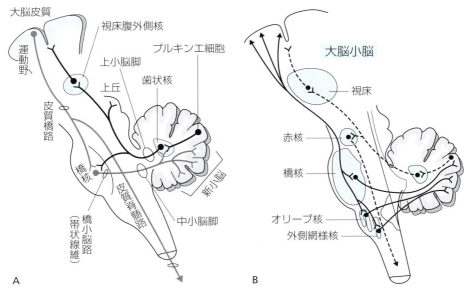

Fig.5 大脳小脳の入力・出力系
A：灰色線が入力系，黒色線が出力系
B：Brodal の入出力系．実線は入力，点線は出力．
(Revised from Brodal A. Neurological Anatomy in relation to clinical medicine. 3rd ed. Oxford Univ. Press, New York, 1981)

的には大脳皮質運動野を含む前頭葉に終わる Fig.5 ．このほか一部は上行性に視蓋前域，上丘へ，また下行性は橋，延髄オリーブ核へも投射される．

V 運動失調の本質

運動失調を診るには小脳症状をその機能的解剖区分に従い，既述の3つの部位，前庭小脳の障害によるもの，脊髄小脳障害によるものおよび大脳小脳障害によるものに分けて考えよう．タイトルに入力，出力および小脳自身とあるのはこれらのいずれかの部位障害がそれぞれの解剖機能区分内で起これはどこでも同じ小脳症状が起こることを示すものである．

A 前庭小脳障害による運動失調

前庭器官である半規管および耳石器からの情報は頭位あるいは頭部回転性あるいは直線性動きを感じて前庭神経核を介し一部は核を介さずに下小脳脚から系統発生的に最も古い古小脳である小さな片葉・小節・傍片葉・虫部垂に入る．出力は皮質から室頂核を経て下小脳脚を通り前庭神経核，脳幹毛様体，脳幹運動諸核に戻る．このループは頭部，頸部と上肢の運動失調のみならず眼球運動の協調性にも関与して眼振や衝動性眼球運動，滑動性追従運動の異常をきたす．

この系の障害では主に身体全体の平衡を自動的に調整する機能が損なわれ，とくに起立時平衡障害からの運動失調や歩行障害はみられるが，運動協調障害，筋緊張低下や振戦はほとんど

みられない特徴がある．眼球運動に関して片葉および眼運動関連虫部（oculomotor vermis）は異なる苔状線維を介して脳幹から眼球運動に関する情報を受けており，前者は主に前庭眼反射，視運動反射および注視保持に関わっており，後者は主に衝動性眼球運動を調節している．滑動性追従運動にはこの両部位に半月小葉 semilunar lobule を加えた 3 カ所が関与している．小節・虫部垂は耳石器からの眼球速度情報を蓄える機能（velocity storage）があり，この部位の障害でみられる異常眼球運動は 2 分ごとの周期で方向が交代する水平性の周期性交代性眼振（periodic alternating nystagmus）である．

　前庭小脳障害患者は種々の眼振を訴え，片葉病変で注視眼振，下眼瞼向き眼振，小節・虫部垂病変では周期性交代性眼振，回転後眼振の時定数やゲインの変化などがみられるとともに，それに加えて頭部を左右に動かしたり頭位変換，起立あるいは歩行開始などの体動とともに回転性めまいや非回転性めまいと共に，平衡障害で歩けない訴えがみられる．

B │ 脊髄小脳障害による運動失調

　脊髄からの筋伸張受容器（筋紡錘とゴルジ腱器官）からの固有感覚性興奮は，ごく一部が前脊髄小脳路として上小脳脚を通るが大部分は後脊髄小脳路から下小脳脚を通り広い小脳前葉の虫部および中間部の脊髄小脳皮質に終わる．小脳前葉虫部こそは古典的小脳縦割り構造から室頂核に投射する部位であり，筋緊張 tone，姿勢 posture，歩行と言行による移動運動および全身の平衡調節に関与しており，小脳前葉虫部以外の中間部皮質は中位核（球状核と栓状核）に投射され，上小脳脚を通り対側の赤核と脳幹網様体へと送られ，空間的に組織化された同側の熟練動作とその筋緊張および肢位・姿勢反射を統御する[4]．

　また機能的に脊髄小脳から除かれた山頂（VI 小葉），山腹（VII 小葉）の眼運動関連虫部とその情報を受ける室頂核は衝動性眼球運動に深く関連して山頂・山腹病変では病側への眼球測定過小，健側へは測定過大となり，そこからの入力を受ける室頂核後部の病変では全く反対に病側へ測定過大，健側へ測定過小となる．また注視時に前者病変では病側へは十分な衝動性眼球運動が不能のため健側への注視偏倚が，また室頂核病変では反対に病側への注視偏倚が強制的にみられる．眼運動関連虫部と室頂核は主に衝動性眼球運動に関わるがこの部位を含めて全小脳皮質は広く滑動性追従運動にも関連している．また室頂核後部病変では突発性衝動性の異常眼球運動（眼球粗動や眼球クローヌスなど）が起こり特に眼球クローヌスでは著明な動揺視から発作時には座位保持や歩行は不可能となる．

　そのためこの領域での運動失調では四肢協調運動はかなり保たれ臥床時下肢運動は保たれるが，いったん立ち上がり歩行が始まると運動失調をきたし，この際に視覚性の要素が加わり歩行失調を悪化することから診断できる．

C │ 大脳小脳障害による運動失調

　大脳皮質の感覚運動野から興奮指令は脳幹橋運動諸核から苔状線維として小脳に入り小脳外側半球に投射される．そのため橋核小脳とか随意性小脳とも呼ばれるが下等動物に比べより高等な哺乳類サルやヒトでは大脳皮質機能が小脳半球に投射される系が著しく発達しており，サル小脳部分摘除実験やヒト臨床例から同側性筋緊張低下，動作の緩徐化や拙劣化，肢運動の協

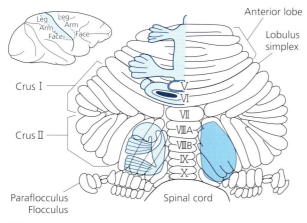

Fig.6 感覚運動野の大脳小脳関連の機能局在
(Snider RS, et al. Neurophysiol. 1952; 15: 27-40[11])

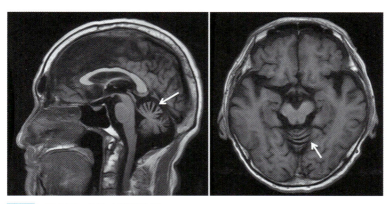

Fig.7 アルコール性小脳変性症
66歳, 男性. 主訴: 歩行失調. アルコール歴40年以上.
小脳虫部とくに第一裂より吻側で著明な萎縮がみられる.

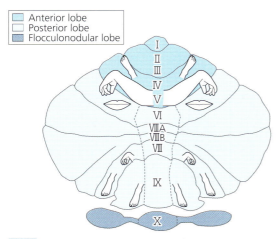

Fig.8 小脳のfMRIによる機能的体性局在
(Manni E, et al. Nat Rev Neurosci. 2004; 5: 241-9[14])

2 運動失調の本質、入力・出力・小脳自身

調障害などが起こり，物を把握する上肢運動や下肢歩行失調としての運動失調がみられる．こ
れらの障害は半球皮質病変のみならず投射される小脳歯状核を含む病変でも同様である．ヒト
随意性巧緻運動は大脳皮質運動野，橋核，小脳半球・歯状核，視床 VL 核，大脳皮質感覚運動
野および皮質脊髄路からなるサーキットが保たれて初めて可能となる．

　古典的あるいは基本的小脳症候として Babinski ら[8]や Holmes[9]が確立した協働収縮不能
asynergia，測定異常 dysmetria，運動分解 decomposition of movement，反復拮抗運動不能
adiadochokinesis，企図振戦 intention tremor などの運動障害は全てが新小脳である小脳半球障害
でみられる随意運動協調性障害である．Holmes の指摘するように運動失調 "ataxia" なる用語
は麻痺によらない随意運動遂行の際の不規則性障害に対して loose に使用されているが[9, 10]，
臨床の現場ではとくに問題はなく，過去のデータからはそれぞれの差異，要素的な病的状態に
ついては生理学的にも解剖学的にもほぼ解明されている．Holmes は小脳片側病変による症状
の中で筋緊張低下と区別して随意運動障害をあげその中でさらに筋無力 asthenia と筋収縮・弛
緩の緩徐化とは別に ataxia をあげている．その内容は運動の分解，協働収縮不能，振戦，およ
び測定異常とは別の企図運動線上からのズレをあげている[10]．Holmes のあげているこの運動
失調の 5 症状こそ小脳半球外側病変によるものである．

　大脳と小脳における感覚運動機能の局在をサルで電気刺激により検討した Snider らの有名
な仕事から小脳前葉の虫部における機能局在は吻側が下肢で頭部顔面が尾側に相当し，後葉に
おける機能局在は左右半球ごとに，吻側頭部，上肢，体幹，下肢の順に並んでいる[11] **Fig.6**．
この機能局在をもっとも如実に示す臨床症状はアルコール性小脳萎縮症でみられる歩行失調で
あり，病理学的に小脳正中部第一裂より吻側虫部の著明な小脳萎縮と合致するものである[12]
Fig.7．この局在こそ脊髄小脳内における脊髄からの固有感覚情報が下肢吻側，頭部・上肢尾
側と上下逆転して分布していることに呼応するものであり，最近の fMRI 研究でも実証されて
いる[13, 14] **Fig.8**．個々の小脳症状から特異的小脳病変部位を診断することは上記のアルコール
変性で歩行失調の症候から虫部吻側萎縮を，また正面視での下眼瞼向き眼振と不安定歩行から
小脳扁桃下垂に基づく前庭小脳傍片葉病変を疑う以外はかなり困難であり，比較的局所診断に
有用なのは眼球運動異常をみつけることであろう[15]．

　しかし最近の研究から体性機能局在はないと考えられていた第一裂より尾側の小脳後葉
vermis（VI–X 小葉）に大脳皮質運動野からの投射があることが報告された[16]．この部位の病
変による臨床症状が新小脳半球性病変による運動失調と区別できるかの実証は今のところ得ら
れていないのが現状である．

文献

1) Larsell O. The cerebellum: a review and interpretation. Arch Neurol Psychiat. 1937; 38: 580-607.
2) Jansen J , Brodal A. Aspects of cerebellar anatomy. Forlagt Johan Grundt Tanum. Oslo: Verlag; 1954.
3) Chambers WW, Sprague JM. Functional localization in the cerebellum. I. Organization in longitudinal cortico-nuclear zones and their contribution to the control of posture, both extrapyramidal and pyramidal. J Comp Neurol 1955; 103: 105-30.
4) Chambers WW, Sprague JM. Functional localization in the cerebellum. II. Somato-topic organization in cortex and nuclei. Arch Neurol. Psychiat (Chicago) 1955; 74: 653-80.
5) Voogd J. The cerebellum of the cat: Structure and fiber connections. Thesis , Leiden, Assen： van Gorcum; 1964.
6) Oscarsson O. Functional units of the cerebellum-sagittal zones and microzones. Trend in Neurosci. 1979; 2: 143-5.
7) 川村光毅. 小脳の構造. In：伊藤正男, 祖父江逸郎, 小松崎篤, 他編集. 小脳の神経学. 東京: 医学書院; 1986. p.8-51.
8) Babinski J, Tournay A. Symptômes des maladies du cervelet. Rev Neurol. 1913; II: 306-22.
9) Holmes G. The symptoms of acute cerebellar injuries due to gunshot injuries. Brain. 1917; 40: 461-535.
10) 廣瀬源二郎. Holmes と小脳徴候. 神経内科. 2016; 85: 18-24.
11) Snider RS. Eldred E. Cerebro-cerebellar relationships in the monkey. J Neurophysiol. 1952; 15: 27-40.
12) Victor M, Adams RD, Mancall EL. A restricted form of cerebellar cortical degeneration occurring in alcoholic patients. Arch Neurol. 1959; 1: 579-688.
13) Grodd W, Hülsmann E, Lotze M, et al. Sensorimotor mapping of the human cerebellum: fMRI evidence of sonmatotopic organization. Hum Brain Mapp. 2001; 13: 55-73.
14) Manni E, Petrosini L. A century of cerebellar somatotopy: a debated representation. Nat Rev Neurosci. 2004; 5: 241-9.
15) 廣瀬源二郎. 眼球運動からみた小脳機能. 小脳病変局在診断の手助けとして. Brain and Nerve. 2016; 68: 271-81.
16) Coffman KA, Dum RP, Strick PL. Cerebellar vermis is a target of projections from the motor areas in the cerebral cortex. Proc Natl Acad Sci USA. 2011; 108: 16068-73.

〈廣瀬源二郎〉

Chapter II　小脳症状の病態生理－診察，検査

II-3 ≫
姿勢・筋トーヌス(筋緊張)と
小脳障害での低トーヌス

　運動に随伴する姿勢にわれわれが注意を払うことはきわめて少ない．しかし，小脳が損傷されると，動作を円滑に遂行できないばかりか，運動に必要な筋力や立位の維持さえも困難となる．また，小脳の障害に合併することの多い眼振は患者のQOLを低下させる．したがって，小脳による姿勢調節の仕組みとその破綻のメカニズムを理解することは，小脳疾患の診断や治療にきわめて重要である．姿勢制御には，姿勢反射や姿勢筋緊張の調節など脳幹-脊髄を基盤とする「自動的プロセス」と，大脳皮質を中心とする高次脳機能が基盤の「認知的プロセス」がある[1]．本章では，姿勢制御の自動的プロセスとその調節に関わる小脳の役割について着目する．

I　運動制御の基本的な枠組み

　Fig.1Aは運動制御における神経機構の概略である[1, 2]．運動は，①自動的動作，②随意運動，③情動行動，に分類できる．自律的で定型的なパターンを持つ歩行リズムや呼吸・咀嚼・嚥下などは生得的な自動的動作である．歩行時のリズミカルな上下肢の動きや姿勢・筋緊張の調節などの自動的動作に寄与する神経機構の基盤は脳幹と脊髄に存在する．しかし，上肢のリーチングや手指の巧緻動作，歩行の開始や障害物の回避など，注意や正確な制御を必要とする随意運動の発現には大脳皮質の活動に強く依存する随意運動である．一方，"闘争か逃走"と例えられる情動行動は，強い情動を惹起する感覚情報や内的欲求によって誘発される．これには，大脳辺縁系（以下，辺縁系）から脳幹への投射系（辺縁系-脳幹投射）が関与する．したがって，情動行動は脳幹や脊髄で生成される自律的・定型的パターン（自動的動作）の組み合わせで構築される．

　大脳基底核（以下，基底核）と小脳は共に大脳皮質から入力を受ける．おのおの，脳幹への投射を介して自動的動作を，そして，視床-皮質投射を介して随意運動を調節する．基底核は辺縁系への投射を介して情動行動の調節にも関与する．基底核による運動の調節にはドーパミン作動系が重要な役割を果たす．これは，状況に依存して報酬の高い行動を選択する"強化学習の仕組み"に関与する．

　小脳は，大脳皮質の運動関連領野や脳幹，脊髄に加えて頭頂-側頭連合野，辺縁系-視床下部，基底核とも線維連絡を持つ[3〜6]　Fig.1B．小脳は脳幹や脊髄との相互によって，姿勢反射（あるいは姿勢反応）や姿勢筋緊張の調節など姿勢制御の自動的プロセスに関与する．また，

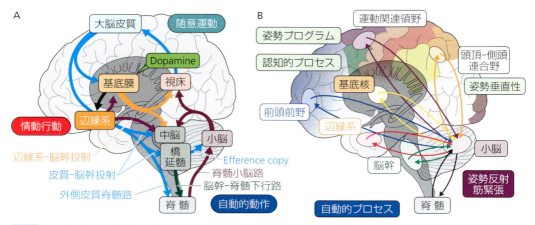

Fig.1 運動制御の基本的な枠組み
A：運動制御に関与する主な神経機構．運動は自動的動作，情動行動，随意運動に分類できる．詳しい説明は本文を参照．
B：小脳の入出力系．小脳は大脳皮質の前頭前野・運動関連領野・側頭-頭頂連合野との線維連絡を介して姿勢制御の認知的プロセスに関与する．運動関連領野との結合は運動プログラムの生成に，頭頂-側頭連合野との結合は姿勢垂直性など自己身体の認知に関与すると考えられる．一方，脳幹や脊髄との線維連絡は姿勢反射や姿勢筋緊張の調節など姿勢制御の自動的プロセスに関与する．

頭頂-側頭連合野との線維連絡を介して姿勢垂直性に関わる自己身体や空間認知情報の調節や，補足運動野・運動前野などの運動関連領野との線維連絡を介して運動や姿勢のプログラム生成など，認知的な姿勢制御のプロセスに関与する[1, 7]．姿勢や運動の調節において，小脳に入る大脳皮質からのefference copyと脊髄小脳路を上行する運動感覚のfeedback信号の果たす役割は非常に重要である Fig.1A．小脳は双方の情報を照合し，誤差を検出すると共に補正信号を脳幹や大脳皮質に送ることにより，それぞれ，姿勢制御の自動的プロセスと認知的プロセスに寄与する[1]．

II 姿勢制御の必要条件

ヒトは生後1〜2カ月で頭を挙上し，3カ月で首が座る（頭位の安定）．数カ月で（重力軸に沿って）お座りが可能となり，生後約1年で起立と立位姿勢を獲得する．したがって，姿勢の発達は，頭位の安定，抗重力筋活動の発達，重力軸に沿った姿勢維持（姿勢垂直性），の順で「抗重力機能を獲得」する過程である．

したがって，姿勢制御には以下の3条件が必要である．第1は「頭位の安定」である．頭位の安定は視覚や平衡感覚を適切に受容する上で重要である．これには眼球−頭−頸部の協調運動に関わる動眼系と前庭系の統合的な働きが必要である．第2は「自身の加重を支える抗重力筋活動，いわゆる，姿勢筋緊張の維持」である．立位姿勢の維持や運動時の関節位維持に必要な筋活動の制御には，網様体脊髄路や前庭脊髄路などの体幹・上下肢の運動機能を司る運動性下行路と脊髄の神経機構が重要な役割を担う．これら第1，第2の機能は，前庭感覚・視覚・体性感覚などの感覚情報のfeedbackに強く依存する「姿勢制御の自動的プロセス」である．

Chapter Ⅱ　小脳症状の病態生理−診察，検査

第 3 は「立位姿勢の維持」である．環境変化や自身の動作に対応して姿勢を保持するために
は，自動的プロセスに加えて，「自身の姿勢を real-time に監視する自己身体（姿勢垂直性）認
知の仕組み」や「目的動作に最適な姿勢を提供する予期的姿勢調節と呼ばれる feed-forward 型
の姿勢制御などの「姿勢制御の認知的プロセス」が必要である[8]．

Ⅲ　姿勢制御に関与する脳幹−脊髄の運動性下行路

Lawrence と Kuypers は，機能的な観点から，脊髄に投射する運動性下行路を背外側系と腹
内側系に大別した[9]．前者は脊髄の背側索を下行する外側皮質脊髄路と赤核脊髄路であり，こ
れらは主に上下肢の遠位屈筋群に作用して巧緻動作の制御に関与する．腹内側系は脊髄前索や
前側索を下行する網様体脊髄路，前庭脊髄路，視蓋脊髄路などである．特に，外側前庭脊髄路[10]
と網様体脊髄路[11] は頸髄から腰仙髄に至る各髄節に軸索側枝を広く投射し，灰白質の中間部
と腹内側部の介在ニューロンや長脊髄固有ニューロン，そして，体幹や上下肢の近位筋を支配
する運動ニューロンに作用して姿勢制御に重要な役割を果たす．

A　網様体脊髄路

内側の橋−延髄網様体に起始する網様体脊髄路は脊髄前索と前側索を下行する．多くの網様
体脊髄路ニューロンが脊髄の全髄節に線維を投射し，体幹筋・上下肢近位筋の筋緊張の調節，
体幹−上下肢の姿勢（postural figure）維持，歩行動作の生成などに関与する[11, 12] **Fig.2**．橋−延
髄網様体には一側の脊髄を支配するニューロンと両側を支配するニューロンが混在する．網様
体脊髄路は下行路の違いに応じて内側網様体脊髄路と外側網様体脊髄路に分けられる[1]．前者
は，主に頸筋や体幹筋を支配する運動ニューロンに，後者は上下肢の近位筋を支配する運動
ニューロンに作用する傾向がある．網様体脊髄路は脊髄の介在ニューロン群に強い作用を及ぼ
す[11]．網様体脊髄路の出力と末梢感覚信号が介在ニューロンで統合されることにより，さま
ざまなパターンの運動が誘発される．特に，皮膚や筋・関節由来の屈曲反射経路と網様体脊髄
路の相互作用は非常に強く，これが緊張性頸反射などで観察される反射姿勢（reflexive postural
figure）や歩行リズム / パターンの生成に重要な役割を担う[1, 2, 7]．

橋−延髄網様体は体性感覚（固有感覚），視覚，前庭感覚などの感覚情報を受けると共に，大
脳皮質・辺縁系・基底核・視床下部などの前脳領域や小脳と相互に線維連絡を持つ．特に，大
脳皮質の運動関連領野（補足運動野や運動前野）から網様体への皮質−網様体投射は網様体脊
髄路を介して予期的姿勢調節に関与すると考えられる[1, 2, 7]．また，小脳の室頂核からの出力は
網様体脊髄路を介して姿勢筋緊張の調節に寄与する[13]．

B　前庭脊髄路（vestibulospinal tract）

前庭神経核は，迷路（三半規管：空間内における頭位の変化）と耳石器（球形・卵形嚢：お
のおの，垂直加速度と水平加速度の変化を受容）からの平衡感覚入力を受け，前庭脊髄路を介
して重力変化に対する頭位の安定（前庭頸反射），眼球運動（前庭動眼反射），空間内の身体定

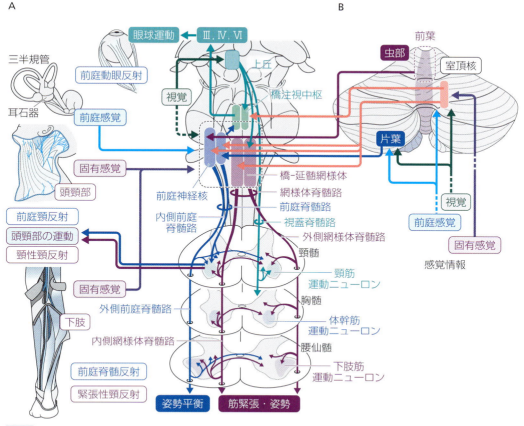

Fig.2 姿勢制御の自動的プロセスに関与する神経機
A: 姿勢反射に関与する脳幹-脊髄神経機構
B: 小脳による姿勢反射の調節. 詳しい説明は本文を参照

位（前庭脊髄反射）などの姿勢制御に関与する Fig.2. 前庭神経核は平衡感覚のみならず, 視覚入力や体性感覚も受容するとともに, 大脳皮質（前庭皮質）や小脳（前葉・室頂核）からの投射を受ける[1].

　内側前庭神経核と下前庭神経核に起始する内側前庭脊髄路は, 同側の前索を下行して胸髄中部にまで線維を投射する. この下行路が頸筋運動ニューロンに及ぼす作用はきわめて多彩である. これは, 内側前庭脊髄路が各頸筋運動ニューロンの活動を適切に組み合わせることにより, 複雑に変化する空間内での頭位と眼位の安定化に寄与することを反映している. 外側前庭脊髄路は, 脊髄全長に渡って同側の各髄節に下行性線維を投射する. その作用は主に体幹や近位筋の抗重力筋（伸筋群）活動の維持と屈筋群（拮抗筋）への抑制である（前庭脊髄反射）[1].

C 視蓋脊髄路（tectospinal tract）

　上丘は周辺視野に投影されたターゲットに視線を素早く向ける滑動性眼球運動（サッケード）の発現に関与する. 視神経を経由して上丘に至る視覚情報は上丘浅層に配列している（retinotopic map）. 深層は（浅層からの視覚入力に加えて）体性感覚や聴覚も受容する. 上丘

Chapter II　小脳症状の病態生理－診察，検査

は黒質網様部（基底核）や小脳からの入力を受ける．大脳皮質の前頭眼野（8野）と視覚野は，おのおの，上丘の深層と浅層に線維を投射する[14]．深層の出力は橋注視中枢に作用してサッケードを誘発させると共に，視蓋脊髄路や視蓋–網様体脊髄路を介して頭頸部の運動を発現させる Fig.2 [1]．

D｜モノアミン作動性下行性投射

縫線核群と青斑核には，おのおの，セロトニンとノルアドレナリンを持つ神経細胞群が存在し，これらの神経核から脊髄に下行するモノアミン作動性下行路は運動ニューロンに作用して姿勢筋緊張を増加させるように作用するだけでなく，脊髄の介在ニューロンの興奮性を上昇させる．これにより，末梢感覚信号や上位中枢からの下行性信号に対する脊髄の神経回路網（例えば歩行リズム生成機構）の応答性は上昇する[2,7]．

IV　平衡・姿勢（身体のアラインメント）

環境の変化や運動に伴う頭頸部の動きによって生じる視覚・平衡感覚・体性感覚（固有感覚）の変化は，前庭脊髄路や網様体脊髄路を介して，頭位の安定，身体のバランス，姿勢筋緊張の維持に関与する[1]．特に，平衡感覚は常に重力を参照しており，重力場における姿勢制御に最も重要な感覚情報である．

A｜頭位の安定に関与する姿勢調節

頭部の動きは前庭感覚と頸部の固有感覚を変化させる．前者は内側前庭脊髄路を介して，後者は頸髄に投射する網様体脊髄路を介して，おのおの，前庭頸反射（vestibulocollic reflex: VCR）と頸性頸反射（cervicocollic reflex: CCR）を誘発する[14] Fig.2A．前庭頸反射は重力軸と平行に頭位を維持するように，一方，頸性頸反射は頭部と身体のアラインメントを適切に維持するように作用する．したがって，運動時における頭位の安定には双方の頸反射が重要な役割を担う[1]．

前庭感覚と頸部の固有感覚は眼球運動にも関与する[15]．前庭神経核を経由した前庭感覚情報は橋注視中枢に作用して前庭動眼反射 Fig.2A を誘発する．故に，前庭動眼反射と前庭頸反射は頭部の動きに対応して眼位を最適に維持するように作用する．しかし，前庭機能が損なわれても頭位変化に伴う眼球運動が生じる（頸性動眼反射：cervicoocular reflex: OCR）ことから，頸部の固有感覚も眼位の維持に関与すると考えられている．この反射には視蓋脊髄路と視蓋–網様体脊髄路も関与すると考えられている[16]．

B｜体幹–肢のアラインメントと姿勢反射

前庭脊髄路と網様体脊髄路は頭部–体幹–肢位のアラインメントや姿勢筋緊張の調節にも関与する．重力や運動に伴う頭部の加速度の変化よって生じる前庭感覚は前庭脊髄路を介して前庭脊髄反射（vestibulospinal reflex）を誘発し Fig.2A，加速度が向う側の体幹–下肢の筋活動を亢

進させる[14, 15].

　頸筋由来の固有感覚は頭頸部の筋収縮（頸性頸反射）に加えて，体幹–上下肢筋の収縮に伴う定型的姿勢パターンを誘発する．これは緊張性頸反射（tonic neck reflex）と呼ばれる Fig.2A. 迷路を破壊した除脳ネコ標本において，体幹に対して頭部を左右に捻転させると，捻転させた側の前後肢の伸展と対側上下肢の屈曲が誘発される．また，頭部の前屈で両側の前肢屈曲と後肢伸展が，後屈により両側前肢の伸展と後肢の屈曲が誘発される．緊張性頸反射はヒトにおいても脳性麻痺や除脳固縮で誘発されやすい．健常人において通常この反射は観察されない．しかし，運動機能を最大限に要求するスポーツなどにおいて観察されることがある[17].

C｜小脳による姿勢反射の調節

　前庭感覚信号は前庭神経核を経由して小脳片葉や室頂核にも伝達される Fig.2 [15]. 視覚情報は主に橋核・橋被蓋網様核・舌下神経前位核を経由して片葉・腹側傍片葉や室頂核に投射する．三叉神経や脊髄由来の体性感覚（固有感覚）は小脳虫部と中間部に投射する[18].

　小脳は運動に伴う感覚情報の変化をリアルタイムに受け取り，その動作の遂行に最適な制御信号を前庭神経核群や橋–延髄網様体に伝達することによって姿勢反射や姿勢筋緊張を調節すると考えられる Fig.2B. 小脳前葉からの出力は外側前庭神経核に伝達される[19]. この部位からの抑制性投射は外側前庭脊髄路を介して前庭脊髄反射や抗重力筋（伸筋群）の活動を調節する．一方，室頂核からの出力は内側前庭神経核や橋–延髄網様体に伝達される[13]. その信号は，おのおの，内側前庭脊髄路と網様体脊髄路を介して前庭頸反射や姿勢筋緊張の調節に関与する．また，室頂核から橋注視中枢への投射，および，小脳片葉から上–，下–，内側前庭神経核への投射は眼球運動や前庭動眼反射の調節に関与する[20, 21].

V 姿勢筋緊張の調節

A｜橋–延髄網様体（網様体脊髄路）と前庭神経核（外側前庭脊髄路）

　姿勢筋緊張は立位維持に必要な抗重力筋活動である．また，肢位の維持には関節負荷に対抗する関節トルクが必要である．そこで，抗重力筋活動が発達している除脳ネコ標本において，網様体脊髄路と前庭脊髄路がどのように姿勢筋緊張の制御に関わるのかを解析した Fig.3A. 大腿四頭筋（膝関節伸筋）と後大腿二頭筋（膝関節屈筋）の Ia 単シナプス反射を記録し，橋–延髄網様体や前庭神経核を含む広範な脳幹領域に連続微小電気刺激（40 μA，50 Hz）を加えた Fig.3C. Fig.3B は延髄網様体への刺激で誘発された Ia 反射の変化である．刺激によって大腿四頭筋と後大腿二頭筋反射が共に抑制された場合は膝関節トルクが減少し（筋緊張消失：Fig.3Bb ），双方の反射が促通された場合 Fig.3Bc は膝関節の伸・屈筋群の共収縮（co-contraction）に伴い関節トルクが上昇すると考えられる．また，伸筋反射の抑制と屈筋反射の促通は膝関節の屈曲 Fig.3Bd を，その反対は膝関節の伸展を反映する Fig.3Be.

　脳幹の前額面上 Fig.3C に刺激によって共収縮を誘発した部位を緑色で示した．これらは橋–延髄網様体の腹側部，外側部，青斑核，大縫線核に分布していた．橋–延髄網様体の腹側部に

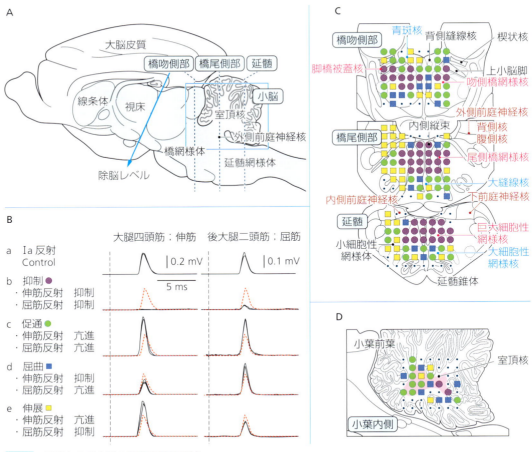

Fig.3 脳幹および小脳の筋緊張調節領域

A：除脳ネコ標本．ネコの脳幹を中脳吻側部で外科的に切除した．

B：延髄網様体刺激による脊髄反射の変化の代表例．左側の大腿四頭筋（膝関節伸筋）と後大腿二頭筋（膝関節屈筋）の支配神経を電気刺激し，脊髄前根から単シナプス性 Ia 反射を記録した．(a) コントロール．(b) 脳幹の連続電気刺激（40μA, 50 Hz）による伸・屈筋反射の抑制（筋緊張抑制；膝関節弛緩）．(c) 伸・屈筋反射の促通（共収縮）．(d) 伸筋反射の抑制と屈筋反射の促通（膝関節屈曲）．(e) 伸筋反射の促通と屈筋反射の抑制（膝関節伸展）．(b)〜(e) の赤破線はコントロールの反射を示す．

C：脳幹の前額面上における刺激部位と刺激効果．各前額面は A の各破線のレベル（橋吻側部・橋尾側部・延髄）に相当する．紫丸と緑丸はおのおの，筋緊張抑制（左膝関節の弛緩）と筋緊張促通（共収縮：左膝関節トルクの上昇）を誘発した領域．黄色と青色は，おのおの，左膝関節の伸展と屈曲を誘発した部位．

D：小脳刺激の作用．右側の室頂核に連続電気刺激（40μA, 50 Hz）を加え，左側大腿四頭筋と後大腿二頭筋の単シナプス性 Ia 反射を記録した．左膝関節に誘発された作用の判定は C と同様．室頂核吻側部への刺激（緑丸）は双方の反射亢進（膝関節トルクの亢進）を誘発した．室頂核の尾側には筋緊張抑制を誘発する部位（紫丸）も存在する．（未公表データ）

は膝関節の伸展（黄色）や屈曲（青色）を誘発する部位も存在していた．また，橋–延髄網様体の背内側部や脚橋被蓋核領域への刺激は筋緊張消失を誘発した（紫色）．一方，外側前庭神経核や下前庭神経核に加えた刺激は同側の大腿四頭筋反射の亢進と後大腿二頭筋反射の抑制（膝関節の伸展）を誘発した．同様の作用は腓腹ヒラメ筋–前脛骨筋反射においても認められた（踵関節の伸展）．これは，前庭神経核から下行する外側前庭脊髄路は肢関節を支配する伸筋群を活動させることによって姿勢筋緊張を制御することを示している．

外側前庭脊髄路と網様体脊髄路による姿勢筋緊張の制御は本質的に異なる．外側前庭脊髄路は，主に同側の抗重力筋（伸筋）群の活動を亢進させることにより立位姿勢の維持に寄与する．一方，関節位の維持や関節トルクの制御には伸・屈筋群の収縮を非相反的に制御する網様体脊髄路が重要な役割を担うと考えられる．傾斜面におけるネコの歩行実験では，前庭脊髄路は全身の抗動筋活動レベルの調節に，網様体脊髄路は前後肢の肢位の維持と各肢への筋緊張の配分にそれぞれ関与することが示唆された[22, 23]．

脊髄における筋緊張の調節にはα-γ連関が重要な役割を担う．γ-運動ニューロンは筋紡錘の感度を調節するので Ia 線維の発射頻度が変化する．したがって，γ-運動ニューロンが興奮すると Ia 線維のインパルス増加に伴う伸張反射弓の亢進が誘発されて，筋緊張は増加する．外側前庭脊髄路と網様体脊髄路はα-運動ニューロンとγ-運動ニューロンの双方に作用する[1]．

B 筋緊張制御系

筋緊張は筋緊張促通系と抑制系のバランスで調節される[1]．（促通性）網様体脊髄路，前庭脊髄路，モノアミン作動性下行路〔青斑核脊髄路：ノルアドレナリン（noradrenaline: NA）作動系，縫線核脊髄路：セロトニン（5–hydroxitriptamine: 5–HT）作動系〕は筋緊張促通系である Fig.4A．抑制系は脚橋被蓋核のコリン（acetylcholine: ACh）ニューロンに始まり，橋–延髄網様体から下行する（抑制性）網様体脊髄路を興奮させ Fig.4A，脊髄の抑制性介在細胞を介して運動細胞や脊髄反射を媒介する介在細胞群を抑制する．したがって，この抑制系は筋緊張を減少させると共に運動を抑制する．覚醒時にはモノアミンニューロンと ACh ニューロンの活動が高いので運動に必要な筋緊張レベルは維持される．しかし，モノアミンニューロンの活動が消失し，ACh ニューロンの活動が非常に高くなるレム睡眠時には筋緊張抑制系のみが活動するため筋緊張が消失する．

C 小脳による姿勢筋緊張の調節

姿勢筋緊張の調節に関して，小脳から脳幹への主な出力系は，① 前葉から外側前庭脊髄路への投射，② 室頂核から両側外側前庭神経核への投射，③ 室頂核から内側の橋 – 延髄網様体への投射，の 3 者である[13]．

前葉は同側の外側前庭神経核へ線維を投射し Fig.4B，外側前庭脊髄路を介して姿勢筋緊張を調節する Fig.4A．前葉の皮質ニューロンは gamma–amino–butyric acid（GABA）を神経伝達物質とするプルキンエ細胞であることから，小脳前葉は（GABA 作動性の）抑制作用を介して外側前庭脊髄路の活動を調節する[19]．

室頂核は前庭神経核群 Fig.4B と橋–延髄網様体 Fig.4C に豊富な線維を投射する．室頂核から前庭神経核への投射は両側性である Fig.4B．しかし，対側への投射が強く，かつ，内側前庭神経核よりも外側前庭神経核群への投射がより強い．また，吻側よりも尾側の室頂核に起始する投射線維の密度が高い．室頂核から橋–延髄網様体への投射にも機能局在が存在する Fig.4C．室頂核吻側部は吻側橋網様核と延髄網様体腹内側部に線維を投射する．一方，室頂核尾側部は尾側の橋網様核と延髄網様体の背内側部に豊富な線維を投射する[13]．

室頂核による筋緊張の調節を Fig.3D に示した．除脳ネコにおいて右側の室頂核に連続微小

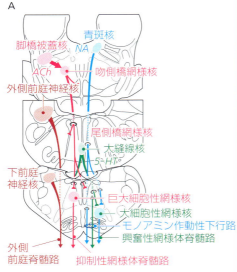
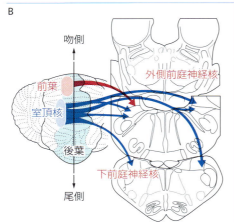
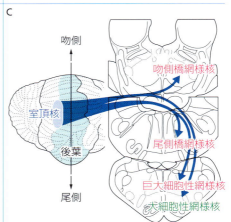

Fig.4 ネコの筋緊張制御系と小脳からの投射
A：筋緊張制御系．
B：小脳から前庭神経核群への投射．
C：室頂核から橋-延髄網様体への投射．
A は文献 1 の図を改変，B，C の模式図は文献 13, 19 に基づいて作成した．

電気刺激（40 μA，50 Hz）を加え，対側（左側）の大腿四頭筋と後大腿二頭筋の Ia 反射の変化を解析した．伸・屈筋の共収縮を誘発した刺激部位（緑丸）は室頂核の吻側部に広く分布していた．一方，双方の活動を抑制する領域（筋緊張抑制野）は室頂核尾側部に限局していた．伸筋と屈筋に相反的作用（膝関節の屈曲や伸展）を誘発する部位は吻尾側方向に広く分布していた．

これらの成績（Fig.3 と Fig.4）を総合すると，次の考察が可能となる．① 室頂核吻側部の刺激で誘発される伸・屈筋の共収縮は，この領域から延髄網様体の腹内側部への投射を介して，促通性網様体脊髄路を活動させた．② 室頂核尾側部の刺激で誘発される筋緊張抑制は，この領域から橋-延髄網様体の背内側部への投射を介して抑制性網様体脊髄路を活動させた．③ 室頂核の刺激による伸・屈筋への促通作用（共収縮・膝関節の伸展や屈曲）は，前庭脊髄路と網様体脊髄路の双方の活動に基づくものと推測される．

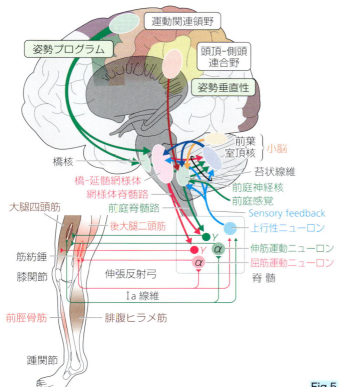

Fig.5 小脳による姿勢制御機構の模式図

VI 小脳障害に伴う姿勢障害と低筋緊張の病態メカニズム

　小脳内側部の損傷では，姿勢の動揺，姿勢筋緊張低下，体幹-上下肢の協調運動障害を特徴とする躯幹失調や歩行失調が誘発される．ヒトにおいてもネコと同様の仕組みが働くと仮定し，Fig.5 に，小脳を中心とする姿勢筋緊張の調節機構をまとめた．

　小脳前葉の障害では，前葉から外側前庭神経核への抑制が減少するため，外側前庭脊髄路の活動上昇に伴う伸筋活動の亢進が誘発される．一方，室頂核が損傷された場合には，外側前庭脊髄路と網様体脊髄路の活動が低下する．外側前庭脊髄路の活動低下は伸筋活動の低下を，促通性網様体脊髄路系の活動低下は関節トルクの減少を誘発する．その結果，立位姿勢の維持困難と肢関節の安定性低下に伴う姿勢の動揺（postural sway）が誘発される．また，小脳は前庭動眼反射や前庭脊髄反射などの姿勢反射を調節するので，小脳障害に伴う眼振（前庭動眼反射の障害）や躯幹失調（前庭脊髄反射の障害）などが出現する．

　小脳の障害に伴って網様体脊髄路と外側前庭脊髄路の活動が低下すると，α-運動ニューロンとγ-運動ニューロンの活動は共に低下する Fig.5．これは伸張反射の低下に加えて拮抗抑制（Ia 抑制）の時空間パターンの異常を誘発する．この異常が複数の肢関節に及ぶ場合には協調性運動障害（dys-synergia）が誘発される．また，Ia 線維によってもたらされる運動感覚 feedback は背側脊髄小脳路を介して小脳へ伝達される Fig.5．この feedback 情報は，大脳皮質から橋核を経由して小脳に至る efference copy と照合されて，正確な運動を遂行するための補

正情報が生成される．したがって，小脳の障害により，この誤差検出システムが適切に作動しない場合，正確で円滑な巧緻動作が困難になると共に，関節角度の異常や尺側異常を誘発させる．

　小脳は運動関連領野との運動ループを介して姿勢プログラムの生成や側頭-頭頂連合野との線維連絡を介して自己身体の認知などの認知的姿勢制御にも関与する[1,7]．したがって，小脳障害による姿勢の異常によって，予期的姿勢調節の障害や姿勢垂直性の異常が出現することも考えられる．

文献

1) Takakusaki K, Takahashi M, Obara K, et al. Neural substrates involved in the control of posture. Adv Robotics. 2017; 31: 1-2.
2) Takakusaki K. Neurophysiology of gait: from the spinal cord to the frontal lobe. Mov Disord. 2013; 28: 1483-91.
3) Bostan AC, Dum RP, Strick PL. Cerebellar networks with the cerebral cortex and basal ganglia. Trends Cogn Sci. 2013; 17: 241-54.
4) Amino Y, Kyuhou S, Matsuzaki R, et al. Cerebello-thalamo-cortical projections to the posterior parietal cortex in the macaque monkey. Neurosci Lett. 2001; 309: 29-32.
5) Bostan AC, Dum RP, Strick PL. The basal ganglia communicate with the cerebellum. Proc Natl Acad Sci U S A. 2010; 107: 8452-6.
6) Arrigo A, Mormina E, Anastasi GP, et al. Constrained spherical deconvolution analysis of the limbic network in human, with emphasis on a direct cerebello-limbic pathway. Front Hum Neurosci. 2014; 8: 987.
7) Takakusaki K. Functional neuroanatomy for posture and gait control. J Mov Disord. 2017; 10: 1-17.
8) Massion J. Movement, posture and equilibrium: interaction and coordination. Prog Neurobiol. 1992; 38: 35-6.
9) Lawrence DG, Kuypers HG. Pyramidal and non-pyramidal pathways in monkeys: anatomical and functional correlation. Science. 1965; 148; 973-5.
10) Kuze B, Matsuyama K, Matsui T, et al. Segment-specific branching patterns of single vestibulospinal tract axons arising from the lateral vestibular nucleus in the cat: A PHA-L tracing study. J Comp Neurol. 1999; 414: 80-96.
11) Matsuyama K, Takakusaki K. Organizing principles of axonal projections of the long descending reticulospinal pathway and its target spinal lamina VIII commissural neurons: with special reference to the locomotor function. In: Westland TB, Calton RN, editors. Handbook on White Matter: Structure, Function and Changes, Chapter XVIII. New York: Nova Science Publishing; 2009: 335-56.
12) Takakusaki K, Chiba R, Nozu T, et al. Brainstem control of locomotion and muscle tone with special reference to the role of the mesopontine tegmentum and medullary reticulospinal systems. J Neural Transm (Vienna). 2016; 123: 695-729.
13) Homma Y, Nonaka S, Matsuyama K, et al. Fastigiofugal projection to the brainstem nuclei in the cat: an anterograde PHA-L tracing study. Neurosci Res. 1995; 23: 89-102.
14) Kreshner EA, Cohen H. Current concepts of the vestibular system reviewed: 1. Role of the vestibulospinal system in postural control. Am J Occup Ther. 1988; 43: 320-31.
15) Cohen H, Kreshner EA. Current concepts of the vestibular system reviewed: 2. Visual/vestibular interaction and spatial orientation. Am J Occup Ther. 1988; 43: 331-8.
16) Shinoda Y, Kakei S, Muto N. Morphology of single axons of tectospinal and reticulospinal neurons in the upper cervical spinal cord. Prog Brain Res. 1996; 112: 71-84.
17) Manabe H. Considerations on the postural reflex and body equilibrium-with reference to Prof.

Fukuda's ideas on equilibrium function. In: Vestibular and neural front. Amsterdam: Elsevier; 1994. p.3-10.

18) Glickstein M. Mossy-fibre sensory input to the cerebellum. Prog Brain Res. 1997; 114: 251-9.

19) Akaike T. Electrophysiological analysis of cerebellar corticovestibular and fastigiovestibular prokections to the lateral vestibular nucleus in the cat. Brain Res. 1983; 272: 223-35.

20) Krauzlis RJ. Recasting the smooth pursuit eye movement system. J Neurophysiol. 2004; 91: 591-603.

21) Cullen KE, Roy JE. Signal processing in the vestibular system during active versus passive head movements. J Neurophysiol. 2004; 91: 1919-33.

22) Matsuyama K, Drew T. Vestibulospinal and reticulospinal neuronal activity during locomotion in the intact cat. I. Walking on a level surface. J Neurophysiol. 2000; 84: 2237-56.

23) Matsuyama K, Drew T. Vestibulospinal and reticulospinal neuronal activity during locomotion in the intact cat. II. Walking on an inclined plane. J Neurophysiol. 2000; 84: 2257-76.

〈高草木 薫〉

Chapter II 小脳症状の病態生理－診察，検査

II-4 》》

小脳と認知機能

はじめに

これまで運動の調整を担う中枢と考えられてきた小脳であるが，臨床研究の積み重ねや数々の解剖学的知見，さらには脳機能画像研究の進歩により，認知機能障害との関係に注目が集まっている．大脳に比べ解剖学的に単純な構造をとる小脳であるが，前頭前野や頭頂葉など運動野以外の脳領域とも神経結合をもっていることが動物実験により明らかとなっており[1]，さらに健常人を対象とした脳画像研究からも，前頭前野・頭頂葉と小脳との間に解剖学的・機能学的神経結合性があることがヒトでも確認されている[2]．一方，症例研究からは，小脳病変により生じる遂行機能・言語・空間認知障害，情動障害が，"cerebellar cognitive affective syndrome (CCAS)"として報告されており[3]，特に小脳後葉損傷と遂行機能・言語・空間認知障害，小脳虫部損傷と情動機能障害という対応関係が多数の研究により示されている．CCAS は脳卒中や小脳炎，小脳萎縮症の症例検討から成立した概念であるが，最近では発達障害・学習障害や精神疾患と小脳との関係も注目されている．本項では，このように近年明らかになりつつある認知機能と小脳との関連について概説を行う．

I 解剖学的知見

重さ120〜140グラムと，大脳の1/10程しかない小脳であるが，その表面積は大脳の半分以上とされ，ニューロンの数は大脳より多く，脳細胞の約80％を占めるとも言われている[4]．他の霊長類に比べて，ヒトの前頭前野が大きいという話はあまりにも有名であるが，実は小脳も他の霊長類と比較して明らかに大型化していることが知られている[5]．大脳皮質に勝るほどの細胞数を有する小脳であるが，プルキンエ細胞，顆粒細胞，ゴルジ細胞，バスケット細胞，星状細胞のわずか5種類のニューロンから構成されており，小脳皮質の神経回路はどの部位をみても一様な構造をとり，複雑なネットワークを形成する大脳皮質とは大きく異なっている．

このように比較的単純な構造をとる小脳であるが，動物実験を中心とした解剖学的研究により，前頭前野や頭頂葉など運動野以外の脳領域とも神経結合をもっていることが明らかとなっている．例えば，Strick らは神経向性ウイルス（順行性トレーサーと逆行性トレーサー）をマカクサルの大脳皮質に微量注入することで，一次運動野と小脳皮質を結ぶ神経回路とは別に，前頭前野と小脳皮質を結ぶ神経回路が存在することを明らかにしている[1] **Fig.1**．その他にも，拡散テンソル画像（diffusion tensor imaging: DTI）や安静時 fMRI（resting state functional

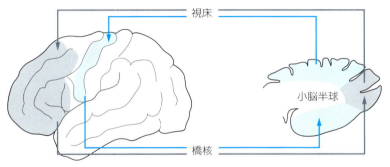

Fig.1　小脳と大脳を結ぶ神経回路
小脳核からのフィードバックは，視床を介して運動野だけでなく，前頭前野や補足運動野，側頭葉，頭頂葉，帯状回などの非運動皮質へ投射している．フィードフォワードは，橋核を介して苔状線維から小脳へ投射している．
(De Smet HJ, et al. Brain Lang. 2013.[7],
Ramnani N. Nat Rev Neurosci. 2006; 7: 511-22[8])を引用し作成)

MRI: rs-fMRI）を用いた検討により，前頭前野・頭頂葉などの大脳連合野と小脳との間に，解剖学的・機能学的な神経結合の存在が示されている[2,6]．こうした知見は，運動系や前庭系との関連でしか論じられてこなかった小脳が，認知機能を司る前頭前野や頭頂連合野とも結合性を有することを示しており，比較的均一な小脳の組織構造を考えると，小脳が何らかの形で認知機能に関与することが推察される．

II　臨床的知見

　これまで運動機能との関連で論じられてきた小脳であったが，認知機能への関与を示唆する症例研究が多数報告されている．初期研究として，例えばIvryらは小脳病変により時間の長短弁別課題の成績低下を報告し，小脳病変により非運動性の障害が起こりうることを示した[9]．その後も，右小脳半球梗塞で動詞の流暢性課題で成績低下を示した症例や[10]，記憶課題での成績低下[11]，オリーブ橋小脳萎縮症患者において遂行機能課題である"ハノイの塔"で成績低下を認めたとの報告[12]など，小脳障害による認知機能障害が相次いで報告された．

　言語課題についての報告をみてみると，例えば右上小脳動脈（superior cerebellar artery: SCA）領域脳梗塞で失語（力動性失語：超皮質性運動性失語に近い失語型）を呈した症例や[13]，右小脳出血により書字障害を呈した症例[14]，小脳の血管障害で失行性失書を呈した症例[15]，右小脳梗塞患者で文法障害を呈した症例[16]など，右小脳半球の損傷例が多数報告されている．

　視空間認知機能については，左小脳脳腫瘍により立体操作課題などの視覚認知課題に成績低下を認めたとの報告[17]や，視覚探索課題での成績低下を認めた症例[18]，左SCA領域梗塞で視覚認知障害を認めた症例[19]など，言語障害例と異なり左小脳損傷例での報告が多い．

III Cerebellar Cognitive Affective Syndrome: CCAS

　前述のように，小脳損傷による認知機能障害が注目されはじめていた中，Schmahmann らは，20 例の小脳損傷患者（小脳血管障害 13 例，感染後小脳炎 3 例，皮質性小脳萎縮症 3 例，小脳腫瘍切除術後 1 例）を対象に各種認知機能検査を施行し，小脳損傷によりさまざまな認知機能障害・情動障害，すなわち遂行機能障害（計画性，セットの転換，語流暢性，抽象的思考，作業記憶の障害），空間認知障害，言語障害（失名辞，プロソディ障害，文法障害），行動 – 情動障害（感情鈍麻，脱抑制，不適切行為など）がみられることを多数例の検討により示した．彼らはこれら一連の症候を"小脳性認知・情動症候群（cerebellar cognitive affective syndrome: CCAS）"としてまとめ，さらに小脳の後葉病変（posterior inferior cerebellar artery: PICA 領域）が認知機能障害と関連し，虫部病変が情動障害と関連していることを示し[3]，小脳 – 認知機能研究の先駆けとなった．

　その後の検討でも，左小脳損傷では視空間認知障害などの右大脳半球症状を呈することが多く，右小脳損傷では言語障害などの左大脳半球症状が見られやすいという傾向は一貫して報告されている[7, 20, 21]．また，左小脳梗塞により感情鈍麻を呈した症例[22] や，小脳梗塞で喜びの情動認知が低下するとの報告[23]，小児小脳損傷でうつ病，躁うつ病，不安障害やパニック障害などを呈した報告もなされており[24]．感情・情動系に小脳が関与していることもさまざまな検討により示されている[25]．

IV 脊髄小脳変性症における認知機能障害

　小脳に障害を生じる神経変性疾患としては，遺伝性脊髄小脳失調症（spinocerebellar ataxia: SCA）や多系統萎縮症（multiple system atrophy: MSA）などを含む脊髄小脳変性症（spino-cerebellar degeneration: SCD）が知られているが，SCD の認知機能障害についても実に多くの検討がなされている．

　例えば，Kitayama らは MSA 58 例の横断研究を行い，17％にあたる 10 例で認知症を認めたと報告しており[26]，Brown らの MSA 372 例の検討では，Mattis Dementia Rating Scale で 20％，frontal assessment battery（FAB）で 31.8％に成績低下を認めており[27]，MSA における認知症の頻度は決して少なくないことが示されている．そもそも，MSA 診断基準において認知症は"診断を支持しない項目"とされているにもかかわらず，詳細な検査を行うと早期から注意機能，遂行機能，語の流暢性などの前頭葉機能低下を主体とした認知機能障害を認めることが知られており，中には運動障害に先行して認知症が生じていた症例も報告されている[26, 28]．

　SCA，特に常染色体優性遺伝性 SCA についても病型ごとに非常に多くの検討が行われている．SCA17 や，本邦での頻度が高い歯状核赤核淡蒼球ルイ体萎縮症（dentato-rubro-pallido-luysian atrophy: DRPLA）については，認知症や精神症状が早期から生じることが知られている[29]．その他の比較的頻度の高い SCA についてみてみると，認知症の頻度は SCA1，2，3，6 でそれぞれ，0〜20％，19〜42％，5〜13％，0〜20％と報告によってかなりバラツキがある[26, 29〜32]．

また生じる認知機能障害の種類も，注意障害，遂行機能障害，言語障害，視空間・構成機能障害，記憶障害など多様であり，一定した結果は得られていない．

しかし，そもそも多くのSCAやMSAでは，小脳以外にも脳幹や基底核，前頭葉を中心とした大脳にも変性が及ぶことが多く，小脳と認知機能の関係を議論する対象としては適切ではない．そうした中，本邦で患者数が多いことで知られているSCA6は，病理変化が小脳に比較的限局していることが知られているため，小脳と認知機能の関連を知る上では重要な疾患となる．

多数例のSCA6を対象にした検討として，Globasらは12例のSCA6を対象に検討を行い，遂行機能，呼称，注意に軽度ではあるが障害を認めたと報告している[33]．さらに，Suenagaらは18例のSCA6の検討から，語流暢性と視覚性即時記憶に有意な成績低下がみられることを報告しており[34]，その他にも27例のSCA6を対象としたCooperらの検討では，記憶や知能検査では異常は検出されなかったが，思考の柔軟性，反応抑制言語的推論，抽象化などの遂行機能に異常を認めた[35]．

このように，比較的小脳に限局した病理変化をもつSCA6でも認知機能障害が生じることは，小脳が何らかの形で認知機能に関与していることを示唆する根拠となる．

その他の疾患領域について

CCASの概念は，小児の小脳腫瘍切除例でも同様に認めることが報告されているが[36]，学習障害や精神疾患などの機能的疾患にもその概念は広がっている．FawcettとNicolsonは，読字障害（dyslexia）の子どもで運動技術や情報処理速度，バランス課題で僅かな成績低下を認めたことから，読字障害の"小脳障害仮説"を提唱している[37]．すなわち，読字に関する学習障害が小脳障害に起因しているとの仮説であり，PET[38]やfMRI研究[39]の結果からも支持されている．また，自閉症や注意欠陥・多動性障害（attention deficit hyperactivity disorder: ADHD）の共通病変としても小脳が注目されている．自閉症については，古くから小脳の異常が病理学的研究や形態画像研究から指摘されており，ADHDについてもその他の脳領域と比較して小脳体積の減少が目立つとの報告がなされている[40]．統合失調症についても同様に，構造画像での小脳萎縮や脳機能画像での小脳活動低下，さらには病理学的にプルキンエ細胞の減少を認めるとの報告から，その病態に小脳の関与が推察されている[41]．統合失調症でみられる幻聴や妄想は，後述する小脳の"順モデル"の障害により，自らの運動指令に起因する感覚信号の変化と外界の変化による感覚信号の変化が区別できないために生じるとの考えもある（cognitive dysmetria）[42]．うつ病についても，小脳前葉のプルキンエ細胞の減少やGABA合成酵素の減少などの病理学的・生化学的検討[43]，また小脳虫部体積の減少を認めるなどの画像研究の知見[44]から，その病態に小脳異常が関与しているとの考えもある．

しかし，こうした学習障害や精神疾患と小脳障害を結びつける考えはあくまで仮説であり，決定的なものではないことには注意を要する．そもそも学習障害や精神疾患でみられる小脳体積の減少は，脳卒中や脊髄小脳変性症と比較すると非常に僅かな変化であるし，小脳損傷群全

例に読字障害や統合失調症症状が出るとはとても思えない．したがって器質性脳損傷で得られた概念をそのまま適応することが妥当であるかについては，今後の慎重な検証が必要と思われる．

　以上みてきたように，小脳障害により実に多様な認知機能障害をきたし得ることが，これまでの臨床的検討により示されてきた．しかし，その一方で，小脳限局病巣を有する患者において日常生活に問題になるほどの認知機能障害を認めることは，臨床場面では必ずしも多くはない．歩行や構音障害，四肢の小脳性運動失調により評価が難しい影響もあるが，通常の診察で明らかになるほどの認知機能障害は小脳損傷全例に生じるわけではない．

　実際，21例の慢性期小脳脳卒中を対象にした検討では，語の流暢性課題以外に認知機能検査の成績低下は明らかではなかった[45]．同様にAlexanderらの慢性期小脳損傷例32例での検討でも，右小脳損傷群で語の流暢性課題やStroop課題で成績低下を認めたこと以外には，認知機能障害は認めないか，あるいは僅かな低下にとどまっていた．こうした結果から，Alexanderらは限局性小脳病変による認知機能障害は一過性か，あるいは軽度であると結論づけている[46]．さらに，Daumらは，小脳限局患者での認知機能障害は明らかではなかったが，小脳から脳幹にまで病巣が及んでいる症例では，記憶課題や視空間・構成課題，前頭葉機能検査などで成績低下を認めたと報告している[47]．

　当然ではあるがCCASには，病巣の広がりは以外にも，病因や病期，患者の年齢などのさまざまな背景因子が影響していると考えられる．しかし，どの因子がこうした差異を生み出すのであろうか？　大脳連合野が障害された場合と，解剖的・機能的に対応する小脳領域が障害された場合とでは，出現する認知機能障害に質的差異が存在するのだろうか？　そもそも小脳に特異的な認知機能障害というはあるのだろうか？　このような疑問に答えるためには，今後のさらなる検討が待たれる．

VI　健常者脳画像解析からの知見

　この20年ほどでPETやMRI，MEGなどを用いた脳機能画像研究は目覚ましい発展を遂げてきた．先に言及した臨床的・解剖学的知見の蓄積とともに，小脳に焦点を当てた機能画像研究が近年盛んになり，非運動性の認知課題で小脳の賦活が得られるとの結果が相次いで報告されている．

　運動課題，体性感覚課題，言語課題，言語性作動記憶課題，空間認知課題，遂行機能課題，情動課題を扱った機能画像研究（計53研究）を対象としたメタ解析によると，運動感覚課題では小脳前葉（V）と，近接するVI，さらにVIIIが賦活し，認知機能課題では主に後葉が賦活していることが示されている[48]．また，小脳損傷の症例検討と同様に，言語課題での小脳賦活領域は右側に，視空間認知課題では左側に側性化しており，大脳–小脳交叉投射（crossed cerebro-cerebellar projection）の存在が示されている．各小脳亜領域との関連では，言語と遂行機能課題ではCrus IとVIIの賦活が，情動課題では虫部側のVIIで賦活がみられ，前頭前野–

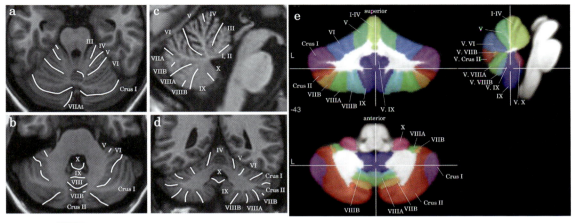

Fig.2 小脳の解剖
a：上小脳脚レベル水平断，b：中小脳脚レベル水平断，c：正中矢状断，d：冠状断，
e：小脳の確率アトラス．第一裂より前方の第 I～V 小葉を前葉，後方の IV～X 小葉を後葉と呼ぶ．
（a～d は Schmahmann JD, 1999[49] を参照し作図，e は Diedrichsen J, 2009[50] より．いずれも T1 強調画像での小脳小葉の略称を記載．）

小脳ループと小脳 – 辺縁ループの存在を示すこれまでの臨床研究や解剖学的検討とおおむね一致する結果であった（それぞれの小脳領域については Fig.2 を参照）．

VII 小脳損傷による認知機能障害のメカニズム

　これまでみてきた多くの知見の集積により，小脳損傷により何らかの認知機能障害が生じ得ることは，ほぼ確実なものとなっている．むしろ現在の関心は，小脳がどのように認知機能と関連しているのか，なぜ小脳の損傷により認知機能症が生じるのかという点である．
　CCAS の提唱者である Schmahmann らは，意図した運動と実際の運動結果の誤差を検出・修正することで運動を調整することが小脳の機能であることから，"思考"においても小脳は同様の機序で調整を行っているとする，"思考の測定障害（dysmetria of thought）"仮説を提唱している[24,51]．つまり，小脳性運動失調と同じように，小脳損傷により思考の調整に障害が生じることが CCAS の発現機序であるとの考えである．
　そもそも，小脳には運動野の指令信号で動く運動器の動特性を表わす"内部モデル"が形成されると考えられている．内部モデルとは，外の世界の仕組みを模倣・シミュレーションすることができる神経回路と言い換えることもでき，運動のスムーズな実行に重要な役割を果たしている．運動の結果を視覚系や感覚系を通していちいち運動野へフィードバックしていたのでは素早い運動ができないが，小脳の中の内部モデルを動かしてその結果を予測することで，感覚フィードバックに頼らない正確な運動遂行が可能となる[52]．練習や訓練を行うことで，無意識に迅速かつ精密な動作を行えるのは，この小脳の内部モデルの果たす役割が大きい Fig.3．
　内部モデルには，「ある運動指令がどのような動作を引き起こすか」を予測する"順モデル"と，「ある動作を行いたいときに，どのような運動指令を出せばよいか」を予測する"逆

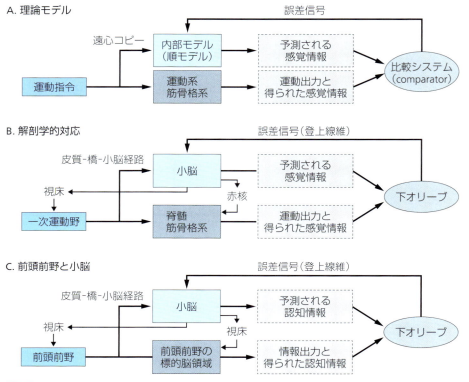

Fig.3 内部モデルの模式図
A：運動制御についての順モデルの模式図．運動指令からの情報は運動系に伝わるとともにコピー情報が内部モデルに伝えられる．運動出力の結果得られた感覚情報と，内部モデルにより予測された感覚情報が比較システムにより比較され，誤差信号が内部モデルへ送られる．この誤差信号により，内部モデルがトレーニングされていく．
B：理論モデルの解剖学的対応図．順モデルからの情報は，赤核，視床を介していそれぞれ筋骨格筋系，一次運動野へフィードバックされる．
C：認知情報処理への応用モデル．前頭前野からの情報のコピーが，Bと同様に小脳に入力される．Bと同様に内部モデルに誤差信号が送られる[8]．

モデル"の2種類があり，これらは学習により形成される[53]．例えば単純な運動課題を考えてみると，学習が成立していない段階では，感覚フィードバックに頼ったぎこちない運動パターンとなるが，比較システムの出力を"誤差信号"としてフィードバックすることで内部モデルが形成される．内部モデルが出来上がれば，感覚フィードバックに依存しない迅速かつ精密な運動制御が可能となる Fig.3A, B．こうした内部モデルには，小脳皮質のプルキンエ細胞が重要な役割を果たしていることがさまざまな研究から示されている．

先にも述べたように，小脳はどこをとってもほぼ一様の構造をとっていることから，どの機能についても共通の計算原理が働いていると考えられる．すなわち，小脳の内部モデルは運動制御に限らず，言語や注意，視空間認知，情動制御などの認知機能においても，迅速で正確な情報処理を可能にしていると考えられている Fig.3C．例えば何かを考えるとき，われわれは手足ではなく脳の中のイメージ（表象）や概念を操作している．こうした"思考"を繰り返すことで，思考についての内部モデルが形成され，無意識に考えを進めることができるのかもしれない．これがいわゆる"直感"に当たると Ito は述べている[52]．

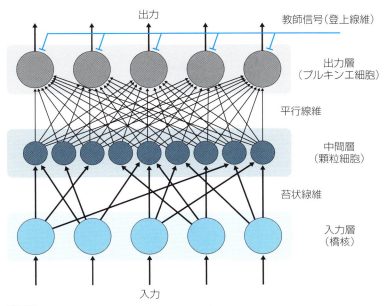

Fig.4 パーセプトロン概略図と小脳の対応

単純パーセプトロンとは，入力層と出力層の2層のみから構成されるニューラルネットワークであるが，線形非分離な問題は解けないという限界が知られている．しかし，パーセプトロンを多層にし，誤差逆伝播法を用いて学習することでこの限界は克服される．小脳は，入力層，中間層，出力層の3層から構成される多層パーセプトロンであると考えられている．

入力された刺激は苔状線維を介して多数の顆粒細胞に到達し，さらに平行線維を介してプルキンエ細胞に伝達される．下オリーブ核からの教師信号は，登上線維を介してプルキンエ細胞へ到達する．苔状線維はランダムに固定されており，平行線維は学習によって変化する．

(山崎 匡, 他. Clinical Neuroscience. 2016; 34: 889-91[54]) を改変し引用)

　小脳のこうした機能モデルは，人工知能をはじめとしたさまざまな分野で研究応用が進められているニューラルネットワークの元祖であるパーセプトロンに類似していることが知られている[54]．パーセプトロンとは，入力層・中間層・出力層の3層からなるニューラルネットワークであり，事前に与えられた例題をもとに学習を行う"教師あり学習"によりパターン認識を行うことが可能となる Fig.4．深層学習（deep learning）もこれを拡張したものであるが，小脳の神経回路は，中間層のニューロン数を膨大にすることでその能力を飛躍的に向上させた低層高次元学習により，円滑な動作遂行やさまざまな認知機能の実行を調整していると考えられている．こうした小脳の機能を応用した"人工小脳"を搭載した次世代人工知能の開発も現在行われているという[54]．

むすび

　われわれ神経内科医は，脊髄小脳変性症や脳卒中など多数の小脳疾患を診ているにも関わらず，日常診療で認知機能障害に注目することはおそらく少ない．その背景には，小脳病変を有する患者は，めまい・嘔気を伴うことが多く，また脳幹にも病巣が及ぶことで意識障害を伴うことも少なくないため，特に急性期に詳細な神経心理学的診察を行うことが実際には難しいと

いう問題もある．しかし，認知機能障害は日常生活・社会生活を営む上での大きな支障になり得るため，然るべき評価を行った上で，適切なリハビリテーションや環境サポートにつなげていくことが求められる．さらに，SCDに対しては，根本治療を想定したdisease modifying therapyの開発が期待されているが，CCASという概念を考えると，構音や歩行などの運動機能障害だけではなく，さまざまな認知機能障害をも治療対象として考えていく必要がある．

われわれ医療者が，自らの小脳を駆使して適切な医療を迅速かつ精密に遂行していく上でも，小脳障害に特徴的な認知機能障害の解明と，それを鋭敏に捉えることができる評価尺度や効果的なリハビリテーション法の研究開発が望まれる．

文献

1) Kelly RM, Strick PL. Cerebellar loops with motor cortex and prefrontal cortex of a nonhuman primate. J Neurosci. 2003; 23: 8432-44.
2) O'Reilly JX, Beckmann CF, Tomassini V, et al. Distinct and overlapping functional zones in the cerebellum defined by resting state functional connectivity. Cereb Cortex. 2010; 20: 953-65.
3) Schmahmann JD, Sherman JC. The cerebellar cognitive affective syndrome. Brain. 1998; 121 (Pt 4): 561-79.
4) Azevedo FA, Carvalho LR, Grinberg LT, et al. Equal numbers of neuronal and nonneuronal cells make the human brain an isometrically scaled-up primate brain. J Comp Neurol. 2009; 513: 532-41.
5) Middleton FA, Strick PL. Anatomical evidence for cerebellar and basal ganglia involvement in higher cognitive function. Science. 1994; 266: 458-61.
6) Jissendi P, Baudry S, Baleriaux D. Diffusion tensor imaging (DTI) and tractography of the cerebellar projections to prefrontal and posterior parietal cortices: a study at 3T. J Neuroradiol. 2008; 35: 42-50.
7) De Smet HJ, Paquier P, Verhoeven J, et al. The cerebellum: Its role in language and related cognitive and affective functions. Brain Lang. 2013. 127: 334-42.
8) Ramnani N. The primate cortico-cerebellar system: anatomy and function. Nat Rev Neurosci. 2006; 7: 511-22.
9) Ivry R, Keele S. Timing Functions of The Cerebellum. J Cogn Neurosci. 1989; 1: 136-52.
10) Fiez JA, Petersen SE, Cheney MK, et al. Impaired non-motor learning and error detection associated with cerebellar damage. A single case study. Brain. 1992;115 Pt 1: 155-78.
11) Appollonio IM, Grafman J, Schwartz V, et al. Memory in patients with cerebellar degeneration. Neurology. 1993; 43: 1536-44.
12) Grafman J, Litvan I, Massaquoi S, et al. Cognitive planning deficit in patients with cerebellar atrophy. Neurology. 1992; 42: 1493-6.
13) Marien P, Saerens J, Nanhoe R, et al. Cerebellar induced aphasia: case report of cerebellar induced prefrontal aphasic language phenomena supported by SPECT findings. J Neurol Sci. 1996; 144: 34-43.
14) Marien P, Verhoeven J, Brouns R, et al. Apraxic agraphia following a right cerebellar hemorrhage. Neurology. 2007; 69: 926-9.
15) De Smet HJ, Engelborghs S, Paquier PF, et al. Cerebellar-induced apraxic agraphia: a review and three new cases. Brain Cogn. 2011; 76: 424-34.
16) Silveri MC, Leggio MG, Molinari M. The cerebellum contributes to linguistic production: a case of agrammatic speech following a right cerebellar lesion. Neurology. 1994; 44: 2047-50.
17) Wallesch CW, Horn A. Long-term effects of cerebellar pathology on cognitive functions. Brain Cogn. 1990; 14: 19-25.
18) Machner B, Sprenger A, Kompf D, et al. Cerebellar infarction affects visual search. Neuroreport. 2005; 16: 1507-11.

19) Botez-Marquard T, Leveille J, Botez MI. Neuropsychclogical functioning in unilateral cerebellar damage. Can J Neurol Sci. 1994; 21: 353-7.

20) Riva D, Giorgi C. The cerebellum contributes to higher functions during development: evidence from a series of children surgically treated for posterior fossa tumours. Brain. 2000; 123: 1051-61.

21) Scott RB, Stoodley CJ, Anslow P, et al. Lateralized cognitive deficits in children following cerebellar lesions. Dev Med Child Neurol. 2001; 43: 685-91.

22) Annoni JM, Ptak R, Caldara-Schnetzer AS, et al. Decoupling of autonomic and cognitive emotional reactions after cerebellar stroke. Ann Neurol. 2003; 53: 654-8.

23) Turner BM, Paradiso S, Marvel CL, et al. The cerebellum and emotional experience. Neuropsychologia. 2007; 45: 1331-41.

24) Schmahmann JD, Weilburg JB, Sherman JC. The neuropsychiatry of the cerebellum-insights from the clinic. Cerebellum. 2007; 6: 254-67.

25) Adamaszek M, D'Agata F, Ferrucci R, et al. Consensus Paper: Cerebellum and Emotion. Cerebellum. 2017; 16: 552-76.

26) Kitayama M, Wada-Isoe K, Irizawa Y, et al. Assessment of dementia in patients with multiple system atrophy. Eur J Neurol. 2009; 16: 589-94.

27) Brown RG, Lacomblez L, Landwehrmeyer BG, et al. Cognitive impairment in patients with multiple system atrophy and progressive supranuclear palsy. Brain. 2010; 133 (Pt 8): 2382-93.

28) 渡辺宏久, 伊藤瑞規, 川合圭成, 他. 【症候性 dementia】多系統萎縮症に伴う dementia. 神経内科. 2014; 80: 9-14.

29) Schols L, Bauer P, Schmidt T, et al. Autosomal dominant cerebellar ataxias: clinical features, genetics, and pathogenesis. Lancet Neurol. 2004; 3: 291-304.

30) Tang B, Liu C, Shen L, et al. Frequency of SCA1, SCA2, SCA3/MJD, SCA6, SCA7, and DRPLA CAG trinucleotide repeat expansion in patients with hereditary spinocerebellar ataxia from Chinese kindreds. Arch Neurol. 2000; 57: 540-4.

31) Lee WY, Jin DK, Oh MR, et al. Frequency analysis and clinical characterization of spinocerebellar ataxia types 1, 2, 3, 6, and 7 in Korean patients. Arch Neurol. 2003; 60: 858-63.

32) Kawai Y, Suenaga M, Watanabe H, et al. Cognitive impairment in spinocerebellar degeneration. Eur Neurol. 2009; 61: 257-68.

33) Garrard P, Martin NH, Giunti P, et al. Cognitive and social cognitive functioning in spinocerebellar ataxia : a preliminary characterization. J Neurol. 2008; 255: 398-405.

34) Suenaga M, Kawai Y, Watanabe H, et al. Cognitive impairment in spinocerebellar ataxia type 6. J Neurol Neurosurg Psychiatry. 2008; 79: 496-9.

35) Cooper FE, Grube M, Elsegood KJ, et al. The contribution of the cerebellum to cognition in Spinocerebellar Ataxia Type 6. Behav Neurol. 2010; 23: 3-15.

36) Levisohn L, Cronin-Golomb A, Schmahmann JD. Neuropsychological consequences of cerebellar tumour resection in children: cerebellar cognitive affective syndrome in a paediatric population. Brain. 2000; 123: 1041-50.

37) Fawcett AJ, Nicolson RI. Performance of Dyslexic Children on Cerebellar and Cognitive Tests. J Mot Behav. 1999; 31: 68-78.

38) Nicolson RI, Fawcett AJ, Berry EL, et al. Association of abnormal cerebellar activation with motor learning difficulties in dyslexic adults. Lancet. 1999; 353: 1662-7.

39) Baillieux H, Vandervliet EJ, Manto M, et al. Developmental dyslexia and widespread activation across the cerebellar hemispheres. Brain Lang. 2009; 108: 122-32.

40) Castellanos FX, Lee PP, Sharp W, et al. Developmental trajectories of brain volume abnormalities in children and adolescents with attention-deficit/hyperactivity disorder. JAMA. 2002; 288: 1740-8.

41) Andreasen NC, Pierson R. The role of the cerebellum in schizophrenia. Biol Psychiatry. 2008; 64: 81-8.

42) Andreasen NC, O'Leary DS, Cizadlo T, et al. Schizophrenia and cognitive dysmetria: a posi-

tron-emission tomography study of dysfunctional prefrontal-thalamic-cerebellar circuitry. Proc Natl Acad Sci U S A. 1996; 93: 9985-90.

43）Fatemi SH, Stary JM, Earle JA, et al. GABAergic dysfunction in schizophrenia and mood disorders as reflected by decreased levels of glutamic acid decarboxylase 65 and 67 kDa and Reelin proteins in cerebellum. Schizophr Res. 2005; 72: 109-22.

44）Baldacara L, Nery-Fernandes F, Rocha M, et al. Is cerebellar volume related to bipolar disorder? J Affect Disord. 2011; 135: 305-9.

45）Richter S, Gerwig M, Aslan B, et al. Cognitive functions in patients with MR-defined chronic focal cerebellar lesions. J Neurol. 2007; 254: 1193-203.

46）Alexander MP, Gillingham S, Schweizer T, et al. Cognitive impairments due to focal cerebellar injuries in adults. Cortex. 2012; 48: 980-90.

47）Daum I, Ackermann H, Schugens MM, et al. The cerebellum and cognitive functions in humans. Behav Neurosci. 1993; 107: 411-9.

48）Stoodley CJ, Schmahmann JD. Functional topography in the human cerebellum: a meta-analysis of neuroimaging studies. Neuroimage. 2009; 44: 489-501.

49）Schmahmann JD, Doyon J, McDonald D, et al. Three-dimensional MRI atlas of the human cerebellum in proportional stereotaxic space. Neuroimage. 1999; 10: 233-60.

50）Diedrichsen J, Balsters JH, Flavell J, et al. A probabilistic MR atlas of the human cerebellum. Neuroimage. 2009; 46: 39-46.

51）Schmahmann JD. Dysmetria of thought: clinical consequences of cerebellar dysfunction on cognition and affect. Trends Cogn Sci. 1998; 2: 362-71.

52）Ito M. Control of mental activities by internal models in the cerebellum. Nat Rev Neurosci. 2008; 9: 304-13.

53）谷脇考恭, 飛松省三. 小脳と高次精神機能 – 小脳の機能. 分子精神医学. 2007; 7: 37-44.

54）山崎 匡, 牧野淳一郎, 戎崎俊一. ディープラーニング – 人工知能は脳を超えるか – パターン識別のモデルと脳　パーセプトロンと小脳. Clinical Neuroscience. 2016; 34: 889-91.

〈東山雄一　田中章景〉

II-5 ≫

構音障害と小脳

I 発話を知る：構音と小脳

A｜構音とは

神経・筋疾患症例では，その臨床症状の一つとして話しことばに異常をきたすが，それは構音障害と記述される．構音（articulation）とは，話しことばの音を作る動作である．

話しことばは，個々の音記号（言語音：日本語でいえばかな文字）から成っている．話しことばを構成する個々の音同士は独立したもの，つまり離散的 discrete である．しかし，話すという動作においては，発声発語器官が連続的 continuous に運動して音を作っていくために，離散的な音記号が，連続的な音信号として時間軸に沿って次々に外界に出されていく．このような話しことばの音は，喉頭およびその上方の管腔（声道 vocal tract）を形づくる咽頭・口腔領域の器官の働きによって生成される．構音に関与するこれらの器官を総称して構音器官 articulatory organs と呼ぶ．構音器官のうち，とくに重要なのは口唇，口腔内の舌，軟口蓋などである．しかし，話しことばの音のうち有声音（voiced sounds：母音や日本語の濁音など）と無声音（voiceless sounds：日本語の清音など）とは声帯振動の有無で区別されるものであり，このことから喉頭（声帯）も構音器官の一つとみなすことができる Fig.1．

言語音は母音と子音に分類できる．声道という管腔内で，呼気流を操作（例えば気流を一瞬とめたり）して作る音が子音であり，それ以外のものが母音である．話しことばの音は，いずれも構音器官の巧緻運動によって決まる．したがって，ただ単に声が出る，舌や口唇の粗大運動ができるだけでは，話しことばの音が作れるとは限らない．話しことばの音を作り，さらにそれを連ねて，コミュニケーションできるようにスムーズに文を発話するという動作は，緻密な制御のもとに行われている運動なのである．

B｜構音障害とは

構音障害とは，話しことばの音の障害である．わが国の音声言語医学やコミュニケーション障害学の分野では，構音障害をその発症機序によって以下の3つに分類する．

❶器質性構音障害

舌がんに対する舌切除術後のように構音器官の形の異常が障害の原因となる．

❷機能性構音障害

正常構音を獲得していく過程での小児期に多く，構音器官の使い方の誤りが原因となる．

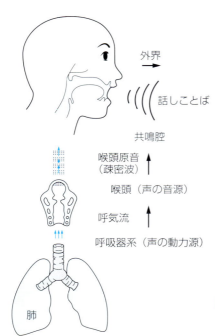

Fig.1 構音器官 話ことばの音の生成のメカニズム
話しことばの音は，喉頭およびその上方の管腔（声道 vocal tract）を形づくる咽頭・口腔領域の器官の働きによって生成される．

❸運動障害性構音障害

構音に関与する神経・筋系の異常が原因となる．英語での dysarthria に相当する．

なお最近では，ことばを話す行動を発話と呼び，話しことばの音が正しく出せない状態を発話障害と定義することが提唱されており，この意味で構音障害は発話障害の中の一種といえる．とくに運動障害性構音障害（神経・筋疾患による構音障害）では，話しことばを構成する各音そのものの障害が主体となる器質性や機能性の構音障害とは異なり，発話に際して不可欠な，発話のリズムや速度，抑揚の調節（これらは話す際の文全体の時間的要素や，声の高さ，大きさの要素に関係し，一括して韻律的要素＝プロソディ：prosody の制御と呼ばれている）の障害，さらには声の障害も起こり得ることから，運動障害性構音障害を発話障害として捉えると理解しやすい．小脳疾患に伴う構音障害は，運動障害性構音障害に属するが，その病態から，運動失調性構音（ataxic speech）とされる．

C 構音と小脳

構音動作は人間に特有な熟練動作である．構音動作ないし構音運動パタンは，幼児期からその環境に応じて母国語のかたちで学習されていく．これは言語獲得の一端であるが，通常言語の獲得に際しては，まず言語知覚すなわち聴き取りが先行し，それに引き続いて言語表出すなわちことばを話す動作が身につく．構音動作の獲得にあたっては，言語の聴き取りの機能が必須である．逆にいえば聴覚に障害があると正常なことばの獲得は困難になる．

熟練動作の獲得に際し，小脳の機能が重要であると指摘されている．四肢の熟練動作の獲得過程では，学習に際して末梢からのフィードバック機構として視覚や，固有知覚が重要である

と考えられている．一旦熟練動作が完成した後では，小脳系におけるフィードフォーワード機構が中心となって，動作が進められていくと考えられる[1]．しかし，構音動作に関連する器官（筋系，関節など）においては一部の筋を除き，固有知覚系の末梢器である筋紡錘が少ないことが報告されている[2]．構音動作の獲得にあたっては，聴覚に基づく音声信号の認知が，構音動作学習のためのフィードバック機構の入力面として重要であり，言語獲得以後は，主としてフィードフォーワード機構によって速やかな構音運動が発現していくと考えられる．いずれにしても小脳は構音動作の獲得と遂行の両面において重要な意味を持つ．

本稿では，構音障害ということで，小脳の障害における構音動作の遂行の障害としての運動失調性構音障害について述べていく．

D│小脳症状としての四肢の随意運動障害と構音障害

小脳が障害されると，四肢の随意運動においても協調運動障害が起こる．例えば歩行はよろめいたり，ぎくしゃくしたりして滑らかさに欠ける．到達運動動作では，到達点から外れたり，行き過ぎたりする．このような動作は，多関節運動からなる動作であり，動作の遂行にあたっては，複数の関節運動を時間的にうまくタイミングを合わせて，空間的に正しく行わなければならない．そのような複数の関節運動の空間的・時間的調節を行うのが小脳である[3]．

構音の動作の遂行にあたっても，基本的には複数の構音器官の運動の協調運動の空間的・時間的調節が小脳で行われていると考えられ，小脳症状としての構音障害も，広い意味での協調運動障害のひとつと考える．ただし，構音動作に関連する器官（筋系，関節など）においては，①上記したように筋紡錘をはじめとする固有知覚系の末梢受容器が少なく，②抗重力筋ではなく，③多関節運動とは言い難く，顎運動などを除けば関節を境にした拮抗筋構造がない．しかし，小脳症状としての構音運動障害のメカニズムを考えれば，その本質は協調運動障害であり，筋活動の起始・停止の遅れによる，構音器官の動作におけるオーバーシュートとアンダーシュートであると解釈できる．構音動作ひとつひとつがばらばらになり，あちこちともたつきながら動いた結果，ことばの音は変に歪んでしまい，かつ，その言語特有の正しいリズムで話すことができなくなり，発話に時間がかかる．話しことばが正常と聴こえるためには，構音器官が，時間的にも空間的にも正確に調節されて運動しなくてはならない．これが乱れると，話しことばの特徴が崩れ，かつ音のつながりの時間関係が乱れる．小脳症状としての構音障害では，小脳症状の一つとして，ことばを話す動作が障害され，ことばの音そのものや抑揚やリズムなどに異常を生じることによって，特徴的な話しことばを話し，時にはことばが通じにくくなったり，他人に異常な感じを与えたりする現象である．小脳障害に特有の障害を，歩行の異常をみて（視覚的に）判断できる程度に，話しことばの異常も聴いて（聴覚的に）判断できるほど，話しことばに特徴がある．

E│運動失調性構音障害の特徴

語音の歪みだけでなく，プロソディの異常が顕著であるのが特徴的である．一般的な表現として，"酔っぱらいのような話し方"，"ろれつが回らない"などとされることが多い．

運動失調性構音障害における構音の障害では，母音，子音とも音の省略（脱落）や歪み（正

しい音が保たれない状態），あるいは次の音への不自然なつながり（スラー：slur）が頻発し，しかもこうした異常の発現の仕方が一貫性を持たないという特徴がある．またプロソディの異常としては，発話速度の低下（slow speech）や言語としてのリズムの乱れが顕著となる．さらには，大きさや高さが急激に変化する爆発性（explosive）発話と記載されるような症状も出現する．このような特徴を総括して運動失調性構音障害の発話は断綴性発話（scanning speech）という用語で記述されることがある．

F | 運動失調性構音障害の病巣局在

　小脳性構音障害の責任病巣の所在については古くから議論がある．小脳正中部ないし傍正中部にかけての病変によって起こるとの報告[4,5]も，半球部の病変によるという報告[6~8]もある．現在も議論のあるところであるが，特に両側外側部の障害を起こしやすいMarie-Foix-Alajouanine型の小脳萎縮症に構音障害が好発することなどからみて，小脳半球部の関与は否定できないと考えられる[9]．

II 発話を診る：構音障害の診察・検査・評価

A | 発話を診る意義

　発話を"診る"とは，通常の全身の観察・診療のように，発話から得られる情報を漏らさず診て，通常の診療に生かすということである．①発話から得られる医学的情報は膨大である．②どの診療科であっても，患者に接する医療者ならば発話を"診る"機会が必ずある．③発話を"診る"という行為は非侵襲的である．ということなどから，患者の発話を診ることは，効率的かつ質の高い診療につながる[10]．

　そのためにも，診療場面で，できるだけ本人に話させ，"自発話"を引き出すことが必須である．検査文を読ませたりする検査もあるが，まずはできるだけ自分のことばで発話させる．それだけで，通常の診療中にも，発話そのものに注目せざるを得ない場面がでてくる．それは，①目の前の患者が話しているのを聴いて，「変だ」と思った場合，すなわち発話の異常に気付いた場合，②診察中に，発声発語器官の形態や機能の異常がある，（たとえば舌麻痺や，嚥下障害），または神経・筋疾患があると判断した場合，③実際の発話の異常の有無に関わらず，患者自身や家族が発話の異常を訴えている場合の，3つが想定される．医学的に発話に注目したら，詳細については言語聴覚士に発話の検査・評価を依頼することが望ましい．言語聴覚士による専門的な発話の検査・評価は，原疾患の診断（鑑別診断，重症度診断など），診療方針の決定の役に立つ．また言語聴覚士は，適応に応じて，発話の指導・訓練を提供できるので，患者のQOLの向上につながる．診療場面で発話の異常が少しでも疑われる場合には，診療のクオリテイーの向上のためにも言語聴覚士の活用は有用である．

B | 発話を診る基本のキ

　テーマが小脳であるので，本稿では，発話の検査の方法と，小脳の障害における発話特徴の

現れ方を述べる．本来は，目の前の患者にはどのような疾患が隠されているかわからないはずで，全身の診療とともに，発話も精査していくことで鑑別診断していく．精査でなくても診療場面で簡単にできることもあるが，その方法については本稿の趣旨とは異なるので，詳細は成書に譲る．

　小脳に限らず，神経・筋疾患による発話の障害の検査・評価において重要なことは，各症例における発話の観察と記録（録音・録画）および記述である．発話を，各構音器官の運動性を身体の他の部位の運動性と対照させながら検査することが，発話を"診る"ことにつながる．話しことばの音の評価に際しては，適切な検査語や検査文の発話資料についての検討が必要であるが，何よりもまず重要なことは，前述のとおり自然な発話についての観察である．

C｜発話を診る検査方法

❶自発話

　まずは問診を通して主訴や現病歴などをできるだけ自発的に話させる．どの患者にも同じような自発話を促す方法としては，同じテーマで話させる．筆者が使用しているテーマ例．

　ⅰ．今朝何時に起きて，それからなにをしてあれをして…というようなことを，お友達や家族など親しい人に話すようにできるだけべらべらと話してください…と促して話させる．

　ⅱ．自宅から病院までの道のりなど

❷課題の単語や文を復唱または音読

　ⅰ．負荷のかかった単語と短文

　単語：「かかと」「ささのは」「とろろいも」など同じ音の連続を含む単語

　短文：以下はいずれも東京大学音声外来で 70 年代に考案されたもの

　「この畳の部屋は弟と友達とで建てたものです」

　「パパもママもみんなで豆まきをした」

　「霧が晴れれば空から降りられる」

　「ささやくような浅瀬のせせらぎに誘われる」

　いずれも"すらすらと"言うように指示または復唱させる

　ⅱ．「北風と太陽」，「ジャックと豆の木」などの短い物語

❸単音節の反復繰り返し検査（oral diadochokinesis test：ODKT）

　単音節「パ」，「タ」，「カ」（音声記号表記では，[pa]，[ta]，[ka]）をそれぞれできるだけ早く繰り返させる．5 秒前後計測して，5 秒間の回数を測定する．また聴覚印象評価または音響分析によって，リズムや振幅の一貫性や乱れを評価する．1 つの単音節につき 3 回実施して平均値をとる．

❹その他：発話を目で見る音響分析などの他覚的検査

D｜発話を診る評価方法

❶聴覚印象評価

　ⅰ．特徴の記述

　臨床における運動障害性構音障害の話しことばの音についての研究は，まず症例の発話を

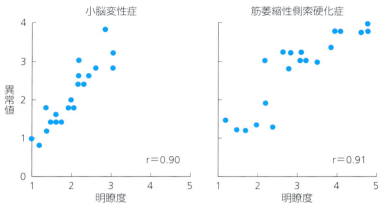

Fig.2 構音障害の異常度と明瞭度の相関グラフ
運動失調性構音障害（SCD）と麻痺性構音障害（ALS）

聴覚印象評価の他の側面として発話の異常度と明瞭度（話者の発話はどのくらいよく聞き取れるか）の5段階評価がある．異常度は異常なしを0，最重症を4，明瞭度は正常（明瞭）を1，最も不明瞭（全くわからない）を5とした．異常度を縦軸に明瞭度を横軸に示した．筋萎縮性側索硬化症（ALS）症例における麻痺性構音障害に比べ，脊髄小脳変性症（SCD）症例における運動失調性構音障害では，異常度は高くても明瞭度はそれほど強く障害されない．運動失調性構音障害では，言語特有のリズムが崩れることが特徴で，話しことばとしての異常が目立っても，発話内容は伝わるため，明瞭度は保たれる．
（福迫陽子，他．音声言語医学．1983; 24: 149-64[14]）より引用一部改変）

耳で聞いた時の印象，すなわち聴覚印象評価を中心に行われてきた．Darley[11, 12]らは聴取特徴を38項目に分けて評価しその統計的検討を行い，運動障害性構音障害の鑑別診断に有用であると報告した．わが国では廣瀬[13]がDarleyらの手法を日本語に応用した評価方式を提案し，のちに福迫ら[14]はこれを用いて検討を進めた．研究では客観的数値的評価への試みがあるが，臨床で最も使いやすく，有用なのは聴覚印象評価である．例えば発話が遅いとか，声が小さいとか，音や音節がバラバラに聴こえるとか，詳細に聴き取ることで，運動障害性構音障害のタイプ分類をある程度正確にすることが可能である．

音がつながるようなスラー（slur），話していることばの音の崩れ，リズムがガタピシとしてバラバラの音に聞こえたり（scanning speech），酔っ払いのようであったり，話すのが遅い（slow speech），爆発性（explosive）などが，運動失調性の構音障害の特徴である．

ⅱ．異常度と明瞭度と重症度

福迫ら[14]は，運動障害性構音障害のタイプ分類とともに，発話全体の異常度（どのくらい異常に聴こえるか⇔どのくらい自然度が損なわれているか）明瞭度（どのくらい聴き手に伝わるか）の評価も行った．その結果ALSなどの麻痺性構音障害に比し，運動失調性構音障害では，異常度は高くても明瞭度はそれほど強く障害されないことを報告したFig.2．最近のBrendel[15]らの報告でも発話の明瞭度は比較的良好であるが，単音節の反復繰り返し検査（oral diadochokinesis test：ODKT）の障害程度とも四肢の運動失調の重症度とも相関しないことを報告している．

実際のコミュニケーションにおいては，明瞭度が重要であることは自明のことである．こ

れは患者への情報提供として非常に重要なことで，運動失調性構音障害があっても，コミュニケーションはでき，意思疎通できるということ，「あなたが話している内容はすべて了解できます」というようなフィードバックは患者に有用である．

医学的には，一般的には明瞭度が悪ければそれだけ障害の重症度が高いとすることができよう．しかし，こと運動失調性構音障害においては，異常度と明瞭度のとくに両面に注目する必要がある．運動失調性構音障害の重症度は異常度や明瞭度を鑑みてどのように判定すればよいのかは，今後の課題である．なお運動失調重症度評価 scale for asssessment and rating of ataxia（SARA）[16, 17] には言語評価があるが，そのベースは評価者が話者のことばを理解できるかどうかを段階的に問う明瞭度の判定が主になっているが「言語障害が疑われる…」というような異常度を問う項目も混在したものとなっている．

異常度と明瞭度は自発話を中心に文章の音読なども参考にして，聴覚印象でそれぞれ5段階で評価する．異常度は0〜4の5段階になっている．0は全く異常がない．4は異常すぎてことばの内容に意識がいかないほどの最高度の異常である．明瞭度は1〜5の5段階になっている．1は何を言っているのかの内容が100％わかる・了解できる．5は何を言っているのか内容が100％全くわからない状態である．構音障害の重症度は，異常度と明瞭度から総合的に評価する．ただし評価の仕方や段階は特には決まっていない．軽度・中等度・重度の3段階を基本として，さらに細かくして段階数を増やすこともある．

❷ 単音節の反復繰り返し検査 oral diadochokinesis test：ODKT

臨床での簡便な検査として単音節の反復繰り返し検査がある．聴覚印象と簡単な計測で判定できるが，録音しておけば音響分析によってより詳細な定量的評価もできる．言語（英語とか日本語とか）特有のリズムに関係なく分析できることからも，国内外を問わず，構音障害の定量的評価として，このODKTの解析は多数報告されてきている[18〜22]．実施の方法は，単音節「パ」，「タ」，「カ」（音声記号表記では，[pa]，[ta]，[ka]）をそれぞれできるだけ早く繰り返させる．健常者はリズムが乱れることなく，5秒間にほぼ30回前後繰り返すことができる．小脳障害症例では，音節長の変動や振幅の変動が特徴的とされているが，軽度症例では聴いただけでわかるほどの変動がない場合もある．また，一方発症からの経過が長くなると，構音に時間がかかるようになり，結果として反復繰り返し回数が減少する．また遅くなるにつれて，逆に音節長の変動や振幅の変動が小さくなることもある．小脳障害の重症度判定としてのODKTの有用性については，現在でも議論があり，個々の音節の発話時間の延長が診断上有用とするものもあれば[15]，振幅や音節長の変動が有用とするものがある[20]．さらには，ODKTは，日常の構音障害を反映しない，いわゆるパラスピーチの検査とみなすべきであるとする意見もある[15]．

発話症状がごく軽度であると，聴覚印象評価だけでは，他の神経筋疾患と鑑別が困難な場合がある．単音節反復繰り返し検査を利用して，他の疾患との鑑別に役立つことがあるので紹介する．

　ⅰ．自発話が遅い―例えばODKTでは5秒間に20回と遅い場合．発話が遅くなる疾患としては麻痺か小脳障害がある．麻痺の場合は音の歪＝弱音化は一貫性があり，速度は遅くなるがリズムは乱れない．一方小脳障害の場合は音節長や振幅や大きさや構音の歪もいずれも

一貫性がなく，変動があり，リズムが乱れる．

ⅱ．自発話において，ごく軽度の酔っ払いのような話し方で，スラーがあったり，音が歪んだり，少しリズムの乱れがある場合は，発語失行（進行性失語症の発症時や変性疾患の発話の異常としての症状などの）や小脳障害の可能性がある．発語失行の場合：「ぱぱぱ…」「たたた…」「かかか…」の１音ずつならばよくても，「ぱたぱた…」「ぱたかぱたか…」と音節数が増えるごとに，顕著に発話しづらくなる．小脳障害の場合は音節数が増えても乱れ方に変化はない．

Ⅲ 発話を診る：客観的検査（最近の研究から）

A 発話特徴を目で理解＝はじめに

発話障害の性質を検討にするにあたって注目すべきことは，発話されることばは音の一種であり，これを記録（録音・検査），解析することによって客観的なデータが得られるという点である．検査・解析方法はいろいろとあるが，解析することで，発話特徴を目でみることができ，さらに定量化も可能になる．

ここで運動失調の発話特徴を音響分析という検査・解析方法を使って目で見てみることとする．構音は構音器官の時間的・空間的に精緻な運動によって成立するものであるが，小脳疾患症例では，そのような運動調節に破綻を生じていると考えられる．構音運動の時間的制御については音響分析でとらえることがある程度可能である．なお空間的制御を音響分析でとらえることは可能であるが，定量化することは容易ではない．Fig.3 は「パパもママもみんなで豆まきをした」と発話させたときの「豆ま」の部分を取り出したサウンドスペクトログラムである．横軸に時間，縦軸に周波数をとって各周波数成分の音響エネルギー強度を濃淡で表示した．上段の健常者と下段の運動失調性構音障害症例では異なることは明らかである．健常者では「ま」「め」「ま」の一つずつの音の長さが同じであるが，患者例では健常者とは異なり，「ま」「め」「ま」の一つずつの音の長さが異なっている．すなわちリズムが乱れたことを示している．さらに，サウンドスペクトログラムでの周波数成分について，健常者ではその濃淡が鮮明であり，さらに最初の「ま」と最後の「ま」が同じ成分であることが確認できるが，患者例では，その模様が健常者に比べて崩れていることがわかる．すなわち音が崩れたことがわかる．運動失調性構音障害における"酔っ払いのように"聴こえる発話の健常者との違いは，このようなグラフとなって目でみてわかるのである．

B 発話特徴を目で理解＝時間的制御の乱れ：音響分析から

これまでは，先述の ODKT の音響分析による定量化だけであったが，最近は日常の言語における構音障害の特徴を検討するため，単語や文の分析が報告されるようになってきた[23〜27]．文の分析が重要な理由は，小脳障害では，言語特有のリズムが崩れるという特徴があるからである．言語特有のリズムは，その言語の文を話して初めて生じる．小脳障害の発話における時間的制御の乱れを理解するには，言語特有のリズム，"時制"を理解しておく必要がある．

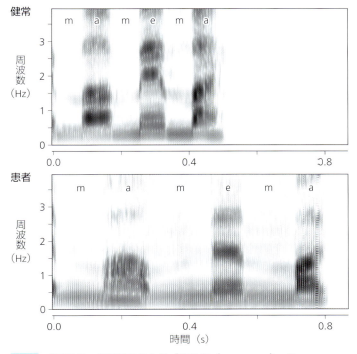

Fig.3 「豆まき」の発話のなかの「まめま（mamema）」の
サウンドスペクトログラム

サウンドスペクトログラムでは，横軸の時間軸上での，音の周波数成分の音響エネルギーの強度が濃淡で縦軸に表される．上段が健常者，下段が運動失調構音障害の患者例．母音を特徴づけるスペクトログラムの周波数成分の分布とその時間軸の変化のカーブが，健常者では明確だが，患者例では不明瞭になっており，発話時の音の歪みを表している．また健常者では /ma/, /me/, /mo/ の各モーラの時間超がほぼ等しくなっており，モーラ等時性を示している．さらに子音部分 /m/ も母音部分の /a//e/ の時間長もほぼ等しい．患者例では子音部分も母音部分も時間長が延長し，さらに各時間長がばらばらで異なる．構音動作がもたつき，運動に時間がかかっていると考えられる．

　健常者の発話では，話しことばは言語特有の正常なリズムに乗って生成されていく．このようなリズムパタンは時間軸上に作られていくので，時制という表現で表される．このリズムは言語によって性質が異なっている．日本語では，ひとつひとつの音の単位はモーラ（mora）と呼ばれ，これは仮名1文字に相当して多くの場合子音＋母音で構成されている．発話に際しては，このモーラが連続して生成され，健常者ではそれぞれのモーラがほぼ等間隔（モーラ等時性）となる[28,29]．このようなリズムパタンは，モーラ時制（mora timed）と呼ばれ日本語に特有である．別の言語でも，ほぼモーラに対応する形で音節という単位が時制の基本となるようなものがあり，スペイン語などは音節時制（syllable timed）と分類され，各音節がほぼ等間隔になる性質がある．一方，発話の正常リズムが，文の中のストレスとストレスの間隔が等しくなるような形で現れる言語，例えばドイツ語や英語などでは，そのリズムパタンをストレス時制（stress timed）[30]と呼び，前のグループとは健常者の発話リズムが異なっていることが知られている．

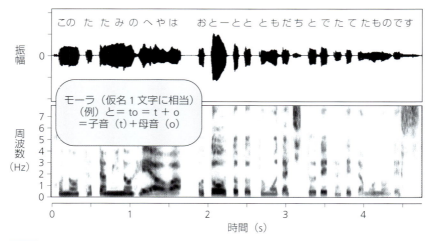

Fig.4 音響分析グラフ（健常例）
健常者の「この畳の部屋は弟と友達とで建てたものです」を録音して音響分析ソフトで分析するとこのようなグラフが得られる．上が音声波形，下がそのサウンドスペクトログラム，横軸は時間．健常例では一つ一つの音の長さが同じものが多いことがわかる．

　運動失調性構音障害のことばの特徴として，従来断綴性発話（scanning speech）という表現がとられることが多かったが，これはもともとドイツ語圏・英語圏における異常発話のパタンとして名付けられたものである．この表現が，言語のリズムの異なる日本語を母国語とする運動失調性構音障害を呈する症例でどのようにあらわれるのか—これが研究の発端のひとつとなり，日本語の文を話した時の解析を行った[27]．この研究では，患者群として，脊髄小脳変性症（SCD）患者20例，対照群として健常成人20例を対象として「この畳の部屋は弟と友達とで建てたものです」を復唱音読させ，その録音サンプルについての音響的特徴を計測した**Fig.4**．結果として，①患者群では健常群に比し有意に文の構音時間が延長していた．②健常群では，8箇所の母音部分長は，ほぼ等しくなった．各人の計測値のうち，「最大値と最小値の差」を"ばらつきの大きさ"としたところ，患者群での各症例のばらつきの大きさは健常群に比し，有意に大きくなった．③特殊拍の長音の「とー」は，健常群では，単音の2倍以上の長さがあったが，患者群では通常音とほぼ同じ長さになり，特殊性が破綻していた．以上を要約すると，日本語における運動失調性構音障害の時間的制御の特徴は，文全体の構音時間の延長，モーラ等時性の破綻，特殊拍の多様性や特殊性の破綻が主体であると示唆された．音響分析による発話の解析についての最近の研究の動向としては，脊髄小脳変性症における構音の特徴をより詳細にとらえ，遺伝子型別の構音の特徴の抽出などが試みられている[31]．

C　発話特徴を目で理解＝空間的制御の乱れ：動態解析から

　先述の**Fig.3**では発話特徴を音響分析により目でみることができると述べた．時間的制御については前項で説明したように，音響分析で定量化が可能であった．しかし，空間的制御の乱れを音響分析で定量化することは困難である．これらの所見を定量化し，各構音器官の動態を直接推定することは困難であり，動態そのものの解析・研究が必要になる．しかしその研究は少なく，そのほとんどはODKT時の構音器官の動態解析である．

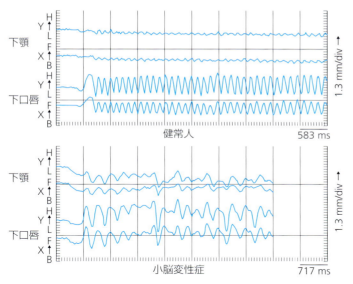

Fig.5 X線マイクロビームシステムによる動態解析グラフ例

単音節「パパパ…」の反復繰り返し時の下顎と下口唇の運動パターンを，それぞれX軸とY軸上の変位に分解して，時間軸上（横軸）に運動移動距離（縦軸）を現した．

上段の健常者では時間的にも空間的にも規則的に速い繰り返しの運動が行われており，さらに舌顎の運動はきわめて小さい．これに対して下段のSCD症例では，運動パタンの不規則性が顕著である．また下顎も不規則に大きく運動している．X軸上Y軸上の移動距離が健常者よりも大きくなったり小さくなったりしており，これは運動のオーバーシュートとアンダーシュートをしてしていると考えられる

(Hirose H. Folia Phoniatr（Basel）. 1986; 38: 61-88 [32] より引用一部改変)

❶ X線マイクロビームシステム

Fig.5 は廣瀬[32]がX線マイクロビームシステムを用いて記録したものである．健常群に比し患者群では運動の方向や変位さらには速度にばらつきが大きく，かつ方向変換が速やかに行われないことが示されている．

❷ EMAシステム

Forkerら[33]はODKT時の舌運動を electromagnetic articulography（EMA）システムを用いて記録した結果，運動失調性構音で発話時間が延長するのは，子音部分での時間延長にあり，それは運動速度の低下にあるのではなく，運動距離の延長に起因すると報告した．

❸ モーションキャプチャーシステム

近年，NTT研究所の協力を得て，小脳疾患症例における構音動態の解析を試みている[34, 35]．まだ研究の初期段階であり十分な成果を得られていないが，以下にその一端を紹介して，今後の検討方向について考えてみたい．この研究では，脊髄小脳変性症（SCD）の構音動態を3次元（前後，上下，左右）記録しその特徴を解析することを目的として，患者群と対照群の，口唇部の構音動態を記録した．発話サンプルには口唇破裂音/p/を含む2音節語「パイ」を用い，出来るだけ早く繰り返し発話させた．口唇部を含む顔面の複数個所に反射マーカーを貼付しモーションキャプチャーシステム（Oqus, Qualisys社）を用いて各マーカーの

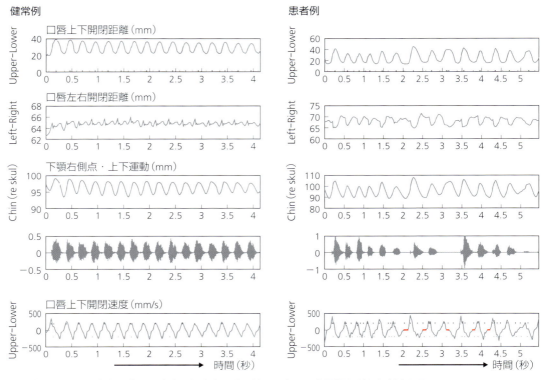

Fig.6 モーションキャプチャーシステムによる動態解析グラフ例
「パイパイ…」の3次元測定結果の解析グラフ例．左：健常例，右：患者例．
註：両者の縦横軸の目盛りは異なっている．
・1段目：口唇上下開閉運動軌跡．患者例は健常例に比し運動距離が大きく不規則で，運動周期もばらつきが大きい．
・2段目：口唇左右開閉運動軌跡．患者例は健常例に比し運動距離が大きく不規則で，運動周期もばらつきが大きい．
・3段目：頤（下顎）上下運動軌跡．患者例は健常例に比し運動距離が大きく不規則で，運動周期もばらつきが大きい．
・4段目：音声波形．患者例は健常例に比し，不規則で，ばらつきが大きい．
・5段目：口唇上下開閉運動速度：患者例では運動経過中に頻回に運動の一時停止（赤線）が起こっている．

　動きの三次元（前後，上下，左右）記録を行い，データ解析した Fig.6．今回の検討内容としては，「パイ」の5試行の繰り返し発話中の口唇の上下開閉運動での口唇開閉の幅と速度を求め，また速度20 mm/s 未満が70 ms 以上持続する場合を運動の一時的停止として，その回数を求めた．さらに口唇閉鎖時から次の閉鎖までを1周期として，そのばらつきを評価した．結果として，健常群では，口唇最大開大幅のばらつきの中央値は 1.54 mm，運動停止回数の中央値は0回で，規則的で円滑な開閉運動を呈した．これに対し患者群では，最大開大幅のばらつきの中央値は 3.67 mm，運動停止回数の中央値は 26.5 回で健常群に比して有意に多かった．また，患者群での運動停止回数のうち，口唇閉鎖期の中央値は15回，開大期は1回で，開大期よりも閉鎖期に運動停止が起こりやすかった．周期のばらつきは，健常群 6％，患者群 24％となり，有意な差が観察された．以上の結果から，患者群では健常群に比し構音運動が，時間・空間的に不規則となり，また口唇開閉運動が円滑に進行せず，特に閉鎖期に頻回の停止-再開を繰り返す間欠的運動パタンを呈することが推定され，このような

構音動態の異常が運動失調性構音障害の病態生理基盤を形成していると考えられた．今回の検討はいまだ初期段階のもので，さらなる研究が必要である．

さいごに

これまで述べてきたように，構音はことばを作る動作であり，その意味では一般運動生理学の範疇にある．すなわち構音は，中枢からの運動指令により，小脳の制御のもとに熟練動作として成立していく．ただ，構音は人間のみが持つ特殊な運動であり，しかも四肢の運動と比較すると，運動効果器の特性がかなり異なっている[36]．さらに構音は，基本的に各個人が母国語を話すという動作に外ならず，したがって運動様式も，その個人が話す言語の言語学的，音声学的制約の中にある．このような制約があるとしても，構音障害を診療する最大の利点は，運動効果として，音声信号（話しことばの音）という非常に明確な客観的指標が得られ，非侵襲的な手法での診察と検査が可能なことである．診療では，発話を診るということを最大限に生かして，聴覚印象評価とともに，音響分析や動態解析も加えることで，小脳の機能や病態の解明が進み，今後さらなる展開を示していくことが期待される．

文献

1) 伊藤正男．小脳と大脳．伊藤正男教授退官記念—小脳と大脳．東京大学医学部生理学第一講座；1989. p. 57-8.
2) 廣瀬 肇．ことばの神経機構．言語聴覚士のための運動障害性構音障害学．東京：医歯薬出版；2011. p. 76-8.
3) 北沢 茂．随意運動制御における小脳の役割．In：辻省次，西澤正豊，編．小脳と運動失調 – 小脳はなにをしているのか．東京：中山書店；2013. p. 21-2.
4) Brown JR, Darley FL, Aronson AE. Ataxic dysarthria. Int J Neurol. 1970; 7: 302-18.
5) 坂井春男．小脳性言語障害の臨床 – その歴史的背景と新しい局在論 –. 脳神経．1980; 32: 1235-45.
6) Amici R, Avazini G, Pacini L. Cerebellar Tumors. Monographs in Neural Sciences. vol. 4. Basel: Karger; 1976.
7) Lechtenberg R, Gliman S. Speech disorders in cerebellar disease. Ann Neurol. 1978; 3: 285-90.
8) Timmann D, Konczak J, Ilg W, et al. Current advances in lesion-symptom mapping of the human cerebellum. Neurosciene. 2009; 162: 836-51.
9) 廣瀬 肇．小脳性構音障害と言語障害．伊藤正男，祖父江逸郎，小松崎 篤，廣瀬源二郎，編．小脳の神経学．東京：医学書院；1986. p. 188-9.
10) 生井友紀子．成人の構音障害．In：廣瀬肇監修．発話障害へのアプローチ—診療の基礎と実際—．東京：インテルナ；2015. p. 58.
11) Darley FL. Aronson AE, Brown JR. Differentialdiagnostic patterns of dysarthria. J Speech Hear Res. 1969; 12: 246-69.
12) Darley FL, Aronson AE, Brown JR. Clusters of deviant speech dimensions in the dysarthrias. J Speech Hear Res. 1969; 12: 462-9.
13) 廣瀬 肇．ことばの障害 – 症候論，診断学の立場から．In：切替一郎，編．中枢神経障害へのアプローチ．東京：金原出版；1973. p. 214-32.
14) 福迫陽子，物井寿子，辰巳 格，他．麻痺性（運動障害性）構音障害の話しことばの特徴—聴覚印象による評価—．音声言語医学．1983; 24: 149-64.
15) Brendel B, Ackermann H, Berg D, et al. Friedreich Ataxia-Dysarthria profile and clinical data. Cerebelum. 2013; 12: 475-84.
16) Schmitz-Huebsh T, du Montcel ST, Balico L, et al. Scale for the assessment and rating of ataxia: development of a new clinical scale. Neurology. 2006; 66: 1717-20.

17) Yabe I, Matsushima M, Soma H, et al. Usefulness of the scale for assessment and rating of ataxia (SARA). J Neurol Sci. 2008; 266: 164-6.

18) 小澤由嗣, 城本 修, 石崎文子, 他. Dysarthria 患者のオーラル・ディアドコキネシスの定量的検討 第一報. 聴覚言語障害. 2000; 29: 111-20.

19) 西尾正輝, 新美成二. Dysarthria における音節交互運動. 音声言語医学. 2002; 43: 9-20.

20) 白崎弘恵, 中島 孝, 亀井啓史, 他. 音声解析をもちいた脊髄小脳変性症の定量的機能評価法について –achado-Joseph 病における taltirelin hydrate の効果 –. 臨床神経学. 2003; 43: 143-8.

21) 高橋信雄, 佐々木結花, 高橋博達, 他. oral diadochokinesis, 標準偏差, 変動係数による失調性構音障害の評価における問題点. 音声言語医学. 2003; 44: 283-91.

22) Wang YT, Kent RD, Duffy JR, et al. Analysis of diadochokinesis in ataxic dysarthria using the motor speech profile program. Folia Phoniatr Logop. 2009; 61: 1-11.

23) Kent RD, Netsell R, Abbs JH. Acoustic characteristics of dysarthria associated with cerebellar disease. J Speech Hear Res. 1979; 22: 627-48.

24) Ackermann H, Hertrich I. Speech rate and rhythm in cerebellar dysarthria–An acoustic analysis of syllabic timing. Folia Phoniatr Logop. 1994; 46: 70-8.

25) Hartelius L, Runmarker B, Andersen O, et al. Temporal speech characteristics of individuals with multiple sclerosis and ataxic dysarthria 'scanning speech' revisited. Folia Phoniatr Logop. 2000; 52: 228-38.

26) Folker J, Murdoch B, Rosen K, et al. Differentiating profiles of speech impairments in Friedreich's ataxia: a perceptual and instrumental approach. Int J Lang Commun Disord. 2012; 47: 65-76.

27) Ikui Y, Tsukuda M, Kuroiwa Y, et al. Acoustic characteristics of ataxic speech in Japanese patients with spinocerebellar degeneration (SCD). Int J Lang Commun Disord. 2012; 47: 84-94.

28) Arvaniti A. Rhythm, timing of rhythm. Phonetica. 2009; 66: 46-63.

29) Beckman ME. Segment duration and the mora in Japanese. Phonetica. 1982; 39: 113-35.

30) Roach P. On the distinction between "stress-timed" and "syllable-timed" languages. In: Crystal D, editor. Linguistic Controversie: Essays in Linguistic Theory and Practice in Honour of F.R. Palmer. London: Edward Arnold; 1982. p.73-9.

31) Brendel B, Synofzik M, Ackermann H, et al. Comparing speech characteristics in spinocerebellar ataxias type 3 and type 6 with Friedreich ataxia. J Neurol. 2015; 262: 21-6.

32) Hirose H. Pathophysiology of motor speech disorders (dysarthria). Folia Phoniatr (Basel). 1986; 38: 61-88.

33) Folker JE, Murdoch BE, Cahill LM, et al. Kinematic analysis of lingual movementsdurng consonant productions in dysarthric speakers with Friedreich's ataxia: A case-by-case analysis. Clin Linguist Phon. 2011; 25: 66-79.

34) 生井友紀子, 廣瀬 肇, 折舘伸彦, 他. 脊髄小脳変性症における構音動態の検討. 第 55 回日本神経学会総会・学術大会抄録集. 2014.

35) 生井友紀子, 持田岳美, 五味裕章, 他. 脊髄小脳変性症における構音動態の検討. 第 55 回日本音声言語医会総会・学術大会抄録集. 2014.

36) 廣瀬 肇. ことばの神経機構. 言語聴覚士のための運動障害性構音障害学. 東京: 医歯薬出版; 2011. p. 160.

〈生井友紀子〉

II-6

嚥下障害と小脳

はじめに

　嚥下機能は，食事の摂取などの栄養，生体維持の最も基本的な機能である．また，食物の通り道である咽頭は，呼吸の経路でもあり，咽頭は食物と空気の共通経路である．食物を摂取する随意的行動は，随意的嚥下により開始され，その後口腔，咽頭および食道の運動は，一連の反射的運動として行われ，食塊と空気を分離し，食道と気管に誤嚥なく行われる．嚥下に関する神経支配は複雑で，錐体路，高次脳機能，自律神経系，錐体外路系や基底核や感覚系など多彩な神経系が関与する．しかし，小脳と嚥下機能の関係は十分に明らかではない．最初に，嚥下に関する概説を行い，次に小脳と嚥下に関する検討を紹介する．最後に，われわれの嚥下造影検査からみた純粋小脳型と多系統萎縮型の嚥下機能障害の特徴を述べる．

I 嚥下機能

　嚥下器官は，口腔，咽頭および食道に分類される．咽頭は，Fig.1 に示すように上咽頭（鼻部），中咽頭（口部），下咽頭（喉頭）に分けられる[1]．嚥下運動は，食べ物を食べるという随意嚥下により，口腔内に食塊が入り，その後反射性に惹起され嚥下運動が起きる．Fig.2 に示すように，嚥下運動は，口腔内の舌による食塊形成，送り込み（口腔期，嚥下第1期）に始まり，食塊が咽頭粘膜を刺激し惹起される咽頭の反射運動（咽頭期，嚥下第2期），食塊が食道

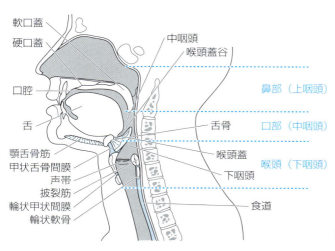

Fig.1　口腔・咽頭・喉頭の構造

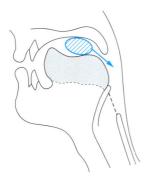 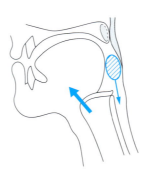 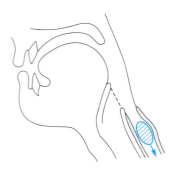

第1相（舌による送り込み）　　第2相　喉頭の挙上（太矢印）と咽頭の収縮　　第3相（食道による送り込み）

Fig.2 嚥下の仕組み

内に送り込まれ，食道壁に起こる蠕動運動（食道期，嚥下第3期）と続く[2]．

　口腔期では，食物を咀嚼したのち，食塊形成，舌の挙上，舌の運動により食塊は咽頭に送られる．咽頭期では，咽頭腔内に入った食塊が舌根部に達すると嚥下反射が惹起される．舌骨が前方に挙上し喉頭挙上が起こる．さらに，喉頭挙上に伴って喉頭蓋が披裂部を覆うように倒れこみ，咽頭閉鎖が行われる．咽頭閉鎖により，披裂部と喉頭蓋部が接し，喉頭腔の空気が消失する．もし，喉頭閉鎖が不十分な場合や閉鎖のタイミングが遅れると食塊が喉頭腔に流入するために誤嚥性肺炎などのリスクが高くなる．咽頭腔に食塊が入ると，舌根が後方に挙上し咽頭後壁に強く接触し咽頭内圧が上がり食塊が移送される．

　食道入口部では上部食道括約筋の持続的収縮により安静時には閉鎖しており，食道からの逆流と食道への空気の流入を防止している．嚥下時には食道入口部が開大し食塊が通過する．

II 嚥下運動にかかわる神経支配

　嚥下に関わる神経支配を Fig.3 に示した．舌による食塊の送り込み運動は，他の随意運動と同様に大脳皮質運動領野が関与している．嚥下関連皮質領野の錐体路細胞の下行性軸索投射は大脳脚，錐体路（皮質延髄路）を通り延髄孤束核，網様体，疑核や舌下神経核などに投射する[3]．不随意性の嚥下運動は，高度にパターン化された運動で，末梢からの感覚入力により惹起され，その後時間的，空間的に順次再現性の高い運動が起こる．舌・口腔・咽頭領域の粘膜内神経終末が食塊により刺激され，三叉神経，舌咽神経喉頭枝，上喉頭神経から延髄孤束核に入り延髄嚥下中枢である central pattern generator（CPG）に入力される．CPG から疑核，舌下神経核をはじめとする嚥下関連筋の運動ニューロンおよび延髄呼吸ニューロン群が一定のパターンに従い順次駆動され，鼻咽頭・口腔の閉鎖，喉頭の挙上および声門の閉鎖による喉頭閉鎖，咽頭管の蠕動的収縮，食道入口部の開大が起こる．嚥下運動自体は，末梢神経刺激により駆動され，CPG を介した反射運動として行われる．この経路の上位神経系が，一連の嚥下反射を修飾する Fig.4．臨床的には，パーキンソン病や脳梗塞などにより嚥下障害をきたす．嚥下に関

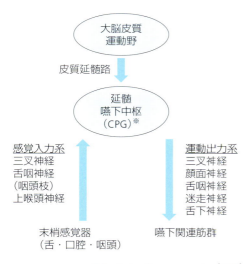

Fig.3 嚥下の神経支配

係する神経系は，高次脳機能や錐体路系，錐体外路系がある．パーキンソン病では，固縮，無動などにより嚥下障害をきたす．脳梗塞などでも嚥下障害を呈する．しかし，小脳系は四肢や体幹の失調，構音障害，眼振などがみられるが，嚥下障害自体への関与は充分に解明されていない．

III 嚥下機能と小脳の関連

嚥下機能と小脳の関連について不明な点が多く十分には解明されていない．嚥下機能と小脳の関係に関する研究は，positron emission tomography（PET）や機能的 MRI 画像（fMRI）による神経機能画像と経頭蓋的磁気刺激（TMS）による研究がある．

神経機能画像の研究では，1999 年 Hamdy ら[4] は随意的嚥下時の脳活動を $H_2^{15}O$ PET と TMS を用いて検討した．$H_2^{15}O$ PET では，多数の脳部位の活動が亢進するが，特に感覚運動野，島，側頭・頭頂葉，脳幹部，小脳，特に左小脳半球の血流増加が認められた．fMRI を用いた研究では Suzuki ら[5] は，嚥下障害のない健常人を対象に自己唾液の随意的嚥下状態を検討した．fMRI で，補足運動野，皮質運動野，島，小脳，被殻，視床などの基底核で活動の亢進が認められた．小脳の活動は両側性に記録されたが，特に右側に有意に亢進した．同様の結果が Mihai ら[6] によって報告されている．神経機能画像では随意的嚥下に際して小脳活動性が亢進し嚥下神経ネットワークに何らかの関与していることが示されている．

次に磁気刺激を用いた小脳の役割の検討がある．Hamdy ら[4] は，PET と同時に，経頭蓋的磁気刺激による Mapping study を行い，両側運動野前方刺激により咽頭から大きな電位が得られることを見出した．TMS mapping では，左半球刺激が右半球刺激よりも優位に大きな電位が得られた．PET データでも，嚥下中に，左小脳半球および虫部の活動亢進がみられた．PET

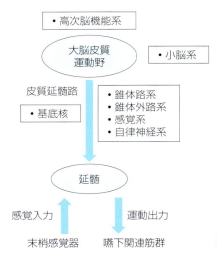

Fig.4 嚥下に関与する神経系

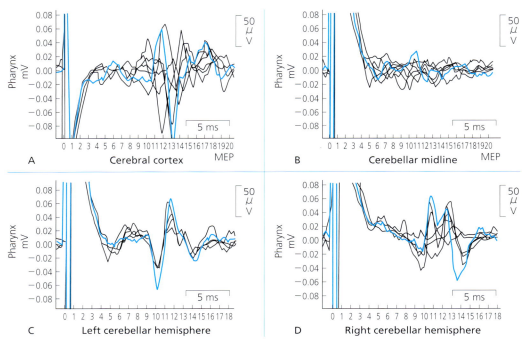

Fig.5 単発 TMS による咽頭筋からの M 波の導出
刺激部位 A 大脳運動野，B 小脳正中部，C 左小脳，D 右小脳
(Jayasekeran V, et al. Neurogastroenterol Motil. 2011; 23: 831-e341[7])

およびTMSから小脳が嚥下運動に関与していることが示された．小脳の活動には左右差がみられ，特に左小脳半球は重要と考えられた．

　Hamdyらのグループは，その後TMSによる小脳刺激により咽頭筋より導出可能であることを示した[7]．方法は，咽頭に双極Ring電極をカテーテルで挿入し咽頭筋より電位を導出した．TMSは，大脳皮質嚥下運動野および小脳刺激を行った．Fig.5 [7]に示すように，小脳刺激部位

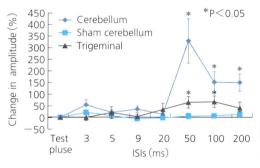

Fig.6 小脳への条件刺激
TMSでは，二重刺激間隔50 msで最も強い促通がみられた．

は，小脳正中，右半球，左半球で行っているが，咽頭MEP潜時は，約8.3から10 msで刺激部による差異は認められなかった．皮質刺激による咽頭MEP潜時は約9.5 msであった．咽頭MEP振幅は，小脳刺激部による差異を認めなかったが，皮質刺激による咽頭MEP振幅は小脳刺激に対して皮質刺激は有意に振幅が大きく記録された．次に，小脳刺激を条件刺激とした二重刺激法を行い，皮質刺激咽頭電位への効果を評価した．条件刺激を小脳刺激とし，刺激強度110％閾値，テスト刺激を皮質運動野とし，刺激強度110％とした．刺激間隔を，3，5，9，20，50，100，200 msとして，その振幅をテスト刺激による振幅と比較検討した．刺激間隔50 ms以降で有意に振幅は増高し促通現象がみられたFig.6．単発TMSの結果から，小脳磁気刺激により咽頭筋から運動電位を導出可能であった．二重刺激TMS（小脳条件−運動皮質刺激）では，小脳への条件磁気刺激，刺激間隔50 msから200 msで咽頭筋からの運動電位は有意に大きくなり，小脳刺激により嚥下系運動電位が促通された．すでに，小脳磁気二重刺激では，四肢遠位筋，特に手の筋では，すでに刺激間隔3〜20 msで抑制の効果が報告されている[8]．小脳磁気刺激では，小脳皮質のプルキンエ細胞が刺激され，深部小脳神経核への抑制的出力により小脳出力系が制御される．小脳出力系の四肢への効果と同様に，咽頭筋への制御的役割が考えられる．しかしながら，小脳刺激の直接的作用部位が，脳幹であるか小脳皮質であるかは不明である．今回の刺激間隔50〜200 msでの促通的効果は，反復5 Hz磁気刺激が嚥下運動野に長期的促通効果をもたらす可能性を示唆している．

Hamdyらは，小脳TMSが喉頭筋より導出され促通効果を持つことから，反復小脳TMSによる効果を検討した[9]．テスト刺激は咽頭皮質運動野を磁気刺激し，記録の導出を咽頭筋および母指筋とした．小脳に反復磁気刺激行った．小脳刺激部位は小脳刺激により咽頭より最も大きな咽頭運動誘発電位の部位とした．小脳反復刺激頻度は，低頻度1 Hzおよび高頻度刺激（5，10，20 Hz）で比較した．刺激回数は，50発，250発および500発としてSham刺激に対する変化と比較検討した．小脳刺激部位は，Neuronavigationの結果からは，後頭結節の外側4.3 cm，下方に2.5 cmであった．小脳刺激頻度の検討では，1 Hzでは咽頭皮質興奮性は変化しなかったが，10 Hz小脳刺激がShamに対して有意の促通効果がみられ60分以上効果は持続した．また，刺激回数では，250発刺激が最も効果的であった．反復小脳磁気刺激は，咽頭皮質延髄路の興奮性を有し，刺激頻度や刺激間隔などの方法により持続的効果を有することが示された．

Chapter Ⅱ　小脳症状の病態生理－診察，検査

Ⅳ　嚥下機能の評価法

　嚥下機能の評価法には，ベッドサイドでの反復唾液飲み試験，改訂水飲み試験とビデオ嚥下造影法，内視鏡検査，嚥下圧検査や筋電図検査がある．われわれの施設では，主にビデオ嚥下造影法を行っている．ビデオ嚥下造影検査は，嚥下動態，誤嚥の有無などを把握し嚥下機能全体の評価ができる．造影剤を混ぜたゼリーなどの模擬検査食を用い，嚥下障害の評価のみならず嚥下指導にも有用である．

A｜嚥下機能評価法

　嚥下機能評価は，口腔期，咽頭期および食道期に分けて評価する．日本摂食嚥下リハビリテーション学会の評価法に基づいて評価を行っている[10]．Fig.7 に当院での評価シートを示す．主な評価点を述べる[11]．

　口腔期では，①食塊形成と②食塊移動の2点が評価点である．食塊形成では，舌尖と舌側縁が硬口蓋と接触し，食塊として保持するパターン（tippers swallow）と口腔底に保持し，舌ですくい上げて舌背に食塊として咽頭に移送するパターン（dippers swallow）がある．dippers swallow は，高齢者に多くみられ，口腔内保持時間が長くなる．食塊移動では，舌尖と硬口蓋の起始部を起点として，舌背が順次挙上，硬口蓋に押し付けるように動き食塊を咽頭腔に移動する．舌の移動は，パーキンソン病では振戦や無動を伴うことがある．また，観察ポイントしては，口腔内の食塊の保持や舌運動，舌運動の対称性である．

　咽頭期では，嚥下反射による一連の運動になる．口腔から咽頭腔に造影剤が移送されると嚥下反射が惹起され喉頭挙上運動が開始される．観察のポイントとして，軟口蓋，舌根部，咽頭後壁，喉頭蓋，喉頭腔，甲状軟骨，舌骨，食道入口部などの運動状態を観察する．喉頭・舌骨の運動では，喉頭は嚥下開始時に緩慢に挙上し，嚥下反射の開始とともに急速に上方に移動する．しばらく位置を保持したのち，造影剤が食道入口部を通過すると喉頭は下降し元の位置に戻る．咽頭腔と喉頭腔は，誤嚥を防ぐために閉鎖されることが重要である．喉頭蓋は，喉頭挙上運動と舌骨運動によって，喉頭腔を覆うように倒れこみ食塊の流入を防ぐ．披裂部は前上方に挙上し喉頭蓋と接近し，喉頭挙上に伴って喉頭蓋がふれる部を覆い，喉頭閉鎖が完成される．もし喉頭閉鎖が不十分な場合や閉鎖のタイミングが遅れる場合には，造影剤が喉頭腔に流入する（喉頭流入）．造影剤が喉頭腔から気管内に流入する場合を誤嚥と判断する．食道期では，食道入口部は安静時には閉鎖しており，食道から食塊の逆流と食道への空気の流入を防いでいる．嚥下時には，食道入口部は開大し食塊が通過する．食道入口部は，上部食道括約筋（輪状咽頭筋）の弛緩により開大する．

B｜誤嚥の評価

　誤嚥の有無は，造影剤が喉頭腔に流入した場合，喉頭流入，声門を越えて気管内に流入した場合を誤嚥と判断する．嚥下運動前誤嚥は，嚥下反射が惹起されずに誤嚥する場合と，造影剤が咽頭に流入するタイミングに対して，嚥下反射の惹起が遅延し誤嚥する場合がある．嚥下運動中誤嚥は，嚥下反射が生じ喉頭が挙上している最中に生じる誤嚥である．喉頭挙上や喉頭閉

110

氏名：　　　　　　　　　　歳（男・女）

疾患：

認知機能低下：なし／あり　　気管切開：なし／あり　　カニューレ種類（　　　　　　　）

検査時姿勢：　　座位　　　　車椅子　　　　その他（　　　　　　　　　　　　）正面像　なし／あり
模擬食品：　　　バリウム　　ゼリー　　　　その他（　　　　　　　　　　　　）

口蓋期	異常なし	軽度異常あり	異常	評価グレード	
食べ物の取り込み	3	2	1	Ⅰ重症	1 嚥下困難または不可，訓練適応なし
口唇閉鎖	3	2	1	経口不可	2 嚥下困難または不能，基礎的訓練適応あり
咀嚼・押しつぶし	3	2	1		3 条件が整えば誤嚥は減り，摂食訓練可能
口腔内保持	3	2	1	Ⅱ中等度	4 楽しみとしての摂食可能，栄養摂取は非経口
食塊形成	3	2	1	経口プラス	5 一部（1〜2食）栄養摂取が経口から可能
咽頭への送り込み	3	2	1	補助栄養食	6 3食とも経口接種可能だが臨床的観察と指導を要す
口腔内の残留	3	2	1	Ⅲ軽度	7 嚥下食て，3食ともに経口摂取が可能
口腔への逆流	3	2	1	経口摂取可能	8 特別嚥下しにくい食品を除き，3食ともに経口摂取可能
鼻腔への逆流	3	2	1		9 常食の摂食嚥下が可能だが臨床的観察と指導を要す
咽頭期				Ⅳ正常	10 正常の摂食嚥下能力
舌根部の動き	3	2	1	誤嚥グレード	
舌骨の動き	3	2	1	1	大量誤嚥（約1％以上）あり
喉頭挙上	3	2	1	2	わずかの誤嚥（約1％以下）あり
咽頭収縮	3	2	1	3	VF上誤嚥なし
喉頭閉鎖	3	2	1	その他	
喉頭蓋の動き	3	2	1	1口目…	
食道入口部の開大	3	2	1	2口目…	
誤嚥	3	2	1	3口目…	
反射的なムセ	3	2	1	4口目…	
誤嚥物の喀出	3	2	1	5口目…	
喉頭侵入	3	2	1	6口目…	
喉頭蓋谷の残留	3	2	1		
梨状窩凹の残留	3	2	1		
食道期				評価	
食道の変形・蛇行・狭窄	3	2	1	コメント：	
食道の蠕動運動	3	2	1		
食道残留	3	2	1		
胃食道逆流	3	2	1		
先行期 異常所見：なし／あり				方針：	
頸部　前屈／後屈／側屈／失調／					
体幹　筋力低下／側弯／失調／					
上肢　筋力低下／失調／動作緩慢／					

Fig.7　近畿大学堺病院神経内科での嚥下造影評価表
日本摂食嚥下リハビリテーション学会の評価スケールに準じている
（日本摂食・嚥下リハビリテーション学会医療検討委員会，日摂食嚥下リハ会誌，2011: 76-95[10]）

鎖が不十分か喉頭閉鎖のタイミングが遅れる場合である．嚥下運動後誤嚥は，咽頭蓋谷や梨状陥凹に残った造影剤が嚥下終了後の吸気により気管内に流入する場合である．咽頭蓋谷や梨状陥凹に造影剤が残る場合には，咽頭クリアランス能の低下が疑われ食塊移送能力の低下が疑われる．

Chapter II　小脳症状の病態生理−診察，検査

V 脊髄小脳変性症の嚥下障害

　脊髄小脳変性症（spinocerebellar degeneration: SCD）は，小脳症状，パーキンソン症状，錐体路症状や自律神経症状など多彩な症状を呈する神経変性疾患群である．遺伝性と非遺伝性に分類される．非遺伝性 SCD では，小脳型と多系統萎縮型に分類される．多系統萎縮型 SCD は，本邦成人発症の SCD では，最も多いものである．多系統萎縮症は，パーキンソン症状優位のMSA–P と小脳症状優位の MSA–C に分類されるが，症状進行後には同様の症状を示す．おもな障害部位は，小脳，脳幹，基底核で，小脳症状，パーキンソン症状，錐体路障害や自律神経障害など多系統にわたる障害を示す．

　遺伝性 SCD の多くは，遺伝子検査により分類されている．本邦の主な SCD は，SCA3，SCA6 である．SCA6 は，50 歳代で発症する常染色体優性遺伝形式で，臨床的に小脳症状のみを呈し純粋小脳型変性を示す．画像的にも，小脳のみ萎縮を呈し，脳幹部の萎縮を認めない．一方 SCA3 は，より若年で発症する常染色体優性遺伝の疾患で，小脳症状，パーキンソン症状，錐体路症状や自律神経症状など多彩な症状を呈し多系統変性を示す．

　臨床的に，小脳症状を主に呈する SCA6 などでは，嚥下障害は軽く誤嚥性肺炎は少ないことが知られている．一方，多系統萎縮症や遺伝性 SCD の中でも多系統障害を示す SCA1 やSCA3 は嚥下障害や誤嚥性肺炎が多く生命予後に影響を与えると考えられている．

　われわれは，小脳機能と嚥下障害の関係を検討するため，SCA6（純粋小脳型）の嚥下造影検査により小脳障害と嚥下障害の関連を検討した．また，SCA3 および MSA も合わせて検討し，脊髄小脳変性症での嚥下障害の解析と小脳障害の関与について検討した．

A SCA6 の嚥下障害

　SCA6 では，小脳性構音障害は認められることが多いが，自覚症状として嚥下障害を訴えることは少ない．また臨床的に誤嚥性肺炎などの頻度は少なく生命予後は良好である．われわれは，小脳による嚥下障害を検討するため，嚥下造影検査を検討した[12]．本研究での対象は，SCA6 の 13 例で，女性 7 例，男性 6 名．平均年齢 60.9±11.2 歳，診断時年齢は，56.1±17.7 歳であった．診断は，神経学的に小脳症状を認め，脳 MRI で小脳萎縮を評価した．遺伝子診断にて SCA6 と診断した．CAG リピート数は 21〜27 であった．検討方法は，前項で示した日本嚥下リハビリテーション学会による嚥下造影検査評価基準を用い本施設用に改定した Fig.7．各項目は，3 点で，正常 3 点，障害 2 点，高度障害 1 点とした．7 項目で評価し，7 点から 21点で，正常は 21 点である．評価は口腔期，咽頭期および合計点で評価した．

　代表的な SCA6 の嚥下造影検査を提示する Fig.8．造影剤およびゼリーによる嚥下では，口唇閉鎖，舌の食塊保持，舌による食塊の移送に問題はない．咽頭期では，嚥下反射は口腔から咽頭腔に造影剤が流入すると嚥下反射が正常に惹起された．咽頭蓋谷や梨状窩の残留が少しみられた．喉頭挙上運動は正常で，正常に喉頭蓋は反転し喉頭閉鎖された．造影剤の喉頭侵入はみられなかった．

　Fig.9 に SCA6 と SCA3 の嚥下造影検査の所見を示した．対象 13 例では，口腔期で満点 9 点は 11 例で，ほとんどの症例で異常を認めなかった．咽頭期では満点の 12 点は 6 例，11 点 3

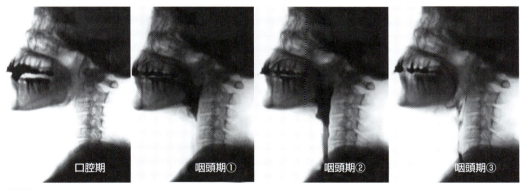

Fig.8 SCA6患者の嚥下造影
口腔期から咽頭期の造影を示す．口腔期，咽頭期ともに異常を認めない．

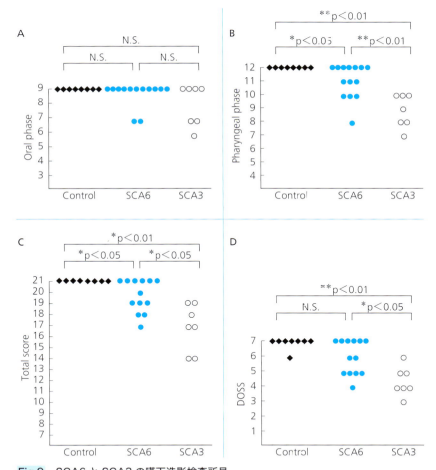

Fig.9 SCA6とSCA3の嚥下造影検査所見
SCA6では，咽頭期に嚥下スコアの低下がみられる．SCA3では，口腔期および咽頭期ともに有意の障害がみられる．
(Isono C, et al. Dysphagia. 2013; 28: 413-8[12])

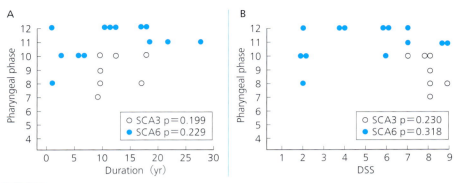

Fig.10 SCA6とSCA3の罹病期間と嚥下造影咽頭期所見の経過
SCA6では，罹病期間と嚥下障害に関連性を認めないが，SCA3では罹病期間と嚥下障害に関連性を認めた．

例，10点3例および8点1例であった．咽頭期の障害の内容は，咽頭蓋谷や梨状窩の残留であった．咽頭期の嚥下反射の惹起低下が主な異常と考えられ，嚥下反射惹起遅延により梨状窩への造影剤の貯留が認められた．しかし，明らかな喉頭閉鎖不全や遅延などの障害はなかった．また，罹病期間と咽頭所見の悪化との間に相関はなかった **Fig.10**．SCA6について長期経過について検討した[13]．対象は，SCA6患者14例（男性4例，女性10例）であった．経過観察は少なくとも6カ月ごとに嚥下造影検査を行った．4例（28.6％）が嚥下障害の進行を示し，2例のみが14点以下（21点満点）に低下した．残り10例はほぼ変化がなかった．嚥下障害の悪化した4例の初回嚥下造影検査年齢は，74±10歳，発症年齢は70.5±11歳であった．嚥下障害の悪化が認められなかった10例では，初回嚥下造影検査60.3±11歳，発症年齢46.1±9.8歳であった．嚥下障害の進行例は，CAGリピートの回数は，21～22で，一方非進行例では，CAGリピート数22～27で，進行例では有意にCAGリピートは短かった．一般的に，SCA6では，CAGリピート数が長いほど発症が若年であると考えられており，合致する結果であった．重症度も，CAGリピート数と関連すると考えられており，嚥下障害悪化4例は，有意に高齢であり，脳MRIではラクナ梗塞などがみられ，また正中神経短潜時誘発電位の検討では，4例では，有意に潜時の延長がみられた．以上から，SCA6の嚥下障害進行例は，加齢に伴う変化が背景にあると考えられた．SCA6症例の検討から，小脳障害が嚥下障害の悪化のリスクとして関与は少ないと考えられた．

B│SCA3の嚥下障害

次にSCA3について検討する．SCA3は，ポリグルタミン病の一つで，CAGリピート配列異常伸張を示す．代表的な症状として，びっくり眼，眼球運動障害，小脳症状，錐体路徴候がみられ，40～70歳代の高齢発症では，筋萎縮もみられる．SCA3では，63～74％に嚥下障害がみられ，誤嚥性肺炎を高頻度に起こし死亡原因として，89％との報告もある．SCA3では，誤嚥により嚥下性肺炎が死亡原因となるため，その検討と対策は重要である．代表的なSCA3の嚥下造影検査を提示する．口腔期では，舌の食塊保持，舌による食塊の移送は困難である．咽頭期では，嚥下反射は惹起されるが，喉頭挙上は不十分で，喉頭蓋も十分に反転せず誤嚥がみら

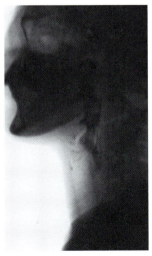 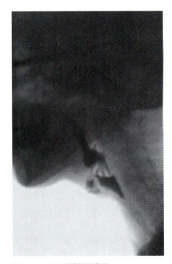

A：SCA3 咽頭期所見　　B：MSA 咽頭期所見

Fig.11　SCA3 と MSA の嚥下造影咽頭期所見
A では，SCA3 では，喉頭挙上が不十分であり，喉頭蓋も反転不十分で，喉頭への造影剤の侵入がみられる．
B の MSA 咽頭期所見では，頸部は前屈し姿勢異常がみられる．梨状窩，咽頭の造影剤は大量に残留し喉頭に誤嚥がみられる．

れた．また咽頭には造影剤の残留が多くみられた Fig.11A．われわれは，7 例の SCA3 患者の嚥下造影検査を検討した[13]．対象は SCA3 の症例 7 例である．診断は，神経学的診察での異常，脳 MRI による小脳・脳幹萎縮を認め，遺伝子検査にて CAG リピート異常伸張により確定した．診断時平均年齢 56.1±17.7 歳で，罹病期間は 12.4±3.7 年であった．CAG リピートは，62〜80 と延長していた．独歩可能な症例はなく，ADL は車椅子レベルで日常生活に介助を要した．嚥下造影検査では，口腔期では，SCA3 では，3 例（42.9％）に異常がみられ，主に食塊形成と奥舌への送り込み不良であった．SCA6 では，13 例中 2 例（15.4％）で，SCA3 では明らかに高頻度であった．SCA3 の口腔期異常は，純粋小脳型である SCA6 の異常は軽微で小脳障害の関与よりも，無動や舌萎縮の関与が示唆された．咽頭期では，全例で何らかの異常がみられた．嚥下反射は惹起するが咽頭挙上は不十分で，喉頭蓋の反転も不十分である．咽頭に残留が多く，喉頭閉鎖が十分でないため，誤嚥が認められることが多かった．SCA3 の嚥下障害の経過を嚥下造影検査により評価した．Fig.12 に示したように，嚥下障害は数年から 5,6 年で急速に進行し胃瘻造設や嚥下性肺炎により死亡する経過をたどった．SCA3 では，パーキンソニズムによる口腔期障害に加えて，下部脳神経障害の関与が疑われ，舌や咽頭筋の筋萎縮による障害（球麻痺）様の因子も考えられる．

C｜多系統萎縮症の嚥下障害

多系統萎縮症は 2 群に分けられ，小脳症状が主症状である MSA-C とパーキンソン症状が主症状である MSA-P に分けられる．MSA は，早期より嚥下障害を発症し胃瘻造設や誤嚥性肺炎が多いことが知られている．Higo ら[14]は，MSA の嚥下障害について，口腔期の障害では，

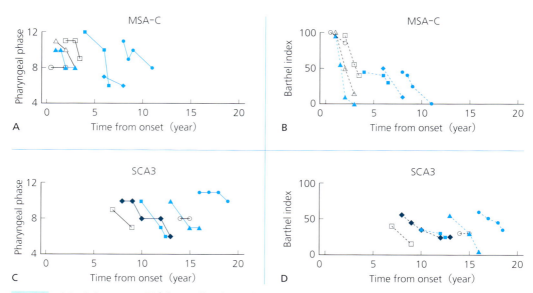

Fig.12 SCA3 と MSA の罹病期間と嚥下造影検査咽頭期所見の経過
上段（A, B）に MSA を示す．MSA では，罹病初期より嚥下障害の悪化がみられ，Barthel index も比較的急速に悪化している．一方 SCA3（C, D）では，罹病期間との関係は，嚥下障害，Barthel index ともに MSA より緩やかである．

①口腔から咽頭への食塊移送の遅延，②不十分な舌根の動き，③口腔内食塊保持の困難，などがみられる．咽頭期では，①喉頭挙上の遅延がみられ，②喉頭侵入も高頻度（21.2％）に認めている．MSA での障害は，主に口腔期にみられ，パーキンソン症状による運動緩慢や筋強剛による舌の運動障害によるものと考えられる．Higo ら[14]は，MSA-C の嚥下造影検査による検討でも，当初小脳障害による食塊の移送障害がみられるが，進行に伴いパーキンソニズムが加わり，最終的には，MSA-P と同様の嚥下障害となる．MSA-P および MSA-C では，経過とともに嚥下障害に差異はなくなると考えられている．**Fig.11B** に MSA の嚥下造影咽頭期を示した．口腔期では，奥舌への送り込みが遅く，咽頭期では嚥下反射惹起の遅延，喉頭に造影剤の侵入を認めた．喉頭挙上は不十分で，咽頭に残留を認めた．われわれは，MSA-C 7例を対象に嚥下造影検査を検討した[15]．口腔期では MSA-C の口腔期で舌による食塊保持障害（特に水分），奥舌への送り込み障害，舌根部の運動障害がみられた．そのため，水分が口腔内に残留しやすく食塊の口腔内移送に時間がかかり，複数回に分けて咽頭へ送り込むなどの所見がみられた．喉頭期では，**Fig.12** に示すように，MSA では，発症早期より嚥下障害がみられ，年間悪化率は，4.6±3.5 で急速な悪化が認められた．SCA3 と比較すると，SCA3 では，嚥下障害は発症後5年目以降に出現しており，また悪化率も MSA では，SCA3 より急速に悪化する．臨床的には，われわれの経過観察中に MSA-C 4例（57％）に誤嚥性肺炎が発症したが，一方対象研究の SCA3 では 6例中1例（17％）が誤嚥性肺炎を併発した．

MSA-C では，発症早期より，嚥下障害がみられ，口腔期のみならず喉頭期の障害は急速に悪化し，咽頭期では，誤嚥性肺炎などの関連から重要である **Fig.13**[16]．SCA3 に比較しても，有意に誤嚥性肺炎の合併が多くみられた．

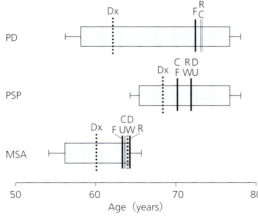

Fig.13 MSAの臨床経過
MSAは，パーキンソン病や進行性核上性麻痺に比較して嚥下障害，膀胱直腸障害や日常生活動作などの悪化が急速に出現する．
(O'Sullivar SS, et al. Brain. 2008; 131 (Pt 5): 1362-72[16])

Dx：診断，R：在宅介護，C：構音/嚥下障害，F：易転倒性，W：車いす使用，U：尿道カテーテル

まとめ

　小脳と嚥下機能の関係は，随意的嚥下時のPETや機能的MRIにより，小脳活動が亢進することが報告されている．また経頭蓋的磁気刺激法により，単発TMSによる小脳刺激で喉頭筋より運動電位が導出される．反復小脳TMSでは，喉頭筋運動電位の促通現象がみられることより，小脳は嚥下に関する神経ネットワークに関与していることが示されている．嚥下障害への関与では，SCA6での嚥下造影検査から，純粋小脳型では，口腔期，咽頭期，食道期を含めて明らかな異常はみられず，経過観察でも嚥下障害の悪化は軽度で，SCA6の嚥下障害は加齢による可能性が考えられた．一方，SCA3では，発症後しばらく嚥下障害はみられないが，経過途中より口腔期，咽頭期に障害がみられ，誤嚥性肺炎などの要因となり，PEGや生命予後に影響を与えた．MSAの嚥下障害は，早期よりみられることがあり，進行の経過はSCA3より急速で誤嚥性肺炎，PEGなどの作成につながった．嚥下障害は，パーキンソン症候群などに基づく口腔期障害に始まり，速やかに咽頭期の障害がみられた．

　小脳自体の嚥下機能への関与の割合は少ないと考えられ，小脳のみの障害では嚥下障害は軽度であると考えられる．パーキンソン症状や下部脳神経障害が加わる多系統萎縮症型では，嚥下障害は高度である．

文献

1) 梅崎俊郎. 嚥下のメカニズム. In: 藤島一郎. よくわかる嚥下障害. 改訂第2版. 大阪: 永井書店; 2001. p.1-15.
2) 岩田 誠. 嚥下と構音. In: 神経症候学を学ぶ人のために. 東京: 医学書院; 2000.
3) Jean A. Brain stem control of swallowing: neuronal network and cellular mechanisms. Physiol Rev. 2001; 81: 929-69.
4) Hamdy S, Rothwell JC, Brooks DJ, et al. Identification of the cerebral loci processing human swallowing with H2 (15) O PET activation.J Neurophysiol. 1999; 81: 1917-26.
5) Suzuki M, Asada Y, Ito J, et al. Activation of cerebellum and basal ganglia on volitional swallowing detected by functional magnetic resonance imaging. Dysphagia. 2003; 18: 71-7.
6) Mihai PG, Otto M, Platz T, et al. Sequential evolution of cortical activity and effective connectivity of swallowing using fMRI. Hum Brain Mapp. 2014; 35: 5962-73.
7) Jayasekeran V, Rothwell J, Hamdy S. Non-invasive magnetic stimulation of the human cerebellum facilitates cortico-bulbar projections in the swallowing motor system. Neurogastroenterol Motil. 2011; 23: 831-e341.
8) Ugawa Y, Day BL, Rothwell JC. et al. Modulation of motor cortical excitability by electrical stimulation over the cerebellum in man. J Physiol. 1991; 441: 57-72.
9) Vasant DH, Michou E, Mistry S, et al. High-frequency focal repetitive cerebellar stimulation induces prolonged increases in human pharyngeal motor cortex excitability. J Physiol. 2015; 15; 593: 4963-77.
10) 日本摂食・嚥下リハビリテーション学会医療検討委員会. 嚥下造影の標準的検査法（詳細版）. 日摂食嚥下リハ会誌. 2011; 15: 76-95.
11) 大前由紀雄. 評価と診断. X線造影検査. In: 藤島一郎. よくわかる嚥下障害. 改訂第2版. 大阪: 永井書店; 2001. p.93-P108.
12) Isono C, Hirano M, Sakamoto H, et al. Differences in dysphagia between spinocerebellar ataxia type 3 and type 6. Dysphagia. 2013; 28: 413-8.
13) Isono C, Hirano M, Sakamoto H, et al. Progression of Dysphagia in Spinocerebellar Ataxia Type 6. Dysphagia. 2017; 32: 420-6.
14) Higo R, Nito T, Tayama N. Swallowing function in patients with multiple-system atrophy with a clinical predominance of cerebellar symptoms (MSA-C). Eur Arch Otorhinolaryngol. 2005; 262: 646-50.
15) Isono C, Hirano M, Sakamoto H, et al. Differential progression of dysphagia in heredity and sporadic ataxias involving multiple systems. Eur Neurol. 2015; 74: 237-42.
16) O'Sullivan SS, Massey LA, Williams DR, et al. Clinical outcomes of progressive supranuclear palsy and multiple system atrophy. Brain. 2008; 131 (Pt 5): 1362-72.

〈中村雄作　磯野千春〉

II-7 》》

小脳の非運動機能とその障害

はじめに–小脳は大脳の手綱を引いている

　学生時代に解剖学や組織学の教授連から聞いた話で最も印象的に残っているのは「形態は機能を物語る」という言葉である．どこか[1]にも書いたが，小脳はその最もわかりやすい例の1つと思う．脳幹という馬に乗り，後ろ足（下小脳脚）で脊髄や脳幹からの情報を得ると共に，馬体（橋）を挟んで（中小脳脚）大脳からの情報を得て，手綱（上小脳脚〜赤核・視床腹外側核）で大脳皮質，特に運動野を（何故かわざわざ手を交叉させて）制御すると同時に手綱の一部（中心被蓋路）で脳幹以下にも指令を送っている．

　神経学の領域では，小脳により制御される大脳機能はもっぱら運動機能（協調運動）のみと扱われてきたが，歴史的にはかなり以前から非運動機能への関与も語られてきており，とりわけ最近の20〜30年では，解剖学的研究や健常人における機能画像研究，小脳病変を有する患者における神経心理学的研究の進歩によって，言語，認知，情動などに制御の範囲が及んでいることが飛躍的に知られるようになってきた．そしてこのことが神経学や精神医学の臨床において注目されるようになった大きな転換点は，cerebellar mutism［syndrome］（小脳性無言症［候群］：CMS）[2]，posterior fossa syndrome（後頭蓋窩症候群：PFS）[3]，cerebellar cognitive affective syndrome（小脳性認知・情動症候群：CCAS）[4]などの症候概念が相次いで唱えられてきたことにある．本項では，①非運動機能について知るための解剖学と研究史，②非運動機能の概説，③精神疾患における小脳の役割，④脊髄小脳運動失調症（spinocerebellar ataxia：SCA）における非運動症状，⑤その他の小脳主体に侵される疾患における非運動症状，⑥上記3疾患概念の概説，⑦まとめ，の順に述べる．③と④については既報[1]を改訂した．

I 小脳の非運動機能について知るための解剖学と研究史

A 解剖学

　伝統的に小脳は前後方向に3つに分けられてきた．すなわち，前葉（小葉I〜V）は第一裂によって後葉から分けられており，後葉（小葉VI〜IX）は後外側裂によって片葉小節葉（小葉X）と分けられるとするものである．しかし，最近の諸研究を踏まえて，機能的には，前葉と小葉VIの正中部および小葉VIIIと中位核とが「感覚運動性小脳」を形成し，**小葉VIIおよび小葉VIの一部と歯状核の腹側部とが合わさって膨らみ，「認知性小脳」の解剖学的基盤をなしている**とされている[5]．さらに，**「辺縁系小脳」は室頂核と小脳虫部，特に後部虫部に存在している**

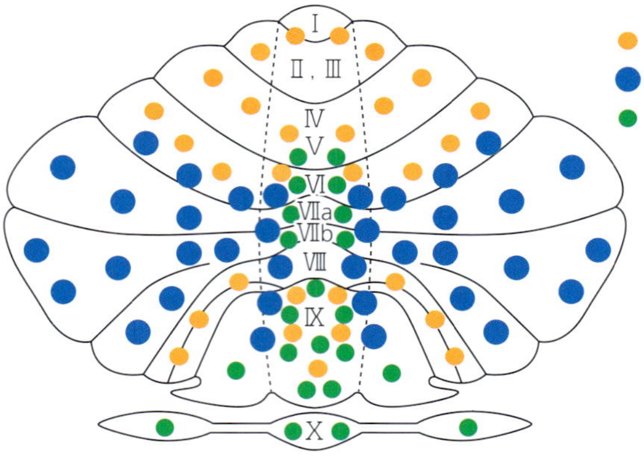

Chapter II 小脳症状の病態生理−診察，検査

Fig.1 10 の小葉をもつ小脳の展開図
小脳性運動症候群，小脳性認知・情動症候群，前庭小脳症候群に関連する領域をそ
れぞれ橙色，青色，緑色の○で示す．
(Manto M, et al. Cerebellum Ataxias. 2015; 2: 2[6]) から改変引用)

とされ，小葉 X は前庭系に本質的な位置をなお占めている．

　小脳からは 3 つの主な出力系がある．第一は，小脳虫部から間接的に橋，延髄および網様体
へ；第二は，小脳の中間帯から間接的に赤核と視床へ；第三は，小脳半球の外側から間接的に
視床へ，である．視床に接続してから，神経線維は前頭皮質や運動野，頭頂皮質など大脳皮質
の異なる部分へ向かう．**大脳皮質−橋−小脳経路と小脳−視床−大脳皮質経路を通して，小脳は
認知や情動過程に関わる大脳皮質領域における情報処理に参加している**．小脳と他の領域との
これらの複雑な結合を考えることにより，小脳の障害が運動症候だけでなくさまざまの非運動
症候をもたらすことが説明できる[5]．さらに小脳における機能局在に関する，将来の研究のた
めの検証すべき仮説が提唱されている[5]．すなわち，解剖学的に利用可能なエビデンスからは
辺縁系に関連する構造は小脳虫部や室頂核と相互的に連絡しているとされ，機能的神経画像研
究からはVI葉とVII葉が言語や空間タスク，遂行機能や情動過程で活性化するという．前葉とVI
葉近傍部位が大脳の感覚・運動領野に連結し，VII葉が前頭前野・後部頭頂葉・上〜中側頭回の
連合野に連結することも示されている．この総説によると，神経精神医学的疾患は小脳性入力
の大脳−小脳性辺縁系ループが虫部病変により阻害されて現れるという[5]．

　これらの小脳内局在と連結性について，CCAS を臨床的小脳性運動失調学の第三の礎石であ
るとする総説[6]において，わかりやすい図式が示されている **Fig.1**，**Fig.2**．

B | 小脳の非運動症状の研究史

　小脳機能研究の 200 年の歴史は運動制御における小脳の役割に支配されてきたといえる．し
かし，時間経過とともに，19 世紀前半にまでさかのぼる臨床的症例研究と動物実験からのエ
ビデンスにより，小脳の病理と情動や認知の障害を含む多様な非運動障害との間の関連が徐々
に示唆されてきた[7]．1831 年という早期にパリから，小脳無形成の 11 歳少女が認知性，情動
性，運動性の障害を含む神経発達障害を示したことが報告された（Mariën & Manto, 2016[8] に
引用）．もう一報が 1848 年にパリからあり，1949 年に Friedreich 運動失調症患者がしばしば軽

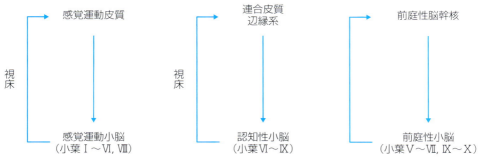

Fig.2 感覚運動小脳と認知性小脳，前庭性小脳の区別される連結性

度の知的障害や興奮傾向，幻覚やパラノイドを示すという報告がなされた[9,10]．

その後，1970年代に，何人かの神経研究者達により，小脳は神経機能の大いなる調節役であり，運動だけでなく，その他の行動にも作用していることが示唆された[8]．1978年にWatsonが高次脳機能への小脳の関わりについて初めて総説を著わした．1982年にFrickが前庭小脳とエゴとの関連を論じ，SR Sniderが統合失調症における小脳の役割について言及した．1986年から1994年の間に，LeinerらやSchmahmannら，Strickらは，それぞれ新小脳と歯状核と大脳連合野との関連，サルにおける橋底部への連合皮質橋投射，小脳新歯状核から前頭前野へのフィードバックを基に小脳と認知に寄与する皮質-皮質下神経系との結合の概念を発展させた．その後，多くの研究がなされるようになった[8]．

後頭蓋窩腫瘍の少年が術後に無動性無言を呈したという報告が1958年になされていたが，上記のような流れの中で，CMSが1985年に記載され[2]，その後1987年にCMSはもう少し広い概念であるPFSとしても扱われるようになり[3]，さらにCCASが1998年に提唱された[4]．

II 小脳の非運動機能の概説

A 言語機能

小脳と言語機能にはさまざまの結びつきがある．その多様性は2人の小脳研究者である神経内科医の編になる"The linguistic cerebellum"と題された最新のモノグラフ[11]の目次をみればある程度理解できる Table 1．

20世紀の初頭にHolmesらによって，小脳が会話の運動生成において決定的役割を果たしていることが提唱された．運動失調性構音障害が小脳病変による典型的な症状であり，発音とプロソディの歪みを特徴としている．**プロソディには情動や認知も関連している**[11]．大脳の発語に関する領域の病巣による発語企図と協調の障害は発語失行（apraxia of speech）として知られているが，運動失調性構音障害と発語失行には類似性があり Table 2[10]，共通のネットワークの異なる部位での遮断に起因するという考えがある[11]．

右外側小脳は一貫して語生成への関与が指摘されてきており，左病変に比し，右小脳病変で音韻性流暢性が障害されたという報告がある．失文法を呈する局所小脳病変患者の報告がいく

Chapter II　小脳症状の病態生理－診察，検査

Table 1　The linguistic cerebellum の目次
※【　】内は筆者による主題の和訳

1. The Phonetic Cerebellum: Cerebellar Involvement in Speech Sound Production【音声】
2. The Role of the Cerebellum in Speech Perception and Language Comprehension【会話認知と言語理解】
3. The Cerebellum and Verbal Working Memory【言語性ワーキングメモリー】
4. Cerebellum and Verbal Fluency (Phonological and Semantic)【語流暢性】
5. Cerebellum and Grammer Processing【文法】
6. Cerebellar-induced Aphasia and Related Language Disorders【小脳起因性失語】
7. Analysis of Speech and Language Impairments in Cerebellar Disorders【発話・言語障害】
8. Cerebellum and Writing【書字】
9. The Role of the Cerebellum in Developmental Dyslexia【発達性読字障害】
10. Conceptualizing Developmental Language Disorders: A Theoretical Framework including the Role of the Cerebellum in Language-Related Functioning【発達性言語障害】
11. Posterior Fossa Syndrome (PFS) and Cerebellar Mutism【後頭蓋窩症候群と小脳性無言症】
12. Functional Linguistic Topography of the Cerebellum【機能性言語性局在】
13. Deep Cerebellar Nuclei (DCN) and Language【小脳深部核】
14. The Use of Transcranial Magnetic Brain Stimulation to Study Cerebellar Language Function【経頭蓋磁気刺激】
15. Experimental Use of Transcranial Direct Current Stimulation (tDCS) in Relation to the Cerebellum and Language【経頭蓋直流電気刺激】

(Davies DL. J Neurol Neurosurg Psychiatry. 1949; 246-50[10])

Table 2　運動失調性構音障害と発語失行の臨床症状

	運動失調性構音障害	発語失行
発語時の呼吸	・肺活量減少，頻回吸気 ・不規則呼吸，奇異性呼吸 ・呼気予備量の利用	重症度に関連した顕著な呼吸障害はない
声	・声質の不規則な変化（粗造，緊張） ・不規則なピッチ / 大声；「哀れっぽさ」 ・声のふるえ	重症度に関連した顕著な呼吸障害はない
構音	・緊張低下 ・不規則な過剰 / 不足 ・不規則な低 / 高鼻音	・一貫性のない音の歪みをきたす構音異常 ・音素エラー ・構音探り
速度とリズム	・構音速度の減少，「間延びした」会話 ・強勢・非強勢シラブル間の不規則な間隔対比 ・断綴性リズム（「スタッカート」）	・発話速度の減少（中断，長い移行部） ・構音探りによる発話リズムの破たん，偽りの開始，シラブル間 / シラブル内の中断 ・断綴性リズム
一貫性	障害に質の変化はあるが，いつも存在する	「エラーのない生成の島々」が中等度～高度障害の患者でもみられうる
自己修正	自己修正行動の稀な指摘	偽りの頻回な開始，再開，自己修正

(Davies DL. J Neurol Neurosurg Psychiatry. 1949; 246-50[10] 改変引用)

つかある．その他，失語症類似の症状（上小脳動脈 SCA 領域梗塞患者）や失読，失書の報告もある．以上の非運動性の言語関連の機能や症状は小脳とテント上の自律性，辺縁系，連合野との強いネットワークを基に論じられており，特に**右外側小脳という側性が重視されている**[11]．

　なお，腫瘍の治療で小脳が切除された場合，無言症（CMS）が現れる（後述）．

B │ 認知機能

　通常，小脳障害患者は運動障害をきたすが，知的レベルは保たれるとされる．全ての主要な認知機能は小脳障害によって影響されるが，一般に認知機能のスコアは正常下限までに留まる[12]．**小脳の局所病変では，系列課題や前項の言語，さらに遂行機能や視空間機能への影響がみられうる．**後下小脳動脈領域の障害患者と小脳深部核障害の患者が最も悪い認知パターンを呈する[12]．さらに，小脳深部核が免れている患者を除いて小脳障害患者は系列課題に相対的に強い障害をきたす．系列課題のどのモダリティにも障害が現れるが，小脳病変の部位により程度に差異がある[12]．

　小脳障害患者の認知障害パターンをみると，小脳が認知的活動における「最適化構造」であることが示唆されるとされ，Schmahmann らは「思考の測定障害（dysmetria of thought）」という概念を打ち出している[4]．

C │ 情動機能

　情動性の制御障害は「辺縁性小脳」（虫部と室頂核）に病変が及ぶと出現する[13]．その症状は，気分と人格の制御の変化，精神病性思考および以下のような診断基準に合致するような行動である．すなわち，注意欠如・多動障害（ADHD），強迫性障害，抑うつ状態，双極性障害，自閉症スペクトラム障害，非定型精神病，不安，パニック障害である[13]．これらの様相は，次の5つの神経精神的ドメインに分類されている．注意コントロール，情動コントロール，自閉スペクトラム，精神病スペクトラム，社会能力セットであり，外的もしくは内的環境への反応には過剰な（陽性）反応と減退した（陰性）反応があると整理されている Table3 [12]．神経芽腫に伴う傍腫瘍性の小脳障害であるオプソクローヌス・ミオクローヌス症候群17例（1.4〜12歳）において，破壊的行為や情動制御障害，刺激性，衝動性，認知障害，注意障害が記載されており[14]，非傍腫瘍性例も半数含まれる症例群において，加えて，夜驚や不快気分，かんしゃく発作などの記載もある[15]．病的泣き・笑いは橋小脳梗塞，感染後小脳炎において，さらに多系統萎縮症小脳型（MSA-C）例の1/3強において[16] 記載されてきている．最新の自閉症スペクトラム障害での fMRI 研究により，後部小脳が社会的認知の神経発達に寄与していることが示唆されている[17]．

D │ 自律神経機能

　きわめて古く Willis（1664）は明確な根拠なしに「小脳を自律神経の中枢」と考えたようだが，19世紀後半には動物における小脳刺激研究によって，心循環系をはじめとする自律神経系と小脳の関係が論じられるようになった．その後，研究の盛衰があり，2000年頃の心血管系についての Nisimaru による研究[18] 以来，この分野における新たな成果はないように思われる．その研究によると，**小脳内に以下の5つのモジュールとその機能が提唱され，外側小節・虫部垂が圧反射と前庭交感反射を含む心血管統御センターであろうと述べられた．**①室頂核の吻側と前方虫部−圧反射，②前方虫部と傍腕核，③室頂核の尾側−前庭交感反射，④虫部垂内側と孤束核・傍腕核，⑤小節の外側縁と傍腕核・前庭神経核−交感神経反応の強さやタイミングと頭部・身体の姿勢変化時の血圧の安定化に関与[18]．

Chapter II　小脳症状の病態生理−診察，検査

Table 3　小脳障害患者における神経精神症状の様相

	過剰な（陽性）反応	減退した（陰性）反応
注意コントロール	不注意性 転導性 行動過多 強迫的・儀式的行動	黙想性 保続 注意焦点の変換困難 強迫的思考
情動コントロール	衝動性，脱抑制 情動不安定，予測不能性 非調和的感情，病的泣き・笑い	アネルギー，アンヘドニア 悲哀，絶望 不快気分
自閉症スペクトラム	常同的行為 自己刺激行為	回避反応，触覚防衛性 感覚過負荷傾向
精神病スペクトラム	非論理的思考 パラノイア 幻覚	共感の欠如 減弱した感情，情動鈍麻 アパシー
社会能力セット	怒り，攻撃 刺激性 過度に縄張り的 反抗的行為	受動性，未熟性，小児様 社会的手がかり・相互作用における困難性 社会的境界に気付かない 過度に信じ込む

(Leggio M. Clinical functional topography in cognition. In: Gruol DL, et al. editors. Essentials of cerebellum and cerebellar disorders: a primer for graduate students. Switzerland: Springer; 2016. p. 391-6[12) から改変引用)

　この分野の研究の「停滞」の理由はわからないが，小脳と情動機能の研究の進歩からすると，情動の影響下にある自律神経系の変動の研究が情動の研究から分離しえないことにあるのかも知れない．症例としては，Schmahmann らが CCAS を提唱した論文で分析された20例中の1例（室頂核と傍虫部皮質の梗塞）において，吃逆と咳嗽の発作から徐脈と失神を呈したことが報告されている[4)．

III　精神疾患における小脳の役割

　最近の多くの研究を基に，小脳の構造的・機能的異常と精神疾患との間に強い関連があることが総説として報告されている[19)．以下，この総説を基に既報[1) と他の文献を加味して述べる．

A｜注意欠陥・多動性障害（attention deficit hyperactivity disorder: ADHD）

　6〜17歳の小児と青年の約5％が ADHD と診断され，その30〜50％が成人になっても ADHD 症状を示す．その症状は，注意欠陥（易転導性，集中困難），衝動性（焦慮，軽率，性急，答え先延ばし困難，報酬），多動（不穏状態，激越，自発運動過剰）からなる．小脳容積の減少が ADHD の主なテーマになっているが，根拠は1回の画像に基づいており，明確な結論は難しかった．最近の大規模の脳画像のデータベースを基にした研究では**小脳容積の有意な減少が認められ，小脳発達の遅延または破綻が ADHD におそらく寄与していると結論されている**[20)．

B 自閉症スペクトラム疾患

　自閉症スペクトラム疾患は反復性・常同性の運動と社会的相互反応の障害を特徴とする多系統の疾患であり，脳，免疫系，消化管やその他の内臓にも影響する．**幼少期の小脳障害が後年の自閉症発現を予言できるという報告がある**[19]．剖検脳はまだ少数であるが，その研究では特発性の自閉症においてプルキンエ細胞が減少しており，画像研究では虫部の大きさと容積が減少しているといい，さらに脆弱Xなどの遺伝子をノックアウトした自閉症モデルマウスでも同様の結果が示されている．自閉症における小脳の役割についてのコンセンサス論文が発表され，今後の課題として，生後から開始される長期にわたる検討や小脳と基底核の関係の検討があげられている[19]．上述したように，**自閉症スペクトラム障害でのfMRI研究により，社会的認知の神経発達への後部小脳の寄与が示唆されている**[17]．

C 統合失調症

　統合失調症は最も重症の精神疾患であり，遺伝や環境，神経発達因子に強く関連している．症状は通常小児期後期から思春期初期に現れ，思考の障害（妄想や幻覚），まとまらない言語，異常な/カタトニア様の行動と陰性症状（意欲消失，感情平板，アンヘドニアなど）を呈する．これらに加え，さまざまの運動異常がみられる．ジスキネジアや錐体外路症状，神経学的ソフト徴候（neurological evaluation scale：NESで計数化される軽度の神経障害）や運動学習障害などであり，後二者は小脳に関連している．統合失調症における小脳の異常，すなわち容積減少や注意・記憶課題中の皮質や虫部の血流低下，機能不全の皮質経路については多くの説明がなされている[19]．**運動失調にならって"cognitive dysmetria"（認知測定障害）や"poor mental coordination"（メンタル協同障害）という捉え方まで打ち出されている**[21]．しかし，それらはADHDや自閉症など他の疾患でもみられている．自閉症との違いとしては，自閉症でみられているプルキンエ細胞の減少が統合失調症では健常人との差がなかったといい，小脳容積の減少は小脳における異なる部位の異常を反映していると考えられている[19]．機能画像を用いた研究では，虫部の異常は辺縁系を使うようなタスク（情動研究）で頻度高く認められ，記銘や想起など大脳新皮質を使うタスクではもっと外側の小脳領域での異常が認められている[19]．最新の静止状態でのfMRIを用いた研究では，統合失調症患者において，小脳半球Ⅵ葉での静止状態機能結合性が低下し，この領域が前頭前野皮質や皮質下核との結合性の増加と視覚皮質や感覚運動皮質との結合性の低下をきたし，この変化の一部が陽性症状と関連しているという結果が得られたとし，**小脳性中枢（hub）と小脳–皮質下–皮質ループの異常が統合失調症の基本的な機序であることが示唆される**と結論している[22]．

　今後の課題としては陽性症状と陰性症状の差と小脳機能の検討や脳の他の部位との関連があげられている．その方向の研究の1つとして，被害妄想や疑い深さとfMRI上での小脳後葉活性が関連しているという報告があり，さらに最新の研究の1つでは，向精神薬の投与のまだない統合失調症患者では健常人と比較して右上側頭回の灰白質容積が優位に減少しており，8週間の治療後には両側前頭前野，島皮質，右視床，左上後頭葉，両側小脳における灰白質容積が有意に増加し，前頭前野の増大は陰性症状の改善と関連していたと報告されている[23]．統合失調症21症例における小脳正中部へのrTMS治療が複雑で頑固な陰性症状や情動症状に効果

Chapter II　小脳症状の病態生理－診察，検査

的な可能性が報告されている[24].

D｜双極性障害

　双極性障害は躁状態とうつ状態とが交互に現れる疾患で，躁のエピソードは少なくとも1週間続き，その直後にうつが現れる．躁期には異常な思考パターンや多幸気分，誇大妄想，過活動，衝動性などがみられ，うつ期には動機喪失や精神運動性興奮，思考制止がみられる．神経学的には神経学的ソフト徴候や小脳ソフト徴候（international cooperative ataxia rating scale＝ICARS で計数化される軽度の協調運動障害）がみられるが，これによって統合失調症と鑑別できるわけでない[25]．多くの研究が小脳の容積減少と萎縮を指摘している[19]．fMRI による研究でも小脳の糖代謝が増大し，治療に抵抗性であったという報告があるが，脳血流や代謝の変化が一次的なものか二次的なものか明確でない[26]．**小脳の抑制的性質から，躁期にはその活性が低下し，うつ期には上昇すると予測されるが，小脳からの影響は一定で他の部位の変化によるともいわれる**．双極性障害は躁状態の強さによってI型とII型に分けられており，小脳におけるその差が検討できれば躁状態について解明が進むと思われる[19]が，今のところそのような研究はない．

E｜大うつ病

　大うつ病では運動と認知の症状を含む少なくとも1回のうつ状態のエピソードを呈する．集中困難または決断困難からなる認知症状は頻度が高く，前頭前野と辺縁系に関連している．これに加え，多少とも小脳の異常を伴う．すなわち，小脳容積の減少や小脳活性の増加，大脳皮質への連関の障害である．小脳虫部の容積減少が ADHD においてと同様にみられ，注意障害を伴う双極性障害でもみられる．小脳活性の増加は重症度と比例するが，気分変化とは関連しないとされ[27]，大うつ病のその他の個々の症状との関連は研究されていない．静止状態 fMRIを用いた研究では，前部帯状回皮質の活性増加が抗うつ薬治療により関連している一方，小脳の内因性活性の減少が現下の大うつ病の特異的バイオマーカーであるかもしれないとされた[28]．**うつ状態にある双極性障害と大うつ病とにおいて，中小脳脚と歯状核の微小構造異常が共通にみられる**一方，上小脳脚の微小構造異常は大うつ病のキーとなる神経生物学的様相かもしれないという報告もある[29]．

F｜不安障害

　不安と小脳との関連についての多くの研究は小脳の活性増加を示唆しているが，これは大うつ病と同様であり，両疾患における注意障害と関連しているのかもしれない．ある系統的メタ解析では，恐怖学習，ひいては不安障害に小脳扁桃や HIV-VI 小葉，虫部山頂が関連していると分析されている[30]．

G｜カタトニア

　カタトニアは当初統合失調症の亜型（緊張病）と考えられたが，現在では精神疾患の中では主に大うつ病の様相として認識されており，さらに多くの内科的・神経内科的疾患の部分症状

として現れることがある（後者ではカタトニア症候群と呼ばれる）[1]．カタトニアの病態生理は運動系の障害と関連しており，前頭葉と基底核の病変が共通に観察されている．しかし，**小脳−橋病変や前頭回路と小脳−橋間にある脳幹病変も関与している**[31]．

H ヒステリー（転換障害）

ヒステリーの神経生物学的基盤の研究は機能画像によりなされてきており，一貫した結果ではないものの左背外側前頭前野の活性上昇を示す報告が散見される[1]．小脳の関連が示された研究は2つあり，心因性と器質性のジストニアを比較した研究では[32]，器質性ジストニアでは一次運動野と視床で脳血流が増加し，小脳半球で低下していたのに対し，心因性ジストニアでは小脳半球と基底核の血流が増加し，一次運動野で減少していたという．「快」条件と「不快」条件を対比させた fMRI 研究では，対照群で下前頭皮質と前補足運動野での活性が増加していたのに対し，転換性障害患者群では小脳（虫部）と後部帯状回，海馬でのより大きな活性がみられている[33]．

IV 脊髄小脳失調症（SCA）における非運動症状

脊髄小脳変性症の中には DRPLA や SCA17 のように精神症状が目立つものがあるが，病理学的にみて病変は小脳にとどまらず脳幹や大脳，ときに末梢神経に及んでいることや小脳内での病変の分布に差があることなどから，**精神症状と小脳とを直接的に結びつけるのは困難なことが多い**[1]．以下に概説するが，病変部位に注意が必要である．

A 優性遺伝性小脳性運動失調症

❶ SCA1 と SCA2【病変主座：小脳，橋】

SCA1 では知的機能は後期まで保たれることが多いが，後期には行動異常や前頭葉様症状が現れる．SCA2 では認知機能障害が優勢になることがある．最近のある報告では，SCA1・SCA2 いずれも健常対象に比し遂行機能障害（音韻性・意味性流暢さ，注意機能）が現れ，SCA2 では視空間性・視覚認知性試験に障害がみられる[34]．さらにいずれもうつ症状や陰性症状の頻度が高いという[34]．SCA1 の CAG リピート多型と統合失調症との関連も論じられている．

❷ Machodo-Joseph 病（MJD: SCA3）【小脳，橋，中脳，中・上小脳脚】

認知機能は保たれることが多く，障害は軽度に留まり，前頭−皮質下型を示す．MJD の非運動症状として，睡眠障害や認知・情動障害，精神症状，嗅覚障害，末梢ニューロパチー，疼痛，筋痙攣，疲労，栄養障害，自律神経障害などが知られている．精神症状としては SCA1 のそれに類似していたという報告や異常行動や興奮，非協力的態度，啼泣，見当識障害，思考緩慢，幻覚・妄想を示した4例の報告がある[35]．MDJ 59 例の検討では，約半数に1つの精神症状があり，それは主に気分変調とうつ状態だったといい，その有無と CAG リピート数とには関連がなかったという[36]．この関連のなさから，著者らはこの疾患の精

神症状は病気になったことへの適応的情動反応であるという仮説が支持されると述べている[36]. 別の MJD 112 例の検討では，5 例が精神症状を有しており，かれらは年齢が高く，発症が遅かった[37]. SPECT では精神症状の有無に関わらず健常対照に比し両側小脳虫部の血流が低下していた. 精神症状を伴った 5 例のうちの 1 例の剖検では歯状核と黒質での細胞体の強い脱落がみられた[37]. 著者らはこれらの所見が大脳皮質–小脳間の連絡切断ないし特別な皮質と皮質下領域の変性のマーカーになるかもしれないと結論している[37]. 筆者らはホモ接合（CAG リピート数 60：60）でレム睡眠行動異常と著明な精神症状を呈した症例を経験した[38]. ホモ接合ではリピート数の多さにより，症状が強く顕在化することが知られており，この例の精神症状の強さも同様に説明されうる[38].

❸ SCA6【小脳限局】

ある系統的な研究では，SCA6 患者では記憶，遂行機能，呼称，注意で障害がみられた[39]. しかし，別の研究では知的・記憶機能に異常なかったが，認知の柔軟性や反応の抑制，言語的推論・抽象化などの遂行機能に障害がみられたという[40]. このように純粋小脳型といわれる SCA6 ではある種の認知障害は認められるものの，精神症状は記載されていない.

❹ SCA8【ほぼ小脳（特に虫部上葉）限局】

遂行機能障害はみられることはあるが，記憶や視知覚機能は保たれるとされる. フィンランドの家系では 40％に認知障害が出現するが，他の国では認められてこなかったとされる[41]. SCA8 の遺伝子におけるリピート数の増大は双極性障害や統合失調症と関連しているという報告がある[42].

❺ SCA10【全般性小脳】

人格変化が認められる例がある. 妄想型統合失調症を呈した兄弟例の報告[43] があるが，SCA10 と統合失調症との関連は研究中という.

❻ SCA12【小脳（特に虫部）とびまん性大脳】

後期に認知障害や不安やうつ，妄想などの精神症状がみられうる.

❼ SCA17【小脳，大脳，脳幹】

臨床的には純粋小脳型とみられているが，認知機能障害はコモンであり，行動異常や精神症状，デメンチアが初期からみられることがある[44]. 運動失調に精神症状を伴う場合，SCA17 と DRPLA がまず鑑別対象になる. SCA17 の遺伝子異常の変異が統合失調症のリスクである可能性も示唆されている[45].

❽ SCA27【小脳】

気分障害（抑うつや攻撃性の増大）が 50％くらいにみられる（難病情報センター）.

❾ SCA31【小脳虫部上面主体】

純粋小脳型の臨床像を呈し，認知障害や精神症状との関連は認められていない.

❿ DRPLA【小脳歯状核，赤核，淡蒼球，視床下核】

発症年齢と著明な表現促進現象に依拠するが，デメンチアと精神症状（精神発動性低下や人格変化，時に統合失調症様）は主要な特徴である. 大脳白質病変も含む多系統の障害であるため，精神症状と小脳との関連だけを切り離して論ずるのは困難である[1].

B | 劣性遺伝性運動失調症

❶ Friedreich 運動失調症【延髄背側，小脳半球下内側，吻側虫部，歯状核】

認知機能は一般的には障害されないが，運動・精神の反応時間は遅く，運動企図は著明に障害され，具体的思考や概念形成の障害，視空間的論理の障害，注意や作業記憶の障害が報告されている[46]．

❷ ARSACS【小脳虫部上面】

認知障害・精神症状は通常合併しないが，散発的に報告されており，最近では，認知・行動機能不全と共に動機づけ障害を呈した2兄弟例[47]や重度の精神症状（精神病，パニック障害，うつ状態）を伴った4例の報告がなされている[48]．

❸ AOA1【小脳，まれに脳幹】

認知障害が軽度のものから明らかな精神遅滞まで認められる．

C | 非遺伝性小脳性運動失調症（LCCA，MSA-C＝OPCA）

LCCAにしろOPCA（MSA-C）にしろ，精神症状が問題になることはほとんどないが，上述したようにMSA-C例の1/3強において病的泣き・笑いがみられている[15]．

V その他の小脳主体に侵される疾患における非運動症状

A | 小脳無形成

小脳無形成症例での運動失調は，小脳のほぼ全的欠如にもかかわらず予想よりも軽い場合があり，神経心理学的障害は予想より強いことがある[49]．IQや計画行動，視空間能，記憶や注意に軽度から中等度の障害がみられる．言語面では，会話理解や言語学習，陳述記憶に障害がみられる[50]．新規1症例と文献からの8例（いずれも生存中に診断）をまとめた報告では認知機能は3例で正常であり，2例で軽度精神遅滞，4例で精神遅滞が認められている[51]．

B | 小脳梗塞

小脳梗塞により認知・情動・行動障害が生じたという報告は散見されるが，通常の臨床場面で明らかに認められることはまれで，脳卒中の症候をまとめた教科書に記載されていない．また，これらの症候と小脳との関係を論じる場合，小脳梗塞においてその障害範囲が脳幹に及んでいないか（検証にはMRIだけでなく少なくともSPECTが必要），梗塞に伴う脳腫脹により水頭症や二次的脳幹圧迫がないかについて慎重な判断が求められる．それでも，**小脳梗塞による認知・行動障害は小脳後方領域病変でみられ，情動・感情障害は虫部と関係づけられている**[5]．18例の患者を対象とした認知面の詳しい神経心理学的検討では，運動障害は前方病変に由来するのに対し，運動障害なしにCCASを呈した例は後方領域に病変があり，その病変は言語面では右I・II脚からIX脚に拡がり，視空間面では両側I・II脚と右VIII小葉にあり，遂行機能面ではVII・VIII小葉にあったと報告されている[52]．

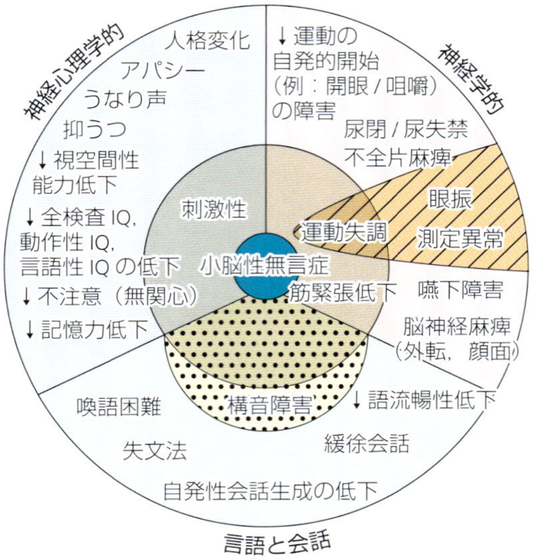

Fig.3 CMS と PFS および CCAS の関係
(Hennes E, et al. Neuropediatrics. 2012; 43: 240-8 [54]) から改変引用)
図全体が PFS を，中心部（濃い青領域）が CM を，内円内（グレー領域＋濃い青領域）が CMS を，ドット領域が「無言症と引き続く構音障害」を，縞模様領域が小脳性運動症候を，中心部を含む図の左半分が CCAS を，それぞれ示している．
CM: 小脳性無言
CMS: 小脳性無言症候群
CCAS: 小脳性認知・情動症候群

C | 小脳炎

　急性小脳炎は小児期にみられる炎症性小脳障害である．急性期に一過性に無言症を呈したという症例報告はいくつかある[53]．11 例の両親による臨床的観察ではそのうち 5 例に認知障害がみられ，それは主に視空間的能力や言語，注意力にみられたという[54]．上述したように病的泣き・笑いもある．

D | オプソクローヌス・ミオクローヌス症候群

　病変の主座は橋被蓋から小脳にわたると考えられる．情動障害については上述した．

VI 3つの小脳性神経行動学的症候群

　小脳障害によって生じる神経行動学的症候群として，小脳性無言症候群（cerebellar mutism syndrome: CMS）[2]，後頭蓋窩症候群（posterior fossa syndrome: PFS）[3]，小脳性認知・情動症候群（cerebellar cognitive affective syndrome: CCAS）[4] がある．

　これらの症候概念の形成過程を振り返ると **Fig.3** [55]，1958 年に，Daly と Love は後頭蓋窩腫瘍の 14 歳の患者が術後に「無動性無言」と多様な認知・情動・神経症状を呈したことを報告した．その後 1970 年代に後頭蓋窩腫瘍の術後に無言症が生じたという症例報告が相次いだ．1985 年に Rekate らは 6 例の症例シリーズにより小脳性無言性を記載した[2]．これらの症例は 1〜3 カ月続く無言症を呈し，回復期に構音障害に進行した．1997 年に Pollack らは神経行動学的変化を伴う遅発性の無言症を記載するために PFS という用語を用いた[3]．その中で「無言症と偽性球麻痺症候」の発生率と病態生理について報告し，PFS は運動麻痺と高次認知機能の喪失および脳神経障害に関連しており，会話の障害から意図的活動の広汎な障害にまでわたる（CMS よりも）広い症候群であると結論した．その後，小脳性無言症はしばしば CMS と呼ば

れるようになり，運動失調と筋緊張低下，刺激性を伴う無言症として定義されるようになった．CMSとPFSを区別なく用いる著者と，PFSはCMSを含みより広い概念として区別する著者とがいる．

1997年から98年にかけてにSchmahmannらによって提唱されたCCASにおいては小脳に主病変を有する雑多な疾患における神経心理学的検討から，4つの症候クラスターが抽出されてた[4]．その後の検討も加えて整理すると，(a) 遂行機能障害（計画，セット変換，言語流暢性，抽象思考，作業記憶），(b) 視空間性認知（視空間性計画，視運動課題，視覚性記憶），(c) 感情鈍麻または脱抑制・不適切行動を伴う人格変化，(d) 言語障害（失文法，プロソディー障害，獲得性ディスレキシア，語流暢性障害）である[4]．小脳が認知や情動に関与している可能性を指摘した点で意義は高いが，対象となった当初の20例の内訳は小脳血管障害13例，感染後小脳炎3例，病理不明の小脳皮質萎縮症3例，小脳腫瘍切除後1例と多様であり，小脳以外の病巣の有無はMRIによってのみ粗形態学的に判断されたものである．したがって，病変の局在性が保てると思われるのは血管障害のうちの小梗塞のみである点はこの時点での限界であり，その後に流行のようになされたCCASの症例報告の中には局在性への疑問を呈したくなる例も散見される．それはさておき，CCASに新たに追加された症状としては，暗喩・推論・両義性・複雑な思考の言語表現の問題，顔の失認，失音楽，時間の見当識障害，肢節運動失行などがある[13]．

まとめ

- ・小脳は上小脳脚という手綱で大脳を制御しており，「形態は機能を物語る」の見本をなす．
- ・その制御は運動のみならず，言語，認知，行動，情動，そして自律神経機能に及んでいる．
- ・精神疾患における小脳の役割は徐々に解明されつつあり，虫部に焦点が当てられている．
- ・脊髄小脳変性症の中に精神症状の目立つ型もあるが，純粋小脳型ではまれであり，病変の拡がりからみて小脳の関与はまだ明確でない．
- ・臨床研究や機能画像研究の進歩により，主として前方小脳が「感覚運動性小脳」を形成し，後方小脳が「認知性小脳」の解剖学的基盤をなしていること，さらに「辺縁系小脳」が室頂核と小脳虫部に存在していること，小葉Xが前庭機能を担っていることが確証されてきている．
- ・「小脳性認知・情動症候群」（CCAS）という概念は先駆的意義を有しており，機能画像研究が発展しているが，安易に症例報告がなされている点に注意しつつ，臨床例の深い分析を進めるべきである．

Chapter II 小脳症状の病態生理－診察，検査

文献

1) 福武敏夫．小脳と精神症状－人間活動の手綱を引く小脳－．神経内科．2016; 85: 87-94.

2) Rekate HL, Grubb RL, Aram DM. Muteness of cerebellar origin. Arch Neurol. 1985; 42: 697-8.

3) Pollack IF. Posterior fossa syndrome. Int Rev Neurobiol. 1997; 41: 411-32.

4) Schmahmann JD, Sherman JC. The cerebellar cognitive affective syndrome. Brain. 1998; 121: 561-79.

5) Stoodley CJ, Schmahmann JD. Evidence for topographic organization in the cerebellum of motor control versus cognitive and affective processing. Cortex. 2010; 46: 831-44.

6) Manto M, Mariën P. Schmahmann's syndrome-identification of the third cornerstone of clinical ataxiology. Cerebellum Ataxias. 2015; 2: 2.

7) Schmahmann JD. An emerging concept. The cerebellar contribution to higher function. Arch Neurol. 1991; 48: 1178-87.

8) Mariën P, Manto M. Introduction. In: Manto M, et al. editors. The linguistic cerebellum. Amsterdam: Academic Press; 2016. p. xv-xxiv.

9) Davies DL. The intelligence of patients with Friedreich's ataxia. J Neurol Neurosurg Psychiatry. 1949; 34-8.

10) Davies DL. Psychiatric changes associated with Friedreich's ataxia. J Neurol Neurosurg Psychiatry. 1949; 246-50.

11) Manto M, Mariën P (editors). The linguistic cerebellum. Amsterdam: Academic Press, 2016.

12) Leggio M. Clinical functional topography in cognition. In: Gruol DL, et al. editors. Essentials of cerebellum and cerebellar disorders: a primer for graduate students. Switzerland: Springer; 2016. p. 391-6.

13) Schmahmann JD. The cerebellar cognitive affective syndrome and the neuropsychiatry of the cerebellum. In: Gruol DL, et al. editors. Essentials of cerebellum and cerebellar disorders: a primer for graduate students. Switzerland: Springer; 2016. p. 499-511.

14) Turkel SB, Brumm VL, Mitchel WG, et al. Moo and behavioral dysfunction with opsoclonus-myoclonus ataxia. J Neuropsychiatry Clin Neurosci. 2006; 18: 239-41.

15) Gorman MP. Update on diagnosis, treatment, and prognosis in opsoclonus-myoclonus ataxia syndrome. Curr Opin Pediatr. 2010; 10: 745-50.

16) Parvici J, Joseph J, Press DZ, et al. Pathological laughter and crying in patients with multiple system atrophy-cerebellar type. Mov Disord. 2007; 22: 798-803.

17) Jack A, Keifer CM, Pelphrey KA. Cerebellar contributions to biological motion perception in autism and typical development. Hum Brain Mapp. 2017; 38: 1914-32.

18) Nisimaru A. Cardiovascular modules in the cerebellum. Jpn J Physiol. 2004; 54: 431-48.

19) Phillips JR, Hewedi DH, Eissa AM, et al. The cerebellum and psychiatric disorders. Front Public Health. 2015; 3: 66.

20) Wyciszkiewicz A, Pawlak MA, Krawiec K. Cerebellar volume in children with attention-deficit hyperactivity disorder (ADHD). J Child Neurol. 2017; 32: 215-21.

21) Andreasen NC, Paradiso S, O'Leary DS. "Cognitive dysmetria" as an integrative theory of schizophrenia: a dysfunction in cortical-subcortical-cerebellar circuitry? Schizophr Bull. 1998; 24: 201-18.

22) Zhuo C, Wang C, Wang L, et al. Altered resting-state functional connectivity of the cerebellum in schizophrenia. Brain Imaging Behav. 2017; doi: 10.1007/s11682-017-9704-0. [Epub ahead of print]

23) Yue Y, Kong L, Wang J, et al. Regional abnormality of grey matter in Schizophrenia: effect from the illness or treatment? PloS One. 2016; 11: e0147204.

24) Tikka SK, Gang S, Sinha VK, et al. Resting state dense array gamma oscillatory activity as a response marker for cerebellar-repetitive transcranial magnetic stimulation (rTMS) in schizophrenia. J ECT. 2015; 31: 258-62.

25) Chrobak AA, Siwek GP, Siuda-Krzywicka K, et al. Neurological and cerebellar soft signs do not

discriminate schizophrenia from bipolar disorder patients. Prog Neuropsychophamacol Biol Psychiatry. 2016; 64: 96-101.

26) Hamada M, Strigaro G, Murase M, et al. Cerebellar modulation of human associative plasticity. J Physiol. 2012; 590: 2365-74.

27) Alalade E, Denny K, Potter G, et al. Altered cerebellar-cerebral functional connectivity in geriatric depression. PLoS One. 2011: 6: e20035.

28) Zhou M, Hu X, Lu L, et al. Intrinsic cerebral activity at resting state in adults with major depressive disorder: a meta-analysis. Prog Neuropsychophamacol Biol Psychiatry. 2017; 75: 157-64.

29) Zhao L, Wang Y, Jia Y, et al. Cerebellar microstructural abnormalities in bipolar depression and unipolar depression: a diffusion kurtosis and perfusion imaging study. J Affect Disord. 2016; 195: 21-31.

30) Lange I, Kasanova Z, Goossens L, et al. The anatomy of fear learning in the cerebellum: A systematic meta-analysis. Neurosci Biobehav Rev. 2016; 59: 83-91.

31) Fink M, Taylor MA. Catatonia: a clinician's guide to diagnosis and treatment. Cambridge: Cambridge University Press; 2003.〔鈴木一正訳.カタトニア−臨床医のための診断・治療ガイド.東京:星和書店〕

32) Schrag AE, Mehta AR, Bhatia KP, et al. The functional neuroimaging correlates of psychogenic versus organic dystonia. Brain. 2013; 136: 770-78.

33) Blakemore RL, Sinanaj I, Galli S, et al. Aversive stimuli exacerbate defensive motor behaviour in motor conversion disorder. Neuropsychologia. 2016; 93（Pt A): 229-41.

34) Fancellu, R, Paridi D, Tomasello C, et al. Longitudinal study of cognitive and psychiatric functions in spinocerebellar ataxia types 1 and 2. J Neurol. 2013; 260: 73134-43.

35) Ishikawa A, Yamada M, Makino K, et al. Dementia and delirium in 4 patients with Machado-Joseph disease. Arch Neurol. 2002; 59: 1804-8.

36) Silva UC, Marques W Jr, Lourenco CM, et al. Psychiatric disorders, spinocerebellar ataxia type 3 and CAG expansion. J Neurol. 2015; 262: 1777-9.

37) Braga-Neto P, Pedroso JL, Gadelha A, et al. Psychosis in Machado-Joseph disease: clinical correlates, pathological discussion, and functional brain imaging. Expanding the cerebellar cognitive affective syndrome. Cerebellum. 2016; 15: 483-90.

38) Fukutake T, Shinotoh H, Nishino H, et al. Homozygous Machado-Joseph disease presenting as REM sleep behavior disorder and prominent psychiatric symptoms. Eur J Neurol. 2002; 9: 97-100.

39) Suenaga M, Kawai Y, Watanabe H, et al. Cognitive impairment in spinocerebellar ataxia type 6. J Neurol Neurosurg Psychiatry. 2008; 79: 496-9.

40) Cooper FE, Grube M, Elsegood KJ, et al. The contribution of the cerebellum to cognition in Spinocerebellar Ataxia Type 6. Behav Neurol. 2010; 23: 3-15.

41) Lilja A, Hämäläinen P, Kaitaranta E, et al. Cognitive impairment in spinocerebellar ataxia type 8. J Neurol Sci. 2005; 237: 31-8.

42) Vincent JB, Yuan QP, Schalling M, et al. Long repeat tracts at SCA8 in major psychosis. Am J Med Genet. 2000; 96: 873-6.

43) Trikamji B, Singh P, Mishra S. Spinocerebellar ataxia-10 with paranoid schizophrenia. Ann Indian Acad Neurol. 2015; 18: 93-5.

44) Rolfs A, Koeppen AH, Bauer I, et al. Clinical features and neuropathology of autosomal dominant spinocerebellar ataxia（SCA17). Ann Neurol. 2003; 54: 367-75.

45) Ohi K, Hashimoto R, Yasuda Y, et al. TATA box-binding protein gene is associated with risk for schizophrenia, age at onset and prefrontal function. Gene Brain Behav. 2009; 8: 473-80.

46) Bidichandani SI, Delatycki MB. Friedreich ataxia. GeneReviews. [updated 2014 Jul 24]

47) Verhoven WM, Egger JI, Ahmed AI, et al. Cerebellar cognitive affective syndrome and autosomal recessive spastic ataxia of chaelevoix-saguenay: a report of two male sibs. Psychopathology. 2012; 45: 193-9.

48) Mignarri A, Tessa A, Carluccio MA, et al. Cerebellum and neuropsychiatric disorders: insights

from ARSACS. Neurol Sci. 2014; 35: 95-7.

49) Timmann D, Dimitrova A, Hein-Kropp C, et al. Cerebellar agenesis: clinical, neuropsychological and MR findings. Neurocase. 2003; 9: 402-13.

50) Richter S, Dimitrova A, Hein-Kropp C, et al. Cerebellar agenesis II: motor and language functions. Neurocase. 2005; 11: 103-13.

51) Yu F, Jiang QJ, Sun XY, et al. A new case of complete primary cerebellar agenesis: clinical and imaging findings in a living patient. Brain. 2015; 138: e353.

52) Stoodley CJ, MacMore JP, Makris N, et al. Location of lesion determines motor vs. cognitive consequences in patients with cerebellar stroke. Neuroimage: Clinical. 2016: 12: 765-75.

53) Dimova PS, Bojinova VS, Milanov IG. Transient mutism and pathologic laughter in the course of cerebellitis. Pediatr Neurol. 2009; 41: 49-52.

54) Hennes E, Zotter S, Dominger J, et al. Long-term outcome of children with acute cerebellitis. Neuropediatrics. 2012; 43: 240-8.

55) Gudrunardottir T, De Smet HJ, Bartha-Doering L, et al. Posterior fossa syndrome (PFS) and cerebellar mutism. In: Mariën P, et al. Editors. The linguistic cerebellum. Amsterdam: Academic Press; 2016. p. 257-313.

〈福武敏夫〉

II-8 》》
小脳と脊髄小脳変性症
−眼球運動検査でわかること

小脳は，眼球運動に深くかかわっている．その機能異常を衝動性眼球運動や滑動性眼球運動課題によって調べることができる．

I 衝動性眼球運動を調べるための眼球運動課題

衝動性眼球運動を調べるための代表的な課題は，視覚誘導性サッカード課題（visually guided saccade: VGS）と記憶誘導性サッカード課題（memory guided saccade: MGS）である[1]．

VGS課題では中央の光の点が点灯するので，被験者にそこを注視してもらう．その後この注視点が消えると同時にその左右いずれかの位置にターゲットが点灯するので，被験者にサッカードをしてその位置を注視してもらう．最も基本的な眼球運動課題で大脳基底核を介さず頭頂葉から上丘に投射する系の機能をみているとされる．ギャップ課題もVGSとほとんど同じであるが，中央の注視点が消えてからターゲットが点灯されるまで，200 msの時間間隔があるものである．これらの課題は外的刺激（ターゲット）を手掛かりに反応してサッカードをすることから，反射性あるいは外因性サッカードと呼ばれている．

MGS課題でも，まず中央に光の点が点灯するので，被験者にそこを注視してもらう．その後，左右いずれかの位置にターゲットが短時間点灯する（cue）ので，被験者に中心の固視点をみたまま場所だけを覚えてもらう[1]．その後しばらくして中心の固視点が消えるので，これを合図に被験者に覚えておいた位置を注視させる．この課題は記憶したターゲットの位置に眼を動かす眼球運動課題であり，外的な光の刺激がない状況で行われるサッカードであることから，内因性サッカードと呼ばれている．Hikosakaら[2]の研究により，前頭葉から基底核（尾状核），さらに上丘（SC）に至る経路がMGSの発現に関与していることを示した．即ち基底核の機能を反映しやすい課題である．

MGS課題を用いてサッカードの抑制機能をみることもできる．この課題では最初cueが短時間呈示されるが，そのときには被験者に眼球を動かさないように指示しておく．しかしcueに対して思わず眼を動かしてしまう試行があり，これをsaccade to cueと呼んでいる．このような試行の頻度が多い場合，サッカードの抑制が障害されていると考える．

アンチサッカード（AS）課題もサッカードの抑制機能をみるのに用いられる．この課題では中心固視点，ターゲットの提示自体はVGSと全く同様であるが，被験者にはターゲットの方ではなく，固視点を中心としてターゲットとは点対称の位置にサッカードをするように指示

Chapter II　小脳症状の病態生理−診察，検査

する．この課題では被験者は思わずターゲットの位置に向かって動いてしまう眼球運動（pro-saccade）を抑制し，反対方向に内因性のサッカードを行わなくてはならない．したがって，この課題の施行のためには，ターゲットへ向かう prosaccade を抑制する必要がある．prosaccade が多い場合，眼球運動の抑制ができないことになる．

II　小脳疾患でよくみられる眼球運動異常

　小脳疾患の患者では眼振，square wave jerk や滑動性眼球運動の障害などさまざまな眼球運動障害が記載されている[3〜5]．とりわけ固視の障害が特徴的で，しばしば視線の方向が固視している場所から徐々にドリフトしたり，square wave jerk のようにいったん固視している場所から視線がずれ，またしばらくして元に戻る．

　もう一つの特徴は眼振である．眼振は一方向に素早く動く急速相と，反対方向にゆっくり戻る緩徐相からなる．眼球は眼筋や軟部組織の張力により自然に正中位に戻る傾向があるが，それを防いで視線を一定の位置に固定しておく機構（眼位保持機構 gaze holding mechanism）がある[1]．眼球速度を眼球位置信号に変換する機構を神経積分器といい，視線の保持はこの神経積分器からの出力によると考えられる．この機構に障害があると，眼球が物理的に動いて視線が注視している対象からドリフトする（眼振の緩徐相）．ずれがある一定以上大きくなると補正のため，もとに戻すような衝動性眼球運動（眼振の急速相）が生じる．

　眼振が起きる機序は，第一に前庭からの眼位保持機構入力へのアンバランスである．眼振を誘発する刺激が前庭神経（核）に入り，一側の前庭神経のトーンが優位になると，眼球は反対方向に偏位する．第二は前述のように，脳幹の前庭神経核，Cajal 間質核，舌下神経前位核，前庭小脳などの神経積分器の障害などで生じる．第3は小脳の障害である．神経積分器は小脳（特に小脳片葉）からの positive feedback により制御されている．小脳疾患があると，この制御が障害され[3-6]，眼球が注視点からずれて眼振緩徐相の原因となる．小脳のうち主に片葉と傍片葉が関わっている．

III　サッカードにおける衝動性眼球運動障害

　小脳疾患患者では衝動性眼球運動においては測定異常（振幅過大と振幅過小）がみられ，視標（ターゲット）の位置に正確に到達する前に止まってしまったり，逆に行き過ぎたりする．その結果，サッカードの振幅は試行ごとにばらつき，その後修正サッカードを行って視線の位置をターゲットの位置に修正する[7]．とりわけ振幅過大が小脳失調に特徴的であるとされてきた Fig.1．眼振など片葉と傍片葉の障害でよくみられる眼球運動異常とは対照的に，衝動性眼球運動（サッカード）は片葉や傍片葉の影響をあまり受けず，背側虫部（lobule V–VII）とその小脳半球への伸展がより重要と考えられている[4]．これらの部位は視線がターゲットを中心視野できちんととらえられるように，適切な場所までサッカードをして，そこで正確に眼球を

136

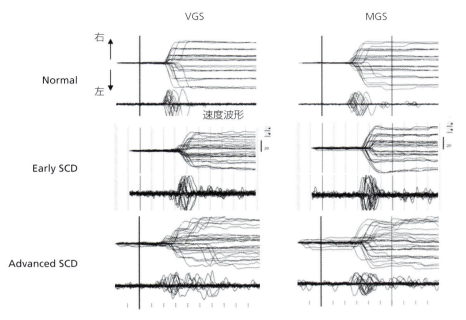

Fig.1 純粋小脳型の脊髄小脳変性症（pure cerebellar SCD）での眼球運動記録例
健常者および初期，進行期の SCD での眼球運動記録のトレース（それぞれ上・中・下段）．各図の上のグラフは，25〜30 試行分の眼球運動を重ね書きしたもの．横軸が時間軸（目盛は 100 ms ごと）を，縦軸が眼球運動の位置を示す．各図の下のほうの波形は，これを微分して得た速度波形．
[Terao Y. et al. Proceedingo of the Japan Academy, Scries B Physical and Biological Sciences (2017 in press)[50] より許可を得て転載]

止める役割を果たす[6]．小脳，とりわけ小脳虫部や小脳室頂核の働きは眼球運動の振幅の適応（saccade adaptation）や，小脳病変が起きた後の機能的代償にも不可欠な役割を果たすと考えられている[1,8〜12]．

小脳がサッカードの振幅の調整において果たす役割は動物実験で明らかにされている小脳の解剖学的経路から考えるとわかりやすい．眼球運動に関わる皮質領域は，主に 2 つの経路を介して脳幹サッカードのジェネレーターに投射する．1 つの系は，大脳皮質および大脳基底核から上丘に投射する系で，ここから脳幹のサッカード・ジェネレーターに連絡して，ターゲットの選択，およびサッカードの開始などに関与する．もう 1 つの系は，橋核（nucleus reticularis tegmenti pontis）が大脳皮質からサッカードコマンドを受け取り，小脳と脳幹網様体に投射する経路である．この経路は上で述べたように，サッカードの振幅と軌道を調整して眼が正確にターゲットに到達するように調整するのに重要な役割を果たしている[10,12,13〜18]．

これに対し，サッカードの開始自体に小脳が果たす役割はそれほど注目されてこなかった．しかし小脳はサッカード開始においても役割を果たすことが動物実験で明らかにされている[19]．小脳虫部のプルキンエ細胞はサッカードの前に発火する[19,20]．また虫部の限局した領域の電気刺激により低い値閾でサッカードを誘発できるが，虫部の刺激は同側へのサッカードを引き起こし，室頂核刺激により対側へのサッカードが誘発できる[19,20]．さらに虫部の刺激によって誘発されるサッカードはプルキンエ細胞の軸索の刺激によって引き起こされ，そのシグ

ナルは，室頂核領域を経由して内側縦束吻側間質核（riMLF）と正中傍橋網様体（PPRF）など，脳幹の対側のサッカード ジェネレーターに達することもわかっている[19, 20]．

　臨床的には，どのようなサッカードの異常が小脳疾患の患者に特徴的で，他の神経疾患との鑑別に役に立つであろうか？　小脳疾患に特徴的とされてきたサッカードの異常は，試行ごとの振幅のばらつき，とりわけ振幅過大であるが，それ以外の特徴はまだ明らかにされていない[1]．

　他方，小脳疾患における衝動性眼球運動課題の異常を直接調べた研究はこれまで比較的少ない．Filippopulos ら[21]は小脳梗塞の患者において外因性のサッカード（VGS，ギャップ，オーバーラップ課題），より内因性のサッカード課題（AS，MGS，短い眼球運動の系列を記憶して再生する課題）を調べたところ，特にオーバーラップ課題，MGS 課題で振幅過大と軽度の潜時の延長が認められた．アンチサッカード課題では方向の誤り（proasccade）は健常人と比較して多くなかったが，眼球運動の系列記憶課題ではサッカードの方向の誤りが認められた．

　さらに Filippopulos ら[22]は小脳萎縮を呈する患者5名で，外因性のサッカード，内因性のサッカード課題を調べた．小脳梗塞の患者と同様に，試行ごとのサッカードの振幅のばらつきは健常者に比較して大きかった．外因性のサッカードおよびアンチサッカード課題においてサッカードの潜時は軽度の延長を示した．また MGS 課題で saccade to cue が増加しており，サッカードの抑制の障害が示唆された．

　その一方で，寺田ら[24]は遺伝性の脊髄小脳変性症患者（SCA6 と SCA11）で，VGS 潜時が延長したのに対し，MGS の潜時は正常に保たれることを示した．

　小脳失調に特徴的な眼球運動異常を明らかにするため，Terao ら[25]は小脳失調と Parkinson 症状をきたす神経疾患のサッカードのパラメータを比較した．しかし単純に純粋小脳型の脊髄小脳変性症（SCD）と Parkinson 病（PD）の患者でサッカードのパラメータを比較することはあまり意味がない．というのはサッカードのパラメータの違いが認められたとしても，それが2つの疾患の病態生理の違いを反映するだけでなく，それぞれの進行度も反映している可能性があるからである．したがって異なった神経疾患で進行度もマッチさせて比較するのは難しい．

　そこで Terao らはまず小脳とパーキンソン症状を主症状とする多系統萎縮症の2つのタイプ，すなわち MSA-C，MSA-P において VGS・MGS のパラメータを比較した[25]．これらの2つのサブタイプの多系統萎縮症は臨床症状は異なるものの，病理学的には同じスペクトラムに属することが知られている．即ち各神経構造の侵され方の程度が異なるものの，侵される神経系の分布は本質的に類似している．そこで，統一多系統萎縮症評価スケール Unified MSA rating scale（UMSARS）という共通のスケールを用いて，症状の重症度をマッチさせてサッカードのパラメータを比較することができる．また MSA-C と SCD 患者の間でもサッカードのパラメーターを比較した．MSA-C と SCD は両方とも共通に小脳失調を呈する疾患であり，早期にはほとんど症状のみで鑑別することはできない．そこで小脳症状を基準にして二つの疾患の重症度をおおむねマッチさせながらパラメータを比較することができる．同様に MSA-P，PD の間でもサッカードのパラメータを比較した．初期においては MSA-P，PD はともに parkinsonism が主症状であり臨床症状のみでは鑑別できないことが多い．この場合も共通のスケール（統一パーキンソン病評価スケール，unified Parkinson's disease rating scale: UPDRS）に

よって，臨床症状の重症度をあわせてサッカードのパラメータを比較することができる．

　MSA-C 患者は SCD 患者と臨床症状が似ているので，MSA-C 患者の サッカードは病期とともに SCD 患者と同様の変化を示すだろうか？　また MSA-P 患者は PD 患者と臨床症状が似ているので，疾患の重症度をマッチさせたときに，MSA-P 患者の眼球運動のパラメータは PD 患者に類似するだろうか？それとも MSA-C，MSA-P は両方とも同じ MSA の病理学的スペクトラムに属するので，MSA-C と MSA-P のサッカード異常はお互いに類似しているであろうか？

　重症度をあわせてサッカード・パラメータを比較すると MSA-C，MSA-P 患者はお互いに似ていただけなく，SCD 患者とも類似のサッカード・パラメータの変化を示した．いずれの群も VGS の潜時は進行とともに延長したのに対し，MGS の潜時は全ての病期で正常範囲内にあった．VGS・MGS 両方の振幅は進行とともに同じように低下した．MSA-P の振幅過小は多少顕著であったが，その他の点では他の二群と類似の変化を示した．したがってサッカードからみる限り，MSA-C と MSA-P の病態生理は SCD と共通した小脳の機能障害に基づくことが示唆された．

　これとは対照的に MSA-P と PD 患者のサッカードのパラメータには相違があった．PD では病期とともに MGS の潜時が増加し，MGS の成功率は低下したのに対して，MSA-P 患者では全ての病期において MGS のパラメータは正常範囲だった．他方，VGS の潜時延長・振幅低下は MSA-P・PD ともに病期とともに徐々に悪化した．

　以上をまとめるとサッカードから病態生理をみた場合，MSA-C と MSA-P 患者ではともに大脳基底核の機能異常より小脳の機能異常がより反映されていると考えられた．MSA-P 患者は初期においては通常 MSA-C 患者より PD 患者と類似した臨床症状を示すが，病期がすすむにつれ，MSA-C と MSA-P 患者の臨床症状は似てくることも知られている．したがって多系統萎縮症の 2 つのサブタイプの病態生理の違いは，絶対的というより相対的なものかもしれない[26～29]．

　他方 MSA-P と PD はともに Parkinson 症状を呈するが，サッカードの異常からみた病態は異なると考えられた．MGS の潜時・成功率は大脳基底核の直接路の機能を反映し，PD でより障害を受けると考えられた．他方，MSA-P におけるサッカードの振幅過小は大脳基底核の間接路の活動が亢進しているために，その下流にある上丘が過剰に抑制されることによると考えられた[25]．

　近年，進行性核上性麻痺（PSP）には脊髄小脳変性症と非常に類似した臨床症状を呈する小脳型の PSP（PSPc）という病型があることが知られるようになった[30]．病初期には，PSPc は SCD と鑑別が難しい場合がある．そもそも PSP の診断基準には「明らかな小脳症状がないこと」という項目が入っているが，PSPc の患者ではプルキンエ細胞や小脳出力核の病理変化が強いことから[30]，小脳疾患と同様サッカードの振幅過大が認められることが予想された．しかし Terao ら[31] は PSPc においてほとんど振幅過大がみられないことを示した．興味深いことに振幅過大は PSP と同様に slow saccade がみられやすい遺伝性脊髄小脳変性症 2 型 spinocerebellar ataxia 2（SCA2）においても認められない[5]．PSP や SCA2 患者では，スピードが著しく遅い slow saccade を呈する．このためサッカードが行われている間も visual feedback

が持続的にあり，これが眼球運動を正確にターゲットの位置にもっていくのに役立つために振幅過大が起きないと考えられている．

IV 小脳出力核のアクセル・ブレーキ機能を評価する

　小脳の重要な機能は視線が正確に標的に着地するように，適切なタイミングでサッカードにアクセル・ブレーキをかけることである．動物実験では，小脳の室頂核は眼球運動が始まってから早いタイミングで対側の サッカードを加速する役割を果たす（アクセル機能）のに対して，同じ側の室頂核は遅いタイミングでサッカードにブレーキをかけて，サッカードを減速する役割があることが知られている[8, 19, 32~37]．そのため動物実験で両側の室頂核を機能的にブロックしたり破壊したりすると，アクセル機能が低下するためにサッカードの始動が遅れ，サッカードの最大速度は低下する[36~38]．またサッカードのブレーキ機能も低下するために，サッカードの持続時間，とりわけ減速にかかる時間が長くなり，とくに反射性サッカードにおいて振幅過大が目立つようになる[32~34, 37~39]．

　Buzonov ら[37]は動物の小脳の室頂核に muscimol を注射して，サッカードの速度波形の変化を観察した．サッカードの持続時間をまず加速期と減速期に分け，それぞれをさらに加速度がプラスとマイナス（減速期についてはマイナスとプラス）になる時期に分けた（加速期1と2，減速期3と4と全部で4つの時期）．muscimol を注射した場合としない場合で，それぞれの時期において眼球がどのくらい動いた（回転した）かを比較し，室頂核からの出力がサッカードの4つの時期で最も強く働いているかについて推定した．片側の室頂核を注入により不活化すると，同側へのサッカードは，眼球の回転量が1.8倍に増加した．サッカードの回転量の増加は 同側へのサッカードについて4つの時期すべてで認めたが，後ろの時期になるほど回転量は増加した．したがって正常では，同側の室頂核は4つの時期全てで同側のサッカードの減速に働いていると考えられた．片側の室頂核を不活化すると，対側へのサッカードは回転量が減り，およそ0.8回になった．1~3の3つの時期で減少していたが，4の時期では回転量は muscimol を注入しないときと同様であった．このことから，サッカードの方向と対側の室頂核はサッカードの加速期および減速期の初期において眼球運動を加速する役割を果たし，眼球の回転量を増加させていることがわかった．これらのことから，同側・対側の室頂核の活動にはかなり時間的な重なりがあることがわかった．

　この研究は小脳出力核の眼球運動に対するアクセル，ブレーキ機能を，小脳疾患患者のサッカード波形から読み出せることを示唆したが，臨床的にそのような評価を行った研究はこれまで少ない．Terao ら[40]は VGS と MGS 課題におけるサッカードの速度波形を SCD 患者とMSA-C と比較した．これらの2疾患は病初期には臨床症状が非常に似ているが，病理学的には MSA-C ではオリーブ核や橋の橋被蓋網様体核などの小脳入力系の障害が中心となるのに対し，SCD ではプルキンエ細胞や小脳深部核など小脳出力系の障害が目立つとされる．動物実験から予想されるように，出力系の障害が目立つ SCD ではサッカードのピーク速度の低下，持続時間の延長が目立つのに対し，MSA-C の速度波形ではこれらの変化はそれほど強くない

ことが予想された.

Terao ら[40] は MSA–C, SCD 患者で 5〜30 度のさまざまな振幅のサッカード課題を行わせた. 同じ振幅のサッカードで速度波形を比較すると, SCD ではサッカードの持続時間が, とりわけ減速期において延長し, サッカードのピーク速度はやや健常者に比較して低下していた. 持続時間の延長は MGS, それも振幅過大がみられやすい大きい振幅のサッカードほど目立った. 病期が進むにつれて, 持続時間の延長は顕著になった.

アクセル機能を反映する加速期の持続時間, ピーク速度は, 健常者に比較して MSA–C, SCD 群とも低下していたが, とくに MSA–C 群で目立った. それに対して MSA–C 群では, サッカードの持続時間はやや短いか, ほぼ正常だった. サッカードのピーク速度の低下は, とくに振幅の小さなサッカードにおいて, また MSA–C の病期がすすむにつれて目立つようになった.

したがって SCD 群で MSA–C 群に比して, サッカードのブレーキ機能の障害が目立ち, 大きな振幅のサッカードほどその傾向が目立っていた.

V 小脳の performance monitoring における役割

アンチサッカード課題を行うと, 小脳外側部が視床とともに賦活されることが知られている[41, 42]. また臨床的には, 小脳萎縮の患者ではアンチサッカード課題で方向の誤りが増えることが知られている[21]. 視床は前頭眼野, 補足眼野のような眼球運動に関連する皮質領域, 頭頂葉などの投射を受けるとともに, 脳幹網様体からも髄板内核へ入力がある. 小脳からの入力も受けている. これらの領域からの投射は眼球運動に関する efference コピーの情報を伝達している可能性がある. また小脳は視床を介して大脳皮質に投射し, 運動のフィードフォワード制御に関与している. これらの解剖学的投射から, 小脳や視床はアンチサッカード課題中に, 眼球運動の efference コピーの情報を参照しながら, そのパフォーマンスをモニターする役割があると想定される.

Petersburs ら[43〜45] は視床に局所病変のある患者において, アンチサッカード課題における方向の誤りがあった後 100〜150 ms 後に出現する, エラー関連陰性電位（error–related negativity: ERN）を記録した. とりわけ右背内側と腹外側領域, 両側の腹外側領域が障害されている患者で, ERN の振幅が低下していた. この結果から小脳は視床とともにアンチサッカード課題において眼球運動をオンラインでモニターし, おそらく大脳皮質から efference コピーを利用することによって, 行動の感覚の結果を予測する役割があると考えられた.

VI 小脳疾患における視線解析

Matsuda ら[46] は被験者にモニター画面上に 10 秒間だけ種々の複雑さの線画をみせ, これを消した後, 線画を紙の上に思い出して描くような視覚記憶課題を行わせた Fig.2 . この視覚記

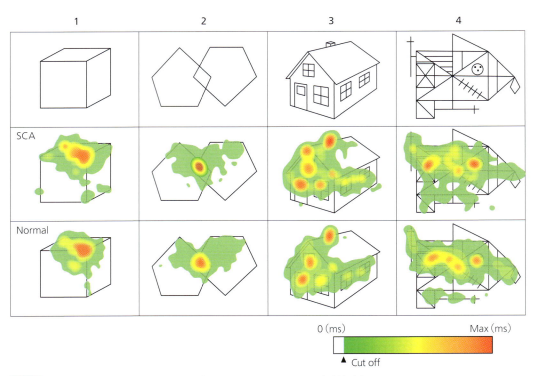

Fig.2 小脳疾患（SCD）患者が視覚記憶課題を行っているときの視線解析
上段が記憶させた線画，中段・下段は SCD 患者，健常者が線画を記憶しているときの視線の分布を等高線図としてあらわした図．
(Matsuda S, et al. PLoS One 2014; 9: e116181[47]) より許可を得て転載）

憶課題で線画を記憶している際の視線の動きを計測し，健常人と比較を行った．SCD 患者が画像のうち視線でスキャンした面積は，あるいは健常者と同じかより大きかった．スキャンした面積の増大は測定異常，特に小脳失調の患者にしばしばみられる振幅過大によると考えられた．

また Matsuda ら[47]は SCD 患者に視覚探索課題を行わせた．被験者は沢山ある distractor の配列の中に，異なった方向あるいは色を持ったランドルト環が 1 つだけあるので，そのターゲットのランドルト環をみつけて，それを注視するように指示した．1 つの課題ではターゲットは distractor とは異なった方向をもつが，同じ色だった．この場合，ターゲットは他の distractor から特に際立つわけではないので，被験者はみつけだすまでに，個別のランドルト環を視線で逐次的にみていくことが必要となる．そのため探索時間は distractor の数と相関して増加する（"serial or top-down visual search"[48]）．そのためターゲットをみつけ出すまでの探索時間は distractor の数と相関して増加する（"serial or top-down visual search"）．もう 1 つの課題では，ターゲットのランドルト環は distractor と異なった色を持っており，distractor のランドルト環から「浮き上がるように」目立つので，被験者はひとつひとつのランドルト環をみなくても，ターゲットをみつけ出すことが可能である．そのため，検索時間は distractor の数によってそれほど影響を受けない（"pop-out or bottom-up visual search"）．小脳疾患では前者の視覚探索は障害されていたが，後者の視覚探索は正常であった．また小脳患者[49]で報告されて

いるように，この探索の過程で一度みたターゲットあるいはdistractorを再度固視する傾向がみられ，小脳疾患の特徴と考えられた．

VII 滑動性眼球運動における小脳の役割

滑動性眼球運動（smooth pursuit）は視覚対象物が動いているとき，眼球がその動きに追従してゆっくり動き，注視を続ける眼球運動である．網膜上に映る指標の速度と網膜上に映る対象物の速度の差（retinal slip）が刺激となり，指標を正確に捉えようとする速度の遅い追跡眼球運動が起きる．課題としては，さまざまな振幅・頻度でサインカーブ状，あるいは三角の鋸歯状に動くようなターゲットを追視させるが，眼振緩徐相指標の速度が35〜40 deg/s程度までは追従が可能であるとされる．滑動性眼球運動に異常があると追視がうまくできず，利得（gain），すなわち視標速度に対する眼球運動速度の比が低下する．眼球が視標速度に対して遅れ網膜誤差が大きくなると，追いつくために衝動性眼球運動（catch-up saccade）が生じ，階段様の眼球運動（saccadic pursuit）となる．

追従眼球運動に関わる主要な経路は，網膜からの視覚情報はまず一次視覚野（V1）に達し，ここでまず基本的なターゲットの速度と方向の情報が処理される．その情報は側頭葉のMT野・MST野に送られ，さらに橋底部の橋核，とくに後外側橋核（dorsolateral pontine nuclei：DLPN）および橋被蓋網様体核（nucleus reticularis tegmenti pontis：NRTP）に達する．橋核はさらに小脳の片葉，傍片葉，背側虫部（VI〜VII）へ投射する．もうひとつの経路として，中脳にある副視索系を介する経路（accessory optic system：AOS）や視索核（nucleus of the optic tract：NOT）を介して比較的直接的に脳幹の橋核，とりわけDLPNとNRTPに投射する系がある．AOS・NOTはMT野・MST野などから投射を受けるとともに，下丘の背帽域や舌下神経前位核，内側前庭神経核，外側膝状体などに投射する．

小脳は眼球運動の信号を視覚入力，眼球運動指令と調整する役割を果たしている．片葉，傍片葉からの出力は，内側前庭核やy-groupの細胞群を介して，背側虫部からの出力は室頂核を通じて眼球運動神経核に出力され，脳幹の眼球運動神経核に至る．上記で室頂核からの出力は主に滑動性眼球運動の開始に関わるのに対し，小脳の片葉，傍片葉の出力は眼球運動の維持に関わる．前頭葉の前頭前野（frontal eye field）では滑動性眼球運動の開始と持続にかかわる予測的な眼球運動の情報処理が行われる．滑動性眼球運動の潜時，眼球運動のスピードや利得（gain），どのくらい衝動性眼球運動が混ざるかなどを評価することで，これらの神経機構のいずれに障害があるかを推定することができる．

上述のように大脳，橋，小脳，前庭などに片側の障害があるとき，とりわけ小脳や脳幹障害でみられやすく，同側への滑動性眼球運動が障害されるが，種々の部位の障害で異常をきたすので局在診断としての価値はあまり高くない．

文献

1) Leigh RJ, Zee DS, eds. The neurology of eye movements. 4th edition. Oxford: Oxford University Press; 2006.
2) Hikosaka O, Takikawa Y, Kawagoe R. Role of the basal ganglia in the control of purposive saccadic eye movements. Physiol Rev. 2000; 80: 953-78.
3) Selhorst JB, Stark L, Ochs AL , et al. Disorders in cerebellar ocular motor control. I. Saccadic overshoot dysmetria. An oculographic, control system and clinico-anatomical analysis. Brain. 1976; 99: 497-508.
4) Kheradmand A, Zee DS. Cerebellum and ocular motor control. Front. Neurol. 2011; 2: 53.
5) Federighi P, Cevenini G, Dotti MT, et al. Differences in saccade dynamics between spinocerebellar ataxia 2 and late-onset cerebellar ataxias. Brain. 2011; 134 (Pt 3): 879-91.
6) Robinson FR, Fuchs AF. The role of the cerebellum in voluntary eye movements. Annu Rev Neurosci. 2001; 24: 981-1004.
7) Alice W, Flaherty MD, Rost NS, eds. The Massachusetts General Hospital Handbook of Neurology. 2nd edition. Philadelphia: Lippincott Williams & Wilkins; 2007.
8) Robinson FR, Straube A, Fuchs AF. Role of the caudal fastigial nucleus in saccade generation. II. Effects of muscimol inactivation. J Neurophysiol. 1993; 70: 1741-58.
9) Robinson FR, Phillips JO, Fuchs AF. Coordination of gaze shifts in primates: brainstem inputs to neck and extraocular motoneuron pools. J Comp Neurol. 1994; 346: 43-62.
10) Takagi M, Zee DS, Tamargo RJ. Effects of lesions of the oculomotor vermis on eye movements in primate: saccades. J Neurophysiol. 1998; 80: 1911-31.
11) Takagi M, Tamargo R, Zee DS. Effects of lesions of the cerebellar oculomotor vermis on eye movements in primate: binocular control. Prog Brain Res. 2003; 142: 19-33.
12) Pélisson D, Alahyane N, Panouillères M, et al. Sensorimotor adaptation of saccadic eye movements. Neurosci Biobehav Rev. 2010; 34: 1103-20.
13) Stein JF, Glickstein M. Role of the cerebellum in visual guidance of movement. Physiol Rev. 1992; 72: 967-1017.
14) Thier P, Möck M. The oculomotor role of the pontine nuclei and the nucleus reticularis tegmenti pontis. Prog Brain Res. 2006; 151: 293-320.
15) Barash S, Melikyan A, Sivakov A, et al. Saccadic dysmetria and adaptation after lesions of the cerebellar cortex. J Neurosci. 1999; 19: 10931-9.
16) Straube A, Deubel H, Ditterich J, et al. Cerebellar lesions impair rapid saccade amplitude adaptation. Neurology. 2001; 57: 2105-8.
17) Jenkinson N, Miall RC. Disruption of saccadic adaptation with repetitive transcranial magnetic stimulation of the posterior cerebellum in humans. Cerebellum. 2010; 9: 548-55.
18) Colnaghi S, Ramat S, D'Angelo E, et al. Theta-burst stimulation of the cerebellum interferes with internal representations of sensory-motor information related to eye movements in humans. Cerebellum. 2011; 10: 711-9.
19) Noda H. Cerebellar control of saccadic eye movements: its neural mechanisms and pathways. Jap J Physiol. 1991; 41: 351-68.
20) Noda H, Fujikado T. Involvement of Purkinje cells in evoking saccadic eye movements by microstimulation of the posterior cerebellar vermis of monkeys. J Neurophysiol. 1987; 57: 1247-61.
21) Filippopulos F, Eggert T, Straube A. Deficits of cortical oculomotor mechanisms in cerebellar atrophy patients. Exp Brain Res. 2013; 224, 541-50.
22) Filippopulos F, Eggert T, Straube A. Effects of cerebellar infarcts on cortical processing of saccades. J Neurol. 2013; 260: 805-14.
24) Inomata-Terada S, Tokushige S-I, Matsuda S, et al. Saccadic eye movements in spinocerebellar degeneration-study of 8 directions. 45th Annu. Meeting Jap. Soc. Clin. Neurophysiol. 2015 [Japanese abstract].
25) Terao Y, Fukuda H, Tokushige S, et al. Is multiple system atrophy with cerebellar ataxia (MSA-C)

like spinocerebellar ataxia and multiple system atrophy with parkinsonism (MSA-P) like Parkinson's disease? –A saccade study on pathophysiology. Clin Neurophysiol. 2016; 127: 1491–502.

26) Watanabe H, Saito Y, Terao S, et al. Progression and prognosis in multiple system atrophy: an analysis of 230 Japanese patients. Brain. 2002; 125: 1070–83.

27) Geser F, Wenning GK, Seppi K, et al. European MSA Study Group. Progression of multiple system atrophy (MSA): a prospective natural history study by the European MSA Study Group (EMSA SG). Mov Disord. 2006; 21: 179–8.

28) Gilman S, Wenning GK, Low PA, et al. Second consensus statement on the diagnosis of multiple system atrophy. Neurology. 2008; 71: 670–6.

29) Wenning GK, Geser F, Krismer F, et al. European Multiple System Atrophy Study Group. The natural history of multiple system atrophy: a prospective European cohort study. Lancet Neurol. 2013; 12: 264–74.

30) Kanazawa M, Shimohata T, Toyoshima Y, et al. Cerebellar involvement in progressive supranuclear palsy: A clinicopathological study. Mov Disord. 2009; 24: 1312–8.

31) Terao Y, Fukuda H, Shirota Y, et al. Deterioration of horizontal saccades in progressive supranuclear palsy. Clin Neurophysiol. 2013; 124: 354–63.

32) Ohtsuka K, Noda H. Direction-selective saccadic-burst neurons in the fastigial oculomotor region of the macaque. Exp Brain Res. 1990; 81: 659–62.

33) Ohtsuka K, Noda H. Saccadic burst neurons in the oculomotor region of the fastigial nucleus of macaque monkeys. J Neurophysiol. 1991; 65: 1422–34.

34) Fuchs AF, Robinson FR, Straube A. Role of the caudal fastigial nucleus in saccade generation. I. Neuronal discharge pattern. J Neurophysiol. 1993; 170: 1723–40.

35) Dean P. Modelling the role of the cerebellar fastigial nuclei in producing accurate saccades, the importance of burst timing. Neuroscience. 1995; 68: 1059–77.

36) Scudder CA, Kaneko CS, Fuchs AF. The brainstem burst generator for saccadic eye movements: a modern synthesis. Exp Brain Res. 2002; 142: 439–62.

37) Buzunov E, Mueller A, Straube A, et al. When during horizontal saccades in monkey does cerebellar output affect movement? Brain Res. 2013; 1503: 33–42.

38) Quaia C, Lefèvre P, Optican LM. Model of the control of saccades by superior colliculus and cerebellum. J Neurophysiol. 1999; 82: 999–1018.

39) Straube A, Deubel H. Rapid gain adaptation affects the dynamics of saccadic eye movements in humans. Vision Res. 1995; 35: 3451–8.

40) Terao Y, Fukuda H, Tokushige S, et al. Distinguishing spinocerebellar ataxia with pure cerebellar manifestation from multiple system atrophy (MSA-C) through saccade profiles. Clin Neurophysiol. 2016; 128: 31–43.

41) Tanaka M, Kunimatsu J. Contribution of the central thalamus to the generation of volitional saccades. Eur J Neurosci. 2011; 33, 2046–57.

42) Kunimatsu J, Suzuki TW, Tanaka M. Implications of lateral cerebellum in proactive control of saccades. J Neurosci. 2016; 36: 7066–74.

43) Peterburs J, Pergola G, Koch B, et al. Altered error processing following vascular thalamic damage: evidence from an antisaccade task. PLoS One. 2011; 6: e21517.

44) Peterburs J, Gajda K, Koch B, et al. Cerebellar lesions alter performance monitoring on the antisaccade task—An event-related potentials study. Neuropsychologia. 2012; 50: 379–89.

45) Peterburs J, Thürling M, Rustemeier M, et al. A cerebellar role in performance monitoring–evidence from EEG and voxel-based morphometry in patients with cerebellar degenerative disease. Neuropsychologia. 2015; 68: 139–47.

46) Matsuda S, Matsumoto H, Furubayashi T, et al. Visual scanning area is abnormally enlarged in hereditary pure cerebellar ataxia. Cerebellum. 2015; 14: 63–71.

47) Matsuda S, Matsumoto H, Furubayashi T, et al. Top-down but not bottom-up visual scanning is affected in hereditary pure cerebellar ataxia. PLoS One 2014; 9: e116181.

48) Treisman AM, Gelade G. A feature-integration theory of attention. Cogn Psychol. 1980; 12: 97–

Chapter II 小脳症状の病態生理－診察，検査

136.

49) Machner B, Sprenger A, Kömpf D, et al. Cerebellar infarction affects visual search. Neuroreport. 2005; 16, 1507-11.

50) Terao Y, Fukuou H, Hikosaka O. What do eye movements tell us about patients with neurological disorders? An introduction to saccade recording in the clinical setting. Proceedings of the Japan Academy, Scries B Physical and Biological Sciences. 2017（in press）.

〈寺尾安生〉

II-9

眼振の発生機構

はじめに

正常の眼球運動は，共同性眼球運動（両眼が同じ方向へ動く）と非共同性眼球運動（両眼が別の方向へ動く）の2種類に分類される．共同性眼球運動には，衝動性眼球運動，滑動性眼球運動，前庭性眼球運動，視運動性眼球運動の4種類があり，日常生活ではこれらの眼球運動を組み合わせて用いることで，頭部や体の動きによって生じる注視のぶれが抑えられ，安定した視覚を得ることができる．また非共同性眼球運動には，輻輳性眼球運動（輻輳と開散）があり，この運動により，注視物が近づいたり遠ざかったりする場合でも，安定した視覚を得ることができる[1〜3]．

基本的に眼球運動は，早い運動系と遅い運動系から構成される．早い運動系の代表的な眼球運動が，衝動性眼球運動（saccadic eye movement, saccade）である．遅い運動系の代表的な眼球運動が，滑動性眼球運動（smooth pursuit eye movement）である．前庭性眼振や視運動性眼振などの眼振の急速相は衝動性眼球運動とかなり共通する神経回路を用いており，眼振の緩徐相は滑動性眼球運動とかなり共通する神経回路を用いていると考えられている．

眼振が生じる機序として，視線が注視している対象から離れてしまうと，眼振が生じると考えられる[4]．そのため，眼振の発生機構を考える場合には，眼位を保ち，対象となるものを注視し続けるための機序を理解する必要がある．これには，前庭性動眼反射，視運動性眼球運動，gaze holding function の3つの機序がある．前庭性動眼反射は頭部の回転に対し，反対の眼球運動を引き起こし，注視するための眼球運動である．視運動性眼球運動は，網膜像のずれを検出し，ずれを補正しようとする眼球運動である．Gaze holding function は，眼筋や軟部組織の張力により自然に正中位に戻ろうとする眼球を，一定の位置に保持しようとする機構である．これらは正確な視覚を保証するために，共同して働いていると考えられる．本稿では，まず眼振の基礎知識を述べ，続いて前庭性動眼反射，視運動性眼球運動，gaze holding function について解説し，最後に小脳障害でみられる眼振について記載する．

I 眼振

眼振とは律動的に反復する眼球の不随意運動を指す[1]．衝動性眼振と振子様眼振に分類される．衝動性眼振は，眼振緩徐相（一方向にゆっくり動く）と眼振急速相（反対方向に素速く動く）を有する眼振であり，通常，眼振と言えば，衝動性眼振を指す．一方，振子様眼振は，振

Chapter II 小脳症状の病態生理－診察，検査

Table 1 小脳の障害部位と出現する異常眼球運動

1. 片葉・傍片葉
   滑動性眼球運動の障害
   前庭動眼反射の障害
   温度眼振における visual suppression の障害
   Gaze holding function の障害
   　注視眼振（gaze nystagmus）
   　反跳眼振（rebound nystagmus）
   　下眼瞼向き眼振（downbeat nystagmus）
   　サッカード後にみられる drift

2. 虫部小節・腹側虫部垂
   前庭反応の延長
   回転後眼振の抑制の障害
   頭位眼振（positional nystagmus）
   下眼瞼向き眼振（downbeat nystagmus）
   周期性交代性眼振（periodic alternating nystagmus）

3. 背側虫部・室頂核後部・小脳鉤状束（上小脳脚を通る）
   測定異常（dysmetria）
   共同偏視
   滑動性眼球運動の障害

(Leigh RJ, et al. The neurology of eye movements. 4th ed. New York : Oxford University Press; 2006[3] より改変)

子のようにどちらの方向にも同じ速さで動き，急速相・緩徐相の区別がはっきりしない眼振である．代表的なものに，先天性眼振があげられる．また眼振は，水平性眼振，垂直性眼振，回旋性眼振などに分類される．一般に眼振の向きは，急速相の向きと定義されている．

　眼振には生理的な眼振と，視器，内耳，小脳，脳幹などが障害されたときにみられる病的な眼振がある．生理的な眼振としては，著しい側方注視により出現する極位眼振，回転により生じる回転中眼振や回転後眼振，迷路への刺激で生じる迷路性眼振（温度眼振，電気眼振），移動する外界の視覚刺激で生じる視運動性眼振がある．小脳障害では部位別に異常な眼球運動が出現することが知られている **Table 1**．さまざまな眼振が生じるが，主なものに，注視眼振（gaze nystagmus），反跳眼振（rebound nystagmus），下眼瞼向き眼振（downbeat nystagmus），頭位眼振（positional nystagmus），周期性交代性眼振（periodic alternating nystagmus）などがある[3]．

II 前庭器と前庭神経

　内耳は聴覚を感知する蝸牛と，重力や加速度を感知する前庭器によって構成される[2]．前庭器は，頭部に加えられた回転加速度（角加速度）を感知する半規管と，重力や直線加速度を感知する耳石器から成っている．これらのうち，眼球運動の制御に関わっているのは主に半規管である．

　半規管は3つの半環状の管状構造物が，互いにほぼ直角に交差して位置し，一端に膨大部を有している **Fig.1** [1]．その位置により，外側半規管，前半規管，後半規管と呼ばれる．外側半規管は前方を上方に向け，水平から約30度上方に傾いている．片側の前半規管と対側の後半規管はほぼ平行に位置している．各半規管は卵形嚢に開いており，その開口部の一部は膨大部

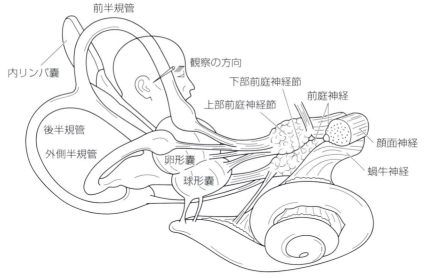

Fig.1 内耳および前庭神経
(内野善生. めまいと平衡調節. 東京: 金原出版; 2002.)

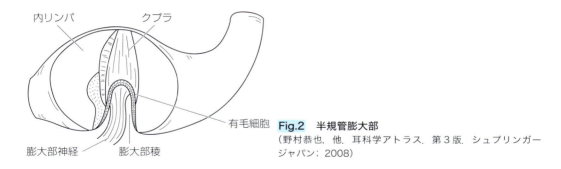

Fig.2 半規管膨大部
(野村恭也, 他. 耳科学アトラス. 第3版. シュプリンガージャパン; 2008)

を形成し，その内部には膨大部稜という感覚上皮部がある．内部には，有毛細胞が存在し，その感覚毛はクプラと呼ばれる構造物に包み込まれている Fig.2 [5]．

　耳石器は卵形嚢と球形嚢があり，平衡斑と呼ばれる感覚上皮部が存在し，有毛細胞と支持細胞を有し，その感覚毛は耳石膜と呼ばれる構造物に包まれている．耳石膜の表面には耳石が分布している．卵形嚢と球形嚢の平衡斑は互いに直交しており，卵形嚢は水平に，球形嚢は垂直に位置している．

　前庭神経は前庭器からの信号を求心性線維として中枢側へ送る役割を持つ．前庭神経は，脳幹内に入って前庭神経核に投射するのが主成分であるが，その他に小脳（片葉・傍片葉と小節からなる前庭小脳）にも投射している．前庭神経核からの遠心性線維は，脳幹，前庭脊髄路，前庭小脳，自律神経，視床・大脳皮質へと投射している．

Chapter II　小脳症状の病態生理－診察，検査

III　前庭動眼反射と前庭性眼振

前庭動眼反射（vestibulo-ocular reflex）は，半規管動眼反射と耳石器動眼反射に分類されるが，耳石器動眼反射の意義や神経回路には不明な点が多い．ここでは，半規管動眼反射のみを扱う[1]．

頭部を回転すると内耳半規管に回転加速度の入力刺激が加わって，回転方向と逆方向へ眼球が動く．頭部回転によって頭部が動いた場合，眼球と一緒に動くとすれば，物を注視している際には視線がぶれてしまい，安定した視覚を得られなくなってしまう．しかし，実際にはこの半規管動眼反射によって運動方向と反対方向へ眼球が動くので，もし目の前の注視物をみながら頭部を右側へθ度回転した場合でも，頭蓋内で眼球が左へθ度回転するため，正面視を保つことができる．それ故，網膜上（中心窩）の像が動かず，ぶれないで物体を注視できることとなる．

半規管動眼反射により，ゆっくりとした眼球偏位が起こるが，この動きはある時点で逆方向への急速な眼球運動によって中断され眼球が正面に戻る．この動きが眼振であり，前庭刺激によって誘発されるので，前庭性眼振（vestibular nystagmus）と呼ぶ．

水平半規管に平行な面で，右側に頭部を回転させた場合には，右側の外側半規管が刺激され，左側への前庭性眼振の緩徐相と，右側への前庭性眼振の急速相が誘発される．頭部回転による眼球偏位の発生機序は，内リンパ液と半規管壁の有毛細胞との関係が重要となる（内リンパ流動説）．半規管壁の有毛細胞からすると，回転のはじまる時には，回転とは逆向きの内リンパ液の流動が起こる．この内リンパ液の流動が半規管内のクプラを動かし，回転と同側半規管内のクプラ内に毛が包まれている有毛細胞を刺激する．片側の外側半規管が興奮した場合には，対側の外側半規管は抑制を受ける．これにより回転方向と反対方向への前庭性眼振の緩徐相が誘発され，その後，眼位を正中に戻すために回転方向と同側方向への前庭性眼振の急速相が誘発される．しかし，一定の速度の回転となると回転に加速度がなくなり，内リンパ液の流動はなくなり，半規管壁の有毛細胞への刺激はなくなる．この場合，眼球偏位（眼振）は生じない．回転が停止した場合，半規管壁の回転は止まるものの，内リンパ液は流動を続けるため，対側半規管の有毛細胞が刺激され，今度は回転方向と同側方向への眼振緩徐相が誘発され，その後，反対方向への眼振急速相が誘発されることとなる．

IV　前庭性眼振の緩徐相の神経機構

前庭性眼振の緩徐相の神経機構についての模式図を，水平性回転をした場合を例に示す**Fig.3** [1,2]．頭部が片側に水平回転した場合，同側の外側半規管が興奮し，前庭神経から信号を受け，同側の前庭神経核内の興奮性 type I ニューロンが興奮する．この興奮性 type I ニューロンは対側の外転神経核に興奮性の投射をしており，対側の外直筋を収縮させる．また，外転神経核は，内側縦束（MLF）を介して対側の動眼神経核へ興奮性に信号を送っている．このため，対側の外直筋と同側の内直筋が共同筋として収縮することができる．また抑制性 type I

150

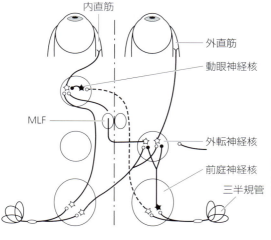

Fig.3 前庭性眼振緩徐相の神経機構
水平回転した際の前庭性眼振緩徐相の神経機構を簡略化したものを示す．
（小松崎篤，他．眼球運動の神経学．東京：医学書院；1985[2]）より改変）

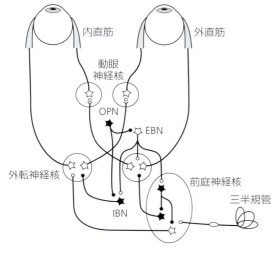

Fig.4 前庭性眼振急速相の神経機構
OPN: オムニポーズニューロン，EBN: 興奮性バーストニューロン，IBN: 抑制性バーストニューロン．
（内野善生，他．日常臨床に役立つめまいと平衡障害．東京：金原出版；2009[6]）より改変）

ニューロンが拮抗筋を弛緩させる．さらには対側の前庭神経核内の興奮性 type I ニューロンを抑制し，同様に拮抗筋を弛緩させる働きがある（交連性抑制）．この抑制の機序は，片側の前庭神経核内の興奮性 type I ニューロンが，対側の前庭神経核内の抑制性 type II ニューロンに投射することで，対側の前庭神経核内の興奮性 type I ニューロンを抑制している．

V 前庭性眼振の急速相の神経機構

前庭性眼振の急速相では，眼球運動に関わる神経核（動眼神経核，滑車神経核，外転神経核）と前庭神経核とを結ぶ，核上性ニューロンが関係している Fig.4，Fig.5 [1,2,6]．そのニューロンは橋網様体に存在しており，その活動パターンから主に4つのタイプに分類される．バーストニューロン，トニックニューロン，オムニポーズニューロン，バースト・トニックニューロンである．これらの核上性ニューロンの働きを簡潔に理解するために，衝動性眼球運

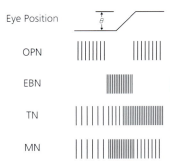

Fig.5 衝動性眼球運動に関わるニューロンの働き
水平方向へ移動する場合の衝動性眼球運動を例にニューロンの発火パターンを示す.
OPN: オムニポーズニューロン, EBN: 興奮性バーストニューロン, TN: トーニックニューロン, MN: 外転神経核の運動ニューロン.
(小松崎篤, 他. 眼球運動の神経学. 東京: 医学書院; 1985[2])より改変)

動を例にとり説明する. バーストニューロンは興奮性バーストニューロンと抑制性バーストニューロンの2種類存在し, 興奮性バーストニューロンは外転神経核のすぐ吻側の網様体細胞であり, 抑制性バーストニューロンは外転神経核の尾側の背内側網様体に存在する抑制性網様体細胞である. 急速相でのみ高頻度発火を示し, 方向特異性があり, 速度情報を伝えているとされる. 一方, トーニックニューロンは眼球の位置に比例した信号を伝えていると考えられる. これに対し, オムニポーズニューロンは外転神経核のすぐ吻側の中心部に存在し, 橋縫線核として知られる. 眼球の位置に関係なく, 一定の規則的な頻度で発火しているが, 眼振の急速相の際のみ活動を停止し, バーストニューロンと正反対の関係にある. この細胞はバーストニューロンに対して抑制性にシナプス結合している. バースト・トーニックニューロンはバーストニューロンとトーニックニューロンの両方の性質をもっており, その発火パターンは速度と位置の両方の情報を含んでいると考えられている.

外側半規管が刺激を受け, 前庭神経の活動が増加すると, 同側の前庭神経内側核の type I ニューロンが興奮する. このニューロンから多シナプスを介して, 同側の興奮性バーストニューロンへ投射する神経線維が存在する. これにより, 前庭性眼振の緩徐相が終わるタイミングで同側の外転神経核を興奮させる. 同時に同側の抑制性バーストニューロンが対側の外転神経核を抑制する. これらの核上性ニューロンにより, 対側に偏位していた眼球を元の位置に戻すという前庭性眼振の急速相が誘発される. なお, 前述の通り, 視運動性眼振の急速相も共通の神経回路を利用している.

VI 視運動性眼振, 視運動性後眼振

視運動性眼振 (optokinetic nystagmus) は, 視界の中のものが動くことにより出現する生理的な眼振である[4]. 例えば, 視運動性眼振を誘発する臨床検査としては, 縦縞の書かれたドラムを回転させ, それをみることにより, 眼振を誘発させ, 電気眼電図 (electronystagmography: ENG) で記録する方法がある. ベッドサイドで簡便に検査する方法としては, 縞々のテープをみせて, 左右や上下に動かす方法がある[7]. 動く対象物を目で捉えようとするためにゆっくりとした眼球運動 (眼振緩徐相) が生じ, その後, 次の対象物を目で捉えるために, 眼位を戻す際, 素早い反対方向の眼球運動 (眼振急速相) が生じる. 視運動性後眼振 (optokinetic after

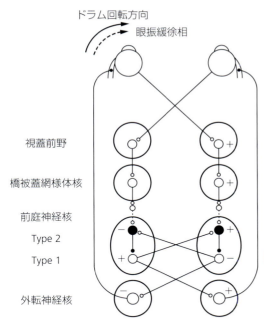

Fig.6 視運動性眼振緩徐相の神経機構
ドラムを回転させた際の視運動性眼振緩徐相の神経機構を簡略化したものを示す．
(小松崎篤，他．眼球運動の神経学．東京：医学書院；1985[2]より改変)

nystagmus）は，視覚刺激が終了しても，減衰しながら持続するものである．視覚刺激が停止した後も，後眼振が減衰しながらも存在するのは，中枢神経系に刺激中に眼振速度成分を蓄積する機構が存在するためと考えられている．小脳障害などでは，視運動性眼振は保たれる一方で，視運動性後眼振のみが障害される場合がある．

VII 視運動性眼振の緩徐相の神経機構

　対象物の移動による網膜誤差信号は，網膜の視神経節細胞に存在する方向選択性ニューロンや視神経より中枢側に存在する方向選択性ニューロンによって検出される．視神経からの入力の重要な中継核は，視蓋前野の視束核（水平方向の眼球運動に応答），副視束核（垂直方向の眼球運動に応答）である．また，これらの核から，橋被蓋網様体核に投射する神経線維が存在し，橋被蓋網様体核からは前庭神経核に投射している Fig.6 [2]．

　視覚刺激が与えられた場合，対側の視蓋前野，橋被蓋網様体核，前庭神経核に興奮性に入力される．前庭神経核 type II ニューロンは，type I ニューロンに抑制性に投射している．両眼に右向きに視覚刺激を与えた時，右前庭神経核 type I ニューロンの活動性は低下し，左外転神経核の興奮性を低下させ，左外直筋が弛緩し，右向きの眼振緩徐相が出現する．左向き視覚刺激を与えると，右前庭神経核 type I ニューロンの活動性は亢進し，結果，左外直筋が収縮し，左向きの眼振緩徐相が出現する．左右の前庭神経核 type I ニューロンは互いに抑制し合う関係にあり，拮抗筋に作用する（交連性抑制）．なお，視運動性眼振の急速相の神経機構に関しては，前述の通り，衝動性眼球運動や前庭性眼振の急速相と同一である．

Ⅷ Gaze holding function

　眼球は，6つの外眼筋や軟部組織の張力によって正中位に戻ろうとする特性を有している．これに対し，眼球が回転した位置で視線を一定の位置に保つための機構が存在し，gaze holding function と呼ぶ．その中心的な役割を果たしているのが脳幹に存在する神経積分器（neural integrator）である．神経積分器は眼球運動の速度成分を位置信号に変換する役割を持つ．早い眼球運動と遅い眼球運動を問わず，すべての眼球運動に対応しているため，共通神経積分器とも呼ぶ．例えば衝動性眼球運動において，興奮性バーストニューロン，抑制性バーストニューロンの眼球速度信号は，神経積分器に入力され，眼球位置信号に変換され，外眼筋を支配する運動ニューロンに伝達されている．小脳は衝動性眼球運動に対して，網膜誤差信号を受け取り，振幅を校正している．このため，小脳虫部の障害により，測定異常（dysmetria）が生じると考えられている．水平方向の眼球運動の神経積分器は，前庭神経内側核，舌下神経前位核，前庭小脳などで構成されている．垂直方向の眼球運動の神経積分器は Cajal 間質核，舌下神経前位核で構成されている[8,9]．

Ⅸ 注視眼振，反跳眼振，下眼瞼向き眼振

　注視眼振は，注視方向へ急速相を持つ眼振であり，注視方向性眼振とも呼ぶ[9]．神経積分器に障害が生じると，眼球は外眼筋や軟部組織の張力によって正中位に戻ろうとする．これに対し，視線を保つために，衝動性眼球運動が引き起こされる．この正中位に戻ろうとする遅い眼球運動（眼振緩徐相）と，衝動性眼球運動（眼振急速相）により，注視眼振が出現する．水平方向の眼球運動の神経積分器の障害により水平方向の注視眼振が，垂直方向の眼球運動の神経積分器の障害により垂直方向の注視眼振が出現する．

　反跳眼振は，側方注視を持続すると，眼振が次第に減衰して逆方向に急速相を持つ眼振に変化するか，または正中位に戻すと逆方向の急速相が出現する眼振をいう[10]．水平方向の眼球運動の神経積分器の障害により出現すると考えられている．

　下眼瞼向き眼振は下眼瞼方向へ急速相をもつ眼振である[11]．下方視のみならず，側方視でも増強するという特徴を有する．片葉プルキンエ細胞は眼球運動の垂直性のバランス維持のうち，主に下方向促進機能を担うため，この障害で眼球上方偏位が起こりその補正のため下眼瞼向き眼振が生ずると考えられる．また，虫部小節・虫部垂切除により垂直性眼球運動で下方への滑動性眼球運動が障害されることが判明しており，眼球は自然に上方偏位するため，その補正のため下眼瞼向き眼振がみられる．ただしこの場合，頭位で方向が変わることから頭位眼振に分類されている．

おわりに

　前庭系あるいは小脳などの中枢神経系の障害により，眼振を生じると，動揺視が出現し，めまいとして訴えを生じるようになる．一般に，末梢性めまいの患者は，片側の前庭器または前庭神経として障害されるため，水平回旋性混合性眼振を呈し，回転性めまい（vertigo）を訴えることが多い．中枢性めまいの患者は浮動性めまい（dizziness）を訴え，中枢神経障害の随伴症状（麻痺や感覚障害など）を伴うことが多い．しかし一方で，中枢神経病変でも回転性めまいのみを呈する場合があり，実際には，その鑑別はかなり難しい．臨床での正確な診断のためには，「眼振はなぜ起こるのか」という基礎知識をしっかり身に着けておくことが必要となるであろう．

文献

1) 松本英之，宇川義一．前庭系と眼球運動．Clinical Neuroscience. 2012; 30; 28-32.
2) 小松崎篤，篠田義一，丸尾敏夫．眼球運動の神経学．東京：医学書院；1985.
3) Leigh RJ, Zee DS. The neurology of eye movements. 4th ed. New York: Oxford University Press; 2006.
4) 寺尾安生．視運動性眼振，眼振．Clinical Neuroscience. 2012; 30: 50-2.
5) 野村恭也，原田勇彦，平出文久．耳科学アトラス．第3版．シュプリンガージャパン；2008.
6) 内野善生，古屋信彦．日常臨床に役立つめまいと平衡障害．東京：金原出版；2009.
7) 水澤英洋，宇川義一．神経診察：実際とその意義．東京：中外医学社；2011.
8) 福島菊郎．いわゆる眼球運動における"神経積分器"について．Equilibrium research. 1997; 56: 14-33.
9) 肥塚　泉．眼振のみかた．眼振の発現機構．日耳鼻．2014; 117: 1321-8.
10) 伊藤彰紀．電気眼振図（ENG）の検査法と診断的意義について．Equilibrium research. 2010; 69: 401-11.
11) 廣瀬源二郎．眼球運動からみた小脳機能．Brain Nerve. 2016; 68: 271-81.

〈松本英之〉

Chapter II　小脳症状の病態生理－診察，検査

II-10 》》

プリズム順応でわかること

はじめに

　小脳は運動調節に重要な役割を果たしており，小脳機能が障害されると運動の巧緻性が障害され小脳性運動失調症と呼ばれる状態になる．小脳に病変を持つ場合の症状として，目的動作の距離および方向の測定障害（dysmetria），運動の分解（decomposition），時間測定障害（dyschronometria）が有名である．また，筋のトーヌスの低下および体幹のバランス障害も呈する．これらの症状が認められると，小脳性運動失調症として判断し，神経診察では"小脳症状が有り"と評価される．このことから，小脳の重要な機能は，運動のタイミングや運動の方向，運動に伴う筋収縮量などの調節であると捉えられている．これらの症状は臨床的には明らかであっても，客観的に数量化する検査法に乏しく，一般的には international cooperative ataxia rating scale（ICARS）[1]，あるいは scale for assessment and rating of ataxia（SARA）[2] などの臨床症状をスコア化した各種評価スケールを使用していることが多い．一方，小脳には，環境に順応し新しい運動を学習する機能があることが，基礎実験で知られている．ヒトにおいても小脳の障害によりこの小脳の順応機能も障害されると考えられるが，臨床的には検出が困難であるため，小脳の順応機能はほとんど評価されていない．この障害を検出するためには，新しい評価法が求められる．そこで，この小脳の順応機能を，プリズム順応検査を使用して評価できないか検討されている．

I　小脳と知覚運動学習

　ヒトの小脳が測定やリズム以外の機能をもっていることは，昨今の画像検査の発達により示されている．機能的 MRI による検討により，ヒトの小脳が，指のタッピングなどの単純な運動のときのほか，mental ration などの複雑な空間処理課題や working memory 課題においても活動がみられることが示された[3]．そして，これらの機能は小脳内の局在がそれぞれ異なることも示唆されている．複雑な運動に関わる脳部位は，運動野および感覚野だけではなく視覚野，前頭葉，頭頂葉などの大脳皮質のすべての部位および基底核も関わることになるが，その中でも，特に小脳は，聴覚，視覚，体性感覚などの感覚入力を基に，環境に対応した運動を行う課題の遂行に関与することが示唆されている．

　目的とした運動を正しく行うための運動調節は，運動を行ったあと本来目的とする運動と運動がなされた結果との誤差を感知して感覚フィードバックを行い修正するフィードバック制御

が有名であるが、その他に、感覚運動誤差から逆算し誤差を生じさせないように運動プランをあらかじめ変更しておくというフィードフォワードの制御がある。小脳は、このフィードフォワード制御に関わっており、下オリーブ核から小脳への入力を基に逆モデルをつくっていると考えられている[4]。この仮説からも、運動調節のなかでも環境変化に順応した運動計画の習得（senorimotor adaptation 知覚運動学習）に小脳機能が重要であろうと考えられる。

　色々な運動課題を工夫して検査をしてみると、知覚運動学習において小脳の活動がみられることが、これまでの報告により裏付けられている。カーソルとスクリーン上のマークが逆に動くような課題や、角度がずれて動くような課題（visuomotor rotation）で、その環境下でも正しくカーソルを動かせるようになるための学習初期に小脳の活動が上昇することが知られている[5〜7]。また、標的に向かってロボットアームのハンドルを動かす課題をさせたときに、垂直方向に外圧をかけ本来予定した軌跡を横にずらしてしまうような外乱を与えた課題時にも、外圧下でもハンドルをまっすぐ動かせるようになる順応の過程で小脳が活動していることが示されている[8]。腕の動きのみだけではなく、眼球運動の場合も同様である。標的に視線を向けるような衝動性眼球運動をさせたときに、急に標的をずらしてしまうと目的の場所から眼球運動の終点はずれてしまうが次第に順応していく（saccade adaptation）。この場合にも小脳が機能していると動物実験で示されている[9]。

　このように、知覚と運動の解離を起こすような外乱を与えるような運動課題を行うと、小脳の順応機能が発揮されると考えられる。

Ⅱ プリズム順応

　上記のような知覚と運動の解離をあえて生じさせる方法の1つに、プリズム眼鏡がある。プリズムレンズを装着し視覚入力を一定の方向に偏移させることにより、視覚情報に外乱を与えることができる。プリズム眼鏡装着時には視覚が偏倚により、体の動きは偏倚の分だけずれた位置を目標としてしまう。ところが、しばらく装着していると、位置の補正を意識的に行わなくても自然に正しい位置に体を動かせるようになる。これをプリズム順応といい、古くから知られた現象である。興味深いことに、順応が完成したあとにプリズム眼鏡を外すと、体の動きがプリズムの偏倚の方向と逆にずれてしまう。これを after effect（残効）という。after effect の存在は、プリズムの偏移した環境に順応した運動プログラムが脳内で作られており、視覚情報が正常に戻ってもその運動プログラムがしばらく維持されていることを意味する。つまり、プリズム順応は視覚と運動の誤差を、フィードバックにより補正しているのではないことを示している。

　プリズム順応を評価するには、両目にプリズム眼鏡を装着した状態で標的に向かってボールやダーツを投げてもらい、その到着点と標的との位置の誤差を測定すると数字として順応の程度を捉えることができる。また、スクリーン上の標的に向かって指をあててもらうというやり方もある。ただし、後者の場合には、上肢の軌跡がみえる状態で運動課題を行うと、指が標的に向かう過程で上肢の関節位置覚をつかって視覚情報との誤差を感知してしまい、指が標的に

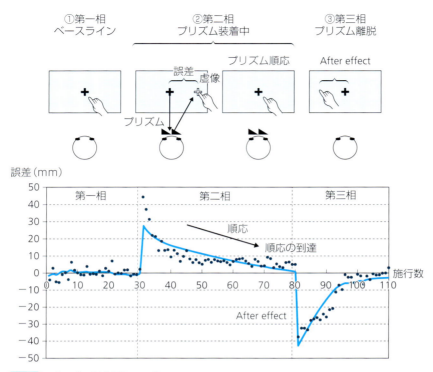

Fig.1 プリズム順応課題の三相

①第一相（ベースラン）：プリズム眼鏡装着なしに，スクリーンに提示される標的に向かって手を素早く当てる動作を行う．個々の施行ごとの手の到着点と標的の距離を測定し，下段のように試行ごとの誤差をプロットする（横軸が施行回数，縦軸は標的からの手の位置の距離の誤差）．
②第二相：プリズム眼鏡を装着して同様の課題を行う．プリズム眼鏡により視野が偏倚し目標点も偏倚した位置（虚像）に存在してみえる．その虚像の位置に被験者は手を当ててしまい，標的と手の到達点との誤差が大きくなる．しばらく課題を繰り返しているうちに，順応していき誤差が次第に減っていく様子を記録する．第二相の最後の誤差がプラトーに達したところを順応の到達点と捉える．
③第三相：プリズムを外して同様の課題を繰り返す．プリズム離脱直後にみられる逆向きの誤差が after effect である．

到達する前に自動的に補正を行ってしまう（online error correction）[10]．これにより施行のはじめから指は標的に当てることができ，プリズム順応は起こらなくなってしまう．すなわち，脳内プログラムの変更なしに標的に指を当てられるため，プリズム眼鏡を外した際にも after effect はみられなくなる．このような順応以外の誤差補正を防ぐために，動きの途中は補正ができないように視覚を遮断する必要がある．

プリズム順応検査には三相があり Fig.1，第一相は，プリズム眼鏡をかける前に通常の環境下での標的と到着点の位置の誤差の計測を行い，これをベースラインとする．第二相は，プリズム眼鏡装着時の記録であり，標的と到着点の位置の誤差の変化を経時的に追っていく．プリズム眼鏡装着直後には，プリズム眼鏡による視覚偏移に応じた誤差がみられる．しかし，施行を繰り返すと徐々に誤差が減少していき，遂にはベースラインに達し，順応が完成する．第三相は，順応完成後にプリズム眼鏡を外して運動を行うものである．プリズム装着に順応した運

動プログラミングにより，プリズムの偏移と逆向きの誤差（after effect）が出現する．視覚偏移なしの環境下で，after effect も数回の試行を繰り返していくうちに減衰していく．第二相の誤差の減衰の傾きや，誤差の減少の到達度や第三相はじめの after effect の大きさをプリズム順応の程度の指標にすることができる．

　プリズム順応にはいくつかの特性がある．課題を行った手で順応が完成した段階で，反対側の手で同様の課題を行っても順応は生じず，after effect もみられない．つまり，体の両側間でのプリズム順応の伝達は起きないことが示されている[11, 12]．一方，片目を遮断した場合には，両眼間に伝達がみられる．また，ボール投げによりプリズム順応を観察した場合には，ボールを上手投げして順応した場合には，下手投げをしたときには順応は起きない．また，素早い動きで順応させた場合は，ゆっくりとした動きには after effect が少なくなるなど，動作特異性が高いことが示されている[13]．以上より，プリズム順応は単純な視覚への適応ではなく，動作特異性の高い運動学習の側面が強いものであると考えられる．

III　プリズム順応と小脳

　プリズム順応が起きるには，小脳の順応機能が関わっていると考えられている．まず，動物実験で，アカゲザルの小脳皮質破壊を行った場合のプリズム順応の変化が検討された．結果，小脳側背部の後葉を含んだ小脳領域の破壊でのみでプリズム順応が障害されると報告されている[14]．小脳側背部以外の，小脳半球内側部，虫部を破壊しても，運動失調は呈してもプリズム順応は保たれていた．小脳側背部（後葉）は，下オリーブ核からの登上線維が入力している部位であり，この下オリーブ核からの入力がプリズム順応に重要であることが示唆された．また，リドカイン局所注射によるブロック実験も行われているが，破壊実験と同様に小脳皮質の後側部に注入した場合にプリズム順応は障害された[15]．また，小脳核に注入した場合にも障害されている．ヒトでは，プリズム順応が障害される場合とその病変部位の対応が検討されている．後下小脳動脈領域，下小脳脚，中小脳脚，橋の梗塞，下オリーブ過形成など小脳入力系の部位に病変を持つ患者では，プリズム順応の遅延と after effect の減少がみられプリズム順応が障害された．これに対して，上小脳動脈領域，視床梗塞など小脳の出力系の部位の障害をもつ患者では，臨床的には上肢の運動失調を呈しており，これを反映してベースラインでの大きな誤差がみられたが，プリズム順応過程は保たれ after effect も正常でプリズム順応は正常であった[16]．これらから，プリズム順応の障害は小脳の入力系の障害により起きるが，出力系の障害はプリズム順応には影響しないと考えられた．以上，アカゲザルとヒトの両方において，プリズム順応は小脳の障害，特に下オリーブ核から小脳への入力系が関与していることが示唆された．さらに，臨床的な従来から言われている小脳性運動失調症状とは異なる部位の障害で生じうる可能性が示されている．

　これらのことから，プリズム順応は小脳の障害，特に下オリーブ核から小脳への入力系の病変でのみ障害され，通常の臨床症状として取らえられる運動測定障害と，プリズム順応など小脳の運動学習障害の機序は，同一のものではない可能性がある．

Chapter II　小脳症状の病態生理－診察，検査

　一方，プリズム順応には小脳以外の中枢神経の関与もあるという報告もある．大脳皮質に関しては，健常ボランティアでプリズム順応課題中に PET（positron emission tomography）[17] あるいは機能的 MRI[18, 19] を行うと，用いた手と反対側の頭頂葉，とりわけ高頭頂葉（posterior parietal cortex: PPC）の活動が亢進していると報告されている．PPC は両側の梗塞により視覚失調を呈することが知られている部位である．視覚失調患者では，動きは小脳性運動失調様であるものの，プリズム順応は正常であると報告されている [20]．視覚失調患者では，PPC の障害により，運動の目標位置が変化している視覚情報をもとに，その瞬間ごとに運動を修正する online error correction が機能しないため，動きの調節が悪くなると考えられている．つまり，プリズム順応課題中にも，手の動きの軌跡がみえる条件では，視覚情報をもとに PPC により online error correction が行われ，順応を行わないでも運動を修正してしまう．PET や fMRI という設備に制約がある中では，軌跡を隠すような装置なしにプリズム順応検査が行われており，このような条件下ではプリズム順応課題中の PPC の活動は online error correction に関係する活動をみている可能性もある．online error correction を起こさせないようにボール投げや途中の手の動きをみえないように遮断した条件でのプリズム順応では，PPC の関与は強くない可能性がある．

　また，下頭頂葉（IPS）も，エラーを認識したときに活動を上昇させると報告されている [19]．つまりエラーを認識したときに IPS がエラーを修正したときに PPC が活動している．プリズム順応における小脳機能をみるには，プリズム順応課題の設定や課題中のタイミングを考慮する必要もある．

IV　プリズム順応を用いた小脳機能障害の評価

　上述のように，プリズム順応には小脳の機能が関与している可能性が高く，プリズム順応検査は臨床の現場でも簡便に行うことのできる小脳の運動学習機能の検査法となりうる．上述した第二相の誤差の減衰の傾きや，第二相最終の誤差や第三相はじめの after effect の大きさをプリズム順応の数量化した指標として使用できる．

　小脳の局所病変での評価では，上述したように病変の局在により臨床的な小脳性運動失調とプリズム順応の解離がみられており，小脳の運動学習障害という従来の小脳機能とは別の小脳機能をプリズム順応により評価することができる．

　また，局所病変だけではなく脊髄小脳変性症患者における検討では，健常者よりプリズム順応が遅延して，after effect が減少することが報告されている [21, 22] **Fig.2**．プルキンエ細胞の変性が病態の主体と考えられる純粋小脳型小脳変性症患者では，プリズムの順応の到達度（第二相の最終の誤差）と ICARS の程度は逆相関し，臨床的な小脳症状とプリズム順応の障害は共に生じていることが示された [22]．一方，プリズムによる視野偏倚の与え方でも順応は変化した．通常の方法ではプリズム眼鏡の着脱により急に大きな偏倚を与えることになるが，これを特殊な装置を用いて徐々にプリズムの度数を変化させ緩徐に視覚偏移を与えていく検査法を用いると，健常ボランティアでは after effect は大きくなる．純粋小脳型小脳変性症患者において

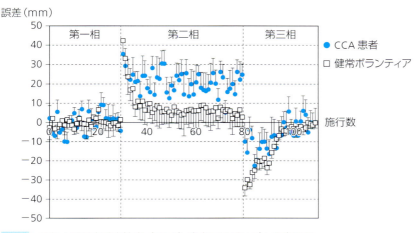

Fig.2 純粋小脳型脊髄変性症（CCA）患者でのプリズム順応課題
13人の結果を平均値のプロットを示す．年齢をマッチさせた健常ボランティア（□）と比較して，純粋小脳型脊髄変性症（●）では第二相において順応がみられず，第三相でのafter effectも減少している．

も，この緩徐法では，急に大きな視覚偏倚を与えたときよりもafter effectは大きくなり順応がみられるようになる．誤差の程度に対する感度を調節する機能も小脳にはあると考えられているが，純粋小脳型小脳変性症患者において，この誤差に対する感度調節の小脳機能は保たれていることになる[22]．このことから，純粋小脳型小脳変性症患者において，臨床的な小脳症状とプリズム順応の程度は相関があるものの，従来の小脳症状に関連する機序とプリズム順応を調節する機序とは別である可能性がある．今後種々の疾患や条件での分析が待たれる．

また，臨床的には小脳症状は明らかではない疾患でプリズム順応の異常が検出できることもある．本態性振戦では，通常臨床的な小脳失調はみられないが，昨今，振戦の機序に小脳機能異常が関与するのではないかと示唆されてきている．小脳失調はみられない本態性振戦患者においてプリズム順応検査を行うと，after effectは年齢をマッチさせた健常ボランティアと比較して減少していた[22]．このように小脳機能障害の関与が考えられながら，臨床的な小脳症状は明らかではない疾患にプリズム順応を行うと小脳機能の異常が検出できる可能性がある．

まとめ

測定障害や運動のリズム不整に代表される小脳症状とは別の，臨床的には捉えにくい小脳の運動学習機能の検出をする試みを紹介した．プリズム順応は1つの簡便な手段であると考えられる．今後，検査の方法や症例の蓄積が必要と考えられる．

文献

1） Trouillas P, Takayanagi T, Hallett M, et al. International Cooperative Ataxia Rating scale for pharmacological assessment of the cerebellar syndrome. The Ataxia Neuropharmacology Committee of the World Federation of Neurology. J Neurol Sci. 1997; 145: 205.

2） Schmitz-Hübsch T, du Montcel ST, et al. Scale for the assessment and rating of ataxia: development of a new clinical scale. Neurology. 2006; 66: 1717.

3） Stoodley CJ, Valera EM, Schmahmann JD. Functional topography of the cerebellum for motor and cognitive tasks: an fMRI study. Neuroimage. 2012; 59: 1560-70.

4） Kawato, M.Internal models for motor control and trajectory planning. Curr Opin Neurobiol. 1999; 9: 718-27.

5） Flament D, Ellermann JM, Kim SG, et al. Functional magnetic resonance imaging of cerebellar activation during the learning of a visuomotor dissociation task. Hum Brain Mapp. 1996; 4: 210-26.

6） Imamizu H, Miyauchi S, Tamada T, et al. Cerebellar activity reflecting an acquired internal model of a new tool. Nature. 2000; 403: 192-5.

7） Tseng YW, Diedrichsen J, Krakauer JW, et al. Sensory prediction errors drive cerebellum-dependent adaptation of reaching. J Neurophysiol. 2007; 98: 54-62.

8） Criscimagna-Hemminger SE, Bastian AJ, Shadmehr R. Size of error affects cerebellar contributions to motor learning. J Neurophysiol. 2010; 103: 2275-84.

9） Soetedjo R, Kojima Y, Fuchs AF. Complex spike activity in the oculomotor vermis of the cerebellum: a vectorial error signal for saccade motor learning? J Neurophysiol. 2008; 100: 1949-66.

10） Hinder MR, Riek S, Tresilian JR, et al. Real-time error detection but not error correction drives automatic visuomotor adaptation. Exp Brain Res. 2010; 201: 191-207.

11） Martin TA, Keating JG, Goodkin HP, et al. Throwing while looking through prisms II. Specificity and storage of multiple gaze-throw calibrations. Brain.1996; 119: 1199.

12） Kitazawa S, Kimura T, Uka T. Prism adaptation of reaching movements: specificity for the velocity of reaching. J Neurosci. 1997; 17: 1481.

13） Marotta JJ, Keith GP, Crawford JD. Task-specific sensorimotor adaptation to reversing prisms. J Neurophysiol. 2005; 93: 1104-10.

14） Baizer JS, Kralj-Hans I, Glickstein M. Cerebellar lesions and prism adaptation in macaque monkeys. J Neurophysiol. 1999; 81: 1960.

15） Norris SA, Hathaway EN, Taylor JA, et al. Cerebellar inactivation impairs memory of learned prism gaze-reach calibrations. J Neurophysiol. 2011; 105: 2248-59.

16） Martin TA, Keating JG, Goodkin HP, et al. Throwing while looking through prisms I. Focal olivocerebellar lesions impair adaptation. Brain. 1996; 119: 1183.

17） Clower DM, Hoffman JM, Votaw JR, et al. Role of posterior parietal cortex in the recalibration of visually guided reaching. Nature. 1996; 383: 618.

18） Danckert J, Ferber S, Goodale MA. Direct effects of prismatic lenses on visuomotor control: an event-related functional MRI study. Eur J Neurosci. 2008; 28: 1696.

19） Luauté J, Schwartz S, Rossetti Y, et al. Dynamic changes in brain activity during prism adaptation. J Neurosci. 2009; 29: 169.

20） Pisella L, Michel C, Gréa H, et al. Preserved prism adaptation in bilateral optic ataxia: strategic versus adaptive reaction to prisms. Exp Brain Res. 2004; 156: 399.

21） Weiner MJ, Hallett M, Funkenstein HH. Adaptation to lateral displacement of vision in patients with lesions of the central nervous system. Neurology. 1983; 33: 766.

22） Hanajima R, Shadmehr R, Ohminami S, et al. Modulation of error-sensitivity during a prism adaptation task in people with cerebellar degeneration. J Neurophysiol. 2015; 114: 2460-71.

〈花島律子〉

II-11 ≫

タッピング解析でできること

I タッピングとは

　神経診察において「タッピング」とは通常，片手の母指と示指の先端を反復して打ち合わせる動作をいう．健常人では一定のリズム，一定の振幅を保って素早くタッピングをすることができるが，このリズムが不規則となったり，振幅が過大あるいは過小となったり，速度が遅くなったりすると異常と判断される．

　しかし，診察時にタッピング動作を目でみて評価するだけでは，検者の主観によって評価のばらつきが生じてしまい客観的な評価は難しい．そこで，タッピングの速度や振幅などを記録し定量的・客観的に評価する試みが古くからなされている．

　歴史上タッピングを初めて定量的に記録したのが誰であるのか特定するのは困難であるが，今を去ること約一世紀，アメリカの G. M. Whipple は 1914 年の著書 "Manual of mental and physical tests" ですでにタッピングの定量評価の方法を記載している[1]．Whipple は kymograph とよばれる，一定速度で回転するドラムに巻いた紙と，そこに線を引くためのペンを備えた装置を用いて，タッピング中の指の動作をグラフとして記録した．被験者には一定時間（例えば30 秒間）に可能な限り速いタッピングをするよう指示し，その時間内にできたタッピングの回数を数えることにより，右利き / 左利きの判断や，疲労の度合いの評価に用いることができると紹介している．

　イギリスの G. Holmes は，第一次世界大戦で銃弾などによる小脳損傷を負った多数の兵士を診察した結果をもとに小脳の障害部位と症候の関係を論じた論文[2]の中で，タッピングを失調の客観的な指標のひとつとして用いた．小脳半球の損傷により，損傷部位と同側の上肢のタッピングは，対側に比べて振幅が大きくばらつくようになり，その速度も遅くなるということを Holmes は記載した．

　このように，タッピングの評価に際してはその速度や振幅を評価することが一般的であった．その後，コンピュータを使用した詳細なリズム解析[3]や，さらに指の速度・加速度をも測定可能なモーションキャプチャ[4]あるいは磁気センサ[5]を用いた研究なども登場するに至り，より詳細なタッピング動作の解析が可能となってきている．

Chapter II 小脳症状の病態生理 – 診察,検査

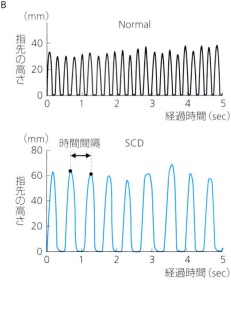

Fig.1 モーションキャプチャによりタッピング動作を記録する方法の例
A: 装置の概要.反射球を指先に取り付け,3台のカメラで異なる場所から撮影した画像をもとに,その座標を計算し記録するシステムとなっている.被験者には1分間,指先を自分の好きなペース・好きな振幅でリズミカルに上げ下げする反復運動(タッピング)をさせた.
B: 健常者およびSCD患者で記録された,指先の高さの経時変化(最初の5秒間).指先が上昇・下降を繰り返している.
C: タッピングの時間間隔の分布.SCD患者の方が健常者に比べて時間間隔が長く,ばらつきも大きいということがみてとれる.

II タッピング検査の実際

　ここでは小脳疾患の患者におけるタッピング検査の実例として,モーションキャプチャシステムを利用した計測,およびその解析方法を紹介する.

　Fig.1 は,筆者がモーションキャプチャシステムを用いて記録したタッピング動作の例である[6, 7].3台のカメラを用いて指先に取り付けた反射球の映像を撮影し,その映像をもとに専用の解析ソフトで反射球の三次元の位置座標を経時的に計算・記録するシステムとなっている.ここでは健常者と脊髄小脳変性症(SCD)の患者1名ずつで30秒間の自発的なタッピング動作を記録した Fig.1A.

　ここでタッピングの動作としては,机の上に右手を置いて示指を伸ばし,示指を自分の好きなペース・好きな振幅で1分間,上下に繰り返し動かす課題を指示した.冒頭で述べたとおり,通常の神経診察でいうタッピングは母指と示指を打ち合わせる動作を指すことが普通であるが,タッピングを定量的に記録する際には,このように1本の指だけを上下させる課題設定もよく用いられている.

　指先の高さの経時変化は Fig.1B のようになり,健常者に比べてSCD患者でタッピングの振

幅が大きくペースも遅くなっているのは，小脳性運動失調を反映した結果と考えられる．ここからタッピングの時間間隔のヒストグラムを作成すると，健常者に比べSCD患者ではタッピングの時間間隔が明らかに延長し，時間間隔のばらつきも大きくなっていることが視覚的に分かりやすくなる Fig.1C．このようにして，タッピングによる運動失調の定量的な評価を行うことができる．

III 小脳性運動失調とタッピング

　小脳とタッピングの関連を調べた先行研究は多数ある．Giovannoni ら[3] は，健常者・パーキンソン病・小脳疾患の3群でタッピング課題を行い，その結果を比較した．小脳疾患の患者群では健常者に比べてタッピングの速度が有意に遅く，そのタイミングのばらつきも有意に大きいという結果であった．なおパーキンソン病群でもタイミングのばらつきは健常者に比べて大きくなるものの，これは小脳疾患の群の方がより顕著であった．

　安東ら[8] はモーションキャプチャを用いて下肢のタッピング動作（踵と膝を打ち合わせる動作）の定量解析を行い，脊髄小脳変性症の患者ではタッピングの振幅が健常者に比べて大きくばらついており，さらに踵の前後方向の揺れが大きくなっていること，これらが甲状腺刺激ホルモン放出ホルモン（TRH）のアナログである TA-0910 によって改善することなどを示した．

　さて，タッピング動作には小脳自体の障害が関与しているだけでなく，実際には大脳皮質や基底核といった小脳以外の脳領域も関与している可能性は充分に考えられ，これらの障害が脊髄小脳変性症におけるタッピングの異常に関係していることも否定できない．これを検証するため，Akhlaghi ら[9] はフリードライヒ失調症の患者にタッピング課題を実施させ functional MRI による脳活動測定を行った．その結果，健常者に比べ補足運動野および下頭頂小葉の賦活が低い傾向にあり，タッピングの異常には脊髄・小脳のみならず大脳皮質の障害も関与していることを示した．

　なおタッピングは手指を曲げたり伸ばしたりする動作を交互に繰り返す課題であり，いわば「断続的な」反復運動を評価するものということができるが，Spencer ら[10] は円を繰り返し描くなど「連続的な」反復運動のタスクでは小脳性運動失調によるリズム異常が起きないことを報告した．これは小脳が連続的ではなく断続的な動作の反復に関与していることを示唆している．断続的な動作を繰り返すためには，動作の開始と終了のタイミングを明示的に設定することが必要になり，そうした制御に小脳が不可欠な役割を果たしているのではないかと Spencerらは推論した[10]．

　以上で紹介したのは，小脳に何らかの疾患を有する患者を対象とした報告であった．一方健常者に対して小脳磁気刺激を行い，小脳機能を一時的に変化させた状態でタッピング動作の解析を行った研究もある．Del Olmo ら[11] は小脳に対し 1 Hz，10 分間の反復磁気刺激を行ったところ，タッピングを行う手と同側の小脳を刺激した場合に，2 Hz の反復音に同期したタッピングのリズムが不規則となった．しかし 1 Hz，0.5 Hz といった遅いリズムの同期タッピング

Chapter Ⅱ　小脳症状の病態生理－診察，検査

には影響がなく，またリズムに同期させないで自発に行うタッピングのリズムにも影響はみられなかった．これは小脳が1Hzより速いリズムの生成に関与していることを示す結果と考えられた．実際，脳機能画像などを用いた他の研究でも，小脳は1秒間よりも短い長さの時間的情報処理を担当していると考えられてきており[12, 13]，こうした知見にも合致する結果であった．

Ⅳ　時間認知とタッピング

　以上紹介したように，タッピングはもともと手指の運動機能を評価するためのものであったが，実際には運動だけでなく脳内のリズム形成など時間的な情報処理の側面をも反映することが次第に明らかになってきている．そこで本稿ではこれより，脳内の時間的情報処理について大まかに概説し，その解明のためにタッピングを利用した最近の研究を紹介する．

　われわれが体験する時間の長さは，物理的な時間と一致するとは限らない．誰しも経験があるであろうが，子供の時には1年間をかなり長い期間だと感じていたのに，年齢を重ねるにつれどんどん短く感じられるようになってくる．また，同じ1時間という長さの時間であっても，楽しく遊んでいるときの1時間はあっという間であるのに，退屈な1時間の会議は果てしなく感じられる．このように，われわれの感じる時間の長さは加齢などの身体的要因や心理状態に大きく左右されうるものであり，これに関わる脳内の時間認知過程にはまだまだ多くの謎が残されている．

　脳内の時間的情報処理を担当している場所は完全に解明されたわけではないが，単一の領域が時間を処理しているのではなく，前頭葉を中心とする大脳皮質や，視床，基底核，小脳などの複数の領域から成るネットワークが関与しているということがわかってきている[14]．Schubotzらは，健常人に音や光によるリズミカルな刺激を提示して，そのリズムの乱れがないかを判断させる形式の時間認知課題を実施し，functional MRIで脳の活動部位をみた．その結果，前頭葉・頭頂間溝・基底核・小脳・脳幹といった広い範囲にタスクと関連した賦活がみられることを報告した[15]．こうした複数の脳領域が，いかにして時間の情報を処理しているかはまだ不明な点が多い．従来から主張されてきた見方としては，ペースメーカーやメトロノームなどのように周期的な活動をする部位が脳内にあり，そこからの出力を計数器のようにカウントすることで時間の長さを測定しているという考え方がある．こうした単純な図式は"pacemaker-accumulator model"と呼ばれ[14]，長らく提唱されてきたものではあるが，本当にこのような単純なモデルで説明可能かどうかはいまだに議論がある．

　また，処理する時間の長さによって異なる脳領域が活動しているとの説もある．特に基底核と小脳は，秒から分単位の時間の長さは基底核で処理され，一方1秒以下の短い時間は小脳で処理されるというように，役割を分担しているという説がある[16]．しかし，このように時間の長さごとに処理する脳領域が異なるという見方を否定する見解もあり[17]，結論は出ていない．

　このように，小脳は脳内の時間的情報処理に関わっていると考えられており，そのメカニズ

166　　JCOPY 498-22890

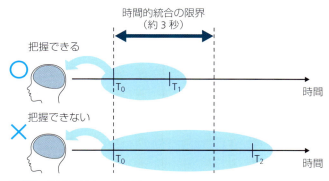

Fig.2 時間的統合の概念図
ある限界（健常者の場合は3秒前後）より短い長さの時間（T_0〜T_1）は一塊の単位として把握できるが，その限界よりも長い時間（T_0〜T_2）は把握しづらい．

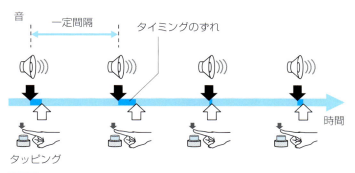

Fig.3 同期タッピング課題
一定の間隔で反復される音に同期させて，リズミカルにボタンを押す動作（タッピング）を繰り返す．音のタイミングと，ボタンが押されるタイミングのずれの大きさを評価する．

ムを明らかにするためのタスクとして，簡便かつ非侵襲的に実施できるタッピングが活用されている．ここからは，タッピングを用いた時間認知研究の新たな展開として「時間的統合」（temporal integration）とよばれる時間的情報処理の重要な，かつ今まで十分に注目されてこなかった一側面に迫った研究を紹介したい．

V 「時間的統合」と小脳疾患

　時間的統合とは，Pöppelらによって提唱されてきた時間認知の要素であり，ある程度の長さをもった時間を一塊の単位として認識し処理する能力のことを指す[18] **Fig.2**．日常生活で何かの数量を数える際，数個以内であれば目でみて瞬時に数えられるが，数が多いと1つ1つ数えなければ把握できなくなってしまうことは，誰しも経験するであろう．このような限界量が，物の数量だけでなく時間の長さに関しても存在すると考えればイメージしやすいと思われる．
　さて，その限界量を客観的・定量的に評価するにはどうすれば良いだろうか．Matesら[19]

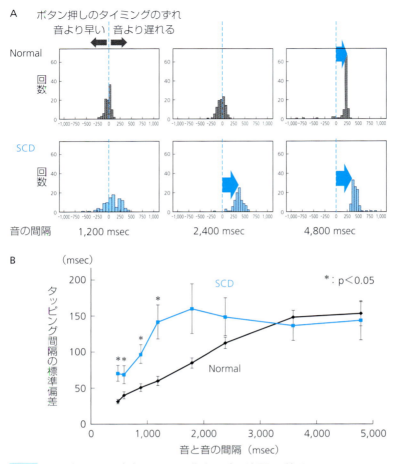

Fig.4 健常者とSCD患者における同期タッピング課題の結果
A: 健常者の場合，音の間隔が4秒を超えるまでは音に同期したタッピングが可能であったが，SCD患者ではこの限界が2秒に短縮した．
B: ボタンが押された時間同士の間隔の標準偏差をとり，この値をタッピングのタイミングのばらつきの指標とした．健常者とSCD患者で比較したところ，音の間隔が1,200 msec以下のときはSCD患者の方がこの値が有意に大きく，それだけリズムへの同期ができていないことを示唆していた．
（松田ら[2C]のデータをもとに改変）

は次のような実験を行った Fig.3．被験者に一定のリズムで繰り返し鳴る音を聴かせ，それに同期してボタンをリズミカルに押すよう指示する．すると，音と音の間隔が約3秒より短ければ被験者はそのリズムにうまく同期してボタンを押すことができた．ところが，この間隔が3秒以上になると同期するのが難しくなっていき，被験者は音が鳴ったのを聞いてからそれに反応してボタンを押すようになってしまう傾向があった．そこでMatesらは，3秒付近に一塊として認識できる時間の長さの限界があり，これが時間的統合の限界であると考えた[19]．このように，タッピングという簡便な課題を用いて，時間的統合の限界を評価することが可能になる．

神経変性疾患で時間的統合の能力がどのように変化するのかは，大変興味深いテーマであるが，その検討は今までほとんどなされていない．松田ら[20]は小脳疾患でこの能力が左右されるかどうかを検討した．健常者，および純粋小脳型の脊髄小脳変性症（spinocerebellar degeneration: SCD）の患者 17 名ずつを対象として，前述の同期タッピング課題を施行した．音と音の間隔は 200 msec から 4,800 msec まで段階的に 11 通りに変化させ，音とタッピングのタイミングのずれを比較した．

　結果として，健常者では音の間隔が約 4 秒より短ければ音に同期してタッピングすることが可能で，4 秒以上になると同期できず音に遅れて押してしまう傾向があった．一方 SCD 患者ではこの限界が約 2 秒と短くなっていた Fig.4A．加えて，音同士の間隔が 1,200 msec 以下のときは，タッピングのタイミングのばらつきが健常者に比べて SCD 患者で有意に大きくなっており Fig.4B，それだけ不規則なタッピングになってしまっていることを示唆した．

　この結果は，純粋小脳型の SCD では 2 秒以上の長さの時間を一塊の単位として処理できなくなることを意味しており，小脳が時間的統合の作用に何らかの形で関与していることを示唆するものと思われる．また前述のとおり，小脳は 1 秒よりも短い時間の処理を担当していると考えられてきたが，松田らの結果は小脳が 1 秒以上の長さの時間処理にも関わっていることを意味しており，時間の処理における小脳の役割について再考を迫るものである可能性がある．

おわりに

　本稿では，運動失調を評価するタッピング検査の実際，およびそこからわかる時間的情報処理の側面に関して概説した．タッピングは小脳性運動失調を評価する手段として古くから用いられてきたが，時間的情報処理の異常をも反映するという点に近年注目が集まっている．最後に述べた時間的統合の能力に関しては神経疾患での研究はまだあまり行われておらず，この能力が基底核疾患や認知症など他の疾患ではどう変化するか，また小脳疾患の病型に応じた差があるのかどうかなど，解明すべき課題も多く残っている．この方面の今後の研究の進展が待たれる．

文献

1) Whipple GM. Manual of mental and physical tests. New York: Arno Press; 1914. p.130-47.
2) Holmes G. The symptoms of acute cerebellar injuries due to gunshot injuries. Brain. 1917; 40: 461-535.
3) Giovannoni G, van Schalkwyk J, Fritz VU, et al. Bradykinesia akinesia incoordination test（BRAIN TEST): an objective computerised assessment of upper limb motor function. J Neurol Neurosurg Psychiatry. 1999; 67: 624-9.
4) Frischer M. Voluntary vs autonomous control of repetitive finger tapping in a patient with Parkinson's disease. Neuropsychologia. 1989; 27: 1261-6.
5) 横江　勝，奥野竜平，神島明彦，他．神経疾患における指タップ運動計測，診断支援の臨床的有用性．バイオメカニズム学会誌．2010; 34: 100-4.
6) 徳重真一．小脳　タッピング検査．Clinical Neuroscience. 2016; 34: 102-5.
7) 徳重真一．神経生理検査 update: 大脳基底核疾患・小脳疾患における最新知見 時間認知とタッピング課題．神経内科．2017; 86: 295-300.
8) 安東範明，藤本泰代，高柳哲也，他．小脳性運動失調症の踵膝叩き試験の解析: 疾患別検討と薬効評価への応用．臨床神経学．1995; 35: 733-7.
9) Akhlaghi H, Corben L, Georgiou-Karistianis N, et al. A functional MRI study of motor dysfunction in Friedreich's ataxia. Brain Res. 2012; 1471: 138-54.
10) Spencer RM, Zelaznik HN, Diedrichsen J, et al. Disrupted timing of discontinuous but not continuous movements by cerebellar lesions. Science. 2003; 300: 1437-9.

11) Del Olmo MF, Cheeran B, Koch G, et al. Role of the cerebellum in externally paced rhythmic finger movements. J Neurophysiol. 2007; 98: 145-52.

12) Lewis PA, Miall RC. Distinct systems for automatic and cognitively controlled time measurement: evidence from neuroimaging. Curr Opin Neurobiol. 2003; 13: 250-5.

13) Lewis PA, Miall RC. Brain activation patterns during measurement of sub- and supra-second intervals. Neuropsychologia. 2003; 41: 1583-92.

14) Buhusi CV, Meck WH. What makes us tick? Functional and neural mechanisms of interval timing. Nat Rev Neurosci. 2005; 6: 755-65.

15) Schubotz RI, Friederici AD, von Cramon DY. Time perception and motor timing: a common cortical and subcortical basis revealed by fMRI. Neuroimage. 2000; 11: 1-12.

16) Ivry RB. The representation of temporal information in perception and motor control. Curr Opin Neurobiol. 1996; 6: 851-7.

17) Lewis PA, Miall RC. The precision of temporal judgement: milliseconds, many minutes, and beyond. Philos Trans R Soc Lond B Biol Sci. 2009; 364: 1897-905.

18) Pöppel E. A hierarchical model of temporal perception. Trends Cogn Sci. 1997; 1: 56-61.

19) Mates J, Müller U, Radil T, et al. Temporal integration in sensorimotor synchronization. J Cogn Neurosci. 1994; 6: 332-40.

20) Matsuda S, Matsumoto H, Furubayashi T, et al. The 3-second rule in hereditary pure cerebellar ataxia: a synchronized tapping study. PLoS One. 2015; 10: e0118592.

〈徳重真一〉

II-12 ≫

文字のトラッキング

　現在の小脳症候学では，小脳疾患に公約数的にみられる所見群を整理したパターン分類を主観に依存して行っているため，定量性・記録性に乏しい．近い将来に期待される根治的またはそれに近い小脳疾患治療法の開発を見据えたとき，病態の微妙な変化を定量的に評価できる新しいシステムの先行開発が必須である．われわれは文字形の追跡運動により脳内の予測制御器とフィードバック制御器の出力を分離し，各制御器の精度を定量的に評価できる新しい方法を開発し，小脳疾患の定量的な病態分析を進めている．予測制御とフィードバック制御は並列的に進行するため，両者の分離は一般に困難である．本システムで2成分が分離できる鍵は，予測的な文字形の追跡運動をゆっくり行うところにある．その結果，追跡運動の予測成分が緩徐な低周波帯に設定され，すばやいフィードバック運動の高周波帯と異なる周波数帯に設定される．この工夫により，2成分は高速フーリエ変換で分離できるため，小脳障害を2つの制御成分に分解して精度を定量評価できる．一方，この方法を臨床の現場に普及させ小脳疾患の病態データベースを作成するためには，簡便で低コストのシステムが必要である．そこで広く普及しつつあるMicrosoft社のKinect v2を動きのセンサーに採用し，全身に現れる多様な小脳障害を評価できるシステムの拡張を進めている．

I 開発の背景

　小脳症状の臨床的記述は小脳の症候学として完成している．平山惠造[1]は小脳性運動障害の主な要素として以下のような項目を列挙している．測定過大/測定異常（hypermetria/dysmetria），反復拮抗運動不能（adiadochokinesis），動作分解（decomposition），動揺/振戦（oscillation/tremor），時間測定異常（dyschronometria），協働筋作動障害（asynergia）．これらは小脳疾患の患者にみられる異常随意運動パターンを象徴化したものである[1]．症候学は局在診断を主な目的とし，同じ部位の障害であれば，異なる患者を異なる医師が診断しても，同じ判断が得られるように洗練されてきた．その反面，微妙な違いは捨象されることになった．したがって小脳の症候学に結晶化されたものは，小脳疾患に公約数的にみられる所見群を整理したパターン分類である．このため，現在の小脳症候学の体系は，異なる患者間の症状の細かな差異や，同じ患者の症状の経時的変化を定量化する個別化には向いていない．さらに，これらの症候学は表面的な現象の記載にとどまっており，どのような運動制御機能が破綻しているかを示すものではない．

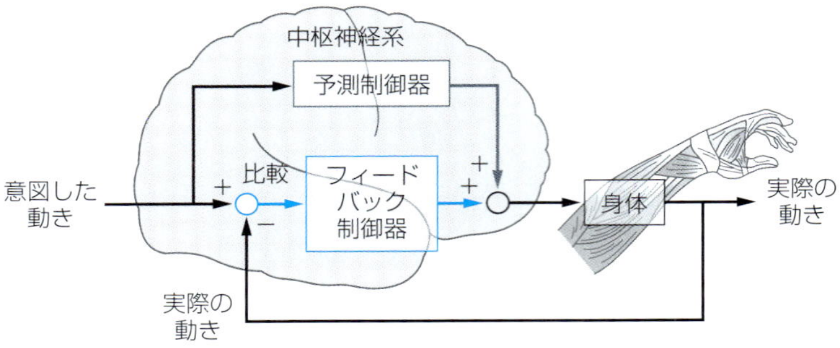

Chapter II 小脳症状の病態生理−診察，検査

Fig.1 古典的並列運動制御器モデル
意図した運動は中枢神経系の予測制御器で予測的運動指令に変換され身体を駆
動する．その結果としての実際の動きを意図した動きと比較し，誤差があれば
フィードバック運動指令を生成し，誤差を修正する．

　現在，神経変性メカニズムの根幹を解明する研究が世界的に行われ，iPS 細胞を利用した再
生医療の技術革命も進展している．近い将来，脊髄小脳変性症などを含む神経難病の進行にブ
レーキをかける治療法が，さらに先には根治的な治療法も期待できるようになってきた．注目
すべき点は，これらの治療は新たに小脳の細胞群，回路を再構築するだけでなく，小脳の持つ
自己再生，可塑性を増強することで，失われた機能の回復を図ることを目的としていることで
ある．したがって，これらの画期的治療法の実現には，新しい治療方法論自体の開発はもちろ
ん，治療を受ける小脳にどの程度の自己再生能が保たれているか，すなわち小脳予備能を高感
度で検出する新しい評価システムが不可欠である．

　したがって，現在必要とされているのは，①病態の微妙な変化を，運動制御システムの異常
として高精度で検出し，②医師および医療スタッフが直観的に理解できる形に翻訳する，とい
う 2 つの機能を兼ね備えた記録・評価システムである．

　運動制御に関する古典的枠組み[3] によれば，われわれの脳内では予測制御器とフィード
バック制御器という 2 つのモジュールが並列に働いている **Fig.1**．予測制御器は意図した運動
を予測的に実行し，フィードバック制御器は実際の運動と意図した運動を比較し，誤差を修正
する．しかし実際には，両者は交互に働くのではなく，同時並列に働き，両者の出力はブレン
ドされて患者の動きに現れる．患者の動きに「ここは予測制御，あそこはフィードバック制御
…」と境界がみえるわけではない．そのため，2 つの制御器の出力を分離する有効な方法論は
なく，その結果，運動制御に必須なはずの小脳が，2 つの制御器にどのように関わるか…とい
う問題さえ未解決であった．

　最近われわれは，指標追跡運動の分析で，予測制御器とフィードバック制御器の出力を分離
し，各制御器の精度を定量的に評価できるシステムを開発した．以下では，まず異常運動の計
測をデジタル化する試みの歴史を概観し（II），運動制御に関する基本的な考え方を整理する
（III）．それを受けてわれわれのシステム開発の背景と，本システムで予測制御器とフィード
バック制御器の出力が分離・評価できる仕組みを説明する（IV）．次いで小脳障害患者の運動
機能を評価した研究成果を類似の研究とともに紹介する（V）．そして最後に，本システムを
Microsoft 社の簡易モーションキャプチャーである Kinect v2 を用いて拡張した，より汎用性の
高い運動機能評価システムについて紹介する（VI）．

II 病的運動パターンの計測とそのデジタル化

　神経疾患における異常運動を定量的に記録・分析する必要性は，Muybridge による連続写真を用いた動物（Animals in Motion, 1899）と人間（The Human Figure in Motion, 1901）の運動を記録した驚異的な本[4]（Muybridge, 1957 再出版）の出版に触発されたと推察され，既に 1939 年の Holmes の有名な総説[5]（内容は自身の 1917, 1922, 1927 の論文による）に，最初期の鮮烈な実例がみられる．彼は暗闇で被験者の手に固定した電球を規則的な周期でフラッシュ状に点滅させ，シャッターを開放したカメラで連続記録するという巧妙な方法で，小脳性運動失調の手の動きのブレ，速度の不規則さ，終点での動揺を見事に記録してみせた．全身運動の記録さえ，少し後に Bernstein[6,7]（1935, 1967 再出版）によって "cyclography" という新しい方法として実現された．彼は多数の電球を体操選手の身体に貼り付けて映画に撮影し，コマごとの分析を工夫して四肢体幹の動きの関係を精密に分析し，運動制御における "synergy" の概念にたどり着いた．しかしこれらは写真またはシネマによる時間と労力のかかるアナログ記録であり，あくまで実験室レベルのものであった．運動の記録と分析のデジタル化には時間を要し，1980～90 年代の PC とデジタル入力装置の普及を待つほかなかった．この頃に多くの試みが成されたが，わが国で実用システムの開発に成功したのが，熊本大学の村山ら[8]のグループである．彼らが開発した上肢運動機能評価システムは，PC とタブレットを組み合わせたシンプルな構成を持つ Fig.2．このシステムには，らせん運動，円運動などのさまざまなパターンの追跡運動のプログラムが備わり，タブレットのペンを入力装置として被験者の上肢運動を記録する．神経学的診断で伝統的に行われてきた「らせん描き試験」や「線引き試験」[9]などのデジタル版と考えられる．このシステムにより，上肢の動きをデジタルデータとして保存し，その幾何学的な特徴をオフラインで定量的に分析できるようになった．実際，脊髄小脳変性症の患者では，運動の軌跡が目標軌道の周りを不規則に蛇行する運動失調パターンを示し，Holmes の小脳症候学との対応が確認された[10]．しかし異常パターンの背後にある制御的意味（脳の運動制御器のどの機能のどの程度の異常か）まで踏み込むことはできず，パターン分類という点では，伝統的症候学と変わらなかった．病態の制御的意味とは，「病態を運動の異なる機能的要素の組合せに分解して説明」するものであり，ICARS や SARA による体部位別の障害スコアを無差別に足し合わせた相加的な評価とは評価の発想が全く異なる．病態の制御的意味は，画像データが提供する「解剖学的な病変の位置」の情報を機能的に意義づけるものであり，両者

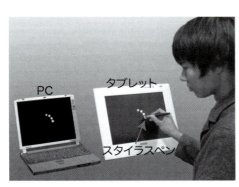

Fig.2　村山らによる上肢運動機能評価システム
タブレットと PC からなるシンプルな構成で追跡運動を可能にした．スタイラスペン（矢印）で描いた軌道の特徴を定量的に分析できる．
（村山伸樹，他．脳波と筋電図．1993; 21: 254-62[8]）

Chapter II　小脳症状の病態生理－診察，検査

は補完関係にある．その意味で，近未来の神経疾患治療において治療適応，効果の判断に不可欠なものになる．このような問題意識のもと，われわれは村山らのシステムをさらに発展させ，運動軌跡の分析から脳内の予測制御器とフィードバック制御器の状態を分離・抽出する方法論の確立に取り組んできた[11〜13]．

III　「フィードフォワード制御」から「予測制御」へ

　まずわれわれが想定する運動制御の枠組み Fig.1 から説明する．Fig.1 の予測制御器のブロックは，いわゆる「フィードフォワード制御器」とは異なるものである．工学的なフィードフォワード制御の定義では，運動指令が運動の初めから終わりまで事前に全て決められている．運動が始まったら，運動指令の修正は一切できない．臨床でしばしば使われる「運動プログラム」という言葉は，まさにこの工学的なフィードフォワード制御を直輸入して使用したものと推定される．ところが近年，フィードフォワード制御の代表例と考えられてきたサッケードや腕の "ballistic" な運動でさえも，運動開始直後に，まだ感覚フィードバックが中枢に到達していないはずの短潜時で「プログラムが変更」される事例が報告された[14〜17]．これらの運動でさえも，純粋なフィードフォワード制御でないことの証明である．それに代わる随意運動制御の新たな枠組み[14〜17]は「最適フィードバック制御」と呼ばれている．この新たな枠組みでは，純粋なフィードフォワード制御のように運動指令を初めから終わりまであらかじめ完全に決めておく必要はない．まず，「現在（t=0 とする）」の運動指令のコピーと，感覚情報に基づいてベイズ推定的に「次のステップ（t=1）」の状態はこうなるだろうと予測し，その予測から逆算して「次のステップ（t=1）」の運動指令を生成する．1 ステップの時間の長さが感覚フィードバックに要する時間より短ければ，感覚フィードバックよりも早く運動の変更が可能になると説明される．次に「次のステップ（t=1）」の運動指令のコピーと新しい感覚情報に基づき，「『次の次』のステップ（t=2）」の状態を予測し…という具合に情報更新を繰り返す．つまり短期予測を次々に更新しながら，イモヅル式に運動指令を生成する．フィードフォワード制御が，スピーチで用意した原稿を全て暗記し，一字一句変えずに読み上げる制御であるのに対して，後者は原稿を準備するものの，聴衆の反応をみながらアドリブを交えて適宜変更しながら行うスピーチに似た制御と例えられる．なお，工学的なフィードフォワード制御が人間の運動制御で行われていないことは確実と思われるが，最適フィードバック制御でも，1 ステップという短い時間に限定すればフィードフォワード的に運動指令が実行されているはずである．したがって現時点で，脳内でフィードフォワード的な制御を行う機能モジュールの存在が否定された訳ではないことに注意を要する．いずれにしても小脳は運動制御のどこかに不可欠の役割を果たしているはずである．Fig.1 に示すわれわれの枠組みでは，予測制御器には短期の予測を想定している．蛇足ながら，われわれが日常的に遭遇する純粋なフィードフォワード制御は，ダーツ / ボール投げくらいであろう．

IV 予測制御器とフィードバック制御器の分離

まず被験者が行う追跡運動課題を説明する．被験者は手関節マニピュランダム Fig.3A を使用して追跡運動を行う．マニピュランダムの2つの角度センサーが手関節の水平・垂直の位置（角度）を検出し，PC画面上のカーソル（黒点）の位置にリアルタイムで反映されるため，被験者はマニピュランダムをマウスのように使って追跡運動を行うことができる．

被験者はカーソルを目標円内に可能な限り保持することが要求されている．被験者が開始点にある目標円にカーソルを入れると課題が始まり，目標円は等しいスピードでゆっくり滑らかに数字「2」の形に動く Fig.3B．被験者はあらかじめ目標の軌道が数字「2」であることを理

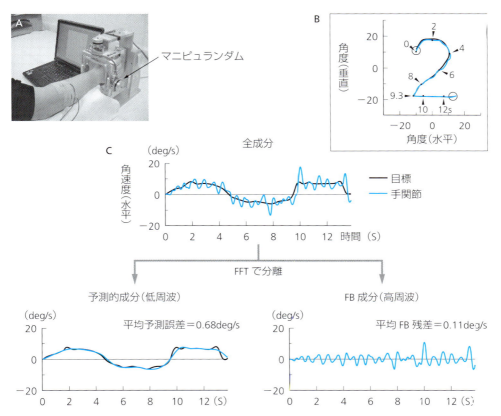

Fig.3 コントロール被検者における予測的運動とフィードバック運動の分離
A: システム構成．手関節用のマニピュランダムをマウスとして使い，PC画面上のカーソルをコントロールし，目標円内に保持する追跡運動を行う．
B: 追跡運動の例．目標円は等速で数字2の形にゆっくりと動き，約13秒で終了する．目標の軌道は黒線，手関節の軌道は青線で示す．
C: 手関節の角速度の全成分（青線）は，目標の動き（黒線）とトレンドでは一致しているが，目標に含まれない高周波の振動的な成分を含む．そこで周波数（=速度）の違いを利用して，高速フーリエ変換（FFT）で手関節運動の全成分を目標の動きを再現する予測成分（低周波）とフィードバック（FB）（高周波）成分に分離する．コントロール被検者では予測的制御（低周波：下左）の誤差が小さく，FB制御による修正はわずかで済む（高周波：下右）．このため軌道は全体として非常に滑らかである（B：青線）．なお，Cでは手関節運動の水平成分のみを示すが，垂直成分も同様である（省略）．

解し，数回の練習の後に記録を行うため，目標の動きに関する知識と経験を持つ．したがって追跡運動は予測的に行われるようにデザインされている．実際，コントロール被検者 Fig.3B では目標の動き（黒線）と手関節の動きはかなり正確に一致する．興味深いことに，被検者の手関節の動き（Fig.3C 手関節運動（全体）：青線）は，目標のゆっくりとした動き（Fig.3C，左下：黒線）に相関する緩徐な成分（Fig.3C，左下：青線）に加え，速く小刻みな振動様の動き（Fig.3C，右下：青線）を含む．2つの成分は周波数の違いを利用して，高速フーリエ変換（FFT）により分離できる．2つの成分の同定に関する説明[13]（より詳しくは Lee et al. 投稿準備中）は別の機会に譲るが，緩徐な成分は目標の動きを予測的に追跡する運動指令に由来し，小刻みな振動様成分は目標の動きと予測的運動の間の誤差を修正するフィードバック運動指令に由来することが明らかになった．コントロール被検者の場合，予測制御が高い精度を示すため，誤差は小さく保たれ，フィードバックで修正する必要性は低い．実際，フィードバック成分（Fig.3C，右下：青線）のパワー（量）は，予測制御の成分（Fig.3C，左下：黒線）よりも遥かに小さい．なお2つの成分の制御変数が異なることは，両者が別々の制御器に由来することを示唆しており，最も重要なポイントである．

　この分離デザインのヒントになったのは，Beppu ら[18, 19] および Miall ら[20] による先行研究である．両研究は単関節を使った追跡運動においてフィードバック運動が間欠的に 1.5 Hz 程度で生じることを見出した．われわれは彼らの結果をふまえ，予測的な運動をそれより低周波（<0.5 Hz）に設定することにより，FFT による成分分離を可能にした．

　なお，われわれは目標の軌道に数字「2」を好んで使用しているが，「2」という文字の選択に絶対的な意味はない．強いて言えば「2」が曲線と直線を含むこと，最後の折り返しの所の予測の難易度が高いことが軌道の特徴としてあげられるが，一筆書きできる文字や図形であれば代替可能である．ただし患者への負担を考慮すると多くの軌道を課すことは難しい．また，計測の目的が運動障害の定量的な比較と追跡であるため，被検者ごとまたは計測ごとに異なる軌道を用いることは適切でない．これらを勘案すると臨床的な検査としては軌道の種類を少数に限定せざるを得ない．また，われわれは小児用にデザインしたマニピュランダムを使って小児からも追跡運動を記録しているが，発達の段階によっては数字「2」を理解していない場合がある．その場合には○，△，□などの幾何学的図形を用いれば，練習した上で予測的に運動課題を行わせることが可能である．

V 小脳性運動障害における並列制御器の病態

　小脳性運動障害を定量的に分析する試みは，1980 年代以降のみに限っても数多く行われてきた[8, 18, 19, 21~27]．例えば，先に紹介した村山らは脊髄小脳変性症患者の指標追跡運動における軌道の特徴を分析し，軌道のぶれの増加，目標との速度および位置のずれの増大が，神経学的な所見としての振戦，加速度異常，推尺異常に対応することを報告している．また Bastian ら[19, 22] は小脳性運動障害の直接的原因が，複数の関節間のトルク（interaction torque）の調節障害にあると主張している．さらに Beppu ら[14, 15]，あるいは Manto ら[17] は，主動筋，拮抗筋

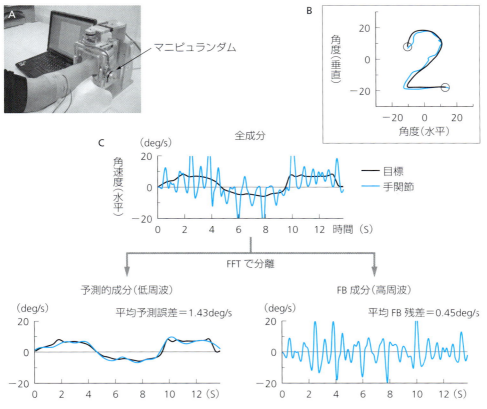

Fig.4 脊髄小脳変性症患者における予測的運動とフィードバック運動の分離
A〜C は Fig.3 と同様．小脳障害の患者では，予測的成分の誤差が増大し（下左：目標［黒線］と手関節［青線］の動きの不一致の増大），それに伴い FB 制御によるす速い修正が増大する（下右）．このため軌道は全体として滑らかさに欠けた，ぎこちない小脳障害特有のパターンを呈する（B）．

のタイミングや強度の乱れが運動障害の原因であることを主張している．これらの先行研究が提案する小脳の機能仮説は，記述のレベルが異なり（例えば村山らは目標との位置・速度のずれ，Bastian らは関節トルク，Beppu らと Manto らは筋活動のタイミング）互換性に乏しいため，小脳機能の根源的な基本機能を捉えたものとは言い難く，いずれも小脳性運動障害の観察を現象的に説明したにすぎないと考えられる．これに対してわれわれのシステムでは，予測制御器とフィードバック制御器の出力を分離することにより，障害が 2 つの制御器に対してどのような位置づけになるかを評価できるため，機能的に踏み込んだ小脳機能の分析が可能になる．つまり，現象論的な記載に終始する伝統的な神経学の方法論から，運動制御システムの動的異常を定量化するシステム論的なアプローチへの変革を可能とするものである．

　そこで Fig.4 にそのような分析の例を示す．この例では，比較的軽症の脊髄小脳変性症患者の手関節運動に対し Fig.3 の正常被検者と同様の分析を行っている．この患者の手関節の動き（Fig.4B，青線）は，目標（Fig.4B，黒線）とある程度相関した動きを示すものの，正常被検者 Fig.3B に比べると両者の間のずれがはるかに顕著であり，滑らかさに欠けた折れ線的な動きである．そこで Fig.3C 同様にこの手関節運動を 2 つの成分に分離してみると Fig.4C，予測的制御成分（Fig.4C 左，青線）と目標の動き（Fig.4C 左，黒線）の間の平均誤差は，1.43

度と正常被検者の 0.68 度（**Fig.3C** 左）の 2 倍以上に増加している．その結果，速いフィードバック運動（大きなピーク）が頻繁に必要になり，予測誤差増加の代償が行われる（**Fig.4C**，右）．これが小脳性運動障害で動きの滑らかさが失われる主要な原因と考えられる．なおフィードバック制御の精度は，この図からは明らかでないが，フィードバック運動の終点（スピードが極小になる点）での誤差の残差で評価が可能であり，コントロール被検者の残差 0.11 度に対してこの患者では 0.45 度と 4 倍に増加していた．したがって小脳性運動障害では予測的制御の精度が低下するだけでなく，フィードバック制御の精度も同時に低下することが明らかになった（Lee et al. 投稿準備中）．両制御器の障害は，小脳半球部の非常に限局した梗塞の症例でも確認されており（Lee et al. 投稿準備中），小脳が予測制御とフィードバック制御の両方に関与することが強く示唆される．

なおすでに述べたように，Bastian ら[19, 22]は，小脳が多関節運動での interaction torque の調節をしていると主張している．この仮説が正しければ単関節運動では運動失調はみられないことになる．しかし，ここに示した手関節運動 **Fig.4** でも，Beppu ら[14, 15]の肘関節運動でも，どちらの単関節運動でも明瞭な失調症状が現れている．したがって小脳が interaction torque の調節作用に何らかの関与をしている可能性は除外できないものの，小脳機能の本質が interaction torque の調節でないことは明らかである．小脳障害は単関節でも生じるのだから，複数の関節が関与することが障害の必要条件でないことは，強調しておく必要がある．

VI Kinect v2 を用いた，汎用性の高い運動機能評価システムの開発

ここまではマニピュランダム（**Fig.3A**）による手関節運動の分析を紹介してきた．このシステムではⅢ，Ⅳで述べたように，並列運動制御器 **Fig.1** の分析に最大の特徴がある．精度も安定性も申し分ないが，臨床に広く普及させるには 2 つの問題がある．第 1 に特注品であるため製造コストが高いこと．第 2 に手関節専用のため，ICARS や SARA に含まれている上肢以外の身体部位の運動（特に歩行および平衡機能）のスコアと対応できないことの 2 点である．臨床の立場からは，従来指標との関連が不明な新しい評価指標には手を出しにくいであろう．従来の評価方法に対する上位互換（従来機能をサポートした上で新たな機能を追加したもの）が望ましい．そこで 2 つの問題を同時に解決する方策として，マニピュランダムの代わりに，Microsoft 社の簡易モーションキャプチャーである Kinect v2 **Fig.5** を運動計測に採用した．Kinect v2 はもともと家庭用ゲーム機向けに開発されたため，価格は 2 万円程度できわめて安価である．ソフトウェアの開発キットも付属しており，導入も容易である．追跡運動課題と分析方法は従来の手関節用を転用できるため，並列運動制御器の分離も可能である．**Fig.5** に示す例では，示指先端（白矢印）を Kinect v2 で検出し，モニター上にカーソル（黒ドット：青矢印）として標示する．カーソルは指先に連動して動くので，被検者は示指でカーソルをコントロールし，目標（円：黒三角）を追跡する．

Fig.6 はコントロール被検者の追跡運動の例である．追跡精度は高く **Fig.6A**，目標の中心からカーソルまでの誤差 **Fig.6B** は常に小さく，示指が目標に正確にシンクロして動いているこ

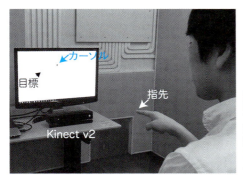

Fig.5 Kinect v2 センサーを用いた定量的運動機能評価システム

指先（白矢印）を Kinect v2 センサーが赤外線で検出し，非接触的にモニター上の連動するカーソル（黒点）をコントロールできる．こうして指先をマウス同様のポインティング・デバイスとして用いることができる．

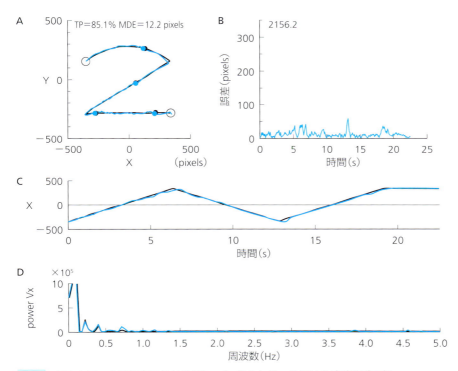

Fig.6 コントロール被検者における Kinect v2 センサーを用いた追跡運動の例

A：追跡運動の例．運動課題は，カーソルを示指先端を動かしてコントロールする以外は Fig.3 のマニピュランダムを用いた場合と同様である．目標円は等スピードで数字 2 の形にゆっくりと動き，1 試行は約 22.5 秒で終了する．黒い線は目標の軌道を，青い線は示指先端の軌道を示す．目標軌道上の黒いドットは，追跡開始から 5，10，15，20 秒目の目標の位置を示す．示指の軌道上の青いドットは同時刻の示指先端の位置を示す．

B：A の試行における追跡誤差．示指の位置の目標中心からの誤差（単位はピクセル）．1 試行を通して追跡誤差は小さい．

C：A の試行における目標と示指の位置の水平成分（X）の対応関係．B の小さな誤差に対応して，目標の X 成分（黒線）と示指の X 成分（青線）は，軌道の折り返し近辺を除いてほぼ一致する．

D：A の軌道の速度の X 成分（Vx）の周波数分布．目標の速度の周波数分布（黒線）はほぼ 0.4 Hz 以下の成分のみを含む．この被検者の示指の動きは精度が高いため修正が不要であり，その周波数成分（青線）には目標よりも高い周波数成分は含まれない．

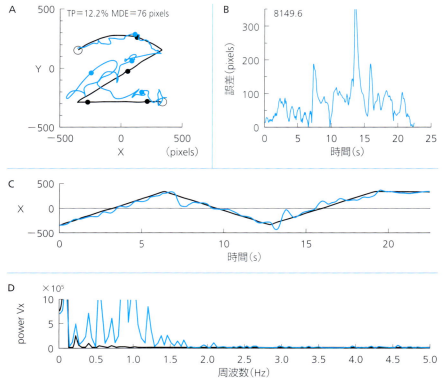

Fig.7 脊髄小脳変性症患者における予測的運動とフィードバック運動の分離
A〜DはFig.6と同様．小脳障害の患者では，示指の動きは目標を忠実に追跡することは困難であり，ほぼ常に大きな誤差がみられる（A,B,C）．予測的成分の誤差が増大し（C 目標［黒線］と手関節［青線］の動きの不一致の増大），それに伴いFB制御による素早い修正が増大する（D）．このため軌道は全体として滑らかさに欠けた，ぎこちない小脳障害特有のパターンを呈する（A）．

とを示す．実際，示指の速度のX成分をFFTで周波数分析するとFig.6D，周波数成分（青線）は目標の動きの周波数成分（赤線）にほぼ一致し，目標の動きにない高周波数成分は皆無に近い．これはFig.3のコントロール被検者の手関節運動と同等であり，修正が不要なほどに高精度の追跡であることを示唆する．これと対照的に，脊髄小脳変性症の患者Fig.7では，目標の追跡が困難になり，軌道は失調パターンを示すFig.7A．目標中心からの誤差も大きくFig.7B，示指の動き（Fig.7D 青線）には目標の動き（Fig.7D 黒線）に含まれない高周波成分（0.3〜1.7 Hz程度）の山がみられる．そもそも予測的な運動の誤差が大きいのに加えて，フィードバックによる修正の精度も悪いため，誤差が減らない状況である．手関節運動の小脳障害Fig.4の例と同等である．このように追跡運動課題を用いた並列制御器の分析は腕全体の運動でも可能である．

Kinect v2の真骨頂はこの先にある．Kinect v2は，センサーから赤外線のビームを発射し，反射までの時間を計測し，物体までの距離を計算する．これを二次元的に高速スキャンして，身体の三次元的な形状を，鋳型（片面のみ）を取るように描出する．その鋳型から全身の骨格の姿勢を推定するが，この推定には機械学習で蓄積された膨大なノウハウが凝縮しており，そ

の精度・安定性ともにかなり高い．Fig.5〜7では示指先端の位置情報のみを利用していたが，実際には全身の骨格の推定位置（＝全身の姿勢）が獲得されている．これを利用すれば，上肢はもちろん全身の小脳性運動失調症状を簡便に評価できるが，その詳細については紙数の都合で稿を改めたい．わが国でも，新潟大学の小野寺，他田らのグループもKinect v2を使って小脳性運動失調の先進的な評価に取り組んでおり[28]，今後の発展が注目される．なお，この原稿を執筆している2017年3月時点でKinect v2は世界的に品薄になるほど需要が高まりつつあり，さまざまなアプリケーションの開発が進んでおり，医療現場への投入も遠くないと予想される．

おわりに

本稿では，文字の形の軌道を予測的に追跡する際の運動の精密な分析によって，脳内の予測的制御器とフィードバック制御器の状態を個別に評価できることを紹介した．この実験的なシステムを臨床の現場に普及させるためには，少なくとも次の3つの課題がある．

①ハードウェアのコストを可能な限り低くする．

②同じシステムでICARSやSARAの分析も可能な，上位互換システムにすることにより，現行の小脳性運動失調評価方法との連続性に配慮する．

③分析をクラウド化し，ビッグデータの収集を可能にする．

①，②は自明であるので③について補足したい．小脳障害を示す疾患は数多く存在するが，疾患により病変の局在・分布に系統的な違いがあることは周知のとおりである．われわれの方法を用いると，神経学的な診察では同じような所見を示していても，制御器の障害の程度では違いを示す例も数多く経験している．したがって，疾患別・ステージ別に障害パターンの定量的分析を多数例について積み重ねれば，小脳機能破綻の多様な仕組みを明らかにすることが可能である．そのためには多数の症例のデータを長期に追跡する必要がある．その際には，データの収集・解析をクラウド化し，人手を掛けずにまとまったデータを集められる仕組みの構築が必須である．それが小脳症候学革新とさまざまな小脳変性疾患に対する根本的治療法を開発する際のカギを握ると思われる．

文献

1) 平山惠造．神経症候学 II．改訂第二版．東京：文光堂；2010. p.538-55.
2) 三苫 博．小脳症候の病態生理．臨床神経．2009; 49: 401-6.
3) Wiener N. Cybernetics, or the Control and Communication in the Animal and the Machine. New York: Wiley; 1948.
4) Muybridge E. Brown LS Ed. Animals in Motion. New York: Dover Publications Inc; 1957.
5) Holmes G. The cerebellum of man. Brain. 1939; 62:1-30.
6) Bernstein N. The problem of the interrelation of co-ordination and localization. Arch biol Sci. 1935; 38: 15-59.
7) Bernstein N. The Co-ordination and Regulation of Movements. Oxford: Pergamon Press; 1967.
8) 村山伸樹，島崎貴志，奥村チカ子，他．上肢運動失調症に対する客観的評価法の検討 II．指標追跡運動時の有効指標．脳波と筋電図．1993; 21: 254-62.
9) 岩田 誠．II．小脳の障害で何がおきるか「小脳の症候学」．In: 辻省次，西澤正豊，編．アクチュアル脳・神経疾患の臨床　小脳と運動失調　小脳は何をしているのか．東京：中山書店；2013. p.64-74.

10) 原口浩明, 村山伸樹, 林田祐樹, 他. 描渦運動課題を用いた上肢運動機能障害の定量的評価〜PD 患者, SCD 患者, 健常者における 3 者間の比較〜. IEICE Technical Report. 2008; MBE2007-84(2008-01): 21-4.

11) Lee J, Kagamihara Y, Kakei S. Development of a quantitative evaluation system for motor control using wrist movements—an analysis of movement disorders in patients with cerebellar diseases. Rinsho Byori. 2007; 55: 912-21.

12) Lee J, Kagamihara Y, Kakei S. Quantitative Evaluation of Movement Disorders in Neurological Diseases based on EMG Signals. Conf Proc IEEE Eng Med Biol Soc. 2008; 2008: 181-4.

13) 筧 慎治, 李 鍾昊. ニューロリハビリテーションのための新しい定量的運動指令評価システム. Brain and Nerve. 2010; 62: 250-63.

14) Todorov E, Jordan M. Optimal feedback control as a theory of motor coordination. Nat Neuro sci. 2002; 5: 1226-35.

15) Shadmehr R, Smith MA, Krakauer JW. Error correction, sensory prediction, and adaptation in motor control. Annu Rev Neruosci. 2010; 33: 89-108.

16) Franklin DW, Wolpert D. Computational mechanisms of sensorimotor control. Neuron. 2011; 72: 425-42.

17) Scott SH. The computational and neural basis of voluntary motor control and planning. Trends Cog Sci. 2012; 16: 541-9.

18) Beppu H, Suda M, Tanaka R. Analysis of cerebellar motor disorders by visually guided elbow tracking movement. Brain. 1984; 107: 787-809.

19) Beppu H, Nagaoka M, Tanaka R. Analysis of cerebellar motor disorders by visually-guided elbow tracking movement. 2. Contribution of the visual cues on slow ramp pursuit. Brain. 1987; 110: 1-18.

20) Miall RC, Weir DJ, Stein JF. Intermittency in human manual tracking tasks. J Mot Behav. 1993; 25: 53-63.

21) Manto M. Pathophysiology of cerebellar dysmetria: the imbalance between the agonist and the antagonist electromyographic activities. Eur Neurol. 1996; 36: 333-7.

22) Massaquoi S, Hallett M. Kinematics of initiating a two-joint arm movement in patients with cerebellar ataxia. Can J Neurol Sci. 1996; 23: 3-14.

23) Bastian AJ, Martin TA, Keating JG, Thach WT. Cerebellar ataxia: abnormal control of interaction torques across multiple joints. J Neurophysiol. 1996; 76: 492-509.

24) Day BL, Thompson PD, Harding AE. et al. Influence of vision on upper limb reaching movements in patients with cerebellar ataxia. Brain. 1998; 121: 357-72.

25) Topka H, Konczak J, Dichgans J. Coordination of multi-joint arm movements in cerebellar ataxia: analysis of hand and angular kinematics. Exp Brain Res. 1998; 119: 483-92.

26) Bastian AJ, Zackowski KM, Thach WT. Cerebellar ataxia: torque deficiency or torque mismatch between joints? J Neurophysiol. 2000; 83: 3019-30.

27) Sanguineti V, Morasso PG, Baratto L, et al. Cerebellar ataxia: quantitative assessment and cybernetic interpretation. Hum Mov Sci. 2003; 22: 189-205.

28) 小野寺理, 他田正義, 徳永 純, 他. iPad および Kinect sensor を用いた小脳性運動失調の定量評価法の開発〜続報. 厚生労働省科学研究費補助金. 難治性疾患等政策研究事業 運動失調症の医療基盤に関する調査研究班 平成 28 年度合同研究会プログラム・抄録集 2017; 15.

〈筧 慎治 李 鍾昊 鏡原康裕 本多武尊 吉田大峰 近藤敏之 三苫 博〉

II-13 》》

小脳の構造画像

　小脳の構造評価に用いられる画像には，臨床で一般に用いられる conventional MRI である T1 強調像，T2 強調像，プロトン密度強調像，T2* 強調像，磁化率強調像（susceptibility weight image: SWI）や，QSM（quantitative susceptibility mapping），拡散 MRI などの特殊な撮像法とその解析，そして撮像した画像を定量的に評価する VBM（voxel-based morphometry）といったものがある．本稿では，まず日常臨床で行われる画像診断について述べ，その後に T1 強調像や磁化率強調像，拡散 MRI を取り上げ，今後臨床に応用されることが期待される画像解析について解説する．

I Conventional MRI による画像診断

　脊髄小脳変性症（spinocerebellar degeneration: SCD）は孤発性と遺伝性に分類される Table 1 ．
　孤発性 SCD では多系統萎縮症（multiple system atrophy: MSA）がその 2/3 を占め，小脳症状が優位となる MSA-C（cerebellar）とパーキンソニズムが主体となる MSA-P（parkinsonian）に分類される．日常臨床で行われる MRI 所見は，MSA-C では，橋横走線維の変性による T2 強調像やプロトン密度強調像での十字状の高信号である "hot cross bun" sign が早期よりみられ，橋，中小脳脚，小脳の萎縮も次第にみられるようになる．また中小脳脚は変性により T2 強調像で高信号を呈する Fig.1 ．MSA-P では，テント下の所見に先行して被殻の萎縮，T2 強調像での被殻外側の線状高信号，鉄沈着を反映した被殻後外側の T2* 強調像・磁化率強調像での低信号がみられるという特徴がある [1] Fig.1 ．最終的には MSA-C，MSA-P どちらも両方の画像所見を併せもつようになる．

　もうひとつの孤発性に分類される疾患，皮質性小脳萎縮症（cortical cerebellar ataxia: CCA）では小脳の萎縮のみが画像所見としてみられ，後述する遺伝性脊髄小脳変性症の SCA6 や SCA31 との鑑別が問題になる．

　遺伝性脊髄小脳変性症は脊髄小脳失調症（spinocerebellar ataxia: SCA）と呼ばれる．遺伝形式によって優性遺伝性と劣性遺伝性に分類され，優性遺伝性が多くを占めている．

　病型により小脳萎縮の分布に違いがあり，わが国で多い SCA3/MJD（Machado-Joseph disease）や DRPLA（dentatorubral-pallidoluysian atrophy）では，小脳と小脳からの遠心路である上小脳脚，中脳被蓋，橋被蓋の萎縮がみられる．SCA3 では橋横走線維の変性により T2 強調像で線状の高信号を認めることがあるが，橋横走線維の変性は MSA-C と比較して軽度である

JCOPY 498-22890 **183**

Chapter Ⅱ　小脳症状の病態生理－診察，検査

Table 1　代表的な疾患での構造画像所見のまとめ

		T2 強調像	T1 強調像 /Volumetry	拡散 MRI	T2* 強調像 /SWI
孤発性 SCD	MSA-C	早期より橋の十字状高信号 中小脳脚の高信号 ＞被殻外側の線状高信号	橋, 上小脳脚, 中小脳脚, 小脳の萎縮, (被殻の萎縮) Volumetry：脳幹, 中小脳脚, 小脳白質の萎縮	中小脳脚 MD 上昇＞ 被殻 MD 上昇	被殻後外側の低信号
	MSA-P	被殻外側の線状高信号または低信号 ＞橋の十字状高信号, 中小脳脚高信号	被殻の萎縮, 平坦化 Volumetry：被殻の萎縮, 脳幹, 中小脳脚, 小脳白質の萎縮	被殻の MD 上昇＞ 中小脳脚 MD 上昇	被殻後外側の低信号
	CCA		小脳の萎縮		
遺伝性 SCD	SCA1	橋の線状の高信号 (中小脳脚高信号)	脳幹, 小脳の萎縮 Volumetry：脳幹, 小脳白質萎縮	脳幹, 中小脳脚, 小脳白質 MD 上昇	
	SCA2	橋の線状の高信号 (中小脳脚高信号)	脳幹, 小脳, 大脳の萎縮 Volumetry：脳幹, 小脳白質萎縮	脳幹, 中小脳脚, 小脳白質 MD 上昇	
	SCA3	橋の線状の高信号 (中小脳脚高信号, 淡蒼球の線状高信号)	中脳, 橋被蓋・底部, 上小脳脚, 小脳の萎縮 Volumetry：脳幹, 小脳白質, 大脳白質の萎縮	小脳, 脳幹, 大脳白質 MD 上昇	
	SCA6		小脳の萎縮 Volumetry：前葉・片葉小節葉, 虫部の萎縮　特に小脳灰白質の萎縮	虫部の MD 上昇, 上・中・下小脳脚の MD 上昇	
	SCA31		小脳の萎縮 Volumetry：小脳灰白質の萎縮		
	DRPLA	脳幹, 中小脳脚, 小脳白質, 大脳白質に広がる高信号	橋底部の低信号 脳幹, 上小脳脚, 小脳, 大脳の萎縮		

少数の報告のみの所見や所見のないものについては空欄とした．一般的に頻度の高い・低い所見は不等号で表した．またさらに頻度の少ない所見は括弧書きとした．

Fig.2．DRPLA では発症年齢により画像所見の程度は異なるが，大脳の萎縮や，大脳から小脳にかけて広範囲の白質に T2 強調像や FLAIR 像での高信号を認める **Fig.3**．

　一方，純粋な小脳失調を呈する SCA6 や SCA31 は臨床症状に一致して小脳に限局した萎縮を認め，孤発性の CCA（cortical cerebellar atrophy）と似た画像所見となる[2] **Fig.2**．

Ⅱ　萎縮の評価：volumetry

　従来から前述したような視覚的な評価がなされてきたが，最近では volumetry が多く行われるようになってきた．

　Volumetry は，脳の形態変化を画像から視覚的に判断するのではなく，定量的に評価する方法の総称である．Volumetry には用手的に ROI（regions of interest）を置く方法，コンピューターのアルゴリズムによって半自動化・自動化された方法があり，後者の方が解析時間を短縮でき，正確性・再現性にも優れるため多数での検討で有用である．また自動化された手法は，全脳の解析を行う場合や脳の白質や皮質といった脳領域に分けて計測したい場合などに便利である．

　自動化された方法で統計学的に全脳を評価する方法として VBM（voxel-based morphometry）が有名である．VBM を行うためには，行列演算，数値解析を行う市販のソフトウェアである

MSA-C, 50代, 女性

A　T2強調像　　　　　　　　　B　T1強調像

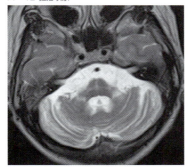 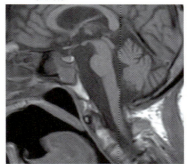

MSA-P, 60代, 女性

C　FLAIR像　　　　　　　　　D　T2*強調像

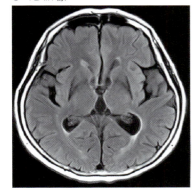 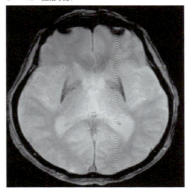

Fig.1　多系統萎縮症（MSA-C, MSA-P）の画像所見

A, B：MSA-C, 50代, 女性．Aでは，橋の"hot cross bun" sign，中小脳脚の萎縮と高信号，小脳の萎縮を認める．Bの矢状断でも橋，小脳の萎縮を認める．

C, D：MSA-P, 60代, 女性．両側被殻の萎縮，被殻後外側の鉄沈着を示す低信号を認め，Cでは左被殻外側に線状の高信号を認める．

MATLAB（The MathWorks, Inc. Natick, MA, USA）とその環境下で作動するSPM（statistical parametric mapping）を必要とする．解析の大まかな流れは，まず撮像された3DT1強調像を灰白質，白質，脳脊髄液に分けるsegmentationを行い，線形・非線形変換により解剖学的標準化を行った後に，それぞれのボクセルのもつ値を正規分布に近づける平滑化を行い，最後に一般線形モデルを用いてボクセルごとの統計解析を行うというものである[3]．これを臨床に応用したものがVSRAD（voxel based specific regional analysis system for Alzheimer's disease）® advanceであり，灰白質・白質それぞれの萎縮評価によって小脳疾患の診断や鑑別に役立てられているFig.4．

　Volumetryを用いて成長発達による小脳体積の変化が客観的に多くの例を用いて示されている．小脳は胎児期から生後1年までの間，特に妊娠後期から生後3カ月の間に著しく発達し，1歳以降は緩やかに成長する．この小脳体積増加は主に白質の増加によると考えられている．小脳体積のピークは11歳から15歳頃にみられ，一生涯を通しての小脳体積の変化はinverted U shapeをとるといわれる[4]．

SCA3, 60代, 女性

A　T2強調像

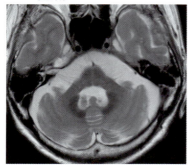

B　T1強調像

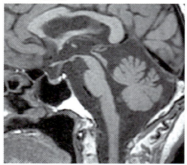

SCA6, 70代, 女性

C　T2強調像

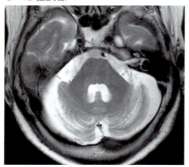

D　T1強調像

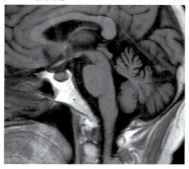

Fig.2　遺伝性脊髄小脳変性症の画像所見①
A, B: SCA3, 60代, 女性. Aでは, 橋, 中小脳脚, 小脳の萎縮を認め, 第四脳室の開大がみられる. Bの矢状断では脳幹の萎縮がみられる.
C, D: SCA6, 70代, 女性. 上段のSCA3と同様, 小脳の萎縮はみられるが, 脳幹の萎縮は目立たない.

　MSAに対してVBMを用いて灰白質・白質体積評価を行うと, 視覚的な画像変化と同様に, 被殻, 中小脳脚の萎縮が認められる Fig.5. またVBMを用いてMSA-Cにおける経時的な脳萎縮の変化をみると, 初回画像評価から平均2年後には小脳虫部（-12%）, 被殻（-11%）, 小脳半球（-7%）の順に萎縮の進行がみられたとされる[5]. さらにサポートベクターマシンを用いると, volumetryの結果からPD（Parkinson disease）, PSP（progressive supranuclear palsy）, MSA-P, MSA-Cを80%以上の確率で診断できるという報告があり[6], 視覚的評価の難しい脳領域の定量的脳容積解析が臨床診断の一助になることを示している.

　SCAの脳萎縮については, SCA1, 2, 3, 6といった病型ごとの体積比較や, 脳萎縮と遺伝子のCAGリピート, 小脳失調症状の評価スコアであるICARS（International Cooperative Ataxia Rating Scale）, SARA（Scale for Assessment and Rating of Ataxia）との相関について検討がなされている. SCA1, 2, 3では視覚的にみられるのと同様, 脳幹, 小脳の萎縮がみられるが, 特に白質優位の萎縮がみられるとされる. SCA6ではconventional MRIでみられる所見に一致して, 特に小脳半球の皮質の萎縮が目立つ Fig.4. またこれ以外に基底核や脳幹の萎縮もみられることが確認されている[7]. さらにSCA6の小脳萎縮を12の領域に分けて健常群と比較したとこ

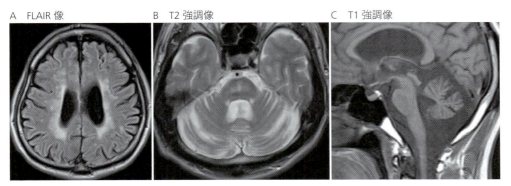

Fig.3 遺伝性脊髄小脳変性症の画像所見②
DRPLA, 50代, 男性
A: 大脳の萎縮と深部白質の高信号を認める.
B: 橋正中部の高信号と上小脳脚, 小脳の萎縮を認める.
C: 矢状断では中脳, 橋, 小脳の萎縮がみられる.

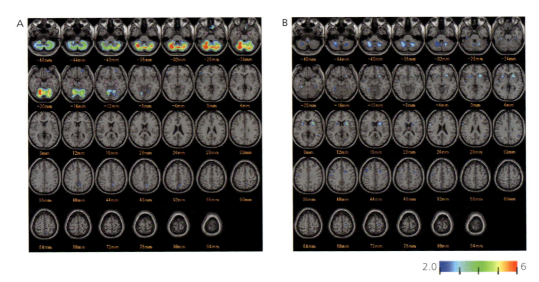

Fig.4 50代, 男性. SCA6のVSRAD® advanceの結果
A: 灰白質の解析. 小脳半球に萎縮を認める.
B: 白質の解析. 小脳半球白質に軽度の萎縮がみられる.

ろFig.6, SCA6の小脳前葉, 片葉小節葉の萎縮が認められたFig.7. これはSCA6では発生学的に古い古小脳から病理学的変化がみられるという既報告と一致する. また小脳萎縮とICARSの相関解析を行ったところ, 姿勢および歩行障害, 構音障害のスコアは前葉や片葉小節葉などの古小脳や旧小脳を含む起源の古い小脳構造と相関を示し, 四肢の運動機能のスコアは霊長類で発達の良い最も起源の新しい新小脳と相関を示した. これは発生学的な小脳の機能局在の知見と一致している[8].

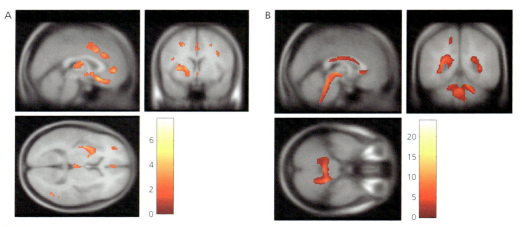

Fig.5 60代,男性. MSA-P の VBM の結果
A: 灰白質の解析. 左被殻に萎縮を認める.
B: 白質の解析. 脳幹, 中小脳脚, 小脳半球白質以外に, テント上にも白質の萎縮を認める.

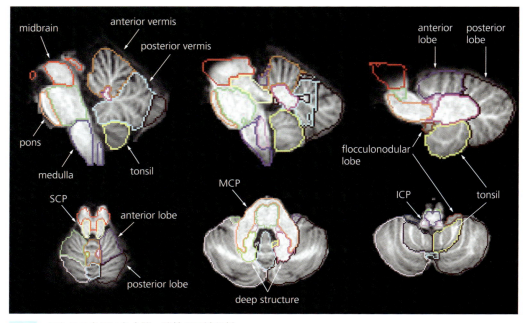

Fig.6 アトラスを用いた小脳, 脳幹の区域分割
アトラスを用いて小脳, 脳幹を合計 18 個の領域に分割し, 各領域の体積, 拡散パラメータの算出を行った.
(順天堂大学佐藤香菜子先生の御厚意による[8])

III 鉄沈着の評価: 定量的磁化率画像 (quantitative susceptibility mapping: QSM)

　物質が磁場に置かれたときの磁化されやすさを表す尺度を磁化率と呼び, 磁化率が負の値をとる反磁性体, 磁化率が小さい正の値をとる常磁性体, 大きい正の値をとる強磁性体に分けられる. 身体の組織の大部分は反磁性体であり, 造影剤として用いられるガドリニウム (Gd) や functional MRI の BOLD 効果をもたらすデオキシヘモグロビン, 貯蔵鉄であるフェリチンは

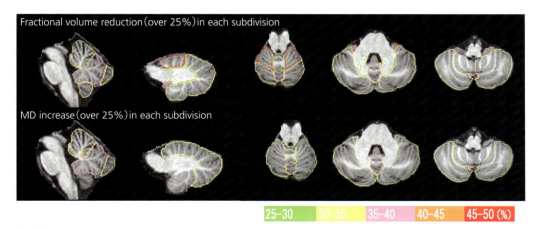

Fig.7 SCA6 の各小脳領域の体積と MD のパーセント変化
各領域の体積を頭蓋内容積で割った値である Fractional volume は，前葉，片葉小節葉といった発生学的に古い古小脳，旧小脳で減少していた（上段）．一方 MD は特に小脳虫部後方で上昇がみられた（下段）．
（順天堂大学佐藤香菜子先生の御厚意による[8]）

常磁性体であり，T1 短縮効果をもたらす[9,10]．MR 信号に含まれる位相変化の情報には磁化率の情報が含まれているため，位相画像に解析を行うことで，ボクセルごとの磁化率を算出することができる．このようにして得られる画像が QSM である．QSM には，撮像法の工夫により局所磁場の不均一を鋭敏に感知する T2*強調像や，これに位相情報を掛け合わせて磁化率を強調した SWI と異なり，磁化率を定量化できるというメリットがある．さらに QSM を用いると，T2*強調像や SWI と比較して歯状核や栓状核を明瞭に描出・定量化でき，歯状核が脳回のように折りたたまれている像を視覚化できると報告されている[11]．このような利点を生かし，近年，パーキンソン病における歯状核への鉄沈着と臨床症状の比較[12]や歯状核への造影剤の Gd 沈着定量化[13]の手法として QSM が用いられている．小脳疾患では，特に MSA で被殻や小脳歯状核への鉄やフェリチンの沈着がみられることがあるため，その診断や鑑別に QSM が今後役立つ可能性がある．

IV 微細構造の評価：拡散 MRI

拡散 MRI は，生体内の水分子の拡散現象を画像化することで，脳の微細構造に関連した情報を表す手法である．大脳の白質路では神経線維の方向が揃っているために，神経線維に沿った方向の水分子の拡散は速く，神経線維と直交する方向の拡散は白質線維のミエリン・軸索の細胞膜などの存在により遅い．方向によって拡散の速さが異なる性質を，拡散の異方性（diffusion anisotropy）と呼ぶ．この拡散異方性を表すために，さまざまな撮像法，解析モデルや手法が用いられている．

小脳疾患の画像解析でも広く用いられる拡散テンソル画像（diffusion tensor imaging: DTI）は，1 つの画素の内に存在する多数の水分子の拡散現象をラグビーボールのような楕円体と仮

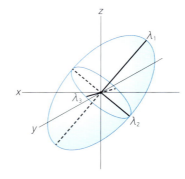

axial diffusivity $(D_{\parallel}) = \lambda_1$

radial diffusivity $(D_{\perp}) = \dfrac{\lambda_2 + \lambda_3}{2}$

mean diffusivity $(D) = \dfrac{\lambda_1 + \lambda_2 + \lambda_3}{3}$

fractional anisotropy $(FA) = \sqrt{\dfrac{3}{2}} \dfrac{\sqrt{(\lambda_1 - \langle D \rangle)^2 + (\lambda_2 - \langle D \rangle)^2 + (\lambda_3 - \langle D \rangle)^2}}{\sqrt{\lambda_1^2 + \lambda_2^2 + \lambda_3^2}}$

Fig.8 異方性拡散を表す楕円体のモデル
異方性拡散を表す拡散テンソルは，$2\lambda_1$，$2\lambda_2$，$2\lambda_3$ を径とする楕円体で表される．λ_1，λ_2，λ_3 をテンソルの固有値（eigenvalue）と呼び，拡散能を表現するのに用いられる．ただし，$\lambda_1 > \lambda_2 > \lambda_3$ という関係がある．
（齊藤麻美，他．神経内科．2017; 86: 405-12[14]）より許諾を得て転載）

定して，その方向と拡散能を定量化，画像化する手法である．通常の拡散テンソル解析では水分子の自由拡散，すなわちガウス分布を前提としている．よく用いられるパラメータとして，fractional anisotropy（FA）と方向ごとの拡散能（拡散係数）がある．楕円体の長軸方向の拡散能を表す値を λ_1（＝axial diffusivity，$D_{\parallel}$），それと直交する 2 軸方向の拡散能をそれぞれ λ_2，λ_3 と定義し，λ_2 と λ_3 の平均を radial diffusivity（RD，$D_{\perp}$），λ_1 と λ_2 と λ_3 の 3 方向の拡散能の平均を mean diffusivity（MD，D）と表わす Fig.8．FA は拡散の異方性の指標であり，RD に対して λ_1 が大きい，すなわち楕円体が直線状に細長くなるほど 1 に近づき，RD と λ_1 が等しい，すなわち楕円体が球体に近づくほど 0 に近づく[14]．何らかの疾患により神経変性がみられる場合，一般的には FA が低下し，diffusivity は上昇することが多い．解析の際には，撮像された拡散 MRI から各拡散パラメータのマップを作成し Fig.9，これに対して ROI 解析や，線維束像を描出する tractography Fig.10，ボクセルごとの白質解析である tract-based spatial statistics（TBSS）などを行う．

　小脳の成長発達過程を DTI を用いて評価すると，上・中・下小脳脚の FA は生後 3 カ月まで急速に上昇し，その後 11 歳まで緩やかに上昇を続けた．一方 MD は生後 6 カ月まで低下したあとに一定の値となった[15]．この FA 上昇，MD 低下は白質線維が均一に揃い，髄鞘化することと関連があると考えられている．また 9 歳から 17 歳の小脳脚を対象とした解析では FA や MD 変化はみられなかったことから[16]，10 代中頃までには小脳白質の成長は一定の状態に達すると考えられている．

　MSA の DTI 解析では，conventional MRI で視覚的にみられる変化と同様，特に MSA-P の被殻と MSA-C の中小脳脚の FA 低下，diffusivity 上昇の変化が示されている[17,18]．また TBSS により全脳の白質解析を行うと，放線冠や脳梁，皮質脊髄路を含めた広範なテント上白質での変化がみられるとされる[18]．

　SCA においても，視覚的には変性・萎縮の判断が困難な白質にも変化が広がっている可能

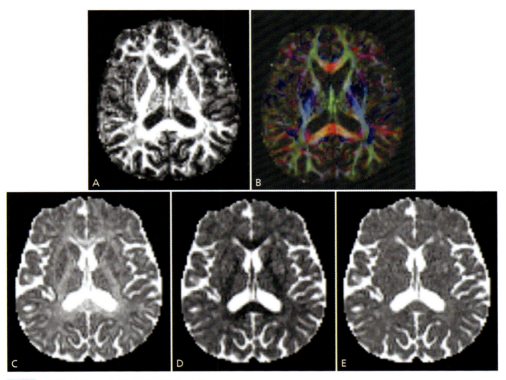

Fig.9 拡散パラメータの代表的なマップ
A: FA マップ
B: カラー FA マップ．前後方向，左右方向，頭尾方向に走行する白質が，それぞれ緑，赤，青で描出される．
C: AD マップ
D: RD マップ
E: MD マップ

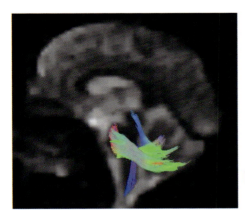

Fig.10 上・中・下小脳脚のトラクトグラフィ
各小脳脚が通る部位に ROI を置き線維追跡を行うと，上小脳脚（青），中小脳脚（緑），下小脳脚（紫）が描出できる．

性が指摘されている．SCA3 に対して TBSS を行うと，小脳，脳幹の白質だけでなく両側の大脳白質に広範囲に FA 低下，diffusivity 低下を認め，これらは SARA と相関を示すとされる[19]．また SCA6 において小脳の領域ごとに拡散パラメータを健常人と比較すると，全ての小脳領域で MD 上昇がみられその中でも虫部後葉の MD が大きく上昇することが示されている Fig.6．加えて同疾患の小脳脚では，上小脳脚だけでなく中小脳脚や下小脳脚でも MD 上昇がみられ

191

たことから，小脳からの遠心性の線維だけでなく求心性の線維連絡にも障害があることが示唆される[8]．さらに上・中・下小脳脚のFAの差分をみることで，SCA1，2，MSA-C，MSA-Pといった小脳疾患を鑑別できたとする報告があり[20]，小脳脚の微細構造変化やその広がりが疾患の病理学的特徴を反映している可能性がある．

DTIは生体内の水分子が自由拡散するという前提に立ったモデルだが，実際の生体組織では細胞内小器官や細胞膜などの構造により水分子の拡散は制限されているため，DTIの解析結果と実際の脳内の変化が異なっている可能性がある．またDTIは白質線維が交叉する部位では過大または過少評価される可能性が指摘されている[21]．これらのDTIの欠点を克服することを目的として diffusion kurtosis imaging（DKI），neurite orientation dispersion and density imaging（NODDI）といったさまざまなモデルが考案されている．こういった解析手法やMRIの撮像条件など，拡散MRIの解析結果の解釈には多方面からの考察が必要である．

文献

1) 柳下　章．神経内科疾患の画像診断．東京：秀潤社；2013．p.42-77.

2) Tokumaru AM, Kamakura K, Maki T, et al. Magnetic resonance imaging findings of Machado-Joseph disease: histopathologic correlation. J Comput Assist Tomogr. 2003; 27: 241-8.

3) 根本清貴．すぐできるVBM 精神・神経疾患の脳画像解析 SPM12対応．東京：秀潤社；2014．p.38-9, 122-4.

4) Brossard-Racine M, Limperopoulos C. Normal cerebellar development by qualitative and quantitative MR imaging from the fetus to the adolescent. Neuroimaging Clin N Am. 2016; 26: 331-9.

5) Hauser TK, Luft A, Skalej M, et al. Visualization and quantification of disease progression in multiple system atrophy. Mov Disord. 2006; 21: 1674-81.

6) Huppertz HJ, Möller L, Südmeyer M, et al. Differentiation of neurodegenerative Parkinsonian syndromes by volumetric magnetic resonance imaging analysis and support vector machine classification. Mov Disord. 2016; 31: 1506-17.

7) Eichler L, Bellenberg B, Hahn HK, et al. Quantitative assessment of brain stem and cerebellar atrophy in spinocerebellar ataxia types 3 and 6: Impact on clinical status. AJNR Am J Neuroradiol. 2011; 32: 890-7.

8) Sato K, Ishigame K, Ying SH, et al. Macro- and microstructural changes in patients with spinocerebellar ataxia type 6: Assessment of phylogenetic subdivisions of the cerebellum and the brain stem. AJNR Am J Neuroradiol. 2015; 36: 84-90.

9) 荒木　力．MRIの基本 パワーテキスト．第3版．東京：メディカル・サイエンス・インターナショナル；2015．p.20-1.

10) 日本磁気共鳴医学会用語委員会，編．MR用語解説集．東京：インナービジョン；2007．p.264-5.

11) Deistung A, Stefanescu MR, Ernst TM, et al. Structural and functional magnetic resonance imaging of the cerebellum: considerations for assessing cerebellar ataxias. Cerebellum. 2016; 15: 21-5.

12) Acosta-Cabronero J, Cardenas-Blanco A, Betts MJ, et al. The whole-brain pattern of magnetic susceptibility perturbations in Parkinson's disease. Brain. 2017; 140: 118-31.

13) Hinoda T, Fushimi Y, Okada T, et al. Quantitative assessment of gadolinium deposition in dentate nucleus using quantitative susceptibility mapping. J Magn Reson Imaging. 2017; 45: 1352-8.

14) 齊藤麻美，入江隆介，青木茂樹．認知症の拡散MRI—拡散テンソルおよび次世代拡散MRIの最新知見—．神経内科．2017; 86: 405-12.

15) Saksena S, Husain N, Malik GK, et al. Comparative evaluation of the cerebral and cerebellar white matter development in pediatric age group using quantitative diffusion tensor imaging. Cerebellum. 2008; 7: 392-400.

16) Leitner Y, Travis KE, Ben-Shachar M, et al. Tract profiles of the cerebellar white matter pathways in children and adolescents. Cerebellum. 2015; 14: 613-23.

17) Barbagallo G, Sierra-Peña M, Nemmi F, et al. Multimodal MRI assessment of nigro-striatal pathway in multiple system atrophy and Farkinson disease. Mov Disord. 2016; 31: 325-34.

18) Zanigni S, Evangelisti S, Testa C, et al. White matter and cortical changes in atypical Parkinsonisms: A multimodal quantitative MR study. Parkinsonism Relat Disord. 2017; 39: 44-51.

19) Guimarães RP, D'Abreu A, Yasuda CL, et al. A Multimodal evaluation of microstructual white matter damage in spinocerebellar ataxia type 3. Mov Disord. 2013; 28: 1125-32.

20) Prakash N, Hageman N, Hua X, et a . Patterns of fractional anisotropy changes in white matter of cerebellar peduncles distinguish spinocerebellar ataxia-1 from multiple system atrophy and other ataxia syndrome. Neuroimage. 2009; 47: T72-81

21）青木茂樹，阿部　修，増谷佳孝，他．これでわかる拡散 MRI．第 3 版．東京：秀潤社；2013．p.104-5.

〈齊藤麻美　青木茂樹〉

Chapter II 小脳症状の病態生理－診察，検査

II-14 〉〉
小脳変性疾患の MR
DTI，3DAC，MRS の原理と応用

はじめに

　脳機能イメージングの手法において，磁気共鳴装置（magnetic resonance：MR）は，トレーサーの投与を行わず非侵襲的に機能・代謝を評価できるという特徴を有している．特に拡散強調画像法（diffusion weighted image: DWI）を応用した拡散テンソル画像（diffusion tensor image: DTI），三次元異方性コントラスト画像（three dimentional anisotropy contrast imaging: 3DAC）および，脳組織代謝物の定量が可能な測定法であるプロトン磁気共鳴スペクトロスコピー法（proton magnetic resonance spectroscopy: ^{1}H–MRS）は臨床機能を反映する優れた撮像法である．本稿では，これらの測定法の原理と小脳変性疾患への応用を概説する．

I DWI の原理

　われわれが通常臨床に使用している形態学的 MRI はプロトンの密度と存在状態によって決定される因子により画像にコントラストを付けるものである．生体組織においてプロトンは水分子を構成しているものが圧倒的に多いため，通常 MRI は水を構成するプロトンの存在状態により画像のコントラストが決定される．この存在状態を規定するパラメーターの一つが水の微視的な動き，すなわち拡散である．たとえば青く着色した水を無色の水に滴下したとき，何もしなくても青色は広がる．これは水分子の拡散によるものである．この水の拡散の速さで組織にコントラストを付ける撮像法が DWI である．Fig.1 は DWI の基本となった，Stejskal–Tanner[1] の DWI パルス・シークエンスを示したものである．通常のスピンエコーの 180 度パルス（refocusing pulse）の両側に新たに傾斜磁場（motion probing gradient: MPG）が増えている．静止している水分子のスピンは最初の傾斜磁場（①）で位置に応じて，位相が変わるが（②），180 度パルスで反転した後に再度，同じ強さの磁場を感じる（③）ので，最終的には磁化ベクトルの位相は揃い（④），おのおののスピンのベクトルの長さの総和は①と④では同じとなるため，T2 緩和以外のファクターでは信号は減衰しない．しかし，動いている水分子のスピンは 1 度目の MPG と 2 度目の MPG を感じるタイミングにおいて存在する位置が異なるため，異なる強さの磁場を感じ，その結果④においておのおののスピンの位相は分散するため，総和としての磁化ベクトルの長さは減少し，その結果検出される信号は小さくなる．このとき，単位時間内の移動距離が大きいほど，すなわち水分子の拡散の速さが大きいほど，磁化ベクトルの位相の分散は大きくなるので，信号強度は減少する．

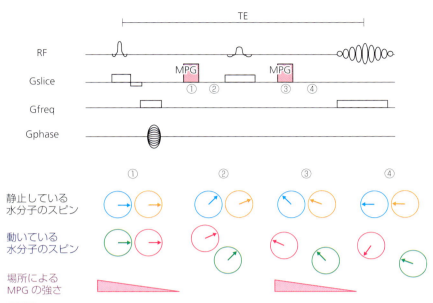

Fig.1 DWIのパルス・シークエンスと原理
空間を移動している（=動きのある）プロトンの信号はMPGにより減衰し，結果的に動きの少ないプロトンの信号が高信号に描出される．

II 拡散の異方性

　拡散の速さは，拡散係数（diffusion coefficient）と呼ばれるが，生体組織内ではこれは純粋な拡散ではなく組織内の血流やイオンの能動輸送に伴う水の移動などの影響もあるために「見かけ上の拡散定数」（apparent diffusion coefficient: ADC）と呼ばれる．ADCは脳において神経線維の影響を受け，神経走行に垂直な方向の水分子の拡散はaxonの細胞膜で制限されるために，平行方向のADCに比較して遅くなる Fig.2．これを拡散異方性（diffusion anisotropy）と言い，後述するDTI，3DACは生体，特にAxonにおける拡散の異方性を画像に応用したものである．

III DTI

　DTIはanisotropyを数値化することにより主に白質の神経走行の評価を行うものである．このanisotropyの度合いを表す指標として，fractional anisotropy（FA）が用いられることが多い．MRIにおけるADC測定の方向は機械上で任意に設定可能だが，神経走行の状態を評価するためにはこの方向を神経走行に平行な方向を基底の1つとする直行座標に移し替えれば，恣意的なものであるADC測定の方向の因子を排除することができる Fig.3A〜C．この座標軸の変換を行うために，通常のDTIでは6軸以上のADC測定を行い，二階テンソルを解く方法で3つの固有値とそれぞれに対応する3つの固有ベクトルを求めることができる．この時最も速い拡

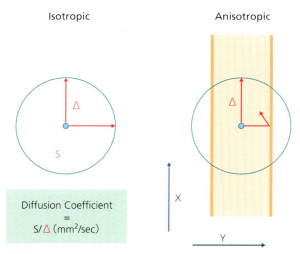

Fig.2 拡散の異方性（anisotropy）
水中など隔壁のない部位での水の拡散は全方向に等しく，これを等方向性（isotropic）というが，軸索など円柱状の隔壁で覆われた部位の水の拡散は短軸方向（radial direction）では制限され，長軸方向より遅くなる．これを拡散の異方性（anisotropy）という．

散方向（通常神経線維の走行と並行方向である）の固有ベクトルを$|\lambda_1>$，これと直交し次の速さをもつ拡散方向を$|\lambda_2>$，この2つに直行しもっとも速さの小さいものを$|\lambda_3>$とした場合，固有値λ_1，λ_2，λ_3はそれぞれの方向のADCを表す．これらの値を用いたanisotropyの数値化として通常以下の2つの指標が用いられる．1つは3つの固有値の平均を表す指標としてのtrace value（Tr）であり，もう1つは異方性の度合いを表す指標としてfractional anisotropy（FA）が用いられる．おのおのの値は次の式で与えられる[2]．

$$Tr = \lambda_1 + \lambda_2 + \lambda_3$$

$$FA = \frac{\sqrt{(\lambda_1-\lambda_2)^2+(\lambda_2-\lambda_3)^2+(\lambda_3-\lambda_1)^2}}{\sqrt{2(\lambda_1^2+\lambda_2^2+\lambda_3^2)}}$$

それぞれの指標は神経脱落，浮腫，発育などにより変化する[2]．FAは0から1の間を取る数であり，この値で画像にコントラストを付けたものをFig.3Dに提示した．神経線維の方向性が比較的一定している白質ではMRI上のみかけ上FAが高くなっているのがわかる．

DTIの小脳疾患への応用

近年，DTIイメージ取得法，画像処理ソフトウェアの一般化に伴い，DTIは脳疾患に広く応用されるようになった．伊藤らはMSA-C，MSA-Pの両者において小脳・橋におけるFAの低下が認められる一方，被殻におけるFAの低下はMSA-Pのみに認められたことを報告している[3]．SCA6において中小脳脚のFAの低下がみられ，更にradial diffusivity（λ_2およびλ_3の平均値）は病期に相関して低下したという報告[4]，1例報告ではあるが，SCA1において発症

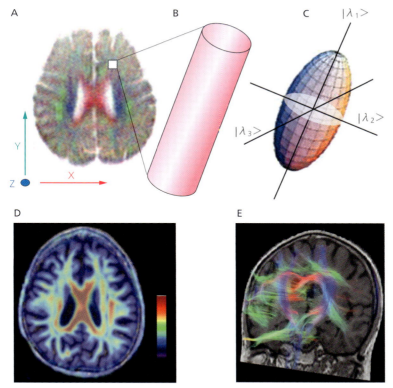

Fig.3 DTIの原理と応用
3DAC image（A）のROI（白四角）における神経走行（B）と6方向のDWIより計算された当該部位のdiffusion ellipsoid（C）．各ピクセルの固有値（λ_1, λ_2, λ_3）を算出することによりFA map（D）を作成するとともに，任意のROIのFAを算出することができる．さらにこれらの情報から，tractographyを用い軸索走行の三次元表示が可能である（E）．

前に小脳の入力および出力系線維のFAが低下していたという報告[5]もあり，バイオマーカーあるいは発症前診断の可能性が示唆されている．

　6軸以上のDWIを取得し，FSL[6]，DTIstudio[7]などの研究目的に限り無料で頒布されている解析ソフトウェアを用いることにより更に詳細な種々のDTIのパラメーターを解析することが可能となったが，多軸取得に伴い撮像時間が長くなるために臨床応用は少ない．これらの撮像法と解析ソフトウエアを用い画像統計を行うことにより，Friedreich's ataxia[8]，SCA2[9]，MJD（SCA3）[10]などで小脳〜脳幹白質のDTIパラメーターの異常が指摘されているが，現時点ではいずれも群間比較に留まっている．

　さらに，固有ベクトルから算出される神経走行の三次元情報から，組織内の神経線維の走行をモデルに沿って類推し，脳内の神経線維走行を立体的に図示するtractography Fig.3E も試みられており[11]，これを用い，神経経路ごとのTr，FAを比較することにより，MSAとcortical cerebellar atrophy（CCA）の鑑別をし得たという報告がなされている[12]．

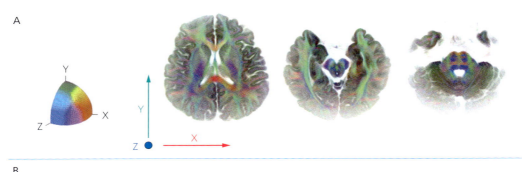

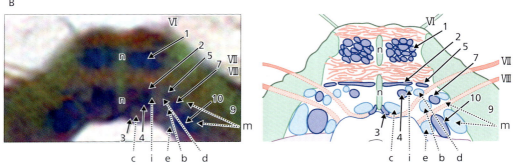

Fig.4 正常例の3DAC

正常例の3DAC（A）および3DAC PROPELLERによる橋画像（B）．橋における詳細な構造が可視化されている．
(1) corticospinal tract, (2) medial lemniscus, (3) medial longitudinal fasciculi, (4) central tegmental tract, (5) spinothalamic tract, (7) spinal trigeminal tract, (9) middle cerebellar peduncle (10) inferior cerebellar peduncle, (c) abducens nucleus, (b) spinal trigeminal nucleus nerve, (d) facial nucleus, (e) vestibular nucleus, (i) superior olive, (m) cochlear nucleus, (n) raphe nucleus, (VI) abducens nerve, (VII) facial nerves, (VIII) vestibulocochlear nerve
(Nishikawa T, et al. J Neuroimaging. 2014; 24: 238-44[15] より引用)

IV 3DAC

　拡散の異方性を画像コントラストとして用いる時，DTIのように画像解像度の落ちる計算プロセスを経ずに線維の方向性を含んだ機能解剖画像を得る方法として提唱されているのが，中田らの開発した3DAC imagingである[13]．3DACではanisotropyをvector contrastとして用い，主に軸索の方向性でコントラストが決定される．Fig.4Aに正常例の3DACを示す．Axial面を左右に走る軸索は赤（R），上下に走る軸索は緑（G），断層面を貫く方向に走る軸索は青（B）に設定され，その他の軸索はRGBの直交軸で示される三次元空間での走行方向に沿った中間色を呈する．

3DACの小脳疾患への応用

　われわれの教室では，3DACにradial scanの一種であるPROPELLER法[14]を組み合わせることにより，橋の詳細な構造を可視化しているFig.4B[2,15]．この手法を用いることにより，小脳変性疾患に認められる特定の神経線維の萎縮を高空間分解能にて画像化し得た．寺島らはMSAの橋における横走線維主体の萎縮，MJD（SCA3）における部位特異的な萎縮を画像化

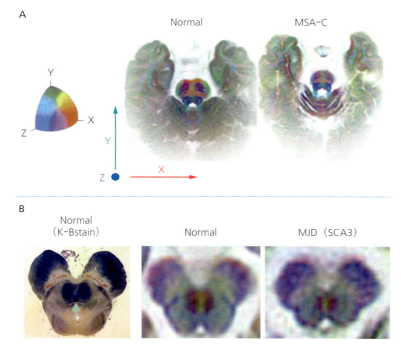

Fig.5 小脳の 3DAC PROPELLER image
A： MSA-C 症例では橋における横走線維の著明な萎縮が認められる．
（Terajima K, et al. J Neuroimaging. 2009; 19: 220-6.[16] より引用）
B： 中脳レベルの 3DAC image 拡大像．Machado-Joseph 病では上小脳脚（結合腕：Brachium conjunctivum，K-B 染色標本での矢印）の萎縮が認められる．
（Nakada T, et al. J Neuroimaging. 2006; 16: 206-11[17] より引用）

Fig.5A, Fig.5B [16,17] し，MSA では 3DAC で描出された ventral pontocerebellar tract を選択することにより，当該部位の trace の変化が ICARS（international cooperative ataxia rating scale）と相関するという報告を行っている[16]．

V H-MRS

通常の MRI では組織中に含まれる水のプロトンの濃度，状態によりコントラストを付けているが，組織中には脂肪をはじめとして水以外の分子もプロトンを含んでいる．この分子内のプロトンの共鳴する周波数は，分子の構造により，その原子が結合しているか又は隣接している他の原子や電子の影響を受けて多少異なっている．これを化学シフト（chemical shift）といい，この化学シフトにより同一部位における異なった分子の分離定量が可能となる．Fig.6C にヒトの脳の一部位（Fig.6A の四角の領域）より得た [1]H スペクトルを示す．中心の高いピークが水であり，向かって右側の低いピークが脂肪のピークである Fig.6B．ピークの位置は基準となる物質の共鳴周波数からのずれ（通常の単位は ppm）で表される．しかし，プロトンの密度に関しては生体内の水の濃度は約 80 M，それに対して目的となる分子の濃度はたかだ

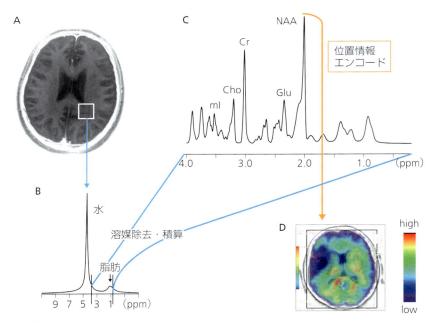

Fig.6 ¹H-MRS の概説
正常脳の一領域（A の白い四角）の領域における ¹H-MRS のスペクトル（B）は水と脂肪の大きな 2 つの peak がみられる．測定方法を工夫することにより水と脂肪のピークを除去し，S/N 比を上げるために積算することにより，ミオイノシトール（mI），コリン化合物（Cho），クレアチンおよびクレアチン燐酸（Cr），グルタミン酸（Glu），N-acetylaspartate（NAA）などのピークが検出される（C）．測定時スペクトルに位置情報を付加することにより各ピークの mapping も可能である．D に神経膠腫の NAA map を示す．腫瘍部では NAA が減少している．

か数十 mM と水が圧倒的に高いので，このままでは測定目的の分子は水と脂肪のピークに埋もれてしまう．このため，¹H-MRS では測定時に水ピークのみに CHESS pulse などの特定のピークのみを飽和し信号として検出されないようにする溶媒消去（solvent suppression）という操作を行い，さらに脂肪に含まれるプロトンの横緩和時間が他の分子のプロトンの横緩和時間に比較し非常に短いという性質を用い，横緩和時間の短い脂肪分子のピークが検出されないように撮像条件の設定を行うことにより，埋もれていた分子のピークを得ることができる Fig.6C．この場合，目的とする分子濃度が低いため，このスペクトルでは 2×2×2 cm の領域からこのスペクトルの得るために 128 回の積算を行っている．さらに個々のピークに位置情報を付加することにより Fig.6D のように個々の分子における濃度マップを作成することも可能であり，magnetic resonance spectroscopic imaging（MRSI）と呼ばれる．脳組織の ¹H スペクトルにはいくつかの明瞭なピークが認められる．高磁場側（Fig.6D の向かって右側）に認められる最大のピークは N-acetyl aspartate（NAA）で，正常組織では神経細胞，軸索に主に局在しており，神経細胞密度の指標となる．また，グルタミン酸（Glu）は主にシナプス密度を反映していると考えられている．なお，myo-inositol（mI）は他の測定分子に比較し T2 が短いので，この分子を測定するためには，MRS 取得のパラメーターである TE を 30 ミリ秒以下に短くする必要がある．Fig.7 に主たるピークと考えられる意義を示す．

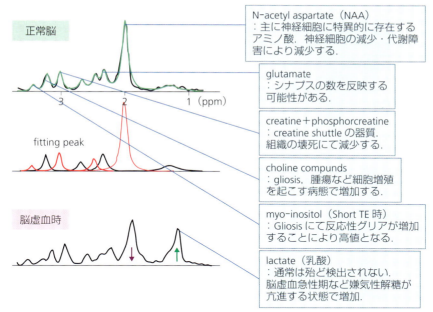

Fig.7 ¹H-MRSで検出される代表的な分子のピークとその意義
脳虚血時にはエネルギー障害と嫌気性解答の亢進を反映して，乳酸の上昇およびNAAの低下が認められる．7Tなどの超高磁場MRではさらにGABA，glycine，taurineなども検出可能となる．

小脳変性疾患の ¹H-MRS

　小脳変性疾患における ¹H -MRS の変化の首座は小脳・橋・延髄であり，神経脱落を反映したNAAの低下，グリオーシスを反映したmIの上昇，シナプスの減少を反映したGluの低下が代表的な所見と考えられる．鑑別疾患については橋，小脳中部，小脳半球の ¹H -MRS を測定し，小脳半球，小脳中部，橋におけるNAA，mI，Glu濃度の違いからSCA₁，SCA₂，MSAの鑑別が可能であったことが報告されている[18]．また，ピークの変化の度合いは病理変化に相関することより，病勢の代理マーカーとして用いることができる可能性がある．高堂らはMSA-C症例における橋および延髄の ¹H-MRS を測定し，MCA-C症例ではどちらの部位においてもmIの上昇をみること**Fig.8**，橋のmI/Cr比はUMSARS（unified MSA rating scale）part I, II, IVの合計点に相関することを報告している[19]．さらにMSA-C症例の橋NAA/Cr比は罹病期間に相関して低下するが，初発症状出現時にはすでにNAA/Cr比はAge Matched Controlの80％以下になっており，神経脱落は初発症状に数年先だって生じている可能性が示唆されている**Fig.9**[20]．渡辺らはMCA-CおよびMCA-Pの橋底部では両者ともNAA/Cr比が低下しているが，被殻ではMSA-Pのみ有意な低下を示すことを報告している[21]．われわれのMRSIを用いた被殻レベルでのNAA mapにおいても，MCA-CおよびMCA-Pの両者とも前頭葉のNAAは低下をみるが，被殻においてはMCA-Pのみが低下を示す所見を得ている**Fig.10**．また，MCAにおいてしばしば睡眠呼吸障害を合併し，睡眠中に突然死をきたしうることが報告されている．われわれは神経内科との共同研究にてMCA-C症例においてポリソムノグラフィー（PSG）によるapnea-hypopnea index（AHI）はMRIによる橋体積とは相関せず，橋における

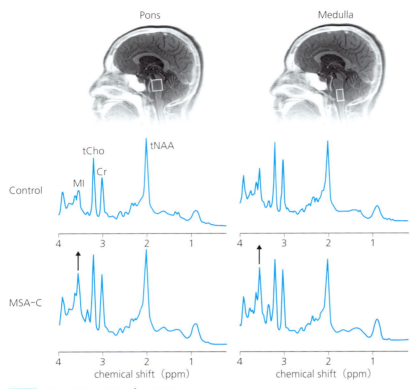

Fig.8 橋と延髄における ¹H-MRS
いずれの部位も MSA-C 症例では myo-Inositol が上昇している.
(Takado Y, et al. Mov Disord. 2011; 26: 1297-302[19] より引用)

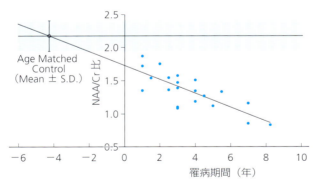

Fig.9 MSA における橋の NAA/Cr 比と罹病期間（初発症状からの期間）の関係
症状を自覚する数年前から, 神経脱落が生じていることが推測される.
(五十嵐博中. 小脳の磁気共鳴画像 DTI・3DAC・MRS. In: 辻省司, 他編. 小脳と運動失調. 東京: 中山書店. 2013. p.93-8[20] より引用)

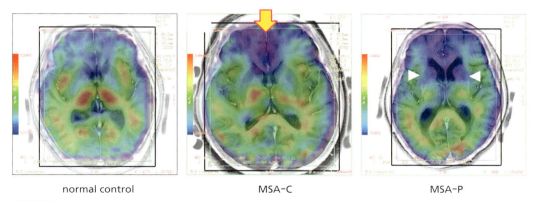

Fig.10 MSA 症例の ¹H-MRSI，NAA map
MSA-C，MSA-P とも正常例に比較し，前頭葉の NAA が低下している（矢印）．MSA-P ではさらに被殻周辺の MAA が低下しているのがわかる（矢頭）．

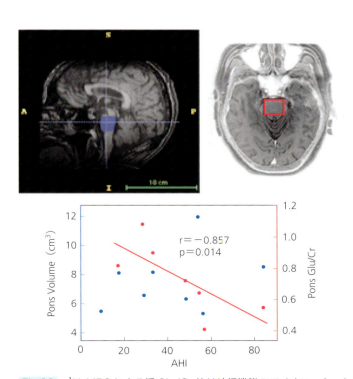

Fig.11 ¹H-MRS による橋 Glu/Cr 比は神経機能のバイオマーカーとなる
MSA 症例において，MRS にて測定された Glu/Cr 比は AHI と相関した（赤）．一方，形態学的 MRI で測定された橋体積は相関が認められなかった（青）．
(Takado Y, et al. eNeurological Sci. 2017; 6: 6-8[22]) より引用)

^{1}H–MRS の Glu/Cr と相関し Fig.11 ，MRS が神経機能のバイオマーカーとなる可能性を報告している[22]．

VI 今後の方向性

近年，fMRI を用いた脳内の機能ネットワーク，あるいは DTI を用いた構造ネットワークの解析により，疾患の局所特異性と他の部位への影響を評価する試みがなされている[23]．一方，グルタミン酸などの分子においては一部のプロトンは水のプロトンとの弛まない交換を行っている．この交換する水分子をターゲットとし，通常の MRI 測定法の応用手法として当該分子から水分子に交換されるプロトン量を検出・定量することにより当該分子の検出感度を理論上 1,000 倍以上のオーダーで高感度化する測定手法である chemical exchange saturation transfer（CEST）imaging が試みられている[24, 25]．現状ではどちらの手法も測定手技，画像処理方法で広くコンセンサスを得られたものはなく，実験的な報告に留まっており，小脳をターゲットとした報告はなされていない．今後，これらの新しい手法の進歩に伴い，小脳疾患への応用が期待される．

文献

1) Stejskal EO, Tanner JE．Spin diffusion measurements : spin echoes in the presence of time–dependent fiels gradient. J Chem Phys. 1965; 42: 288–92.
2) Nakada T. Clinical application of high and ultra high–field MRI. Brain Dev. 2007; 29: 325–35.
3) Ito M, Watanabe H, Kawai Y, et al. Usefulness of combined fractional anisotropy and apparent diffusion coefficient values for detection of involvement in multiple system atrophy. J Neurol Neurosurg Psychiatry. 2007; 78: 722–8.
4) Falcon MI, Gomez CM, Chen EE, et al. Early cerebellar network shifting in spinocerebellar ataxia Type 6．Cereb Cortex. 2016; 26: 3205–18.
5) Yoo YJ, Oh J. Identification of early neurodegenerative change in presymptomatic spinocerebellar ataxia type 1: A diffusion tensor imaging study.Parkinsonism Relat Disord. 2017; 36: 109–10.
6) FSL. https://fsl.fmrib.ox.ac.uk/fsl/fslwiki/FSL（2017 年 3 月 6 日閲覧）
7) DTIstudio. http://dsi–studio.labsolver.org/（2017 年 3 月 6 日閲覧）
8) Mascalchi M, Toschi N, Giannelli M, et al. Regional cerebral disease progression in Friedreich's Ataxia: A Longitudinal Diffusion Tensor Imaging Study. J Neuroimaging. 2016; 26: 197–200.
9) Mascalchi M, Toschi N, Giannelli M, et al. Progression of microstructural damage in spinocerebellar ataxia type 2: a longitudinal DTI study. AJNR Am J Neuroradiol. 2015; 36: 1096–101.
10) Guimarães RP, D'Abreu A, Yasuda CL, et al. A multimodal evaluation of microstructural white matter damage in spinocerebellar ataxia type 3. Mov Disord. 2013; 28: 1125–32.
11) Matsuzawa H, Nakada T, Fujii Y. Brain function and the fiber tract: visualization of the neural tract. No Shinkei Geka. 2015; 43: 787–801.
12) Fukui Y, Hishikawa N, Sato K, et al. Characteristic diffusion tensor tractography in multiple system atrophy with predominant cerebellar ataxia and cortical cerebellar atrophy. J Neurol. 2016; 263: 61–7.
13) Nakada T, Matsuzawa H, Kwee IL. Magnetic resonance axonography of the rat spinal cord. Neuroreport. 1994; 5: 2053–6.
14) Pipe JG. Motion correction with PROPELLER MRI: Applicastion to head motion and free breathing cardiac imaging. Magn Res Med. 1999: 42; 963–9.

15) Nishikawa T, Okamoto K, Matsuzawa H, et al. Detectability of neural tracts and nuclei in the brainstem utilizing 3DAC-PROPELLER. J Neuroimaging. 2014; 24: 238-44.

16) Terajima K, Matsuzawa H, Shimohata T, et al. Tract-by-tract morphometric and diffusivity analyses in vivo of spinocerebellar degeneration. J Neuroimaging. 2009; 19: 220-6.

17) Nakada T, Matsuzawa H, Fujii Y, et al. Three-dimensional anisotropy contrast periodically rotated overlapping parallel lines with enhanced reconstruction (3DAC PROPELLER) on a 3.0T system: a new modality for routine clinical neuroimaging. J Neuroimaging. 2006; 16: 206-11.

18) Oz G , Iltis I, Hutter D, et al. Distinct neurochemical profiles of spinocerebellar ataxias 1, 2, 6, and cerebellar multiple system atrophy. Cerebellum. 2011; 10: 208-17.

19) Takado Y, Igarashi H, Terajima K. et al. Brainstem metabolites in multiple system atrophy of cerebellar type: 3.0-T magnetic resonance spectroscopy study. Mov Disord. 2011; 26: 1297-302.

20) 五十嵐博中. 小脳の磁気共鳴画像 DTI・3DAC・MRS. In: 辻　省司, 西澤正豊, 編. 小脳と運動失調. 東京: 中山書店. 2013. p.93-8.

21) Watanabe H, Fukatsu H, Katsuno M, et al. Multiple regional 1H-MR spectroscopy in multiple system atrophy: NAA/Cr reduction in pontine base as a valuable diagnostic marker. J Neurol Neurosurg Psychiatry. 2004; 75: 103-9.

22) Takado Y, Terajima K, Shimohata T, et al. Sleep Apnea in Multiple System Atrophy of Cerebellar Type: A 3.0 T MRS/Volumetry Pilot Study. eNeurological Sci. 2017; 6: 6-8.

23) Bassett DS, Sporns O. Network neuroscience. Nat Neurosci. 2017; 20: 353-64.

24) Liu G, Song X, Chan KW, et al. Nuts and bolts of chemical exchange saturation transfer MRI. NMR Biomed. 2013; 26: 810-28.

25) Cai K, Haris M, Singh A, et al. Magnetic resonance imaging of glutamate. Nat Med. 2012; 18: 302-6.

〈五十嵐博中　松澤 等　高堂裕平　中田 力〉

Chapter II　小脳症状の病態生理－診察，検査

II-15 ≫

神経機能画像でできること

┃ はじめに

　本稿では，機能的磁気共鳴画像法（functional magnetic resonance imaging: fMRI）を用いた脳ネットワークの解析方法と脊髄小脳変性症（SCD）における知見を紹介する．従来の fMRI 研究では，変性部位における時空間パターンの変化を一種のバイオマーカーとして利用する試みがなされてきた．しかし，近年の脳科学において，脳はネットワーク（領域間の情報交換およびその基盤となる解剖結合）としてその機能を発揮するという考えが一般的となっている．この考えは小脳においても例外ではない．最近の fMRI 研究において，小脳は大脳皮質の大部分の領域とネットワークを形成していることが明らかとなった．この知見は，SCD における変性が小脳を中心に生じるとしても，脳全体のネットワークに変化が起きうることを示唆している．以上のことから，今後は SCD における脳全体のネットワーク変化を明らかにすることが重要な課題となるだろう．

I fMRI の原理

　現在，科学の広い分野において fMRI は脳の機能解析に欠かせないツールになっている．fMRI の撮像には，エコープラナー画像（echo planar imaging: EPI）という撮像法が用いられる．fMRI の原理は BOLD（blood oxygenation level dependency）効果の測定である．シナプス活動や神経活動が生じるとエネルギー要求の増加と酸素消費量の増加が生じる．この時，神経細胞の周囲は一時的に酸素濃度の低下を起こすと考えられるが，直後に脳血流量が急激な増大を起こす．この血流増加による酸素化ヘモグロビンの増加は神経細胞の酸素要求よりも過大である．結果，神経細胞周囲の酸素化ヘモグロビンの濃度増加と相対的な還元ヘモグロビン濃度の低下が起こる．還元ヘモグロビン濃度の変化は周囲の磁場の均一性に影響を及ぼし，組織の $T2^*$ 緩和時間を変化させる．特にグラディエントエコー EPI はこのような $T2^*$ 信号の変化をよく観察できる．fMRI に用いられる EPI 画像の多くは 3～4 mm 程度の空間分解能で撮像されている．ちなみに，われわれがよく目にする SPM（statistical parametric mapping）解析によるfMRI 画像は，通常臨床でも使われている T1 強調画像などの解剖 MRI に多数の EPI を基に統計学的処理を行い，有意な信号変化がみられた部分のみを重ね合わせて表示している．あたかも T1 強調画像 MRI のような詳細な脳画像内の脳血流変化を表示しているようにみえるが，実際の元データは 3 mm 程度の比較的空間分解能の粗い画像であることを念頭において結果を解

釈する必要がある．

II fMRI の実験デザインと解析方法について

A 課題遂行型 fMRI

　従来より用いられてきた fMRI の手法で，実験課題（運動課題や認知課題）と対照課題（安静時や他の実験課題など）間の脳活動の違いを差分（subtraction analysis）あるいは実験要因（factorial analysis）の影響として統計的に検出することで，課題要素に相関して変化する脳活動部位を明らかにすることができる Fig.1A．fMRI の信号は相対値であるため，意味がある信号変化を抽出するためには何らかの対照条件が必要であることが背景にある．実験のデザインにはブロックデザインと事象関連デザインがある．ブロックデザインでは，関心のある課題のブロックと対照課題ブロックを何度か交互に繰り返す．事象関連デザインにおいては関心課題と対照課題の順序や間隔をランダム化し，課題に対する学習効果の影響をできるだけ少なくしつつ，多くの実験条件の計測を時間的に効率よく行うことができる．脳活動部位の計測以外にも，脳部位間で生じる情報連絡の特性を調べるため，fMRI 信号が脳部位同士でどの程度相関するか，その相関が課題でどのように変化するか（effective connectivity）を調べることも行われる．課題遂行型の実験デザインは，関心課題に関連した脳活動部位を加算して強調することで，仮説に応じた脳活動部位を明確にできるという利点がある．しかし，これには緻密な研究デザインの設定が必要不可欠である．例えば，ある認知処理について研究を行う場合，反応時間を測定するためにボタン押し課題を併用することが多い．しかし，このような fMRI 計測で得られた脳活動には，認知処理とボタン押し運動の脳活動が混在するため，ボタン押し運動の

A　課題遂行型 fMRI のモデル

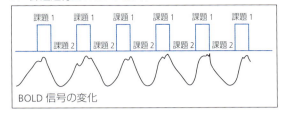 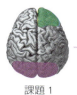 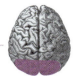 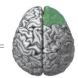

課題1　　課題2　　課題1-2

B　安静時機能結合 MRI のモデル

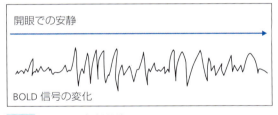 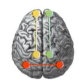

安静時の自発的な活動から空間的に独立した成分を同定する

Fig.1　fMRI の解析分法

Chapter II　小脳症状の病態生理−診察，検査

要因を取り除く（制御する）ための対照課題の設定が必要である．また，課題の難易度や対象者の運動・認知機能障害の程度によっては，対象者が実験者の意図通りには課題を遂行できていないかもしれない，という問題も起こりえる．

B　安静時機能結合 MRI

安静時機能結合 MRI（resting-state functional connectivity MRI：rs-fMRI）では従来の課題遂行型とは異なり，撮像中に特定の課題を与えず安静時に脳内に自発的に生じている脳活動の揺らぎ由来の BOLD 信号の変化を解析対象とする Fig.1B．したがって，rs-fMRI の研究では，対象者に「撮像中には閉眼もしくは開眼にて安静を保ち，何も考えない」ように指示をする．開眼条件の場合には，固視点を指示する場合もある．1995 年に Biswal B らは，左右の運動野間のような離れた領域における安静時の BOLD 信号の変動が，時系列的に相関していることを発見した[1]．一方，Raichle ME らは，ポジトロン断層像（PET）を用いた研究において，認知課題中よりも安静時に神経の代謝活動が高まる脳領域を同定した[2]．これらの領域は安静時に活動が高まることから，脳の「デフォルト状態」を表す神経ネットワークとしてデフォルトモードネットワーク（default-mode network：DMN）と呼ばれた．その後，rs-fMRI を用いて DMN が評価できることが明らかになり，さらにこの発見と前後してアルツハイマー型認知症における DMN の異常が明らかにされたことで[3]，精神・神経疾患のバイオマーカー測定法として rs-fMRI が注目を集めるようになった．

rs-fMRI の解析にはいくつかの方法が提案されている．Table 1 に，代表的な rs-fMRI の解析方法をまとめた．関心領域（region-of-interest：ROI）をシードとして設定し解析を行う「シードに基づく解析」（seed-based analysis）が代表的な解析方法の１つである．この方法は何らかの仮説に基づいて ROI を設定することから，解析結果の解釈が明確である．しかし，設定する ROI の位置や大きさによって，結果に誤差が生じるという問題も起こる．別の解析方法として，独立成分分析（independent component analysis：ICA）という事前仮説を必要としない探索的手法があげられる．ICA は音声解析などの分野で発達した解析である．脳全体で起こる多次元的な BOLD 変動から，空間的に独立したパターンを抽出することを目的とする．これまでに ICA にて同定されているネットワークの代表的なものを以下に示す Fig.2 [4]．

Table 1　安静時機能結合 MRI（rs-fMRI）による解析法

解析方法	説明
シードに基づく解析 （Seed-based analysis）	何らかの仮説に基づき関心領域（Region of interest: ROI）を設定する．複数設定した ROI 間（ROI to ROI）や ROI と全脳ボクセル（ROI to Voxel）での相関を算出する．
独立成分分析 （Independent component analysis: ICA）	事前の仮説を設定せず，同じ撮像内のボクセルから空間的に独立した成分を抽出する．その成分（ネットワーク）の多くは既知のネットワークとほぼ一致する．
グラフ理論 （Graph theory）	脳の各領域を節点（node）と各領域をつなぐ辺（edge：閾値以上の相関を超える領域）として捉え，クラスタリング係数などの指標を用いて組織的特徴を定量化する．

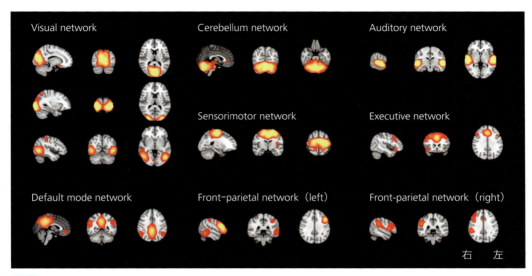

Fig.2　独立成分分析（ICA）により同定されているネットワークの代表例（筆者作成）

❶ Visual network（VN）

視覚野および頭頂・側頭葉の視覚関連領域を含むネットワーク．rs-fMRI の ICA では複数の VN が分離されることが多く，Fig.2 でも 3 種類の VN が示されている．視覚刺激課題や空間・言語認知課題で，VN に含まれる領域の活動を認める．

❷ Default-mode network（DMN）

内側頭頂葉領域（楔前部，後帯状皮質），両側の下頭頂小葉，前頭前野腹側内側部付近が含まれるネットワーク．このネットワークに含まれる脳部位の活動は認知課題時と比較し安静時に高まる．

❸ Cerebellum network（CN）

小脳を中心とするネットワーク．小脳ネットワークは，運動の実行・想像に限らず体性感覚・疼痛刺激の知覚時や認知課題などさまざまな課題で活動する．

❹ Sensorimotor network（SMN）

一次運動野（M1 野），補足運動野，体性感覚野，2 次体性感覚野がこのネットワークに含まれる．両手運動課題（bimanual motor task）時に活動するネットワークとよく似ている．また，体性感覚や疼痛刺激の知覚時に活動する部位も含まれる．

❺ Auditory network（AN）

上側頭回，横回（一次聴覚野），島皮質を含むネットワーク．聴覚刺激はもちろん発話課題や言語認知課題において活動する部位が含まれる．

❻ Executive network（EN）

前帯状皮質，傍帯状回およびいくつかの前頭葉エリアを含むネットワーク．認知課題，行動抑制課題，情動刺激，体性感覚，疼痛刺激において活動する部位が含まれる．

❼ Front-parietal network（FPN）

いくつかの前頭葉と頭頂葉のエリアを含むネットワーク．左右半球間で分離して検出される

ことがい多い．右の FPN は体性感覚・疼痛刺激の知覚時に活動する．左の FPN は認知・言語課題で活動するエリアが含まれる．

　他の解析手法としてグラフ理論（graph theory）がある．脳を ROI やボクセルで空間的に分離した接点（node：脳の各領域に相当する）と各接点間を結ぶ辺（edge：各接点間の有意な結合）として捉え，その幾何学的性質を定量化する手法である．定量化の指標には，クラスタリング係数や特徴的経路長（characteristic path length），全体効率（global efficiency）などが用いられる．本稿では，各解析方法の詳細は割愛する．

III　大脳−小脳間の解剖学的結合と機能的結合

　ここでの解剖学的結合とは，ウィルストレーサーなどを用いて「神経細胞間のシナプス形成」が同定された結合である．また，機能的結合とは fMRI などで同定される遠隔領域間での脳活動の相関であり，上記のような解剖学的結合に加え，直接的にはシナプスを介さない結合も含まれると考えられる．小脳の神経結合についての研究は，実験動物における解剖学的研究が先行し，その知識を基盤として fMRI などを用いたヒトにおける機能的結合の研究へと進んできた経緯がある．よって，先に小脳における解剖学的結合の知見を述べる．大脳−小脳の閉ループ構造は，主にサルにおける順行性・逆行性ウィルストレーサーを用いた実験によって明らかにされてきた[5, 6]．一次運動野（M1 野）は，小脳半球外側の 2 カ所（第IV〜VI小葉および VII〜VIII小葉）と解剖学的に結合することが古くから知られていた．新しい知見として小脳第 VII小葉には，背外側前頭前野（ブロードマン 46 野）を含む前頭前野と頭頂連合野の広い範囲の関連領域からの投射が明らかとなっている．

　倫理的な観点から，動物実験で用いられる手法を使ってヒトで詳細な解剖結合を調べることは不可能である．しかし，大脳−小脳間を含む脳内機能結合を調べる代替手法として rs-fMRI を用いることができる．Buckner RL らは，1,000 名の健常被験者における rs-fMRI で得られた信号の相関関係を解析し，大脳−小脳の機能結合を調べた[7]．結果，間接的だがサルの実験で得られた所見と同様，M1 野は小脳の第V・第VIII小葉と結合を持つこと，第VII小葉と前頭前野・頭頂連合野の間に結合があることが示された．また興味深いことに，Buckner らの解析で，サルの実験では解剖学的結合が明らかではなかった，側頭葉や頭頂後頭間溝より後方の視覚野までもが小脳と何らかの機能的結合を持つことが明らかとなった．Fig.3 は健常成人 1 名における rs-fMRI 解析結果である．右 M1 野を Seed として解析を行うと，左小脳第VIII小葉との相関を認め，Buckner らの研究結果と一部一致した．ヒトにおける小脳−大脳間の広範囲にわたる結合は，Schmahman JD の提唱した，①実行機能障害，②言語障害，③空間認知能力の低下，④情動障害を呈する小脳性認知情動症候群（cerebellar cognitive affective syndrome），つまり小脳が運動制御のみではなく高次機能を有することの基盤となっていると考えられる[8]．

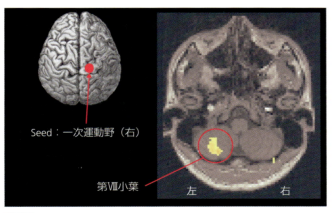

Fig.3 健常男性1名でのrs-fMRI解析結果（筆者作成）
右の一次運動野にseedを設定し解析すると，左小脳第VIII小葉との相関を認めた．

IV 小脳の機能局在

　上記のように，小脳と大脳皮質の間には，広範囲にわたって機能的連結が存在する．大脳皮質では運動野や視覚野のような機能局在が機能イメージングにより明らかになっている．では，大脳皮質のような機能局在を小脳にも描出できるのだろうか．Stoodly CJ らは健常者を対象とし，課題遂行型 fMRI を用いて多種多様な課題中の小脳活動を調べている[9,10]．結果，右手指のタッピング課題では右第IV–V およびVIII小葉の活動，語想起課題では右第Ⅰ脚と第VII–VIII小葉の活動，メンタルローテーション課題では左虫部の第VII小葉の活動，そしてワーキングメモリー課題では両側の第Ⅰ脚付近の活動を認めた．興味深いことに，語想起課題（言語処理）とメンタルローテーション課題（空間認知処理）では小脳の活動部位に左右の機能分化を認めた．これは大脳皮質における言語処理・空間認知処理にそれぞれ左・右半球優位性が存在していることを連想させる．このように小脳においても機能局在の存在が明らかとなってきた．では，小脳の萎縮と機能障害を主とするSCDにおいて，小脳を含む脳全体のネットワークはどのような影響を受けているであろうか．

V SCD の fMRI 研究

　SCD は脊髄と小脳に神経変性が生じる疾患の総称であり，病型によって症状が多少異なる．ここでは，比較的病態の均一性が高い遺伝性 SCD に焦点を絞り fMRI を用いた SCD の脳機能についての研究結果を紹介する．

A SCA6

　SCA6 はプルキンエ細胞の変性を主とする常染色体優性遺伝の純粋型小脳変性症である．わが国では MJD/SCA3 に次いで多い．他の SCD と比較して特徴的な症状は，注視眼振や頭位変

Chapter Ⅱ　小脳症状の病態生理－診察，検査

換時の眼振である．Falcon MI らは，fMRI を用いて SCA6 における視覚刺激時の機能的ネットワークの経時的変化をみている[11]．この研究は被験者に一人称イメージの歩行動画（被験者自身が歩行している運動想像を惹起する映像）をみせるブロックと安静ブロックを交互に提示するブロックデザインで実施された．歩行動画提示時の脳活動は，コントロール群，SCA6 群ともに視覚に関連する大脳皮質エリアの，①運動前野，②中心後回，③中前頭回（前頭眼前野），④上・下頭頂小葉，⑤後頭葉に認めた．小脳の活動としては，コントロール群と SCA6 の発症早期群の両群ともに，小脳虫部および中間部の活動を認めた．しかし，発症中・後期群では活動部位が外側にシフトすることが示された．同研究では，構造方程式モデリング（structural equation modeling）を用いたネットワーク解析を行っている．結果，発症早期群は，コントロール群で認められた上・下頭頂小葉間の強い結合がみられなくなった．発症中期群では，小脳外側部と大脳皮質の結合を新たに認めた．また発症後期群では，小脳と大脳皮質間の結合がみられなくなった．この研究によって，SCA6 では発症早期より視覚イメージに関連するネットワークの異常が起こることが示された．

　　Kang N らは，上肢運動中の機能的ネットワークを調べている[12]．被験者は fMRI の撮像中に指のピンチ動作を行うように指示された．ピンチ動作中の脳活動は，①両側の視覚野，②運動前野を含む運動関連野，および，③小脳内側部に認めた．SCA6 では健常人と比較して，①一次運動野，②補足運動野，③一次感覚野，④小脳（虫部第Ⅳ小葉，半球部Ⅰ–Ⅵ小葉）の活動が低下していた．同研究ではネットワーク解析として seed–based analysis（ROI：両側補足運動野，両側 M1，運動対側一次体性感覚野）を行っている．結果，SCA6 群において，大脳皮質間（M1–補足運動野）と大脳–小脳間（M1–小脳半球Ⅰ・Ⅵ小葉，補足運動野–小脳半球Ⅰ・Ⅵ小葉）に機能的結合の低下を認めた．しかし，対側1次感覚野–小脳との機能的連結には健常群と SCA6 群の間で違いを認めなかった．横断的なデータではあるが，同研究では運動対側 M1，1次感覚野の活動低下と臨床的指標（SARA，ICARS）が相関を示した．同様に Stefanescu MR らも手指運動中の脳活動を計測し，SCA6 では小脳半球Ⅳ–Ⅵ小葉の活動低下を認めたとしている[13]．

　　これらの研究結果から，SCA6 では発症早期より小脳のみならず小脳とネットワークを形成する大脳皮質にも機能的変化が生じていることが示唆される．しかし，ここで紹介した研究からは，課題に特異的な脳内ネットワークの変化しか説明できない．さらに SCD 患者群と健常群では課題の遂行能力に差が存在する可能性も高い．これらを解決する方法として，rs–fMRI を用いた解析が有用である．Pereira L らは，平均罹患年数6年の SCA6 を対象とし，rs–fMRI を用いて機能的ネットワークと認知機能との関係を調査した[14]．ネットワークの解析にはグラフ理論が用いられ，全体効率（global efficiency: GE）がネットワークの指標として用いられた．結果，SCA6 群では「front–parietal network（FPN）」の GE と認知実行課題（phonemic part of controlled oral world association test: COWA–FAS）が正の相関を示した．つまり，FPN のネットワーク効率の低下と認知機能の低下が相関する結果となった．

B | SCA2

SCA2 は常染色体優性遺伝の疾患であり，世界的には SCA3/MJD に次いで2番目に多い遺伝

性 SCD である．多くの症例で認知機能の低下が生じるという報告もあり[15]，萎縮は小脳のみならず前頭葉や視床に及ぶことも報告されている[16]．

　Hernandez-Castillo CR らは，rs-fMRI のデータに seed-based analysis と ICA を適応し，SCA2 患者における機能的ネットワークの変容を調査した[17]．Seed-based analysis では，SCA2 患者は健常被験者と比較して，小脳右前部と前頭葉（上前頭回など）間の機能的結合の低下を認めた．逆に小脳右前部と頭頂葉（楔状部，上頭頂小葉など）間の機能的結合の増加を示した．また，これらの結合の強さと臨床指標との関係性をみると，右小脳前部-前頭葉間の機能的結合が低下しているほど the scale for assessing and rating ataxia（SARA）の点数が低かった．一方，右小脳前部-頭頂葉間では，機能的結合が強いほど，規則と規則の逆転学習に関わる課題（big/little circle task）の成績が高かった．この研究では ICA でネットワークを抽出したのち，「cerebellum network（CN）」，「default mode network（DMN）」および「front-parietal network（FPN）」を関心ネットワークとして選択している．解析の結果，SCA2 患者では健常被検者と比較して，CN の機能的結合低下を認めた．しかし，逆に DMN においては，SCA2 患者の後帯状皮質における機能的結合が健常被験者と比較して強かった．同様に FPN の解析においても，SCA2 患者のほうが，中前頭回と下頭頂小葉の間で強い結合を示した．Cocozza S らも，rs-fMRI と ICA を用いて SCA2 と健常被験者の機能的ネットワークの違いを調査している[18]．この研究では，「DMN」，「FPN」，「sensorimotor network: SMN」，「executive network: EN」，「visual network（VN）」を解析対象としている．結果として，SCA2 患者は健常被験者と比較して，解析対象となったすべてのネットワークで小脳との機能的結合低下を示した．Hernandez-Castillo らの研究と比較すると「DMN」と「FPN」の結合に相違がある．Hernandez-Castillo らは「DMN」と「FPN」において，SCA2 患者群の機能的結合が対照群より高いと報告したが，Cocozza らは逆の変化を報告している．なぜ，このような相違があるのかは明らかでないが，rs-fMRI の結果には個人差が大きいことが影響している可能性があるだろう．

　Wu T らは，パーキンソニズムを呈する SCA2 の家系から協力を得て，パーキンソニズムが出現した例（パーキンソニズム群），無症候性キャリア（プレクリニカル群）と健常対照者の間で，脳ネットワークの違いを調査している[19]．この研究では seed-based analysis が用いられ，被殻と前補足運動野が ROI として設定された．結果，パーキンソニズム群では，健常被験者と比較して，被殻と他の基底核（尾状核，淡蒼球など）間ネットワークあるいは，被殻と大脳皮質（島皮質，側頭葉，前補足運動野）間の機能的結合の低下を認めた．一方，プレクリニカル群では，上記の機能的結合の低下も認めたが，健常被験者と比較して被殻と一次運動野，脳幹に関係するネットワークの機能的結合がむしろ増加することも示された．この研究の考察では，プレクリニカル群でみられた機能的結合の増加は，低下したネットワークの代償的役割を果たしているのではないかと考察されている．

　SCA2 についての rs-fMRI 研究は，脳内ネットワークの機能的結合が，SCA2 の病期によって変容する可能性を示唆する．一方で，研究によって結果にばらつきがあり，信頼できる rs-fMRI 研究結果を得るためにはどのような解析が望ましいのか，どの程度の症例数が必要なのか，知見の蓄積が必要だろう．

Chapter Ⅱ　小脳症状の病態生理－診察，検査

C | MJD/SCA3

　MJD/SCA3 は世界的にも最も多い遺伝性 SCD であり，症状は小脳失調に加え，外眼筋麻痺，末梢神経障害，パーキンソニズムなどの錐体外路兆候と多岐にわたる．Duarte JV らは，発症早期の MJD/SCA3 における指タッピング課題中の脳活動を調査した[20]．この実験では，指タッピング課題の頻度を 1〜5 Hz に段階的に設定し，頻度（課題の難易度）の変化に基づくパラメトリックデザインを用いて脳活動の群間差を調べている．課題中には，MJD/SCA3 群と健常コントロール群ともに小脳，大脳皮質の運動関連領域，皮質下領域（被殻，淡蒼球，視床）の活動が観察された．課題の難易度を変化させると，健常コントロール群では難易度が高くなるにつれて，すべての脳活動部位で BOLD 変化の増大を認めた（1 Hz＜3 Hz＜5 Hz）．MJD/SCA3 群では，1〜3 Hz では健常コントロール群と同様の変化を示したが，5 Hz では小脳・大脳関連領域ともに BOLD 変化の減少を認めた．指タッピング課題は fMRI の研究で頻繁に用いられるが，課題の難易度を変化させることで，MJD/SCA3 における特異的な異常脳活動が抽出できることが示唆された．Stefanescu らは，指タッピング課題中の BOLD 変化を，7 テスラ MRI を用いて観察した[13]．この研究において，MJD/SCA3 は他の SCA（SCA6, Friedreich's ataxia）と比較して，特徴的な脳活動パターンが示された．通常，指タッピング動作のような上肢運動を行った場合，小脳では中間部の第Ⅳ，Ⅴ，Ⅷ小葉付近が活動する．しかし，MJD/SCA3 では，その活動が外側（crus Ⅰ）にシフトしていた．また，統計学的有意差は検出されなかったが，健常コントロールと比較して，MJD/SCA3 では小脳の Crus Ⅰ と解剖学的結合がある運動前野の活動が増加していた．また歯状核の活動については，全ての SCA 群で背側部の活動が低下していたが，加えて MJD/SCA3 では腹側の活動が高まっていた．この歯状核腹側部の活動パターンは，健常コントロールでも観察されず，MJD/SCA3 に特異的な変化の可能性がある．

D | その他

　SCA7 は常染色体優性遺伝の疾患であり，網膜色素変性症の合併が特徴とされている．Hernandez-Castillo CR らは，rs-fMRI を用いて，SCA7 患者の機能的結合の変化を調査している[21]．結果，健常被検者と比較して，SCA7 患者は小脳-上前頭回間と運動感覚野-視覚野間において機能的結合の低下を示した．また，興味深いことに，SCA7 患者は，小脳-視覚野間と小脳-頭頂葉間で機能的結合の増加を示した．これらの機能的結合の増強は，視覚や感覚統合の代償的役割を担っているのではないかと考察されている．

Ⅵ 小脳を対象とした fMRI の問題点

　近年の機能画像研究において，小脳は運動制御のみならず，認知，情動などの機能にも関わることがわかってきた．この動向の一つの背景として，古い PET や MRI 研究では撮像範囲の制約から小脳の下部が撮像できなかったという技術的制約があったことを認識しておく必要がある．また，小脳は脳脊髄液で取り囲まれていることから，呼吸や心拍などの生理的なアーチ

ファクトの影響を受けやすいとされている．よって，小脳の画像研究においては，MRI の撮像時に呼吸，脈拍などの生理的データも同時に測定することが望ましい．さらに，SPM 法で用いられる統計的手法においては，脳の形状の個人差を可能なかぎり吸収しながら，いわゆる標準脳に変換する必要がある．しかし，既存のソフトウェアで小脳の空間的標準化を行うと，小脳の構造の複雑さゆえにその性能に限界があることが認識されている．Diedrichsen J は，spatially unbiased infra-tentorial（SUIT）という小脳のみの空間的標準化を行うテンプレートを作成した[22]．これによって，より明瞭な標準化小脳の作成が可能となった．今後，これら最新の技術的動向を踏まえた上で，SCA における知見を蓄積していく必要があるだろう．

今後の展望

SCD を対象とする fMRI 研究はいくつか散見され，興味深い知見が得られている．しかし，病期の進行に関係する「脳内ネットワークの経時的変化」という視点では，ほぼ研究がなされていない．今後は，各病型でネットワークパターンの時空間変化の特徴を抽出する必要がある．このようなネットワーク変化のパターンから機械学習などを応用してキャリアの発症診断や進行の予測をし，迅速な治療およびケアに繋げることも可能かもしれない．課題 fMRI 研究に加え，rs-fMRI 研究も増えてきているが，rs-fMRI 研究のガイドラインでは，データの信頼性を高めるために同時に臨床的指標を取ることを推奨している[23]．日常臨床では，感度・特異度の高い指標を選択して記録することが多いが，新たな視点として，関心のある脳内ネットワークと相関の強い臨床指標は何かという探索も今後必要ではないかと考える．

文献

1) Biswal B, Yetkin FZ, Haughton VM, et al. Functional connectivity in the motor cortex of resting human brain using echo-planar MRI. Magn Reson Med. 1995; 34: 537-41.
2) Raichle ME, MacLeod AM, Snyder AZ, et al. A default mode of brain function. Proc Natl Acad Sci U S A. 2001; 98: 676-82.
3) Greicius MD, Srivastava G, Reiss AL, et al. Default-mode network activity distinguishes Alzheimer's disease from healthy aging: evidence from functional MRI. Proc Natl Acad Sci U S A. 101; 2004: 4637-42.
4) Smith SM, Fox PT, Miller KL, et al. Correspondence of the brain's functional architecture during activation and rest. PNAS. 2009; 106: 13040-5.
5) Bostan AC, Strick PL. The cerebellum and basal ganglia are interconnected. Neuropsychol Rev. 2010; 20: 261-70.
6) Kelly RM, Strick PL. Cerebellar loops with motor cortex and prefrontal cortex of nonhuman primate. Neuroscience. 2003; 23: 8432-44.
7) Buckner RL, Kriene FE, Castellanos A, et al. The organization of the human cerebellum estimated by intrinsic functional connectivity. Neurophysiology. 2011; 106: 2322-45.
8) Schmahman JD. The role of the cerebellum in cognition and emotion: personal reflections since 1982 on the dysmetria of thought hypothesis, and its historical evolution from theory to therapy. Neuropsychol Rev. 2010; 20: 236-60.
9) Stoodly CJ, Valera EM, Schmahmann JD. Functional topography of the cerebellum for motor and cognitive tasks: an fMRI study. Neuroimage. 2012; 59: 1560-70.
10) Stoodley CJ, Schmahmann JD. Functional topography in the human cerebellum: a meta-analysis of neuroimaging studies. Neuroimage. 2009; 44: 489-501.
11) Falcon MI, Gomez CM, Chen EE, et al. Early cerebellar network shifting in spinocerebellar ataxia

type 6. Cerebral Cortex. 2016; 26: 3205-18.

12) Kang N, Christou EA, Burciu RG, et al. Sensory and motor cortex function contributes to symptom severity in spinocerebellar ataxia type 6. Brain Struct Funct. 2016; 222: 1039-52.

13) Stefanescu MR, Dohnalek M, Maderwald S, et al. Structural and functional MRI abnormalities of cerebellar cortex and nuclei in SCA3, SCA6 and Friedreich's ataxia. Brain. 2015; 138: 1182-97.

14) Pereira L, Arian RD, Fishman A, et al. Resting-state functional connectivity and cognitive dysfunction correlations in spinocerebellar ataxia type 6 (SCA6). Hun Brain Mapp. 2017; 38: 3001-10.

15) Estrada R, Galarraga J, Galarraga G, et al. Spinocerebellar ataxia 2 (SCA2): morphometric analysis in 11 autopsies. Acta Neuropathol. 1999; 97: 306-10.

16) Brenneis C, Bösch SM, Schocke M, et al. Atrophy pattern in SCA2 determined by voxel-based morphometry. Neuroreport. 2003; 14: 1799-802.

17) Hernandez-Castillo CR, Galvez V, Mercadillo RE, et al. Functional connectivity changes related to cognitive and motor performance in spinocerebellar ataxia type 2. Mov Disord. 2015; 30: 1391-9.

18) Cocozza S, Sacca F, Cervo A, et al. Modifications of resting state network in spinocerebellar ataxia type 2. Mov Disord. 2015; 30: 1382-90.

19) Wu T, Wang C, Wang J, et al. Preclinical and clinical neural network changes in SCA2 parkinsonism. Parkinsonism Relat Disord. 2013; 19: 158-64.

20) Duarte JV, Faustino R, Lobo M, et al. Parametric fMRI of paced motor responses uncovers novel whole-brain imaging biomarkers in spinocerebellar ataxia type 3. Human Brain Mapping. 2016; 37: 3656-68.

21) Hernandez-Castillo CR, Alcauter S, Galvez V, at al. Disruption of visual and motor connectivity in spinocerebellar ataxia type 7. Mov Disord. 2013; 28: 1708-16.

22) Diedrichsen J. A spatially unbiased atlas template of the human cerebellum. Neuroimage. 2006; 33: 127-38.

23) Fox MD, Greicius M. Clinical applications of resting state functional connectivity. Front Syst Neurosci. 2010; 4: 19.

〈板東杏太　花川 隆〉

Chapter Ⅲ
小脳疾患の分子病態

Chapter III　小脳疾患の分子病態

III-1 》》
遺伝子解析からわかってきたこと・わからないこと
（小脳疾患における分子遺伝学の成果と課題）

I 脊髄小脳変性症の分子遺伝学

　脊髄小脳変性症（spinocerebellar degeneration: SCD）は，遺伝性 SCD，孤発性 SCD に分類される[1]．遺伝性 SCD が全体のおおよそ 1/3 と考えられている[2]．遺伝性 SCD の 90％以上は常染色体優性遺伝性 SCD（AD-SCD）であり，残りの大部分が常染色体劣性遺伝性 SCD（AR-SCD），一部が X 連鎖性 SCD（X-linked SCD）である．なお，主として両側の錐体路障害を呈する神経変性疾患は痙性対麻痺と呼ばれるが，わが国の指定難病の制度においては SCD の一部として扱われている．

　遺伝性 SCD は遺伝的異質性の高い疾患である．2017 年 4 月時点で，OMIM（Online Mendelian Inheritance in Man）データベースには SCA1〜43，SCAR1〜24 までの病型が登録されている．なお，HUGO（HUman Genome Organization）gene nomenclature committee により，AD-SCD を SCA（spinocerebellar ataxia），AR-SCD を SCAR（spinocerebellar ataxia, autosomal recessive）として，遺伝子が同定された順番に SCA1 あるいは SCAR1 から番号をつける命名方式が用いられている．しかしながら，フリードライヒ運動失調症（Friedreich's ataxia: FRDA）やマシャド・ジョセフ病（Machado-Joseph disease: MJD），歯状核赤核淡蒼球ルイ体萎縮症（dentatorubral-pallidoluysian atrophy: DRPLA）のように，すでに臨床的・病理学的に疾患概念が確立しているものについて，伝統的に用いられてきた病名がそのまま踏襲されている疾患もある．なお，MJD は HUGO の分類では SCA3 に相当し，MJD/SCA3 と併記されることもある．

　SCD の分子遺伝学的な特徴は，反復配列伸長を病原性変異とする疾患が多くを占めることである．特に，3 塩基反復配列の伸長を病原性変異とする疾患群を「トリプレットリピート病」と総称する．トリプレットリピート病の中で，翻訳領域の CAG 反復配列伸長を病原性変異とする疾患群を，CAG コドンがグルタミンをコードし，遺伝子産物がポリグルタミン鎖の伸長をきたすことから，「ポリグルタミン病」と総称する[3]．ポリグルタミン病に相当する SCD としては，SCA1，SCA2，MJD/SCA3，SCA6，SCA7，SCA17，DRPLA がある．さらに，遺伝子の非コード配列における反復配列伸長が病原性変異である疾患として，SCA8，SCA10，

218　498-22890

SCA12，SCA31，SCA36 などがある [4,5]．そのほかの病型は，点変異や微小欠失 / 挿入変異による病原性変異がほとんどであるが，コピー数変異による疾患も存在する．一方，本邦のAR-SCD は，アプラタキシン欠損症（early onset ataxia with ocular motor apraxia and hypoalbuminemia/ataxia ocular motor apraxia type1: EAOH/AOA1），AOA2，ARSACS（autosomal recessive spastic ataxia of Charlevoix-Saguenay），家族性ビタミン E 単独欠乏症（familial isolated deficiency of vitamin E: AVED），Ataxia-telangiectasia（AT）などが代表的な疾患である．その他多くの原因遺伝子が同定されているが，頻度はいずれもまれである．

孤発性 SCD の多くは多系統萎縮症（multiple system atrophy：MSA）である．Gilman の分類により，小脳性運動失調を主体とする MSA-C と，パーキンソン症状を主体とする MSA-P に分類されている [6]．MSA の一部には，初期に自律神経障害が前景に立ち，小脳性運動失調やパーキンソン症状が目立たない一群が存在し，臨床的にシャイ・ドレーガー症候群（Shy-Drager syndrome: SDS）と呼ばれることがある．一方，初期には自律神経障害・パーキンソン症状が目立たず，後述の皮質性小脳萎縮症と診断されている場合もある．

その他の孤発性 SCD は皮質性小脳萎縮症（cortical cerebellar atrophy: CCA）と診断される．皮質性小脳萎縮症は単一の疾患ではなく，小脳変性を主体として進行する複数の疾患が含まれている．一部は遺伝性 SCD が混在していることが明らかになっている．

Ⅱ 脊髄小脳変性症の遺伝子検査

脊髄小脳変性症の臨床における遺伝子検査の意義は大きい．遺伝子検査によって，病因を明らかにして確定診断を下すことが可能である．確定診断を下すことによって，病因探索のためにさまざまな追加検査を行う必要がなくなる．また，病型を確定することにより，随伴症状に対する早期からの介入，予後に対する予測を行うことが可能である．遺伝カウンセリングにも重要な情報を提供する．疾患によっては，遺伝子検査の結果が疾患特異的な治療につながることがある．

遺伝子検査においては，変異の種類によって適切な遺伝子解析の方法を選択する [7]．AD-SCD の中で頻度の高い疾患や，フリードライヒ失調症のような，反復配列伸長の病原性変異に対しては，PCR 産物の長さによって変異を検出する PCR フラグメント解析法が適している．SCA31，SCA36 のように反復配列の長さが長いときには，PCR で確実に増幅することが困難な場合もあるので，PCR フラグメント解析法に加え，特異的プライマーを用いたゲノムサザンブロッティング法や，反復配列に対して相補的な配列を有するプライマーを用いた repeat-primed PCR 法を用いて複合的に診断する．

その他の大部分の病原性変異は，点変異あるいは微小欠失 / 挿入変異がほとんどである．これらの検出には直接塩基配列解析法が適している．しかしながら，SCD の原因遺伝子は種類が多く，個々の遺伝子頻度も高くないこと，またサイズの大きな遺伝子が多いことから，直接塩基配列解析法による病原性変異の検出は労力もかかる．その為，最近では次世代シーケンサーを用いた全エクソーム・全ゲノム解析による網羅的遺伝子解析の有用性が報告されるよう

になっている[8].

　一部の病型においては，遺伝子のコピー数の変化による変異（コピー数変異）が認められる．このような場合，上記のような塩基配列の変化を解析する方法では変異を検出できない．コピー数変異に対しては，定量的 PCR 法，MLPA（multiplex ligation-dependent probe amplification）法，アレイ CGH（comparative genomic hybridization）法などが用いられる．前述の次世代シーケンサーを用いた全エクソーム・全ゲノム解析のデータを活用して，コピー数変異が検出できる場合もある．

III 遺伝子解析からわかってきたこと

A 分子疫学

　遺伝子解析により，SCD の分子疫学が明らかになる．分子疫学が明らかになることにより，診断アルゴリズムの最適化が可能になる．疫学データは政策立案・治験計画策定にも活用される．

　特に，AD-SCD の 80％以上において病原性変異の同定が可能である．その中で本邦において頻度の高いのは MJD/SCA3，SCA6，DRPLA，SCA31 であり，これら 4 疾患で AD-SCD の 70％を占める．DRPLA は本邦に多く，SCA31 は日本人にしか認められない．一方，欧州では MJD/SCA3，SCA2，SCA6 が多い[3,9]．日本国内でも地域によって疾患頻度が異なっており，関東，中部では MJD/SCA3 が多いが，中国地方には SCA6 が多い，などの特徴がある[2]．

　一方，AR-SCD に関しては海外では FRDA が圧倒的に多いが[9]，本邦では認められない．本邦では前述のように EAOH/AOA1，ARSACS，AOA2，AVED，AT が比較的頻度が高い．これらの原因遺伝子を解析することにより病型確定が可能である．ただし臨床症状，生化学的検査，画像検査などで特徴的な所見を呈さない場合，スクリーニングとして特定の原因遺伝子のみを個別に解析する遺伝子検査は，頻度・効率の面で余り推奨できない．このように，効率よく遺伝子検査を行う上で分子疫学の情報は非常に重要である．

　遺伝子解析の結果，いわゆる脊髄小脳変性症には分類されていないものの，小脳失調症状を中核とした臨床症状を呈する遺伝性疾患であることが判明する場合がある．ミトコンドリア病，遺伝性プリオン病，脳腱黄色腫症（cerebrotendon xantomatosis: CTX），GM1 ガングリオシドーシス，ニーマン・ピック病 C 型（Niemann-Pick disease type C: NPC），遺伝性痙性対麻痺 7 型（SPG7）[10] などが代表的な疾患である．

　近年，診断未同定の SCD において，全エクソーム解析が行われるようになってきたことから，SCD と臨床診断されている疾患群の分子遺伝学的な多様性が明らかになってきている[11]．トリプレットリピート病を代表とする頻度の高い疾患を除外した，診断未同定の SCD において全エクソーム解析を行った場合，いわゆる SCD 以外に分類される疾患の原因遺伝子変異が同定されることもある．同定される遺伝子変異の多くは常染色体劣性遺伝性疾患の原因遺伝子の変異であるが，一部は常染色体優性遺伝性疾患の原因遺伝子の新生突然変異（de novo 変異）である．したがって，SCD の遺伝子検査は頻度の高い疾患の特異的な遺伝子解析法と，全エクソーム解析などの網羅的遺伝子解析を組み合わせるのが有効と考えられる．

B │ 病態の解明

　原因遺伝子同定により，脊髄小脳変性症の研究は飛躍的に発展した[12]．特に，ショウジョウバエ，マウス，マーモセットといったさまざまなポリグルタミン病のモデル動物が開発され，病態の解明や治療法の開発に向けた研究において不可欠の存在となっている．ポリグルタミン病は，伸張したポリグルタミン鎖が細胞内に蓄積することにより，さまざまな細胞毒性をきたして神経細胞死をもたらすと考えられている．また，伸張した RNA 鎖そのものが蓄積して細胞障害性を有するという研究成果もある．蓄積した結果どのようなメカニズムを介して細胞障害をもたらすかに関しては，転写障害，ER ストレス，オートファジー障害，ミトコンドリア機能障害，軸索機能障害，シナプス可塑性障害，カルシウム代謝異常，チャネル機能異常，RNA 代謝障害，などのさまざまなメカニズムが提唱されている．また，SCA6 については，伸張したポリグルタミン鎖の蓄積による細胞障害以外に，原因遺伝子産物である電位依存性カルシウムチャネル α1A そのものの機能異常による発症メカニズムも想定されている．

　近年 SCA8, SCA31, SCA36 を代表として非翻訳領域の反復配列伸長をきたす疾患がみつかってきており，非コード RNA（non-coding RNA）が神経細胞死をもたらすメカニズムが解明されてきている．主として 2 つの可能性に関して研究がなされている．1 つは，異常な RNA が細胞内に蓄積することにより細胞障害が生じるという可能性である．それを裏付けるデータとして，細胞内にいわゆる RNA foci と呼ばれる RNA の凝集物が認められることがある．もう 1 つは，ATG 非依存性翻訳による異常蛋白質の蓄積による障害の可能性である．Non-coding RNA の異常による疾患は SCD のみならず筋萎縮性側索硬化症（C9ORF72）など他の疾患でも認められており，共通の病態が存在する可能性が想定される．

　一方，点変異による病原性変異を有する原因遺伝子の機能は非常に多岐にわたる．その中では，ミトコンドリア機能（FXN1, PDSS2, COQ2, CABC1, POLG1, C10orf2），イオンチャネル（CACNA1A, KCNC3, KCND3, CACNA1G），核酸品質管理（ATM, MRE112A, APTX, SETX, TDP1），蛋白質リン酸化（TTBK2, PRKCG, PPP2R2B）に関わる遺伝子の一群が存在する．現在のところまだ十分に小脳機能との関連が判明していない遺伝子も多い．今後これらの遺伝子がどのように小脳変性に関連するのか，細胞生物学的研究，モデル動物を用いた研究などで，解明されていくことが期待される．

C │ 孤発性 SCD の遺伝学的背景

　多系統萎縮症は孤発性神経変性疾患の代表であり，その分子遺伝学的背景は永らく不明であった．近年，きわめてまれに存在する家族例を手がかりにして，MSA の分子遺伝学的背景が解明されつつある．両親が血族結婚であり病理学的に MSA と確定している同胞発症の家族例において，常染色体劣性遺伝形式を仮定した連鎖解析と，次世代シーケンサーによる全ゲノム配列解析を組み合わせることによって，MSA の発症に関与する遺伝因子として COQ2 が同定された[13]．COQ2 遺伝子のヘテロ接合性変異は，頻度は低いものの多系統萎縮症の孤発例において正常対照よりも高い頻度で認められ，特にアジア人においては p.Val393Ala の頻度が高かった．MSA において認められた変異は，正常対照において認められた塩基置換と比較して，COQ2 遺伝子の機能に重大な影響を与えることが判明した．その後，他の研究機関からも，こ

れらの結果を支持する報告がなされた．さらに，最近では，MSA の患者血漿において *COQ2* の活性低下が報告されている[14]．

　さらに，*GBA*[15]，*LRRK2*[16] など，パーキンソン病の発症に関連する遺伝子が，MSA の発症にも関連しているという報告が蓄積してきている．また，一卵性双生児におけるコピー数変異解析により，*SHC2* のコピー数変異が発症に関連するという報告もある[17]．MSA の分子遺伝学的背景を明らかにすることにより，分子病態の根幹の部分が徐々に解明されつつある．

　MSA 以外の孤発性 SCD の大部分は，二次性小脳失調症（血管障害，腫瘍，感染/炎症，自己免疫性疾患，中毒，代謝性疾患など）を除外した場合，皮質性小脳萎縮症 CCA に分類されるが，その中にはさまざまな病因の疾患が混在していると考えられる．特に，中年期以降発症の CCA の中には，SCA6，SCA31 のような純粋失調型の AD–SCD が存在する．一方，若年発症の孤発性脊髄小脳変性症の中には，一定の頻度で AR–SCD，あるいは AD–SCD の新生突然変異（*de novo* 変異）が認められる．したがって，これらの症例の原因検索においては，臨床的に疑わしい疾患を念頭に置きつつ，効率よく遺伝子検査を行うことが求められる．

D｜病型別自然歴の確立

　病型ごとの自然歴を確立することは，治療研究の基盤整備につながる．欧州の多施設共同研究コンソーシアム（EUROSCA において，頻度の高い SCA1，SCA2，MJD/SCA3，SCA6 について，平均 4 年の期間の前方視的自然歴研究が行われている[18]．SCD の臨床指標である SARA の年間変化率で評価すると，SCA1 は 2.11，SCA2 は 1.49，MJD/SCA3 は 1.56，SCA6 は 0.80 の増加であった．本邦においても，SCA6 の 3 年の前向き自然歴調査が行われ，SARA の年間変化率は 1.33 であった[19]．このように，海外ならびに本邦で頻度の高い疾患においては自然歴のデータが充実してきている．今後は，SCA31，DRPLA のように，本邦では頻度が高いが海外ではまれな疾患に関して，自然歴を確立していくことが必要である．

IV 遺伝子解析で（現在のところ）わからないこと

A｜病因未同定の家族性疾患

　「分子疫学」の項で述べたように，現時点で病因未同定の家族性疾患が依然存在しており，これらの疾患の原因遺伝子を同定していくことが課題である．網羅的遺伝子解析の技術が飛躍的に進歩したことで，稀少疾患や小家系における原因遺伝子の同定が進展したことは事実である．ある特定の家系があったときに，候補となる病原性変異のリストは容易に出せるようになった．しかしながら，原因遺伝子と確定するためには，複数家系による病原性変異の確認が必須である．病因未同定の疾患の大部分は非常にまれな疾患と考えられ，複数家系による病原性変異の確認は容易ではない．これを 'N-of-1' 問題と称する．'N-of-1' 問題を克服するためには，データシェアリングを進めていくことにより，複数家系における変異確認の可能性を高めていくことが望ましい．その際に重要になるのは，臨床情報の充実である．すなわち，より精度の高い詳細な臨床情報を蓄積することで，類似の臨床像を呈した家系の抽出が容易になる．

希少疾患におけるデータシェアリングは世界的な趨勢であり[20]，本邦でも未診断疾患プロジェクト（initiative on rare and undiagnosed diseases: IRUD）が構築されて希少疾患のデータシェアリングが進んでいる．脊髄小脳変性症の原因遺伝子同定においてもデータシェアリングに積極的に取り組んでいく必要がある．

B 遺伝子解析結果の解釈

全ゲノム・全エクソーム配列解析により，対象の症例において網羅的に塩基置換を同定することが可能になった．その場合に問題になってくるのが，同定されたアミノ酸置換を伴う新規塩基置換（非同義性新規塩基置換）を，病原性変異としていいかどうかの判定である．網羅的遺伝子解析により，各個人が意義づけの不明な非同義性新規塩基置換を多数有することが明らかになっている．これを VUS（variant of unknown significance）と称する．脊髄小脳変性症の原因遺伝子に，新規非同義性塩基置換が認められた場合，病原性変異の可能性が高いと考えられるが，VUS の可能性も否定できず，確定的とは言えない．塩基置換の遺伝学的な意義づけを確立するためには，やはり複数家系において同一の病原性変異を認めることが必要である．あるいは，変異の機能解析を行い，変異が遺伝子産物に与える何らかの異常を検出することによって，病原性変異としての蓋然性を検討する．いずれにせよ，最終的な臨床診断を下す際には，原因遺伝子変異による過去の症例と該当症例の臨床情報を比較して，総合的に判断せざるを得ないと考えられる．そういった意味でも，詳細な臨床情報がより一層重要である．

C 孤発例の解明

まず，孤発例においても，一定の割合で遺伝性疾患の病原性変異が認められる．したがって，遺伝性疾患の病原性変異の同定を突き進めていくことにより，孤発例の一部の分子病態の解明は進展することが予想される．一方で，メンデル遺伝性疾患の原因遺伝子のみで孤発例のすべてが説明できるわけではない．孤発性疾患は一般的に，遺伝因子と環境因子の相互作用により発症すると考えられている．個々の遺伝因子が有する発症リスクへの寄与は小さいものの，それらの組み合わせに環境要因が加わることにより一定の閾値を超えたときに発症するというモデル（liability threshold model）が想定されている[21]．疾患に関連する遺伝因子に関しては，頻度の高い疾患は，一般集団において頻度は高いが個々の寄与率は低いいくつかの遺伝因子の組み合わせによって発症するという考え方と（common disease–common variant 仮説），頻度は低いが個々の寄与率は高いいくつかの遺伝因子の組み合わせによって発症するという考え方（common disease–multiple rare variant 仮説）が提唱されている．疾患の遺伝学的構造により，これらのメカニズムがそれぞれ一定の割合で関与していると推定される．このような孤発例の複雑な分子病態を解明していくためには，網羅的解析手法を駆使したゲノム情報の蓄積だけではなく，環境要因を含めた臨床情報と，基礎的な病態研究成果の三者を統合した情報基盤の構築と，そこからの知識発見を可能にする新たなパラダイムの創出が必要であると考えられる．

D 遺伝子型表現型連関

同一の変異でも，発症年齢や重症度が症例によって異なることがある．変異の種類と表現型

との連関を遺伝子型表現型連関（genotype–phenotype–correlation）と称する．遺伝子型表現型連関の解明は，合併症・予後予測に必要な情報であるだけではなく，病態研究にも有用である．ポリグルタミン病の場合，表現促進現象により反復配列伸長数と発症年齢が全体としては逆相関することが明らかになっているが，一方で同一の反復配列伸長数においても発症年齢はある程度幅があるため，個々の症例において正確に発症年齢を予測することは難しい．発症年齢においてばらつきがみられるのは，もちろん病歴において発症年齢が曖昧であるという面もあるが，発症年齢や重症度に影響を及ぼす他の因子の存在も推測される．

E 部位特異性

病態解明に関して，原因遺伝子が数多く同定された現在においても未解決の課題として残っているのは，SCD の部位特異性に関する分子基盤である．多くの原因遺伝子は各組織に広く発現している一方で，何故小脳が特異的に障害されるのかという問題について，まだ十分な解決がなされていないのが現状である．「部位特異性・神経細胞選択性」の分子基盤は，SCD だけではなく筋萎縮性側索硬化症，パーキンソン病など神経変性疾患共通の課題である．同じ神経細胞でありながら，特定の細胞のみが脱落し他の細胞が生存している理由が判明すれば，細胞生存維持を目指した治療法の開発に繋がるかもしれない．今後さらに研究を進めていく必要がある．

F 病原性変異の同定を治療にどうつなげていくか

残念なことに，現段階では，病原性変異が同定されても，多くの場合それがすぐに特異的な治療に繋がるわけではない．頻度の高い疾患の治療研究は精力的に成されているが，希少な脊髄小脳変性症における治療研究はまだまだ十分とは言えない．個別の疾患に関する病態解明・モデル動物作製・治療薬シーズ同定を積極的に進める必要がある．一方で，CRISPR–Cas9 を代表として，近年飛躍的な発展を遂げているゲノム編集技術を，神経・筋疾患の治療に応用する可能性についても検討されている[22]．病因特異的な治療法の開発が進めば，遺伝子検査の重要性もさらに増すものと考えられる．

V SCD の遺伝子検査における課題

SCD においては，家族例においても孤発例においても，遺伝子検査の必要性が高い．しかしながら，遺伝子検査の実施においては，さまざまな課題が存在する．

従来の遺伝子検査は，大学を中心として，特定の疾患の研究を行っている機関が，研究を推進する傍らでサービスとして提供している形がほとんどであった．この体制は，遺伝子解析が研究としての成果を生み出している間は実施可能であるが，研究が一段落した後も純粋にサービスとして継続していくのは，費用・マンパワーの面で研究室に多大な負担をかけることになる．機関の研究の方針変更により，遺伝子検査が持続できなくなることもある．一方，遺伝子検査を依頼する側からすると，どこでどのような遺伝子解析を行っているか，どのように依頼

するのか，といった情報がわかりにくく，多忙な臨床の合間に遺伝子検査を行うことが困難になっている場合も多い．コマーシャルベースで検査を行っている会社もあるが，費用負担の面でハードルが高いと感じて，遺伝子検査を手控えてしまうこともある．

対照的に，遺伝子検査自体は，次世代シーケンサーによる全ゲノム・全エクソーム解析により，従来検査が困難であったまれな病型に関しても，病原性変異を同定することが可能になっている．現場での遺伝子検査のハードルの高さと，飛躍的に発展する遺伝子検査技術との間のギャップを埋めて，SCD の遺伝子検査を推進し，診断精度を高めることが必要である．

VI J-CAT Fig.1

厚生労働省の難治性疾患政策研究事業「運動失調症の医療基盤に関する調査研究班（運動失調班）」が中心となって，運動失調症の患者登録・遺伝子検査・自然歴調査 J–CAT（Japan Consortium of ATaxias）が 2016 年に発足した．J–CAT では，患者あるいは患者から依頼を受けた担当医師が患者情報および臨床情報を登録する．登録した患者に対しては，遺伝子検査を行い，病型を確定する．重要な病型については，前向き自然歴調査を行う．病原性変異未同定の場合，新規病因遺伝子同定を目指した研究を行う．

J–CAT では，研究を円滑に進めるために，いくつかの工夫が施されている．患者登録においては，Web を活用して利便性を高めると共に，検索可能暗号化により安全性も確保している．遺伝子検査においては，専任業者を活用した検体ロジスティクスにより，検体提出の手間を簡便化している．専用のホームページを開設し（http://jcat.umin.ne.jp/），研究の概要，患者登録並びに検体提出の方法についてわかりやすく広報している．これらの工夫により，全国各地の医療機関から登録が成されており，順調に進展している．今後は，疾患特異的な前向き自然歴調査の態勢を整備すると同時に，新規病因遺伝子の同定に向けた研究を推進していく．

J–CAT により，全国各地における脊髄小脳変性症の遺伝子検査のニーズに対応することが可能になる．遺伝子検査を積極的に推進することにより，診断精度の向上と，本邦の分子疫学の解明に貢献する．臨床情報を登録し，前向きに蓄積していくことにより，重要な病型の自然歴が解明される．自然歴の解明は合併症予防・予後予測に繋がると同時に，治療研究の基盤的情報を提供する．また，まれな病型の臨床情報も一例一例蓄積していくことにより，臨床像の特徴が明らかになり，臨床診断の精度向上に貢献する．遺伝子変異未同定の症例を蓄積していくことにより，新規病因遺伝子を同定し，脊髄小脳変性症の病態機序の解明に繋がることが期待される．

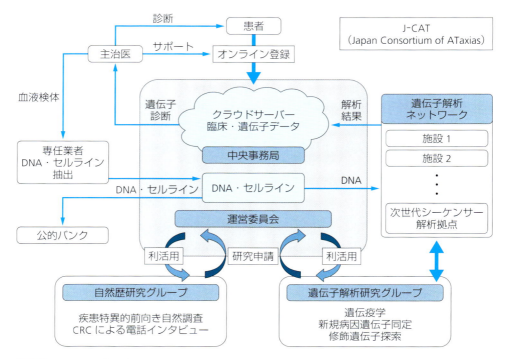

Fig.1 J-CAT 研究の流れ
①運動失調症の患者が，主治医の協力の下に，Webを介してオンライン登録を行い，臨床・遺伝子データを入力する．
②専任業者を介して血液検体を提出する．DNA・セルラインが中央事務局に送付される．
③運動失調班の遺伝子解析ネットワークにおいて，遺伝子解析を行う．
④結果は中央事務局を介して主治医に報告される．
⑤蓄積された臨床情報を基に，疾患特異的な前向き自然歴調査を行う．
⑥新規病因遺伝子の同定に向けた研究を推進する．
⑦蓄積されたリソースは，将来的に公的バンクへの寄託も視野に入れる．

おわりに

　これまで繰り返し強調してきたことは，臨床情報の重要性である．遺伝子検査が積極的に診療に取り入れられ，病型診断の精度が向上してきたからこそ，神経学の基本である丁寧な病歴取得・診察と，補助検査との組み合わせによる，詳細な臨床像の把握の重要性が再認識される．

　原因遺伝子変異の同定は，病型診断という意味では終着点であるが，病態の理解・疾患の解明・治療法の開発という点では出発点である．確立した病型に立脚して，疾患概念を再構築し，分子病態を理解することが必要である．治療薬シーズの同定にも繋がる．

　依然病因未同定の疾患が多く残されていることも忘れてはならない．これらの疾患を解明していくことが必須である．たとえまれな疾患であっても，原因遺伝子の同定が，そのまれな疾患だけではなく，類似の病像を呈する頻度の高い疾患の解明や創薬に繋がる例は枚挙に暇がない．病因同定を実現するためのキーワードは，協力（コラボレーション）と共有（データシェアリング）である．J-CATをはじめとする多施設共同研究が発展し，脊髄小脳変性症の克服に繋がることを期待したい．

文献

1) Harding AE. Clinical features and classification of inherited ataxias. Adv Neurol. 1993; 61: 1-14.
2) Tsuji S, Onodera O, Goto J, et al; Study Group on Ataxic Diseases. Sporadic ataxias in Japan-a population-based epidemiological study. Cerebellum. 2008; 7: 189-97.
3) Durr A. Autosomal dominant cerebellar ataxias: polyglutamine expansions and beyond. Lancet Neurol. 2010; 9: 885-94.
4) Sato N, Amino T, Kobayashi K, et al. Spinocerebellar ataxia type 31 is associated with "inserted" penta-nucleotide repeats containing (TGGAA) n. Am J Hum Genet. 2009; 85: 544-57.
5) Kobayashi H, Abe K, Matsuura T, et al. Expansion of intronic GGCCTG hexanucleotide repeat in NOP56 causes SCA36, a type of spinocerebellar ataxia accompanied by motor neuron involvement. Am J Hum Genet. 2011; 89, 121-30.
6) Gilman S, Low PA, Quinn N, et al. Consensus statement on the diagnosis of multiple system atrophy. J Neurol Sci. 1999; 163: 94-8.
7) Sequeiros J, Martindale J, Seneca S, et al. EMQN Best Practice Guidelines for molecular genetic testing of SCAs. Eur J Hum Gene. 2010; 18: 1173-6.
8) Németh AH, Kwasniewska AC, Lise S, et al. Next generation sequencing for molecular diagnosis of neurological disorders using ataxias as a model. Brain. 2013; 136: 3106-18.
9) Ruano L, Melo C, Silva MC, et al. The global epidemiology of hereditary ataxia and spastic paraplegia: A systematic review of prevalence studies. Neuroepidemiology. 2014; 42: 174-83.
10) Pfeffer G, Pyle A, Griffin H, et al. SPG7 mutations are a common cause of undiagnosed ataxia. Neurology. 2015; 84: 1174-6.
11) Pyle A, Smertenko T Bargiela D, et al. Exome sequencing in undiagnosed inherited and sporadic ataxias. Brain 2015; 138: 276-83.
12) Matilla-Dueñas A, Ashizawa T, Brice A, et al. Consensus Paper: Pathological mechanisms underlying neurodegeneration in spinocerebellar ataxias. Cerebellum. 2014; 13: 269-302.
13) Multiple-System Atrophy Research, C. Mutations in COQ2 in familial and sporadic multiple-system atrophy. N Engl J Med. 2013; 369: 233-44.
14) Mitsui J, Matsukawa T Yasuda T, et al. Plasma coenzyme Q10 levels in patients with multiple system atrophy. JAMA Neurol. 2016; 73: 977-80.
15) Mitsui J, Matsukawa T, Sasaki H, et al. Variants associated with Gaucher disease in multiple system atrophy. Ann Clin Transl Neurol. 2015; 2: 417-26.
16) Heckman MG, Schottlaender L, Soto-Ortolaza AI, et al. LRRK2 exonic variants and risk of multiple system atrophy. Neurology. 2014; 83: 2256-61.
17) Sasaki H, Emi M, Iijima H, et al. Copy number loss of (src homology 2 domain containing) -transforming protein 2 (SHC2) gene: discordant loss in monozygotic twins and frequent loss in patients with multiple system atrophy. Mol Brain. 2011; 4: 24.
18) Jacobi H, du Montcel ST, Bauer P, Giunti P, et al. Long-term disease progression in spinocerebellar ataxia types 1, 2, 3, and 6: a longitudinal cohort study. Lancet Neurol. 2015; 14: 1101-8.
19) Yasui K, Yabe I, Yoshida K, et al. A 3-year cohort study of the natural history of spinocerebellar ataxia type 6 in Japan. Orphanet J Rare dis. 2014; 9: 118.
20) Rahimzadeh V, Dyke SO, Knoppers BM. An International Framework for Data Sharing: Moving forward with the global alliance for genomics and health. Biopreserv Biobank. 2016; 14, 256-9.
21) Falconer DS. The inheritance of liability to certain diseases, estimated from the incidence among relatives. Ann Hum Genet. 1965; 29: 51-76.
22) Long C, Amoasii L, Bassel-Duby R, et al. Genome editing of monogenic neuromuscular diseases: A systematic review. JAMA Neurol. 2016; 73: 1349-55.

〈髙橋祐二　水澤英洋〉

III-2 ≫

遺伝性脊髄小脳変性症の分子病態

はじめに

脊髄小脳変性症（spinocerebellar degeneration: SCD）は運動失調を中核症状とする神経変性疾患の総称である．本邦における SCD の有病率は 10 万人あたり 18.5 人と推定され[1]，その内訳は孤発性 SCD が約 2/3，遺伝性 SCD が約 1/3 を占める．

遺伝性 SCD は，臨床・遺伝学的に多様な疾患群であり，現在までに 50 以上の原因遺伝子が同定されている Table 1．原因遺伝子未同定の病型も依然多く存在するが，次世代シークエンサーをはじめとする遺伝子解析技術の進歩に伴い，従来は原因特定が難しかった小家系の症例であっても，新たな病的遺伝子変異が近年相次いで同定されている．

遺伝性 SCD の疾患頻度は人種や民族，地域によって大きく異なる．本邦では，遺伝性 SCD 全体の約 9 割を常染色体優性遺伝性 SCD（autosomal dominant SCD: AD–SCD）が占め，残りを常染色体劣性遺伝性 SCD（autosomal recessive SCD: AR–SCD）や X 染色体連鎖性 SCD（X–linked SCD），痙性対麻痺が占める．AD–SCD においては，本邦ではマシャド・ジョセフ病 / 遺伝性脊髄小脳失調症 3 型（Machado–Joseph disease/Spinocerebellar ataxia type 3: MJD/SCA3），SCA6 型（SCA6），SCA31 型（SCA31），歯状核赤核淡蒼球ルイ体萎縮症（dentato–rubro–pallido–luysian atrophy: DRPLA）の頻度が高い．一方，欧米では SCA31 や DRPLA はまれである．AR–SCD においては，欧米白色人種では強い創始者効果によりフリードライヒ運動失調症（Friedreich ataxia: FRDA）が最多である（遺伝性 SCD の約半数を占める）[2]のに対し，本邦で *FXN* 遺伝子変異を伴う FRDA の報告はなく，これらとして報告されていた疾患は眼球運動失行と低アルブミン血症を伴う早発型失調症（EAOH／AOA1）と推定されている[3]．

遺伝性 SCD は，分子病態の面から次の 3 群に大別される：①ポリグルタミン鎖の異常伸長によるもの，②非翻訳領域におけるリピートの異常伸長に関連する RNA 結合蛋白質の機能喪失もしくは ATG 非存在下で開始する特殊な翻訳機構（RAN translation: repeat–associated non–ATG translation）によるもの，③原因遺伝子のハプロ不全もしくは原因蛋白の機能喪失によるもの（欠失変異・点変異によるもの），である．

本項では，これら遺伝性 SCD の分子病態に焦点を絞って概説する．

I ポリグルタミン鎖の異常伸長による SCD

原因遺伝子内の翻訳領域の CAG リピート配列の異常伸長により発症する SCD で，SCA1 型（SCA1），SCA2 型（SCA2），MJD/SCA3，SCA6 型（SCA6），SCA7 型（SCA7），SCA17 型（SCA17），DRPLA の 7 疾患がこれに該当する Table 1 ．いずれも常染色体優性遺伝性である．錐体外路系疾患であるハンチントン病と運動ニューロン疾患である球脊髄性筋萎縮症も同様にポリグルタミンをコードする CAG リピート配列の異常伸長が原因であることから，これら 9 疾患はポリグルタミン病（polyglutamine disease：polyQ 病）と総称される[4]．AD–SCD の約 2/3 を polyQ 病に属する 7 疾患が占める[1]．

A ポリグルタミン病に共通する臨床・遺伝・病理学的特徴

polyQ 鎖の異常伸長による SCD には共通した臨床・遺伝学的特徴が認められる：① AD 遺伝形式，② CAG リピート数に明確な発症閾値の存在（SCA6 を除き 35〜50 リピート前後），③ CAG リピート数と発症年齢，疾患重症度との負の相関（CAG リピート数が多いほど発症年齢が早く，重症化する），④表現促進現象（世代を経るごとに表現型が重症化する），⑤選択的系統変性（原因遺伝子は神経系以外の組織にも広範に発現しているにも関わらず神経系が特異的に障害され，かつ疾患ごとに特定の部位が選択的に変性する）である．

また，共通の病理学的特徴として，異常伸長した polyQ 鎖が細胞の核や細胞質に封入体として観察される．この封入体は，抗ユビキチン抗体や抗 p62 抗体，伸長 polyQ 鎖に対するモノクローナル抗体（1C2 抗体），各疾患の原因蛋白に対する特異抗体を用いた免疫組織化学で認識され，病理診断的価値が高い．一方，神経細胞の核内には，1C2 抗体を用いた免疫組織化学でびまん性染色像を認め，変異蛋白の核内蓄積が示唆される．一般に，この核内びまん性染色像は核内封入体や神経変性の分布をはるかに超えて広い範囲に認められ，封入体形成に先行して病態に関与している可能性がある．

B ポリグルタミン病に共通する初期分子病態

polyQ 病に属する SCD は，常染色体優性遺伝を示し，各疾患の原因蛋白は polyQ 鎖以外には相同性を認めず，培養細胞やモデル動物において異常伸長 polyQ 鎖を単独で強制発現することにより細胞死や神経変性が引き起こされることから，異常伸長 polyQ 鎖自身が細胞毒性を発揮すると考えられる（毒性獲得機序）[5]．毒性獲得においては，前述の臨床・遺伝・病理学的な特徴の類似性から，ポリグルタミン病全般に共通する初期分子病態が存在すると考えられてきた．異常伸長 polyQ 鎖をもつ変異蛋白は，β シート構造の豊富な高次構造に構造変換して自己重合し，線維状形態をもつアミロイド様凝集体を形成し，最終的に神経細胞内に封入体を形成する．細胞毒性は，この凝集カスケードの過程で生じる β シート構造を持つ単量体や可溶性の重合体にあることが，複数の研究結果から支持されている[6]．

凝集性と毒性の獲得には，蛋白質分解酵素による蛋白断片化や，蛋白の核内移行が重要な役割を果たす．可溶性重合体は，正常蛋白や細胞内構造物を巻き込んで，正常蛋白の生理機能を障害する．これにより引き起こされる中間病態として，転写制御，蛋白分解系（ユビキチン–

Chapter III 小脳疾患の分子病態

Table 1 SCD の原因遺伝子

疾患	遺伝子 （遺伝子座）	遺伝子産物	リピート数 （正常／異常）	遺伝子産物の 主な機能
ポリグルタミン鎖の異常伸長によるもの				
SCA1	*ATXN1* (6p 22.3)	ataxin-1	CAG 6-44/>39	RNA や核蛋白との結合
SCA2	*ATXN2* (12q24.12)	ataxin-2	CAG 13-31/32-79	RNA 代謝
MJD/SCA3	*ATXN3* (14q32.12)	ataxin-3	CAG 12-44/60-87	ユビキチン-プロテアソーム 系を介した蛋白質分解機構
SCA6	*CACNA1A* (19p13.13)	VGCC α1A subunit	CAG 4-18/20-33	P／Q 型電位依存性カルシウ ムチャネルα1A サブユニット
SCA7	*ATXN7* (3p 14.1)	ataxin-7	CAG <19/>36	転写コアクチベーター
SCA17	*TBP* (6q27)	TATA box-binding protein	CAG 25-44/47-63	基本転写開始因子
DRPLA	*ATN1* (12p13.31)	atrophin-1	CAG 6-35/49-88	転写調節
RNA 結合蛋白質の機能喪失もしくは ATG 非存在下で開始する特殊な翻訳機構によるもの				
SCA8	*ATXN8* (13q21) *ATXN8OS* (13q21.33)	ataxin-8,	CTG 15-50/71-1300	
SCA10	*ATXN10* (22q13.31)	ataxin-10	ATTCT 10-31/800-4500	神経保護など
SCA12	*PPP2R2B* (5q32)	protein phosphatase 2A	CAG 7-32/46-78	細胞分裂制御
SCA31	*BEAN* (16q21)	BEAN protein	TGGAA 0/>110	
SCA36	*NOP56* (20p13)	NOP56 protein	GGCCTG 3-14/650-2500	RNA プロセシング
FXTAS	*FMR1* (Xq27.3)	fragile X mental retardation protein	CGG 6-54/55-200	ポリリボゾーム
原因遺伝子のハプロ不全もしくは原因蛋白の機能喪失によるもの				
SCA5	*SPTBN2* (11q13.2)	beta-III spectrin		膜輸送や膜蛋白の安定化
SCA11	*TTBK2* (15q15.2)	tau-tublin kinase 2		tau リン酸化
SCA13	*KCKN3* (19q13.33)	KCKC3		カリウムチャネル（KCKN）
SCA14	*PRKCG* (19q13.42)	protein kinase C gamma		イノシトールリン脂質を介 するシグナル伝達
SCA15	*ITPR1* (3p26.1)	ITPR1		細胞内 Ca^{2+} 濃度調節
SCA27	*FGF14* (13q33.1)	fibroblast growth factor 14		軸索やシナプスでの 神経伝達
SCA28	*AFG3L2* (18p11.21)	ATPase family gene 3-like 2		ミトコンドリア蛋白の 品質管理機構
SCA35	*TGM6* (20p13)	transglutaminase		可溶性・不溶性ポリマー 形成
FRDA	*FXN* (9q21.11)	Frataxin	GAA 5-30 / 70-1000	ミトコンドリアの鉄代謝

Table 1 つづき

疾患	遺伝子 (遺伝子座)	遺伝子産物	リピート数 (正常／異常)	遺伝子産物の 主な機能
小脳失調を 伴う CoQ10 欠乏症	*COQ2* (4q21) *PDSS1* (10p12) *PDSS2* (6q21)	OH–benzoate polyiprenyl transferase Prenyldiphosohate synthase subunit1 Prenyldiphosohate synthase subunit1		CoQ10 生合成 CoQ10 生合成 CoQ10 生合成
SCAR9/ ARCA2	*CABC1* (1q42)	CABC1／ADCK3		CoQ10 生合成
SANDO	*POLG1* (15q26.1)	DNA polymerase subunit γ–1		ミトコンドリア DNA 修復・ 複製
IOSCA	*C10orf2* (10q24.31)	Twinkles, Twinky		ミトコンドリア DNA 修復・ 複製
AT	*ATM* (11q22.3)	Ataxia telangiectasia mutated（ATM）		DNA 二本鎖切断損傷修復
ATLD	*MRE11A* (11q21)	Melotic recombination 11（Mre11）		DNA 二本鎖切断損傷修復
EAOH/AOA1	*APTX* (9q21.1)	Aprataxin（APTX）		DNA 一本鎖切断損傷修復
AOA2/ SCAR1	*SETX* (9q34.13)	Senataxin（SETX）		DNA 一本鎖切断損傷修復
SCAN1	*TDP1* (14q32.11)	Tyrosyl DNA phosphodiesterase 1		DNA 二本鎖切断損傷修復
ARSACS	*SACS* (13q12.12)	Sacsin		蛋白フォールディング
MSS	*SIL1* (5q31.2)	BiP associated protein/Sil–1		蛋白フォールディング
AVED	*TTPA* (8q12.3)	α–tocopherol transfer protein		ビタミン E の恒常性維持
ABL	*MTP* (4q23)	Microsomal triglyceride transfer protein		リポプロテイン代謝
RD	*PHYH* (10p23)	Phytanoyl–CoA hydroxylase		脂肪酸酸化
CTX	*CYP27* (2q35)	Sterol 27-hydroxylase		胆汁酸合成
SCAR5	*WDR73* (15q25.2)	WD repeat-containing protein		不明
SCAR8/ ARCA1	*SYNE1* (6q25)	Syne–1		核膜・Golgi 膜制御
SCAR10/ ARCA3	*ANo10* (3p22.1–p21.3)	Anoctamin–10		Ca 介在性 Cl チャネル制御
SCAR11	*SYT14* (1q32.2)	Synaptotagmin 14		不明
PHARC	*ABHD12* (20p11.21)	ABHD12		不明
PCARP/ AXPC1	*FLVCR1* (1q32.3)	Feline leukemia virus subgroup C receptor 1		ヘム輸送
SCAR15	*KIAA0226* (3q29)	Rundataxin		小胞輸送

プロテアソーム系，オートファジー系），軸索輸送，ミトコンドリア機能，DNA 修復，シナプス機能の障害や，カルシウム恒常性維持の破綻，細胞興奮毒性，酸化ストレスの蓄積などさまざまな機序が想定されている[5]．さらに，病因蛋白そのものの機能喪失も考えられる．polyQ 病では，病因蛋白ごとにこれらの分子病態が複合的に関与し，疾患に特徴的な病変分布や症候が生じると考えられる．

　パーキンソン病やアルツハイマー病をはじめとする異常封入体を認める神経変性疾患では，凝集体が凝集体形成を促進する（シーディング現象）．さらに，異常蛋白質が細胞間を伝わって神経回路依存性に周囲脳組織へ広がるとする蛋白伝播仮説（プリオン仮説）が注目を集めている．polyQ 病でもシーディング現象は報告されているが，プリオン仮説を支持する研究結果は得られていない．

　以下では，本邦に多い polyQ 病として，MJD/SCA3，SCA6，DRPL，SCA1，SCA2 について遺伝子ごとの分子病態について取り上げる．

C | MJD/SCA3

　MJD/SCA3 は，*ATXN3* 遺伝子の CAG リピートの異常伸長による疾患で，本邦ではマシャド・ジョセフ病と呼ばれることが多い．発症年齢は 10〜60 歳代（平均 36 歳）と幅広い．臨床病型は，①若年発症で錐体路徴候とジストニアを主症状とする I 型，②中年発症で小脳性運動失調と錐体路徴候を主症状とする II 型，③高齢発症で小脳性運動失調と末梢神経障害が主症状となり錐体路徴候は目立たなくなる III 型，④ドパミン反応性パーキンソニズムと末梢神経障害を呈する IV 型に分けられるが，病型を明確に区別できない例も多い．その他，外眼筋麻痺，びっくり眼，自律神経障害などの症状を伴う．橋核，前庭神経核を含む多くの脳神経運動核，脳幹核，脊椎の前角細胞やクラーク柱，黒質，視床，で神経細胞脱落が認められる．小脳は萎縮するが，プルキンエ細胞や下オリーブ核の神経細胞は比較的保たれる．

　ATXN3 遺伝子がコードする ataxin-3 蛋白は，N 末端側に脱ユビキチン作用をもつジョセフィンドメインと，C 末端側にポリグルタミン鎖とユビキチン結合モチーフ（UIM）を有する[7]．Ataxin-3 は，ユビキチン E3 リガーゼである CHIP 蛋白や，ゴルジ体形成に関与する VCP 蛋白などと結合して，ユビキチン–プロテアソーム系を介した蛋白質分解機構に関与する．その他，細胞骨格と細胞接着，転写因子制御作用，heat-shock などからの神経保護作用などがある．MJD/SCA3 の病態機序として，異常伸長ポリグルタミン鎖による毒性の獲得の他に，正常 ataxin-3 の機能喪失も重要と考えられている．

D | SCA6

　SCA6 は，P/Q 型電位依存性カルシウムチャネル（VGCC）の α 1A サブユニット（Cav2.1）をコードする *CACNA1A* 遺伝子の CAG リピートの異常伸長による疾患である[8]．ポリグルタミン病の中では異常伸長リピート数が 20〜33 リピートと少なく，世代間でのリピート数も比較的安定している．多くは 40〜50 歳代に歩行障害で発症し，ほぼ純粋な小脳性運動失調症を呈するが，痙性，腱反射亢進や病的反射陽性，深部感覚障害，ジストニアなどを認めることもある．経過は緩徐進行性で，生命予後は良好である．病理学的には，小脳皮質プルキンエ細

胞, 小脳歯状核の変性が認められる. 他のポリグルタミン病と異なり, 1C2 陽性の核内封入体は, ほぼ認められず, 細胞質に 1C2 抗体陽性かつユビキチン抗体陰性の封入体が認められる.

Cav2.1 α1A サブユニットは, α2δ・β・γサブユニットと共に P/Q 型 VGCC を構成する. α1A はさまざまな臓器に広く分布しているが, 特に小脳プルキンエ細胞や顆粒細胞で強く発現している. P/Q 型 VGCC は細胞内 Ca^{2+} 濃度を調整し, シナプス終末からの神経伝達物質の放出に関与する. 本症で認められる CAG リピート伸長は VGCC の基本的生理機能には影響しない. そのため, 異常伸長ポリグルタミン鎖を含む断片型変異蛋白による毒性の獲得が病態機序に重要と考えられている. なお, *CACNA1A* 遺伝子のミスセンス変異は家族性片麻痺性片頭痛 (familial hemiplegic migraine: FHM) と反復発作性失調症 2 型 (episodic ataxia type2: EA2) の原因にもなっている (allelic disorder).

E | DRPLA

DRPLA は, atrophin-1 をコードする *ATN1* 遺伝子内の CAG リピートの異常伸長による疾患である. 発症年齢は 1〜62 歳 (平均 30 歳代) と幅広い. 発症年齢が 20 歳未満の若年型では, てんかんやミオクローヌスを主症状とする. 発症年齢が 40 歳以上の遅発成人型では, 小脳性運動失調や舞踏様不随意運動を主症状とする. 高齢発症例では頭部 MRI で白質変化がしばしば認められる. 病理学的には, 小脳歯状核, 上小脳脚, 赤核, 淡蒼球, 視床下核に変性が認められる.

本症の分子病態として, ポリグルタミン鎖の毒性獲得機序の他に, atrophin-1 の転写調節に関わるコリプレッサーとしての機能の喪失も重要と考えられている. その結果生じる転写制御異常やシナプス形成異常が, DRPLA の発症病態に関与していると考えられている.

F | SCA1

SCA1 は ataxin-1 をコードする *ATXN1* 遺伝子内の CAG リピートの異常伸長による疾患である[4]. 小脳性運動失調で発症し, 構音障害・嚥下障害, 緩徐眼球運動, 腱反射亢進・痙性に加え, 錐体外路徴候, 認知機能低下などを呈する. 本邦では東北, 山陰地方に多い. 神経病理学的には, プルキンエ細胞, 歯状核, 赤核, 橋核, 下オリーブ核, クラーク柱, 脊髄小脳路などに変性が認められる.

ataxin-1 は, 核移行シグナルを有し, RNA やさまざまな核蛋白との結合が示されている[9]. 変異蛋白の核内移行, Akt による Ser776 のリン酸化, 14-3-3 蛋白との結合による ataxin-1 の安定化が発症病態に重要である. また, RBM17 との複合体形成による毒性の獲得や, 転写抑制因子 Capicua との複合体形成阻害も病態に関与する.

G | SCA2

SCA2 は ataxin-2 をコードする *ATXN2* 遺伝子内の CAG リピート異常伸長による疾患である[4]. 発症年齢は 2〜70 歳と大きな幅があるが, 30〜40 歳代の発症が多い. 小脳性運動失調に加え, 緩徐眼球運動, 筋萎縮や線維束性収縮を認める. アジア人では, パーキンソニズムが前景となる症例があり, 注意が必要である. 病理学的には小脳皮質, 橋核, 下オリーブ核, 黒質, 脊髄

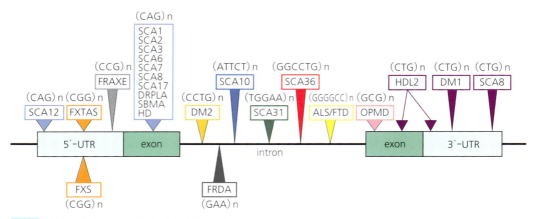

Fig.1 リピート伸長病のリピート配列の概略
3'-UTR=3-prime untranslated region, 5'-UTR=5-prime untranslated region, ALS/FTD=amyotrophic lateral sclerosis/frontotemporal dementia(C9orf72), DM1=myotonic dystrophy type 1, DM2=myotonic dystrophy type 2, DRPLA=dentatorubural pallidoluysian atrophy, FRDA=Friedreich ataxia, FRAXE=fragile XE syndrome, FXS=fragile X syndrome, FXTAS=fragile X tremor/ataxia syndrome, HD=Huntington's disease, HDLD2=Huntington's disease like disease type 2, OPMD=oculopharyngeal muscular dystrophy, SBMA=spinal and bulbar muscular atrophy, SCA=spinocerebellar ataxia.

後索，前角，クラーク柱に変性が認められる．

Ataxin-2 蛋白は，N 末端側にポリグルタミン鎖，RNA プロセシングに関与する Lsm ドメイン，C 末端側に RNA 結合蛋白質との結合に関与する PAM2 ドメインおよび A2D ドメインを有し，細胞質内の mRNA の転写後調節や PABP（ポリ A 鎖結合蛋白）と共役する翻訳制御などの RNA 代謝に関与する[9]．その他，エンドサイトーシスやカルシウムイオンを介した細胞内シグナル伝達への関与などがある．

また，SCA2 発症には至らない中間長の *ATXN2* 遺伝子 CAG リピート（22〜34 リピート）を有する者が筋萎縮性側索硬化症（amyotrophic lateral sclerosis: ALS）患者に多く，*ATXN2* 遺伝子と ALS 病態の関連が注目されている．

II RNA 結合蛋白質の機能喪失もしくは RAN translation の関与する SCD

非翻訳領域のリピート異常伸長を原因とする SCD で，AD-SCD として SCA8 型（SCA8），10 型（SCA10），12 型（SCA12），31 型（SCA31），36 型（SCA36）が，X-linked SCD として脆弱 X 関連振戦/運動失調症候群（fragile-X-associated tremor/ataxia syndrome: FXTAS）が該当する Table 1，Fig.1．前述の polyQ 病と比較して，リピート数の不安定性が強いが，リピート数と表現型との相関は弱い．本邦では SCA31 の頻度が高く，SCA8 や FXTAS はまれで，SCA10 は 1 家系の報告が有り，SCA12 は報告がない．共通した病態機序として，異常伸長リピートを有する mRNA が核内蛋白を巻き込んで核内 RNA 凝集体（RNA foci）を形成し，RNA

スプライシングやプロセシングに関与する核内蛋白の制御異常を生じる機序が考えられている[10]．また一部の疾患では，RAN translation による 2 アミノ酸の繰り返し産物が毒性を持つとされる[10]．

A｜SCA31

SCA31 は，本邦では遺伝性 SCD の 18〜27％を占める．平均発症年齢は 50 代後半〜60 代前半と高齢である．ほぼ純粋な小脳性運動失調症を呈し，錐体路徴候や錐体外路徴候，末梢神経障害をほとんど認めない．病理学的には，プルキンエ細胞の脱落，プルキンエ細胞体周囲のエオジン好染の構造物（halo-like amorphous materials）が特徴的である．

本症は，*BEAN*（brain expressed associated with NEDD）と *TK2*（thymidine kinase 2）のイントロンに位置する繰り返し配列の増大が原因である．正常では（TAAAA）n 配列が 8〜20 回程度繰り返しているが，患者では（TGGAA）n，（TAGAA）n，（TAGAATAAAA）n という繰り返し配列が組み合わさり，2.5kb 以上に伸長する．正常健常者でも 2.5kbp 以下の伸長を認めることがあるが，これには（TGGAA）n 配列を含まない．また，患者小脳プルキンエ細胞では *BEAN* 方向の（TGGAA）n 由来の転写産物（UGGAA）n を含む核内封入体を認める．これらのことから，（TGGAA）n 配列が病態に重要と考えられている[11]．この転写産物が SFRS1 や SFRS9 などの転写因子の機能を阻害する機序が唱えられている．

B｜SCA8

SCA8 は緩徐進行性の純粋小脳型 SCD で，本邦ではまれである．CAG/CTG 3 塩基リピートの異常伸長が原因である．本疾患の CAG/CTG リピート領域は高度に不安定であり，かつ浸透率が低い．そのため，孤発例でも本症の可能性がある．発症年齢は 0〜70 歳と幅広く，ほぼ純粋な小脳性運動失調症を呈し，頭部 MRI では萎縮は小脳に限局する．病理学的には，小脳に限局した萎縮とプルキンエ細胞・下オリーブ核に神経細胞脱落が認められる．

本疾患の 3 塩基リピートは CAG 方向と CTG 方向のいずれにも転写され，CAG 方向では *ATXN8* 遺伝子が転写されポリグルタミン蛋白に翻訳される．一方，CTG 方向では *ataxin-8 opposite strand*（*ATXN8OS*）遺伝子が転写され，non-coding CUG リピート RNA が産生される．本症の発症病態には，ポリグルタミン蛋白による細胞毒性と CUG リピート転写産物による RNA 毒性の両者が関与する[12]．転写産物による RNA 毒性の機序として，*Kelch-like 1*（*KLH1*）遺伝子の発現制御障害，ATG 非存在下で開始するリピート関連翻訳の関与が想定されている．

C｜SCA36

SCA36 は比較的純粋な小脳性運動失調に，舌や四肢の進行性の運動ニューロン症状を呈する疾患である．"Asidan" とも呼ばれている．発症年齢は 43〜58 歳で，多くは体幹失調で発症する．小脳症状が主体となるが，発症後 10 年頃より舌や四肢の筋萎縮，線維束性収縮などの運動ニューロン徴候が顕在化する．頭部 MRI では，小脳に比較的限局した萎縮が認められる．

本症は *NOP56* 遺伝子のイントロン 1 に存在する GGCCTG という 6 塩基リピートの異常伸長が原因である．正常健常者は 3〜8 リピートに対して，SCA36 患者では 1,500〜2,500 リピー

トの伸長を認める．リピート数と発症年齢・重症度との相関はなく，表現促進現象は認めない．他の非翻訳領域のリピート伸長病と同様，転写産物の核内封入体が認められ，RNA毒性が分子病態に関与していると考えられている[13]．

D | 脆弱X関連振戦／運動失調症候群 (FXTAS: fragile-X-associated tremor／ataxia syndrome)

FXTASは中高年で振戦，小脳症状，認知症を呈する疾患である．X染色体にある*FMR1*遺伝子の非翻訳領域のCGGリピートの異常伸長により発症する．X染色体に原因遺伝子があるが，女性も非典型的症候を呈することがある．正常例でのCGGリピート数は6～54回で，200回以上の伸長は脆弱X染色体症候群（fragile X syndrome: FXS）の原因となり，55～200回のリピートがFXTASの原因となる．発症年齢は40～70歳代で，CGGリピート数は発症年齢と逆相関する．典型的には，振戦，小脳性運動失調，パーキンソニズム，認知機能障害を認める．頭部MRIでは，T2強調画像で両側中小脳脚の異常高信号（約60%）が特徴的で，大脳白質や脳梁体部膨大部に病変が認められることもある．浸透率の問題から，約半数では明確な家族歴を認めない．病理学的に神経細胞やグリア細胞の核内に*FMR1*遺伝子の転写産物とその結合蛋白の封入体が認められ，病態機序としてRNA毒性による核内蛋白の制御異常が重要と考えられている．また，CGGリピート領域のRAN translationによる異常蛋白合成も重要であることが示されている[10]．

III 原因遺伝子のハプロ不全もしくは原因蛋白の機能喪失によるもの

主として，塩基対の置換や挿入，欠失など古典的な遺伝子変異が原因となるSCDで，ここにはAD-SCDとAR-SCDが含まれる．GAAリピート配列の異常伸長が原因となるFRDAは，古典的遺伝子変異ではないが，病態的にはfrataxin蛋白の機能喪失によることから，この領域に含めた．

A | 常染色体性優性遺伝性SCD

SCA5型（SCA5），11型（SCA11），13型（SCA13），14型（SCA14），15型（SCA15），27型（SCA27），28型（SCA28），35型（SCA35）がこれに該当する Table 1 ．いずれも本邦においてはまれな病型である．臨床症状から病型診断に至ることは困難なことが多く，診断には遺伝子検査が必須となる．分子病態として，プルキンエ細胞のCa^{2+}濃度の恒常性維持の破綻が関与するSCA14，SCA15と，その他の機序によるものがある．

❶ SCA14

SCA14は*protein kinase C gamma*（*PRKCG*）遺伝子のミスセンス変異もしくは欠失が原因である．発症年齢は幼児期～70歳（多くは10～40歳代）で，多くは歩行障害で発症する．緩徐進行性の純粋型小脳性運動失調症を呈するが，ミオクローヌス様の不随意運動，眼球運動障害，腱反射異常，振動覚障害，認知機能障害などを認めることがある．頭部MRIでは

小脳に限局した萎縮が認められる.

protein kinase C（PKC）γは調節領域と触媒領域から構成されるリン酸化酵素で，イノシトールリン脂質を介する細胞内シグナル伝達系において重要な役割を担っている．神経系に広く発現しているが，特にプルキンエ細胞に強く発現し，樹状突起の発育制御に深く関わっている．病的変異は調節領域の C1 domain をコードするエクソン 4 に集中している．これらの変異により Ca^{2+} や diacylglycerol（DAG）との結合能に変化が起こり，酵素活性に影響が生じると考えられている[14]．PKC γ の酵素活性の過剰な亢進や低下により細胞内 Ca^{2+} 濃度の恒常性に異常をきたし，神経細胞変性が引き起こされると考えられている.

❷ SCA15

SCA15 は type 1 inositol 1,4,5-triphosphate receptor をコードする *ITPR1* 遺伝子の異常が原因で発症する[15]．発症年齢は 10〜66 歳と幅広いが，多くは 30 代後半に歩行障害で発症する．小脳症状の他に，頭部・上肢の振戦が特徴的で，その他，錐体路徴候を認める頻度が高い．経過は非常に緩徐で，発症後 20〜30 年経過しても独歩が可能である．頭部 MRI では小脳に限局した萎縮が認められる.

病的変異は遺伝子の一部もしくは全部の欠失とミスセンス変異がある[15]．ITPR1 蛋白は小胞体の膜に存在し，細胞内 Ca^{2+} 濃度調節で重要な役割を担っている．ITPR1 蛋白はあらゆる細胞に広く発現しているが，プルキンエ細胞ではとくに発現が高い．*ITPR1* 遺伝子の欠失を認める患者由来の皮膚線維芽細胞の解析から，ハプロ不全により細胞内 Ca^{2+} 濃度の恒常性維持に破綻が生じ，神経変性が引き起こされると考えられている．実際 *ITPR1* のホモ接合性ノックアウトマウスは小脳性運動失調を呈し，この仮説を支持する．一方，疾患関連ミスセンス変異型 ITPR1 蛋白の Ca 放出機能には大きな異常が認められず，ミスセンス変異による発症病態は不明な点が多い．また，*ITPR1* のミスセンス変異では，非進行性の小脳低形成を呈するものも知られている（SCA29）.

❸ SCA5

SCA5 は純粋小脳型 SCD で，*SPTBN2* 遺伝子の変異が原因である．通常 20 歳代に歩行障害で発症するが，発症年齢は幼少期〜68 歳と幅広い．小脳症状以外には，腱反射亢進，振動覚低下，振戦，書痙，顔面ミオキミアなどを認めることがある．進行は緩徐で，数十年経過しても歩行可能なことが多い．頭部 MRI では小脳に限局した萎縮を認める.

SPTBN2 遺伝子がコードする beta-III spectrin は，calponin homology（CH）-actin binding domain，pleckstrin homology（PH）domain，17 個の spectrin repeat domain から構成される[16]．このうち，CH domain のミスセンス変異と spectrin repeat domain の欠失が報告されている．Beta-III spectrin はプルキンエ細胞に高度に発現して，膜輸送や膜蛋白の安定化に寄与している.

❹ SCA27

SCA27 は，fibroblast growth factor 14 をコードする *FGF14* 遺伝子のミスセンス変異（F145S）やフレームシフト変異が原因で発症する．本疾患は小児期から出現する両側上肢の振戦と緩徐進行性の小脳性運動失調を特徴とする．その他，眼球運動障害，ジスキネジア，うつ病などの精神症状，精神発達遅滞などを伴うことがある．頭部 MRI での小脳萎縮の程度は，明らかな萎縮を認めない症例もあり幅広い.

FGF14蛋白は小脳顆粒細胞や海馬，扁桃体，大脳皮質，淡蒼球や線条体黒質経路に強く発現する．軸索輸送や神経伝達に関与し，胎児発達や細胞増加，形態発達，腫瘍増殖などにおいて重要な役割を担っていると考えられている．フレームシフト変異ではハプロ不全によるFGF14蛋白の機能喪失が原因と考えられている[17]．最近，優性遺伝性の発作性運動失調症（episodic ataxia）の家系でFGF14のフレームシフト変異が報告され，allelic disorderとして注目される．

B 常染色体劣性遺伝性 SCD

AR-SCDの臨床・遺伝学的スペクトラムは多彩である．臨床病型は，①後根神経節・脊髄後索の変性を伴う脊髄型，②小脳性運動失調を主体とし感覚運動性ニューロパチーを含む多彩な神経症候を伴う多系統障害型，③小脳性運動失調以外の神経症候をほぼ伴わない純粋小脳型に大別される．分子病態として核酸品質管理機構の障害，ミトコンドリア機能障害，蛋白品質管理機構の障害，代謝障害などが病態に関与していると考えられている．本邦で比較的頻度の高い疾患を中心に解説する．

❶ 眼球運動失行と低アルブミン血症を伴う早発型失調症（EAOH/AOA 1）

EAOH/AOA1は，aprataxinをコードするAPTX遺伝子の変異が原因である．これまで，フレームシフト変異，スプライスサイト変異，ミスセンス変異，欠失が報告されている[3]．発症年齢は1〜20歳代で，多くは歩行障害を初発症状とする．眼球運動失行は10歳代後半には目立たなくなり，成人期には眼球運動制限が顕在化する．深部感覚障害と四肢筋萎縮を伴う軸索障害型の感覚運動性ニューロパチーが幼少期から次第に進行する．振戦や舞踏運動，ミオクローヌスなどの不随意運動を伴うことがある．認知機能は保たれる例から自立した社会生活が送れない例まで幅広い．20〜30歳代から低アルブミン血症と二次性の高コレステロール血症が必発である．頭部MRIでは病初期から高度の小脳萎縮が認められる．病理学的にはプルキンエ細胞の高度脱落，脊髄後索の変性，末梢神経での有髄・無髄線維の脱落が認められる．

Aprataxin蛋白は342アミノ酸からなる核蛋白で，N末端に蛋白質間結合に重要なfolkhead-associated（FHA）ドメイン，C末端側にhistidine triad（HIT）モチーフ，DNA/RNA結合に関与するZnフィンガーモチーフを有する．疾患関連ミスセンス変異は，HITモチーフ周辺に集中している．Aprataxin蛋白はDNA一本鎖切断損傷修復に関与している．酸化的ストレスにより生じたDNA一本鎖切断損傷は，修復の過程で切断部にデオキシリボ核酸が挿入されるが，誤ってリボ核酸が挿入されてしまうことがある．この誤挿入を修正する際に，RNA-DNA接合部が切断されると5'末端にアデニル基が生じるが，aprataxinは，この5'末端のアデニル基を除去する．aprataxin蛋白の機能喪失によりDNA一本鎖切断損傷が修復されずに蓄積することが，本症の発症病態に関与すると考えられている．

❷ AOA2/SCAR1

AOA2/SCAR1はsenataxinをコードするSETX遺伝子の変異（ミスセンス変異，欠失・重複変異）が原因で発症する[18]．若年発症の緩徐進行性の小脳性運動失調，眼球運動失行，軸索障害型ニューロパチー，血清α-fetoprotein（AFP）高値を特徴とする．発症年齢は10〜

22 歳で，EAOH/AOA1 よりもやや遅い．歩行障害で初発し，徐々に遠位優位の筋萎縮・筋力低下，感覚障害，腱反射消失，手・足の変形が生じる．眼球運動失行の陽性率は約 50％と低い．ジストニア，振戦，舞踏病などの錐体外路症候，軽度の認知機能障害を認めることがある．20 歳代で歩行不能となるが，生命予後は良好である．頭部 MRI では高度の小脳萎縮が認められる．

Senataxin 蛋白は 2,677 アミノ酸からなる．tRNA スプライシングエンドヌクレアーゼ，DNA/RNA ヘリカーゼ活性を有し，DNA 複製，DNA 修復，non-coding RNA のプロセシングなど核酸品質管理機構に関与していると考えられている．*SETX* 遺伝子は優性遺伝性の若年性運動ニューロン疾患 ALS 4 の原因遺伝子でもあり，senataxin の機能喪失がどのように両疾患の病態に関わっているのか興味深い．

❸ 毛細血管拡張運動失調症（AT）

AT は緩徐進行性の小脳性運動失調，毛細血管拡張，眼球運動失行，免疫不全，内分泌異常（性腺機能障害，耐糖能異常）を示し，白血病やリンパ腫などの悪性腫瘍を高頻度に合併する（約 15〜30％）．乳幼児期（1〜5 歳）に発症し，進行に伴い舞踏病アテトーゼやジストニアなどの錐体外路徴候を高率に認める．眼球結膜の毛細血管拡張は特徴的所見であるが，半数では 6 歳以降に出現する．血清 AFP の高値は 2 歳以降のほぼ全例に認められる．免疫グロブリン IgA, IgE, IgG2 の低下，リンパ球幼弱化試験での PHA に対する T 細胞の反応性の低下，末梢血リンパ球核型分析での 7 ; 14 染色体の転座は，診断を支持する検査所見である．ときに 10 歳以降で神経症状が出現することがある．病理学的には小脳プルキンエ細胞，顆粒細胞の脱落，小脳皮質変性が認められる．本邦での発生頻度は人口 10 万〜15 万人に 1 人と推定されるが，成人例に遭遇することはまれである．

本症は，ataxia-telangiectasia mutated をコードする *ATM* 遺伝子の変異が原因である[19]．ATM 蛋白は PI-3 キナーゼ・ファミリーに属するセリン・スレオニンキナーゼであり，細胞周期制御や DNA 二本鎖切断修復において重要な蛋白を基質としている．AT の変異は特定のドメインには集中せず，イントロンにも変異が認められる．ATM 蛋白の機能喪失による細胞周期の制御異常や DNA 修復不全が，本症の発症病態に深く関わっていると考えられている．

❹ ビタミン E 単独欠乏を伴う失調症（AVED）

AVED は，FRDA 型の SCD として 1980 年代に Harding らにより最初に報告され，1995 年に原因として *αTTP* 遺伝子の変異が同定された[20]．学童期から 10 歳代に構音障害や運動失調性歩行で発症し，進行性の後索性運動失調と深部感覚障害，腱反射消失を呈する．臨床症状は比較的均一だが，一部の症例で網膜色素変性症，側彎症，凹足を認める．頭部 MRI で小脳および脳幹の萎縮は認められず，脊髄 MRI で脊髄萎縮や信号異常が認められる．

αTTP は，肝細胞においてビタミン E である α-tocopherol を VLDL に取り込ませる反応を触媒する．VLDL は血中で LDL に変化し，LDL 受容体を介して各組織に取り込まれる．αTTP の機能が喪失する結果，各組織へのビタミン E の運搬が障害されてビタミン E 欠乏症に陥る．早期であればビタミン E 補充は有効な治療法である．

❺フリードライヒ運動失調症（FRDA）

　FRDA は 25 歳以前に発症し，下肢の腱反射消失を伴う，慢性進行性の後索性運動失調を中核症状とする．深部覚障害や構音障害，筋力低下に加え，左室肥大，凹足，脊柱側弯症，糖尿病を合併する．約 25% の患者では，25 歳以降の高齢で発症し，きわめて緩徐に進行し，腱反射が保たれ，認知機能障害や小脳萎縮を伴うなど非定型的な臨床像を呈する．

　本症は，frataxin をコードする *FXN* 遺伝子のイントロン 1 にある GAA リピートの異常伸長が原因である[2]．GAA リピートの異常伸長は長さ依存性に *FXN* 遺伝子の転写を低下させ，frataxin 蛋白量を低下させる．frataxin はミトコンドリアにおける鉄代謝に関与する蛋白であり，この機能喪失によりミトコンドリアの呼吸鎖酵素障害が生じ，酸化ストレスの増加と細胞障害が引き起こされる[21]．

結語

　現在多数の SCD の病因遺伝子が同定され，さまざまな分子病態機序が明らかとなってきた．本邦で最も頻度が高いのは polyQ 鎖の異常伸長による polyQ 病で，本症の治療法の根本的解決は多くの SCD 患者に恩恵をもたらすであろう．次に注目を集めるのが，非翻訳領域のリピート異常伸張による SCD の病態機序である．RNA 結合蛋白質の機能喪失および ATG 非存在下で開始するリピート関連翻訳による機序が重要である．いずれもリピート配列をターゲットとした治療戦略が考えられる．その他，Ca^{2+} 濃度の恒常性維持の破綻，核酸品質管理機構の障害，ミトコンドリア機能障害などの病態は，それぞれが治療標的となるであろう．分子病態機序に基づいて多様な SCD がいくつかの疾患グループに再分類され，病態機序に応じた治療薬が開発されることが望まれる．

文献

1) Tsuji S, Onodera O, Goto J, et al. Sporadic ataxias in Japan--a population-based epidemiological study. Cerebellum. 2008; 7: 189-97.
2) Fogel BL, Perlman S. Clinical features and molecular genetics of autosomal recessive cerebellar ataxias. Lancet Neurol. 2007; 6: 245-57.
3) Tada M, Yokoseki A, Sato T, et al. Early-onset ataxia with ocular motor apraxia and hypoalbumin-emia/ataxia with oculomotor apraxia 1. Adv Exp Med Biol. 2010; 685: 21-33.
4) Orr HT, Zoghbi HY. Trinucleotide repeat disorders. Annu Rev Neurosci. 2007; 30: 575-621.
5) Takahashi T, Katada S, Onodera O. Polyglutamine diseases: where does toxicity come from? what is toxicity? where are we going? J Mol Cell Biol. 2010; 2: 180-91.
6) Nagai Y, Inui T, Popiel HA, et al. A toxic monomeric conformer of the polyglutamine protein. Nat Struct Mol Biol. 2007; 14: 332-40.
7) Costa Mdo C, Paulson HL. Toward understanding Machado-Joseph disease. Prog Neurobiol. 2012; 97: 239-57.
8) Solodkin A, Gomez CM. Spinocerebellar ataxia type 6. Handb Clin Neurol. 2012; 103: 461-73.
9) Orr HT. Cell biology of spinocerebellar ataxia. J Cell Biol. 2012; 197: 167-77.
10) PK Todd, HL Paulson. RNA-mediated neurodegeneration in repeat expansion disorders. Ann Neurol. 2010; 67: 291-300.
11) Niimi Y, Takahashi M, Sugawara E, et al. Abnormal RNA structures (RNA foci) containing a penta-nucleotide repeat (UGGAA) n in the Purkinje cell nucleus is associated with spinocerebellar ataxia type 31 pathogenesis. Neuropathology. 2013; 33: 600-11.

12) Moseley ML, Zu T, Ikeda Y, et al. Bidirectional expression of CUG and CAG expansion transcripts and intranuclear polyglutamine inclusions in spinocerebellar ataxia type 8. Nat Genet. 2006; 38: 758-69.

13) Kobayashi H, Abe K, Matsuura T, et al. Expansion of intronic GGCCTG hexanucleotide repeat in NOP56 causes SCA36, a type of spinocerebellar ataxia accompanied by motor neuron involvement. Am J Hum Genet. 2011; 89: 121-30.

14) Verbeek DS, Knight MA, Harmison GG, et al. Protein kinase C gamma mutations in spinocerebellar ataxia 14 increase kinase activity and alter membrane targeting. Brain. 2005; 128: 436-42.

15) Tada M, Nishizawa M, Onodera O. Roles of inositol 1,4,5-trisphosphate receptors in spinocerebellar ataxias. Neurochem Int. 2016; 94: 1-8.

16) Ikeda Y, Dick KA, Weatherspoon MR, et al. Spectrin mutations cause spinocerebellar ataxia typ5. Nature Genet. 2006; 38: 184-90.

17) Brusse E, de Koning I, Maat-Kievit A, et al. Spinocerebellar ataxia associated with a mutation in the fibroblast growth factor 14 gene (SCA27): A new phenotype. Mov Disord. 2006; 21: 396-401.

18) Anheim M, Monga B, Fleury M, et al. Ataxia with oculomotor apraxia type 2: clinical, biological and genotype/phenotype correlation study of a cohort of 90 patients. Brain. 2009; 132: 2688-98.

19) Chun HH, Gatti RA. Ataxia-telangiectasia, an evolving phenotype. DNA Repair (Amst). 2004; 3: 1187-96.

20) Gotoda T, Arita M, Arai H et al. Adult-onset spinocerebellar dysfunction caused by a mutation in the gene for the alpha-tocopherol-transfer protein. N Engl J Med. 1995; 333: 1313-8.

21) Wilson RB. Frataxin and frataxin deficiency in Friedreich's ataxia. J Neurol Sci. 2003; 207: 103-5.

〈安藤昭一朗　他田正義　小野寺 理〉

III-3 >>

孤発性 SCD とはなにか

注：本稿ではオリーブ橋小脳萎縮症（olivopontocerebellar atrophy: OPCA）と多系統萎縮症（multiple system atrophy with predominant cerebellar ataxia: MSA-C）は同義で用いたが，文献からの引用の際には原文を尊重した．

I はじめに ―孤発性とは？―

孤発性（sporadic）とは家系内に発端者以外の罹患者が確認できない状況を指す．孤発性の対語は家族性（familial）である．家族性では家系内に複数の同一疾患の罹患者がみられる．この場合，家系内とはどの範囲までを指すのか，には明確な規定はない．Abele らの sporadic adult-onset ataxia of unknown etiology（SAOA）の inclusion criteria によれば，①1度近親者，2度近親者内に類似疾患がない，②両親が50歳以上，あるいは死亡の場合は50歳以上生存していた，③両親が血族婚ではない，場合を孤発性としている[1]．ただし，いとこ（3度近親者）に類似疾患がある場合，孤発性と判断することは難しいことから，できる限り詳細な家系図情報を得る必要がある．

本稿では，孤発性 SCD の代表的な病型である皮質性小脳萎縮症（cortical cerebellar atrophy: CCA）とオリーブ橋小脳萎縮症（olivopontocerebellar atrophy: OPCA）について概説する．

II 孤発性 SCD の主要病型 ―CCA と OPCA―

CCA と OPCA はいずれも神経病理学的所見に基づいた古典的な名称である．後者は小脳失調が優位の多系統萎縮症（multiple system atrophy with predominant cerebellar ataxia: MSA-C）と称されることも多い．なお，現在の行政区分（指定難病制度）では CCA のみが孤発性 SCD として残っており，OPCA は多系統萎縮症として別区分になっているが，慣習的に OPCA も孤発性 SCD として扱うことが多い．

特定疾患治療研究事業当時に Tsuji らが臨床調査個人票に基づいて全国調査を行っているが，それによれば，孤発性 SCD の約65%は OPCA であり，残りの約35%が CCA とされている[2]．現在でも CCA よりも OPCA がはるかに多い．

A｜CCA

❶疾患概念・病因・神経病理

CCA は古典的には cerebello-olivary, or late cortical cerebellar atrophy of Marie, Foix and Ala-jouanine と呼ばれた病型である．本邦では晩発性皮質性小脳萎縮症（late cortical cerebellar atrophy：LCCA）という用語も広く使われてきた．ただし，CCA には特異的な疾患バイオマーカーがないため，その診断は他疾患の除外によるところが大きい．したがって実際の臨床では，明らかな家族歴のない小脳失調症で，かつ OPCA が否定的な患者に対して広く CCA という診断名が使われる傾向がある．結果的に，指定難病制度のもとに集積された CCA は古典的な Marie-Foix-Alajouanine 型小脳萎縮症のみならず，初期の OPCA，未同定の遺伝性失調症，原因が未診断の続発性失調症など多様な疾患群が含まれる可能性がある．

CCA は神経病理学的にはほぼ小脳-下オリーブ核系に限局した変性を示すことが特徴である．ただ，小脳半球と虫部の病理所見の優位性や下オリーブ核病変の有無は経過年数に関係なく，症例ごとにまちまちである．しかしながら，剖検にて神経病理学的に病変分布を確認できる機会はまれであるため，CCA に近い臨床的な概念（神経病理学的所見に基づかない疾患名称）として上記した SAOA[1] や idiopathic cerebellar ataxia（IDCA）[3] などが欧州のグループから提唱されている．SAOA や IDCA として集積された症例は臨床的には CCA とかなり重複するものと思われる[1,3]．

❷臨床・画像

一般に CCA は中年期以降に発症し，緩徐に進行性の経過を取る比較的純粋小脳型の失調症と捉えられている．Tsuji らの調査では，発症年齢は平均 56.1 歳である[2]．臨床的には起立時，歩行時のふらつき（体幹失調）で初発することが多く，体幹失調に比べると四肢の失調は軽度である．画像的には左右対称性の小脳萎縮が唯一の所見である Fig.1．軽度の脳幹萎縮は認めることがあるが，明瞭な萎縮を認める場合は OPCA や小脳症状優位な進行性核上性麻痺（progressive supranuclear palsy with predominant cerebellar ataxia：PSP-C）など他疾患の可能性を念頭に置くべきである．

CCA は臨床・病理学的にほぼ小脳障害のみの疾患と考えられがちであるが，実際にはかなり高率に小脳外症候を伴う．神経病理学的に小脳-下オリーブ核系に限局した変性を示す症例であっても発症年齢はかなりばらつきがあり，かつ種々の小脳外症候を伴っている．Fox らは，経過 12 年，75 歳で死亡し，病理学的に小脳-下オリーブ系に限局した変性が確認された CCA 症例で生前，認知症，嚥下障害，舞踏病，振動覚の低下など，さまざまな小脳外症候を伴ったことを報告した[4]．本邦でも福田らは 25 歳で発症し，経過 30 年で死亡した症例で認知症や首を左右に振る不随意運動を記載した[5]．萬年らは 14 歳の若年発症例でわずか経過 4 年の間に知能障害や嚥下障害がみられた症例を報告した[6]．一方，吉岡ら[7]，岩淵ら[8] は病理学的に小脳-下オリーブ核系の変性に加えて脊髄後索の変性（Goll 索優位）を伴なった症例を提示している．

Bürk らはこのような小脳外症候を呈するグループに対して IDCA-P（IDCA with additional extracerebellar features）という呼称を用いているが，IDCA-P と MSA-C の臨床症候を比較すると，自律神経症状（起立性低血圧，排尿障害，など）とパーキンソニズム（寡動，筋固

Chapter III 小脳疾患の分子病態

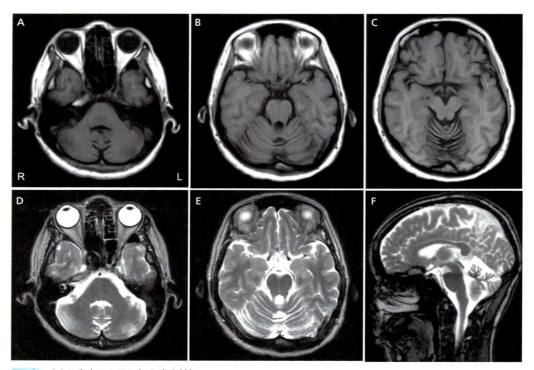

Fig.1 CCA 患者の MRI（46 歳女性）
発症から約 7 年経過時の MRI を示す．小脳虫部（特に上部）優位の小脳萎縮を認めるが，橋，中小脳脚の萎縮はみられない．橋の hot cross bun sign や中小脳脚の高信号変化もみられない．

縮）は後者で有意に頻度が高いことを示した[3]．

このように小脳–下オリーブ核系の変性を中核病理とする CCA 症例であっても，その臨床・病理像は多様性がある．このことは CCA（あるいは SAOA, IDCA）自体に種々の病因・病態が存在することを示唆するものと考える．

B | OPCA

❶疾患概念・病因・神経病理

OPCA（MSA-C）は，従来から Dejerine & Thomas 型と呼ばれた，小脳・脳幹型の神経変性疾患である．本症は神経病理学的には小脳皮質，延髄オリーブ核，橋核，横走線維，大脳基底核などの系統的な変性を主体とし，臨床的には小脳失調症状に加えて，種々の程度に自律神経失調症状，錐体外路症状，錐体路徴候を伴う．現在では線条体黒質変性症（striatonigral degeneration: SND），Shy-Drager 症候群とともに多系統萎縮症（multiple system atrophy: MSA）に包括されている．なお，わが国ではパーキンソン症状を主体にする MSA-P（MSA with predominant Parkinsonism）よりも MSA-C の方が高頻度にみられる（MSA の約 2/3 は MSA-C と見積もられている）[9〜11]．日本とは対照的に，主要な欧米諸国ではスペインを除き，MSA-P がより高頻度である[12〜14]．

神経病理学的には α-シヌクレイン（α-synuclein）陽性のグリア細胞あるいは神経細胞質内封入体（glial or neuronal cytoplasmic inclusion: GCI or NCI）が認められる．神経症状がみら

れない preclinical MSA というべき時期にも黒質，被殻，橋底部，小脳には多数の GCI の存在が確認されている（神経細胞脱落はほぼ黒質，被殻に限局）[15]．このことは GCI が神経細胞脱落に先行して起こる変化であり，MSA の病因・発症に深く関与していることを示唆するものと思われる．

　MSA はほとんどが孤発性であるが，ごくまれに家系内に複数の発症者（同胞発症）がみられることがある．このような MSA 多発家系の大規模ゲノム解析から *COQ2* 遺伝子の機能障害性変異が MSA の発症に関連することが報告された[16]．COQ2 はミトコンドリア電子伝達系において電子の運搬に関わる coenzyme Q10 の合成に関わる酵素である．このことから一部の MSA の発症の要因として，ミトコンドリアにおける ATP 合成の低下，活性酸素種の除去能低下が関与する可能性が示唆されている．CCA と異なり，一疾患単位としての独立性が明確な MSA では，ゲノムワイド関連解析により，*COQ2* 遺伝子以外にもその発症に促進的，あるいは抑制的に関与すると推察される遺伝要因（*SNCA*, *GBA*, *MAPT* 遺伝子，など）がいくつも見出されている[17]．

❷臨床・画像

　MSA-C の発症は多くは 50 歳代である[9〜14]．Watanabe らによれば，54.8±8.7 歳とされている[9]．約 70％弱は運動症状で発症し，残りの 30％強が自律神経症状で発症する．運動症状の大半は小脳失調症状（起立時，歩行時のふらつき）であり，初診時にパーキンソン症状や錐体路徴候がみられる頻度は低い（〜20％）[10]．初診時の自覚症状として自律神経症状を訴える患者は必ずしも多くないが，詳細な問診や診察により排尿障害，起立性低血圧，陰萎（勃起不全）などの自律神経徴候は高率に認められる．

　経過とともにパーキンソン症状や錐体路徴候がみられる頻度は上がる．パーキンソン症状が顕在化すると，小脳症状はむしろ目立たなくなる場合がある．パーキンソン症状は動作緩慢，筋強剛がみられる頻度が高く，姿勢保持障害や振戦はやや頻度が下がる．振戦は姿勢時，動作時振戦が主体であり，パーキンソン病にみられる古典的な丸薬丸め運動様の安静時振戦は通常みられない[18]．パーキンソン病に比べて，レボドパ薬に対する反応が不良で進行が速い．また，抑うつ，睡眠障害（不眠，日中の過眠，レム睡眠行動異常，など），認知症（とくに遂行機能の障害などの前頭葉機能低下），感情失禁などの非運動症状を伴うことがある．さらに突然死の原因になり得る上気道閉塞（声帯外転障害など）による呼吸障害は要注意である[19]．覚醒時の喘鳴，夜間睡眠中のいびき（声帯いびき）が特徴的とされる[19]．これは病期とは関係なく初期でも起こることがある．

　MSA-C では MRI 上，中小脳脚，橋，小脳の萎縮は高頻度にみられ，かつ特徴的な橋の hot cross bun sign や中小脳脚の高信号がみられる[3] **Fig.2**．被殻の萎縮や被殻外側部の hyperintense rim（T2 強調像）がみられることもあるが，その頻度は MSA-P に比べて概して低い．

　Kikuchi らは ［^{11}C］-BF-227 を用いた positron emission tomography（PET）にて，MSA 患者では大脳皮質下白質，被殻，後部帯状回，淡蒼球，一次運動野などに対照者に比べて有意な集積がみられたことを報告している[20]．BF-227 は病理切片にて GCI を染め出すことから，これらの所見は MSA 患者脳内の GCI 分布を捉えているものと推察されている．上記したよ

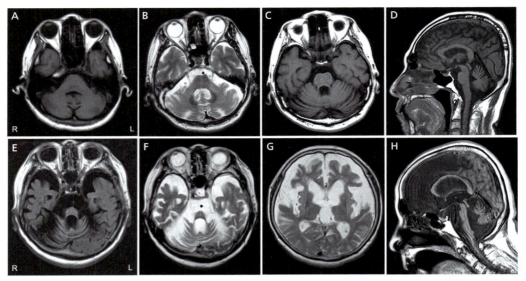

Fig.2 OPCA 患者の MRI
A〜D：61 歳男性．発症から約 2 年経過時の MRI を示す．この時点でも明らかな小脳萎縮，第四脳室の拡大，淡い橋 hot cross bun sign と中小脳脚の高信号（C）がみられる．
E〜H：74 歳女性．発症から約 23 年経過した長期生存例の MRI を示す．小脳，橋の著しい萎縮とともに大脳基底核，大脳皮質に及ぶ全脳の萎縮がみられる．橋 hot cross bun sign や被殻外側の高信号（putaminal hyperintense rim）も確認できる．

うに GCI は MSA のごく早期から生じる病変であることから，[^{11}C]-BF-227 PET は早期診断に有用な画像バイオマーカーになる可能性がある．

III 孤発性 SCD の診断

　明らかな家族歴のない小脳失調症患者を診た場合には，頻度的には，まず MSA-C（OPCA）を考慮する．上記したように積極的に CCA を診断することが困難，という理由もある．MSA-C の診断には国際的な consensus criteria が参考になる[18]．この診断基準は指定難病制度でも活用されているが，probable MSA の診断を得るのに画像所見が加味されていない，「自律神経症状あり」と判断する基準，特に起立性低血圧の診断基準（起立後 3 分以内において，収縮期血圧が 30 mmHg もしくは拡張期血圧が 15 mmHg 以上の下降）が厳し過ぎる，という問題がある．このため，従来は，この基準を厳格に適用しようとすると画像上，橋十字サインが明瞭であっても自律神経障害の基準を満たさない，ということで行政上は probable MSA と診断されない，という事態が生じていた．平成 29 年度の改訂では，probable MSA だけではなく，possible MSA も指定難病の対象となったことから，必ずしも Gilman による明瞭な自律神経障害の基準を満たさなくても，小脳失調に軽度の自律神経症状と画像所見があれば指定難病の認定を受けることができるようになった．
　次に遺伝性失調症の可能性を考える必要がある．一見，家族歴がなく孤発性にみえる患者で

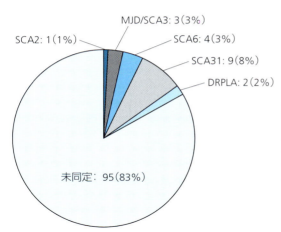

Fig.3 当院における孤発性失調症患者の遺伝学的検査

検査時に家族歴が明らかではなく,孤発性と考えられた114名の結果を示す.SCA31が最多で9名(約8%),次いでSCA6が4名(約3%)であった.DRPLAと診断された2名とSCA2と診断された1名はいずれも小児であった.全体として19名(約17%)で既知のリピート伸長病,ないしはSCA31が同定された.

も遺伝学的検査をすると10～20%には比較的頻度の高い遺伝性失調症がみつかる[21].本邦では頻度的にSCA6とSCA31,次いでMJD/SCA3(Machado-Joseph病)が問題となるFig.3.今後,次世代シークエンシングがより普及するようになれば,孤発性失調症と思われる患者群の中から,まれな優性遺伝性,あるいは劣性遺伝性病型がみつかることが予測される.実際に著者らも家族歴が明らかではない孤発性失調症患者においてエクソーム解析を行い,*ANO10*変異(SCAR10)を見出した[22].

さらに続発性失調症を鑑別する.ここでは既往歴や嗜好を含めて,詳細に病歴を聴取する,神経系以外の全身所見にも十分に注意する,ことが必要である.特に重要なのは免疫学的な機序による失調症である(小脳型橋本脳症,抗GAD抗体陽性失調症,など).その理由は副腎皮質ステロイド薬,大量γ-グロブリン療法などの免疫療法が有効な場合があるからである.さらに悪性腫瘍が併存する場合があるからである(傍腫瘍神経症候群).この場合,悪性腫瘍の存在に気づかれる前に小脳失調などの神経症状が出現することがあり,注意を要する.特に亜急性の経過をとる場合,小脳失調の程度の割に画像上の小脳萎縮が目立たない場合,あるいは頭部画像上,小脳萎縮以外の所見がみられる場合,などでは続発性失調症を疑ってみる必要がある.

そしてこれらが除外された後に残るのが,CCAである.運動失調症研究班(医療基盤班)では上記を踏まえCCAを含むIDCAの診断基準案を策定したTable 1[23].この診断基準案に基づいて,2大学病院(信州,千葉)にて孤発性失調症の実態調査を行った.その結果,本診断基準案の必須3項目を満たす患者338名中,多系統萎縮症が211名(62.4%)と過半数を占めた.遺伝学的検査は77名に施行され,うち20名(26.0%,孤発性失調症全体の5.9%)が遺伝性失調症と判明した.遺伝性失調症の内訳はSCA31: 9名,SCA6: 8名,MJD/SCA3: 3名であった.結果的にIDCAは59例(probable 16例,possible 43例)抽出され,その発症年齢は56.2±10.9歳,診断時年齢は63.8±11.3歳,罹病期間は7.7±6.6年であった.この中で純粋小脳型と思われるのは6名(10.2%,孤発性失調症全体では1.8%)であった.小脳外症候として多かったのは,深部腱反射異常,Babinski徴候陽性,認知症,不随意運動,振動覚低下などの順であった.

Chapter III 小脳疾患の分子病態

Table 1 特発性小脳失調症（idiopathic cerebellar ataxia: IDCA）（CCA を含む）診断基準案

【必須項目】

1. 孤発性 [#1]
2. 成年期（30 歳以上）に緩徐発症，かつ緩徐進行性の小脳性運動失調
3. 頭部 CT・MRI における両側性小脳萎縮

[#1]: 孤発性とは以下の 3 要件を満たすものとする（特に a，b を満たすことを必須要件とする）
　　a. 1 度（両親，兄弟姉妹，子供），2 度近親者（祖父母，叔父・叔母，甥・姪，孫）内に類似疾患がいない
　　b. 両親に血族結婚を認めない
　　c. 両親が 60 歳以上生存（夭逝などにより c を満たさない場合には別途記載し，孤発性に含める．例：父親が○歳で○（疾患名）により死亡）

【除外項目】 以下の疾患が除外される

1. 多系統萎縮症：自律神経症状・徴候 [#2] を認めない，かつ頭部 MRI において hot cross bun sign，中小脳脚サイン（萎縮・信号異常），明瞭な脳幹萎縮を認めない
2. 遺伝性失調症：遺伝子検査により SCA1，2，3/MJD，6，8，17，31，DRPLA が否定される [#3]
3. その他の小脳性運動失調をきたす疾患：
   免疫介在性小脳失調症（橋本脳症，傍腫瘍神経症候群，グルテン失調症，抗 GAD 抗体陽性小脳失調症，など），腫瘍，血管障害，薬剤（フェニトイン，など），アルコール障害，多発性硬化症，甲状腺機能異常，ビタミン欠乏症，脳表ヘモジデリン沈着症，など

[#2]: 排尿障害（他疾患で説明できない尿失禁，尿意切迫，排尿困難），男性勃起不全，または起立性低血圧（起立後 3 分以内 の収縮期血圧 30 mmHg 以上，もしくは拡張期血圧 15 mmHg 以上の低下）

【判定基準】

〈probable〉必須項目 1〜3 すべてと除外項目 1〜3 を満たす [§]
〈possible〉必須項目 1〜3 すべてと除外項目 1，3 を満たす
[§] 発症から 5 年以内の場合には多系統萎縮症初期の可能性が否定できないため〈possible〉とする

[#3]: この他に，本邦から報告されている，主として成年期発症の病型として，優性遺伝性では SCA7，SCA14，SCA15，SCA23，SCA36，SCA42，などがある．劣性遺伝性では大半が小児期（20 歳以下）発症であるが，EAOH/AOA1，AOA2/SCAR1，AVED，ARSACS，SCAR10，SCAR11，CTX，MSS，などの報告がある．これらの稀少な病型を含めた遺伝子診断については，厚生労働省の運動失調症調査研究班で管理・運営される運動失調症の患者登録システム（Japan Consortium of ATaxias: J-CAT）に依頼して行うことができる．

（吉田邦広，他．皮質性小脳萎縮症の診断基準案の策定および臨床的検討と失調性歩行の定量的評価法の開発．厚生労働科学研究費補助金　難治性疾患等政策研究事業（難治性疾患政策研究事業）運動失調症の医療基盤に関する調査研究班　総合研究報告書（平成 26-28 年度）（印刷中）[23] より）

Ⅳ 孤発性 SCD の予後

　CCA の機能予後，生命予後は OPCA（MSA-C）に比べて，はるかに良好である．International Cooperative Ataxia Rating Scale（ICARS）の歩行スコアでみた場合，OPCA では発症から 4〜5 年で約 40％が，発症から 8〜9 年では約 60％が最重症の 8（介助があっても歩けない，車椅子使用）になるが，CCA ではその割合がいずれも 20％弱である [2]．また，SAOA では歩行に補助具が必要となるのは発症から平均 12 年とされるが [1]，この年数はすでに MSA の平均罹病期間（8〜10 年）[9,13,14] を越えている．

　日本人 MSA 患者 230 人を検討した Watanabe らによれば，MSA 全体の機能的予後では発症から歩行に補助具を要するまでが約 3 年，車椅子生活になるまでが約 5 年，ベッド臥床になるまでが約 8 年（いずれも中央値）とされる [9]．発症から診断までは MSA 全体で 3.3±2.0 年（MSA-C では 3.2±2.1 年，MSA-P は 3.4±1.7 年），発症から死亡までの生存期間は約 9 年（中央値）である．MSA-C の方が MSA-P よりもやや機能的予後はよいとされるが，生存期間に

は大差がない．発症から3年以内に運動症状（小脳失調症状やパーキンソン症状）と自律神経症状の併存がみられた患者では，病状の進行が速いことが指摘されている[9]．一方，Wenningらの報告では，予後不良の予測因子としてMSA-Pであること，尿排出障害の存在をあげている[13]．Lowらも診断時に起立性低血圧や尿失禁などの自律神経障害が明らかな患者では予後不良であることを指摘している[14]．概して早期から明瞭な自律神経症状を伴う患者は予後不良と言える．

まとめ

孤発性SCDの代表的な病型であるCCAとOPCAについて概説した．いずれも現時点では有効な原因療法がなく，対症療法に留まっている．MSAに対しては現在，coenzyme Q10大量療法の医師主導治療（第II相試験）に向けて準備が進められている（p.344）．

謝辞

運動失調症研究班（医療基盤班）におけるCCA診断基準案の策定，およびCCAの実態調査は，千葉大学大学院医学研究院 神経内科学 桑原聡教授との共同で行ったものである．本研究にご協力頂きました，桑原先生をはじめ千葉大学，および信州大学脳神経内科，リウマチ・膠原病内科の先生方に深謝申し上げます．

文献

1) Abele M, Minnerop M, Urbach H, et al. Sporadic adult onset ataxia of unknown etiology a clinical, electrophysiological and imaging study. J Neurol. 2007; 254: 1384-9.
2) Tsuji S, Onodera O, Goto J, et al. Sporadic ataxias in Japan-a population-based epidemiological study. Cerebellum. 2008; 7: 189-97.
3) Bürk K, Bühring U, Schulz JB, et al. Clinical and magnetic resonance imaging characteristics of sporadic cerebellar ataxia. Arch Neurol. 2005; 62: 981-5.
4) Fox SH, Nieves A, Bergeron C, et al. Pure cerebello-olivary degeneration of Marie, Foix, and Alajouanine presenting with progressive cerebellar ataxia, cognitive decline, and chorea. Mov Disord. 2003; 18: 1550-4.
5) 福田一彦，坂本玲子，根本清治，他．プルキンエ細胞型小脳皮質萎縮症の1剖検例．臨床神経．1963; 3: 214-8.
6) 萬年 徹，椿 忠雄，中村晴臣，他．皮質性小脳萎縮症の3例―その臨床・病理学的考察―．臨床神経．1966; 6: 111-9.
7) 吉岡 亮，有薗直樹，辻本ユカ，他．視神経萎縮と脊髄病変を伴った晩発性皮質性小脳萎縮症の1剖検例．病理と臨床．1983; 1: 773-9.
8) 岩淵 潔，柳下三郎．晩発性皮質性小脳萎縮症の1剖検例―二次性皮質性小脳萎縮症との異同について―．臨床神経．1990; 30: 1190-6.
9) Watanabe H, Saito Y, Terao S, et al. Progression and prognosis in multiple system atrophy an analysis of 230 Japanese patients. Brain. 2002; 125: 1070-83.
10) Yabe I, Soma H, Takei A, et al. MSA-C is the predominant clinical phenotype of MSA in Japan: analysis of 142 patients with probable MSA. J Neurol Sci. 2006; 249: 115-21.
11) Ozawa T, Revesz T, Paviour D, et al. Difference in MSA phenotype distribution between populations: genetics or environment? J Parkinsons Dis. 2012; 2: 7-18.
12) Köllensperger M, Geser F, Ndayisaba J-P, et al. Presentation, diagnosis, and management of multiple system atrophy in Europe: final analysis of the European multiple system atrophy registry.

Mov Disord. 2010; 25: 2604-12.

13) Wenning GK, Geser F, Krismer F, et al. The natural history of multiple system atrophy: a prospective European cohort study. Lancet Neurol. 2013; 12 264-74.

14) Low PA, Reich SG, Jankovic J, et al. Natural history of multiple system atrophy in the USA: a prospective cohort study. Lancet Neurol. 2015; 14: 710-9.

15) Kon T, Mori F, Tanji K, et al. An autopsy case of preclinical multiple system atrophy (MSA-C). Neuropathology. 2013; 33: 667-72.

16) The Multiple-System Atrophy Research Collaboration. Mutations in *COQ2* in familial and sporadic multiple-system atrophy. N Engl J Med. 2013; 369: 233-44.

17) Federoff M, Schottlaender LV, Houlden H, et al. Multiple system atrophy: the application of genetics in understanding etiology. Clin Auton Res. 2015; 25: 19-36

18) Gilman S, Wenning GK, Low PA, et al. Second consensus statement on the diagnosis of multiple system atrophy. Neurology. 2008; 71: 670-6.

19) 磯崎英治, 飛澤晋介. 多系統萎縮症における声帯外転障害—声帯奇異性運動—. 神経内科. 2016; 84: 438-46.

20) Kikuchi A, Takeda A, Okamura N, et al. *In vivo* visualization of α-synuclein deposition by carbon-11-labelled 2-[2-(2-dimethylaminothiazol-5-yl) ethenyl]-6-[2-(fluoro) ethoxy] benzoxazole positron emission tomography in multiple system atrophy. Brain. 2010; 133: 1772-8.

21) Schöls L, Szymanski S, Peters S, et al. Genetic background of apparently idiopathic sporadic cerebellar ataxia. Hum Genet. 2000; 107: 132-7.

22) Yoshida K, Miyatake S, Kinoshita T, et al. 'Cortical cerebellar atrophy' dwindles away in the era of next-generation sequencing. J Hum Genet. 2014; 59: 589-90.

23) 吉田邦広, 松嶋聡, 中村勝哉, 他. 皮質性小脳萎縮症の診断基準案の策定および臨床的検討と失調性歩行の定量的評価法の開発. 厚生労働科学研究費補助金 難治性疾患等政策研究事業（難治性疾患政策研究事業）運動失調症の医療基盤に関する調査研究班 総合研究報告書（平成26-28年度）（印刷中）

〈吉田邦広〉

III-4 ≫

ポリグルタミン病

　本項では，ポリグルタミン病とその分子病態について，これまでに明らかになった知見を私達の報告とあわせながら紹介したい．

　ポリグルタミン病は遺伝性の神経変性疾患である．この20数年の間に，原因遺伝子およびコードされるポリグルタミン病蛋白質に関する研究が進んだ．その中で，小胞体ストレス，ミトコンドリア機能異常，酸化ストレス，転写異常，RNA代謝異常などさまざまな分子病態が提唱されてきた．しかし，上述の種々の分子病態の相対的重要性は不明であり，さらに，それ以外の分子病態の存在も考えられる．私達はこれらの問いに対して，複数のオミックス解析を通じて答えを求めてきた．その成果をもとに，DNA損傷修復機能不全の相対的重要性について議論したい．

I ポリグルタミン病における核機能異常

　ポリグルタミン病は，ゲノム内（エキソン内）の遺伝子において，グルタミンをコードするCAGの繰り返し配列が異常伸長することで起こる遺伝性神経変性疾患の総称である．これまでに，ハンチントン病（HD），球脊髄性筋萎縮症（SBMA），脊髄小脳失調症（spinocerebellar ataxia：SCA）1型・2型・3型・6型・7型・17型，歯状核赤核淡蒼球ルイ体変性症（DRPLA）の9種類が報告されている．ポリグルタミン病の概念は，1990年，Albert LaSpadaとKenneth Fischbeckらにより，SBMAの原因がアンドロゲン受容体のポリグルタミン配列に相当するエキソン内に，異常伸長したCAGリピート配列を発見したことに端を発する[1]．その後，SCA1[2]，HD[3]において，同様のCAG配列の異常伸長を原因とすることが報告され，CAGリピートに注目した研究が進んだ．当初から，蛋白質毒性の他，CAGリピート伸長によりゲノム不安定性，さらには筋緊張性ジストロフィー1型，SCA8などのnon-coding CAGリピート病の発見から，RNA毒性についても検討が進められてきた．

　当時，ポリグルタミン病原因遺伝子の多くは機能未知であったが，変異により自分自身の正常機能が変化するか，蛋白質毒性は，変異蛋白質が新たな結合相手を獲得していた結合パートナーの細胞機能に悪影響を与えるか，という2つの可能性が考えられる．原因遺伝子産物に結合する因子の機能不全が疾患に関与する可能性がある．後者の仮説については，さまざまなスクリーニングが進み，例えば蛋白質分解系の分子，転写・スプライシングに関与する核蛋白質などが，異常ポリグルタミン蛋白質と結合することが続々と報告されてきた[4]．また，Cic，

Gfi-1/Senseless, RBM17などの転写，スプライシング分子と変異Ataxin1（SCA1）との結合[5,6]，cAMP-responsive element binding protein（CREB）依存性転写関連コアクチベーターTAF$_{II}$130と異常ポリグルタミン配列との結合[7]なども報告された．これらの結合蛋白質のうち，蛋白質分解系分子群は，異常ポリグルタミン病蛋白質除去に働くために結合すると思われるため，機能阻害の可能性は断定できない．

私達は，これらの報告よりも古くから転写因子に関する研究を行ってきた．Oct-2，Brn-2，CBP（CREB-binding protein），TBP（TATA-box-binding protein），androgen receptor，glucocorticoid receptorなど複数の転写因子にポリグルタミン配列があり，Oct-2ではポリグルタミン配列が転写活性化に関わることなどから[8~10]，ポリグルタミン配列と核転写機能の関係性を疑った．そこで，1995年頃から転写因子brn-2をbaitとしたY2H（Yeast two hybrid system）スクリーニングから，PQBP1（polyglutamine tract binding protein-1）という新規分子を発見した[11]．PQBP1はC末端側に分子特異的ドメインを持ち，スプライシング因子U5-15kDと結合する一方で，N末端側に存在するWWドメインにてRNAポリメラーゼIIを含む複数のターゲット分子と結合する[12~15]．PQBP1とAtxn1，Httなどの異常ポリグルタミン蛋白質が結合するとRNAポリメラーゼIIを含む三重合体が形成されて，転写障害を起こす[16]．PQBP1は，RNAポリメラーゼIIがpre-mRNAを転写した直後にRNA結合蛋白（hnRNP）・スプライシング蛋白質とコンプレックスを形成するが，同時にRNAポリメラーゼIIと結合する．転写，RNA修飾，スプライシングまたDNA損傷修復は，核内のfociと呼ばれる微小空間で連続的に行われることが[17]，今日では明らかになっている．PQBP1も同様にfociを形成し，核内の多機能に関連する可能性が示唆される．これらの結果は，ポリグルタミン病疾患蛋白質が転写・スプライシングなどの核機能異常を生じることを示唆するものである．ここでは特にその詳細を述べたい Fig.1．

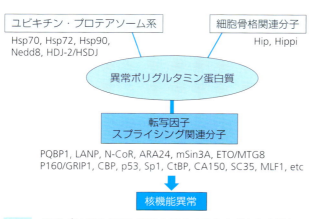

Fig.1 異常ポリグルタミン蛋白と結合するさまざまな分子とその影響

これまでに報告された，異常ポリグルタミン蛋白と結合する分子と，その機能との関係性を示す．特に転写因子・スプライシング関連分子との結合による核機能異常が，ポリグルタミン病の共通病態であることが示唆される．

II ポリグルタミン病共通病態としての DNA 損傷修復不全

A Y2H スクリーニングによる TERA/VCP/p97 の発見

　先述の Y2H では，PQBP1 に加えて，複数の分子がポリグルタミン配列と結合することが判明した．そのひとつが TERA/VCP/p97（valosin-containing protein，以下，VCP と記述）である[18]．VCP は type-II AAA（<u>A</u>TPases <u>a</u>ssociated with a variety of cellular <u>a</u>ctivities）-ATPase ファミリーに属し，細胞内の多くの機能を制御するシャペロン分子である．近年，骨パジェット病と前側頭葉型痴呆を伴う遺伝性封入体筋炎（IBMPFD）の原因遺伝子として同定され，TDP43，PGN，CHMP2B，C9orf72，FUS などと並び，前頭葉と側頭葉を強く障害する『前頭側頭葉変性症』（アルツハイマー病に次ぐ変性型認知症の原因疾患であり，変性型初老期認知症の 20％の原因といわれる）の原因遺伝子，また筋萎縮性側索硬化症（amyotrophic lateral sclerosis: ALS）の原因遺伝子とも報告されている．私達の報告の後，他の研究グループも Ataxin-3 というポリグルタミン病原因蛋白質の一つが VCP に結合することを示していた[19]．私達はポリグルタミン配列を bait として用いたので，VCP はポリグルタミン病原因蛋白質一般に結合して，ポリグルタミン病の共通病態を担う分子の一つであることが予想された．

　そこで私達は，種々のポリグルタミン病の原因蛋白質と VCP との結合を検討した．*Ataxin-1*（脊髄小脳失調症 1 型の原因遺伝子），*Ataxin-7*（脊髄小脳失調症 7 型の原因遺伝子），*Androgen receptor*〔球脊髄性筋萎縮症（SBMA）の原因遺伝子〕，*Hungtintin*（ハンチントン病の原因遺伝子）という，4 種類のポリグルタミン病の疾患蛋白質を対象に検討したところ，正常型，変異型ともにポリグルタミン病蛋白質はポリグルタミン配列を介して VCP と結合した[20]．VCP は，膜輸送，小胞体関連蛋白質分解（ERAD），DNA 損傷修復などのさまざまな細胞機能に必要なエネルギーを供給する．しかし，マウス・ヒト脳組織の免疫染色で神経細胞における VCP の細胞内分布を調べると，非神経細胞が細胞質に VCP を多く保有するのと対照的に，核に VCP 蛋白質が局在していることがわかった．実際，変異ポリグルタミン病蛋白質は，非神経細胞において膜輸送や ERAD を阻害するが，培養神経細胞ではこれらの機能阻害は軽度であった．一方，変異ポリグルタミン病蛋白質は VCP を凝集体に引き込み，DNA 二本鎖切断領域への移行を阻害し，VCP の DNA 損傷修復機能を阻害した．VCP が核優位に局在する神経細胞では，疾患蛋白質が VCP の DNA 損傷修復機能に影響を与えることが示唆された．これらの結果から，VCP が複数のポリグルタミン病の共通病態を担う分子の一つであること，そして共通病態が DNA 損傷修復の不全であることが強く示唆された．さらに，正常 VCP の補充が，疾患モデル動物（ショウジョウバエ）において神経細胞の DNA 損傷を軽減し，寿命を延長させることもわかった[20]．

　前述のとおり，ヒト VCP 遺伝子変異により前頭側頭葉変性症を発症することが知られているが，この変異により VCP の機能が亢進・低下するのかは不明であった．例えば大腸菌で作った変異 VCP 蛋白質では ATP 分解酵素活性が上昇しているとの報告もある[21]．しかし，その後，VCP 遺伝子変異はミトコンドリアの機能障害を介して ATP 産生の減少につながること[22]など，遺伝子変異は VCP の機能低下につながるという報告が増えている．私達の結果と照合すると，ポリグルタミン病と FTLD，および ALS は，VCP 機能という点で病態を共有するこ

Chapter III 小脳疾患の分子病態

とが考えられる.

B 網羅的プロテオーム解析による HMGB1/2 の発見

　また，ポリグルタミン病では疾患蛋白の核移行が病態の上でウェイトが高いことがわかっている[5, 6, 7, 23, 24]．そこで私達は，核内蛋白の量的変化を網羅的プロテオーム解析にて検討した．対象として，AdenoVirus vector を用いて疾患蛋白を発現させた初代培養ニューロンを用いた．その結果，異常 Huntingtin および異常 Ataxin1 は，脆弱性の高い神経細胞の核可溶性画分において HMGB1/2（high mobility group protein B 1 および 2）蛋白質を減少させることがわかった[25]．私達のプロテオーム研究に先行して，異常蛋白質の凝集体をサンプルとしたプロテオーム解析は行われていたが[26]，転写・RNA 編集やクロマチンリモデリングなどの場である可溶性画分における定量的変化をとらえた報告はなかった．HMGB1/2 減少の機序としては，異常蛋白質との結合で HMGB1/2 の分解が促進されるとともに，核内部の封入体に取り込まれることが示された．同様な減少が，遺伝子改変マウス・ノックインマウスを用いた解析でも，脆弱な神経細胞において発症前から認められた．一方，HMGB1/2 の補充は神経細胞死を抑え，ショウジョウバエの複眼変性モデルにおいても，変性をある程度抑制した．HMGB1/2 は，DNA のヒストンからの解きほぐしや高次構造制御など，核機能に必須の蛋白質である．成体脳に存在する成熟した神経細胞は基本的に増殖しないため，成熟神経細胞では，HMGB1/2 は DNA 複製や組換えではなく，主に転写や損傷時の DNA 修復に必要と考えられる．自然界の放射線被曝や，正常な転写においても DNA 切断は起こり，転写後の DNA 修復に HMGB1 が必須であるという報告もある[17]．私達は，異常 Hungtintin の発現による Chk1（checkpoint kinase 1）や H2AX（H2A histone family, member X）のリン酸化などの DNA 損傷シグナル上昇が，HMGB 強制発現により抑制されることを示した[27]．ポリグルタミン病疾患蛋白質は HMGB1/2 と結合し，DNA 修復機能を阻害することによって神経細胞の機能障害，さらには細胞死を起こす可能性がある.

C インタラクトーム解析による Ku70 の発見

　Wanker 教授らは，インタラクトーム解析を用いてハンチントン病疾患蛋白質に結合する正常蛋白質を網羅的にスクリーニングし，それらのインタラクトームマップを作成した[27]．私達はマップ上で，DNA 修復蛋白質 Ku70 が，ハンチンチン蛋白質と直接結合することに注目した．実際 Ku70 はポリグルタミン鎖が伸長した異常ハンチンチンと結合することを免疫沈降法などで確認した[28]．両者の結合はモデルマウス脳・ヒト脳でも確認された．ハンチンチンが Ku70 と結合すると，Ku70 による DNA 二重鎖切断の修復が阻害された．このメカニズムは，異常ハンチンチン蛋白と Ku70 との結合により，DNA-PK（DNA-dependent protein kinase）と Ku70 とのコンプレックス形成が阻害され，DNA-PK の酵素活性が低下する，というものである．これに対応して，H2AX のリン酸化などの DNA 損傷シグナル活性化が認められた．また，ダブルトランスジェニックマウスを作成して，Ku70 をハンチントン病マウスモデル R6/2 に過剰発現させると，DNA 損傷が抑えられ，寿命が顕著に延長した．特に，これまで報告された寿命延長効果を上回る好成績は，Ku70 のハンチントン病の病態における重要性を訴えるだけで

なく，真に有効な治療ターゲット分子となることを示唆している．

D｜バイオインフォマティクス解析による RpA1 の発見

　上述の通り，私達は複数のポリグルタミン病に共通して，DNA 損傷修復不全が起こること
を示してきた．一方で，DNA 損傷は多種類存在し，最終的には二重鎖切断に行き着く．損傷
初期，あるいは二重鎖切断修復以前の修復機構（塩基除去修復，ミスマッチ修復，ヌクレオチ
ド除去修復，一本鎖切断修復など）は病態に関与するか，という点については必ずしも明確で
はなかった．そこで，私達は SCA1 病態モデルショウジョウバエを用いて，種々の DNA 修復
機能に携わる分子の影響を網羅的に検討した．まず，SCA1 モデルショウジョウバエと DNA
修復関連遺伝子を発現するショウジョウバエライブラリーを掛け合わせ，DNA 修復遺伝子が
寿命・出生率にどう影響するかをスクリーニングした．そこで得られた寿命延長遺伝子，寿命
短縮遺伝子の蛋白質相互作用をシステムズバイオロジー的に解析した．その結果，遺伝子群の
中心（ハブ）になる遺伝子として，RpA1（replication protein A 70kDa DNA-binding subunit）と
Chk1（Check point kinase 1）の二つが病態に大きく貢献することがわかった[29]．RpA1 は一本
鎖状態の DNA に結合し，相補的結合による不適切な相手 DNA との二本鎖形成を阻害する一
方で，DNA 損傷修復過程に不可欠な RAD51, RAD52, BRCA, XPA, XPG, ATRIP などを一本鎖上
にリクルートさせ，修復のプライミングに関わる．ChK1 は，細胞周期を制御する上で必須の
リン酸化酵素であり，DNA 損傷に反応して細胞周期を一時的に停止させる"チェックポイン
ト機構"を担っている．これらの遺伝子について，複眼変性モデルを用いて病態制御作用を確
認したところ，予想通り RpA1 の過剰発現で病態改善が認められ，ノックダウンで悪化した．
Chk1 も過剰発現で病態を悪化させ，ノックダウンで改善した．さらに RpA1 の過剰発現は，
寿命回復の他，DNA 二重鎖切断も回復させた．変異 Ataxin1 は，正常 Ataxin1 よりも RpA1 と
強く結合し，その結果損傷した DNA 領域への RpA1 のリクルートを阻害することがわかっ
た．

　これらの結果から，RpA1 が変異 Ataxin1 にトラップされ，DNA 二重鎖切断をうまく修復さ
れず蓄積することが，SCA1 病態に関わることが示された．RpA1 は homologous recombination
（HR）による 2 重鎖 DNA 修復に特に重要である．HR は非分裂細胞である神経細胞では働か
ないと考えられてきたが，近年では変性に伴う細胞周期異常（リエントリー）が明らかになっ
てきており，実際，SCA1 モデルマウスでは成体マウスのプルキンエ細胞で BrdU を取り込む
ものがあることを確認している．

　以上の研究成果から，関連分子に疾患特異性・共通性はあるものの，ポリグルタミン病にお
いて DNA 損傷修復不全は共通病態であることが示唆された．DNA 損傷は，ポリグルタミン
病のみならず，アルツハイマー病，パーキンソン病，筋萎縮性側索硬化症などの，他の神経変
性疾患においてもみられ，多くの神経変性疾患の共通病態となることもあり得る Fig.2 ．

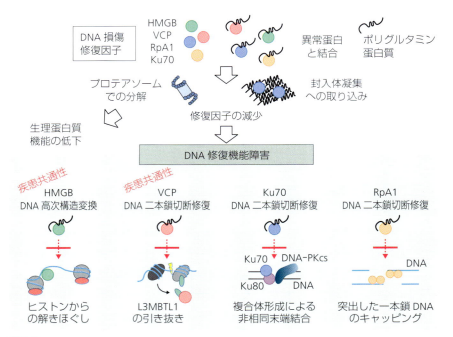

Fig.2 共通病態としての DNA 修復不全
オミックス解析・システムズバイオロジー解析などを駆使し，私達は HMGB1/2，VCP，RpA1 などの DNA 損傷修復因子が，異常ポリグルタミン蛋白と結合することで，その機能が不全となり，損傷した DNA の亢進につながることを見出した．さらに，HMGB1/2 と VCP は，複数のポリグルタミン病において共通して機能不全を呈する．

III 遺伝子治療による脊髄小脳失調症モデルマウスの病態改善

　これらの研究結果をふまえ，私達は臨床応用へ向けた次のステップとして，遺伝子治療（病態関連因子の補充療法）をマウスレベルで行った．

A AAV-HMGB1 ベクターによる遺伝子治療

　対象として SCA1 モデルマウスを用い，まず HMGB1 の補充による治療効果を検証した．始めに，HMGB1 トランスジェニックマウスを作成し，SCA1 モデルマウスである Ataxin1-KI マウスと交配させ，運動機能と寿命を観察した．その結果，Atxn1-KI マウスでは 5 週齢から運動機能の低下がみられたのに対し，ダブルトランスジェニックマウスでは，7 週齢から改善効果がみられ，21 週齢までその効果は持続した．平均寿命は 217 日から 282 日（＋68％），最長寿命は 274 日から 360 日に延長した．さらに，Atxn1-KI マウスでは，変性が顕著な小脳プルキンエ細胞の核内 DNA 損傷が増加していたが，ダブルトランスジェニックマウスでは DNA 損傷は減少していた．

　次に，私達はアデノ随伴ウイルス（AAV）ベクターを用いて，外来性 HMGB1 を発現させる遺伝子治療実験を行い，運動機能・寿命を調べた．AAV ベクターは 5 週齢の Atxn1-KI マウスの小脳表面に単回投与したところ，9 週齢および 13 週齢にて運動機能の改善を認め，平均寿命もダブルトランスジェニックマウスと同等以上の効果を示した（平均寿命 365.5 日，最長

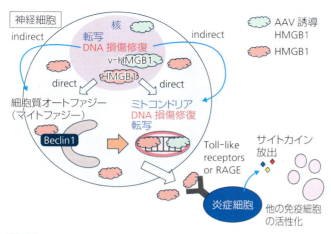

Fig.3 細胞内外における，多機能な HMGB1
HMGB1 は核内のみならず，細胞質・ミトコンドリアにも局在する．核での機能は，転写・DNA 修復が代表的であり，細胞質では特にミトコンドリアの品質管理が知られていた．私達は今回，ミトコンドリアにおける DNA 修復機能の存在を新たに示した．一方，細胞外へ放出された HMGB1 は免疫細胞における炎症応答を増悪させる．
(Ito H, et al. EMBO Mol Med. 2015; 7: 78-101[30] を改変)

寿命 448 日)[30]．

　本研究では，HMGB1 は核 DNA のみならず，ミトコンドリア DNA 損傷修復にも関与することを新たに明らかにした．HMGB1 は核に豊富に発現するが，精製ミトコンドリアにも発現し，電子顕微鏡を用いた免疫染色からもミトコンドリアに HMGB1 が局在していた．ミトコンドリアにおける HMGB1 の機能としては，すでに mitophagy への関与などは報告されていたが，ダブルトランスジェニックマウスでは mitophagy は誘導されていなかった．一方で，PCR による DNA 損傷評価法（約 10kb の長鎖ミトコンドリア DNA および約 200b の短鎖ミトコンドリア DNA を特異的プライマーで増幅する方法で，DNA 損傷が起こると長鎖 DNA 断片の PCR 増幅が困難となり，長鎖 / 短鎖の比率が変化する），および制限酵素処理を組み合わせたサザンブロット法から，Atxn1-KI マウスではミトコンドリア DNA 損傷が亢進していたことがわかった．これに対し，ダブルトランスジェニックマウスおよびウイルスベクター投与マウスではミトコンドリア DNA 損傷が修復されていた．この結果は，マウス小脳組織から抽出した DNA のうち，ミトコンドリア DNA 配列を次世代シークエンサーにて網羅的に解読した結果でも同様で，塩基の入れ替え，挿入，欠失の回数・変異頻度は Atxn1-KI マウスで高頻度となり，ダブルトランスジェニックマウスでは減少していた．HMGB1 は，損傷したミトコンドリア DNA に結合し，ニックエンドラベリング法から，HMGB1 はミトコンドリア DNA へのヌクレオチド取り込み促進作用を持つことがわかった．これらの結果をふまえると，HMGB1 は核における DNA の転写，損傷修復を促進するが，細胞質においては劣化したミトコンドリアの mitophagy を促進するだけでなく，ミトコンドリア DNA 修復にも寄与する．ただし，細胞外へ放出されると炎症惹起因子として，種々の炎症細胞を活性化させるという，逆の一面ももつ分子であるといえる Fig.3．

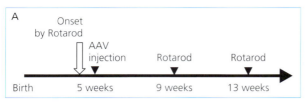
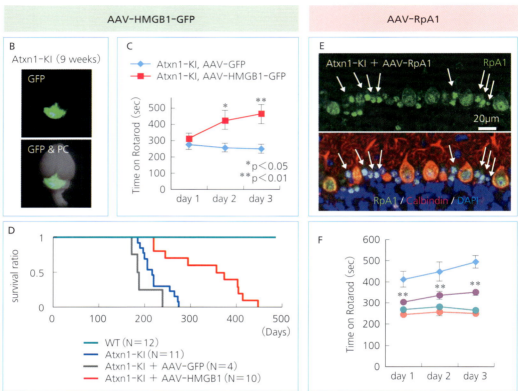

Fig.4 ウイルスベクターによる遺伝子治療の成果

私達はHMGB1, RpA1それぞれの分子を, ウイルスベクターを用いて疾患モデルマウス脳に遺伝子導入し, その効果を検討した. まず, 行動学的異常やDNA損傷が認められる時期（5週齢頃）に小脳表面に単回投与した（A）. 投与マウスでは, ウイルスベクターによる蛋白質発現亢進が認められ（B, E）, ローターロッド試験による行動学的異常が改善されることを見出した（C, F）. さらにAtxn1-KIマウスは短命であるが, HMGB1ウイルスによる寿命延長作用も認められた.
（Ito H, et al. EMBO Mol Med. 2015; 7: 78–101[30], Taniguchi JB, et al. Hum Mol Genet. 2016; 25: 4432–47[31]より改変）

B │ AAV-RpA1ベクターによる遺伝子治療

　一方, 私達はSCA1病態に関わるもう一つのDNA損傷修復関連遺伝子 *RpA1* に関して, HMGB1と同様にウイルスベクターを用いて（AAV-RpA1ウイルスベクター）, Atxn1-KIマウスにRpA1を補充する治療実験を行った. 投与方法はAAV-HMGB1ウイルスベクターと同様で, 発症時期とほぼ同タイミングである5週齢のAtxn1-KIマウス小脳表面に単回投与した. その結果, 50週にわたって行動学的異常が改善されることを明らかにした[31]. AAV-RpA1ウイルスベクターは, プルキンエ細胞やバーグマングリアなどの細胞において, 外来性のRpA1を小脳の広範囲にわたって発現させ, その発現は50週を超えても高レベルを維持しつづけた.

この結果に対応して，小脳プルキンエ細胞でのDNA損傷も改善し，形態学的異常（分子層の被薄化，プルキンエ細胞のスパイン減少，突起縮退，細胞体縮小など）の改善も認められた．さらに，RpA1補充により，遺伝子発現パターンの改善も認められた Fig.4 .

おわりに

　私達は約20年にわたり，核機能異常，とりわけDNA損傷修復不全が，複数のポリグルタミン病に共通する病態であることを示してきた．複数の疾患に共通して関与するDNA損傷修復関連分子として，HMGBとVCPを明らかにした．一方で，Ku70，RpA1などの個別の疾患に関与するDNA損傷修復分子も報告した．今後，これらの分子を効果的に組み合わせた治療法開発も可能と思われる．また，DNA損傷修復不全は，ポリグルタミン病の他，アルツハイマー病，および種々の神経変性疾患にも共通する病態である．DNA修復不全に対する治療戦略が，今後多くの神経変性疾患で有効であることが実証されれば，神経変性疾患に共通した病態機序の理解，および病態抑止に貢献することが期待される．

文献

1) La Spada AR, Wilson EM, Lubahn DB, et al. Androgen receptor gene mutations in X-linked spinal and bulbar muscular atrophy. Nature. 1991; 352: 77-9.

2) Orr HT. Expansion of an unstable trinucleotide CAG repeat in spinocerebellar ataxia type 1. Nat Genet. 1993; 4: 221-6.

3) The Huntingtion's Disease Collaborative Research Group. A novel gene containing a trinucleotide repeat that is expanded and unstable on Huntington's disease chromosomes. Cell. 1993; 72: 971-83.

4) Okazawa H, Polyglutamine diseases: a transcription disorder? Cellular Molecular Life Science. 2003; 60: 1427-39.

5) Tsuda H, Jafar-Nejad H, Patel AJ, et al. The AXH domain of Ataxin-1 mediates neurodegeneration through its interaction with Gfi-1/Senseless proteins. Cell. 2005; 122: 633-44.

6) Crespo-Barreto J, Fryer JD, Shaw CA, et al. Partial loss of ataxin-1 function contributes to transcriptional dysregulation in spinocerebellar ataxia type 1 pathogenesis. PLoS Genet. 2010; 6: e1001021.

7) Shimohata T, Nakajima T, Yamada M, et al. Expanded polyglutamine stretches interact with TAFII130, interfering with CREB-dependent transcription. Nat Genet. 2000; 26: 29-36.

8) Muller-Immergluck MM, Schaffner W, and Matthias P. Transcription factor Oct-2A contains functionally redundant activating domains and works selectively from a promoter but not from a remote enhancer position in non-lymphoid (HeLa) cells. EMBO J. 1990; 9: 1625-34.

9) Gerster T, Balmaceda CG, and Roeder RG. The cell type-specific octamer transcription factor OTF-2 has two domains required for the activation of transcription. EMBO J. 1990; 9: 1635-43.

10) Tanaka M, Clouston WM, Herr W. The Oct-2 glutamine-rich and proline-rich activation domains can synergize with each other or duplicates of themselves to activate transcription. Mol Cell Biol.1994; 14: 6046-55.

11) Waragai M, Lammers CH, Takeuchi S, et al. PQBP-1, a novel polyglutamine tract-binding protein, inhibits transcription activation by Brn-2 and affects cell survival. Hum Mol Genet. 1999; 8: 977-87.

12) Waragai M, Junn E, Kajikawa M, et al. PQBP-1/Npw38, a nuclear protein binding to the polyglutamine tract, interacts with U5-15kD/dim1p via the carboxyl-terminal domain. Biochem Biophys Res Commun. 2000; 273: 592-5.

13) Komuro A, Saeki M, Kato SJ. Association of two nuclear proteins, Npw38 and NpwBP, via the in-

teraction between the WW domain and a novel proline-rich motif containing glycine and arginine. Biol Chem. 1998; 274: 36513-9.

14) Llorian M, Beullens M, Lesage B, et al. Nucleocytoplasmic shuttling of the splicing factor SIPP1. J Biol Chem. 2005; 280: 38862-9.

15) Mizuguchi M, Obita T, Serita T, et al. Mutations in the PQBP1 gene prevent its interaction with the spliceosomal protein U5-15 kD. Nat Commun. 2014; 5: 3822.

16) Okazawa H, Rich T, Chang A, et al. Interaction between mutant ataxin-1 and PQBP-1 affects transcription and cell death. Neuron. 2002; 34: 701-13.

17) Ju BG, Lunyak VV, Perissi V, et al. A topoisomerase IIbeta-mediated dsDNA break required for regulated transcription. Science. 2006; 312: 1798-802.

18) Imafuku I, Waragai M, Takeuchi S, et al. Polar amino acid-rich sequences bind to polyglutamine tracts. Biochem Biophys Res Commun. 1998; 253: 16-20.

19) Hirabayashi M, Inoue K, Tanaka K, et al. VCP/p97 in abnormal protein aggregates, cytoplasmic vacuoles, and cell death, phenotypes relevant to neurodegeneration. Cell Death Differ. 2001; 8: 977-84.

20) Fujita Y, Nagaosa K, Shiratsuchi A, et al. Role of NPxY motif in Draper-mediated apoptotic cell clearance in Drosophila.Drug Discov Ther. 2012; 6: 291-7.

21) Halawani D, LeBlanc AC, Rouiller I, et al. Hereditary inclusion body myopathy-linked p97/VCP mutations in the NH2 domain and the D1 ring modulate p97/VCP ATPase activity and D2 ring conformation. Mol Cell Biol. 2009; 29: 4484-94.

22) Bartolome F, Wu HC, Burchell VS, et al. Pathogenic VCP mutations induce mitochondrial uncoupling and reduced ATP levels. Neuron. 2013; 78: 57-64.

23) Saudou F, Finkbeiner S, Devys D, et al. Huntingtin acts in the nucleus to induce apoptosis but death does not correlate with the formation of intranuclear inclusions. Cell. 1998; 95: 55-66.

24) Katsuno M, Adachi H, Doyu M, et al. Leuprorelin rescues polyglutamine-dependent phenotypes in a transgenic mouse model of spinal and bulbar muscular atrophy. Nat Med. 2003; 9: 768-73.

25) Qi ML, Tagawa K, Enokido Y, et al. Proteome analysis of soluble nuclear proteins reveals that HMGB1/2 suppress genotoxic stress in polyglutamine diseases. Nat Cell Biol. 2007; 9: 402-14.

26) Suhr ST, Senut MC, Whitelegge JP, et al. Identities of sequestered proteins in aggregates from cells with induced polyglutamine expression. J Cell Biol. 2001; 153: 283-94.

27) Goehler H, Lalowski M, Stelzl U, et al. A protein interaction network links GIT1, an enhancer of huntingtin aggregation, to Huntington's disease. Mol Cell. 2004; 15: 853-65.

28) Enokido Y, Tamura T, Ito H, et al. Mutant huntingtin impairs Ku70-mediated DNA repair. J Cell Biol. 2010; 189: 425-43.

29) Barclay SS, Tamura T, Ito H, et al. Systems biology analysis of Drosophila in vivo screen data elucidates core networks for DNA damage repair in SCA1. Hum Mol Genet. 2014; 23: 1345-64.

30) Ito H, Fujita K, Tagawa K, et al. HMGB1 facilitates repair of mitochondrial DNA damage and extends the lifespan of mutant ataxin-1 knock-in mice. EMBO Mol Med. 2015; 7: 78-101.

31) Taniguchi JB, Kondo K, Fujita K, et al. RpA1 ameliorates symptoms of mutant ataxin-1 knock-in mice and enhances DNA damage repair. Hum Mol Genet. 2016; 25: 4432-47.

〈藤田慶大　岡澤 均〉

III-5 ≫≫

シヌクレイン

I αシヌクレイン

αシヌクレイン（αSN）は，シビレエイの発電器官のシナプス前終末と核膜に存在する蛋白としてシヌクレイン（synulein）と命名された．ヒトαSNのcDNAは，アルツハイマー病脳の老人斑に存在する非Aβ蛋白（non-Aβ component of AD amyloid: NAC）の前駆体（NACP）としてクローニングされた[1]．1997年常染色体優性遺伝性Parkinson病（PD）の家系にαSNの遺伝子変異が発見[2]され，αSN抗体がレビー小体（Lewy bodies: LB）を濃染することからその構成蛋白であることが明らかとなった．

αSNは，140個のアミノ酸からなり，主としてシナプス前終末に局在し，脳に豊富に存在している．PDの発症と連鎖するαSNの点変異は5種類（A30P，A53T，E46K，H50Q，G51D）報告されていて，αSNの遺伝子領域の重複も同定されている．

αSNの機能は十分には解明されていないが，シナプスの可塑性，小胞輸送のプロセス，シャペロン様の機能，神経伝達の調節因子，シナプス前終末の機能維持，調節，可塑性に関与する可能性が示唆されている．

αSNが脳内に凝集蓄積して封入体を形成する疾患をシヌクレイノパチーと総称する．シヌクレイノパチーの代表的疾患は，パーキンソン病（Parkinson's disease: PD）やレビー小体型認知症（dementia with Lewy bodies: DLB）などを包括するレビー小体病（Lewy body disease: LBD）と多系統萎縮症（multiple system atrophy: MSA）である．また，近年脳に鉄沈着を伴う神経変性疾患をneurodegeneration with brain iron accumulation（NBIA）と総称するが，NBIAに分類されるPLA2G6の遺伝子変異においてもαSN陽性封入体を認める[3]．

II 多系統萎縮症とαシヌクレイン

MSAは，オリーブ橋小脳萎縮症（olivopontocerebellar atrophy: OPCA）**Fig.1**，線条体黒質変性症（striatonigral degeneration: SND）**Fig.2**，シャイ・ドレーガー症候群（Shy-Drager syndrome: SDS）を含む成人発症の孤発性神経変性疾患である．歴史的にはOPCA，SND，SDSは独立した疾患として記載されたが，臨床像や病理学的な病変分布には共通点があることから，1969年にGrahamとOppenheimerらはこれらの病態を包括してMSAと総称することを提唱した[4]．同時期に，本邦の高橋らは，SDSの剖検例を詳細に検討し，SDSとOPCAが共通した概念の

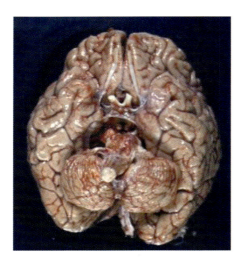

Fig.1 多系統萎縮症
オリーブ橋小脳萎縮では，橋底部，小脳の著明な萎縮を認める．

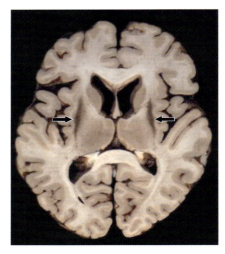

Fig.2 多系統萎縮症
線条体黒質変性症の内包を通る大脳水平断では，両側被殻（矢印）の著明な萎縮を認める．

基に包括されうる疾患であることを考察している[5]．

1989年から1990年にPappら[6]，Nakazatoら[7]はMSAのオリゴデンドログリアの胞体内に嗜銀性封入体を同定し，OPCA，SND，SDSのサブタイプすべてに共通してglial cytoplasmic inclusion（GCI）が出現することを記載した．1997年に家族性パーキンソン病の遺伝子異常としてαSNが同定され[2]，Lewy小体がαSNを構成蛋白とすることが判明したが，さらにMSAのGCIの主要な構成蛋白もαSNであることが確認された[10,11]．MSAは孤発性脊髄小脳変性症の代表的な疾患でGCIが病理学的指標となっていたものの，その構成蛋白は依然として不明であったが，GCIの構成蛋白がレビー小体と同じαSNであるという発見は当時大きな驚きをもって迎えられた．現在LBDとともにMSAはシヌクレイノパチーの代表的な疾患であり，αSN陽性のGCIはMSAの病理診断的指標となっている．

III　多系統萎縮症の臨床病理像

GilmanらによるMSAの診断基準では，MSAは自律神経症状を伴うことを基盤とし，小脳症状が優位となるタイプをMSA-C（MSA with predominant cerebellar ataxia），パーキンソニズムが主徴をなすタイプをMSA-P（MSA with predominant parkinsonian features）と亜型分類し，SDSという症候群名は誤用されているとのことで亜型分類から排除されている[11,12]．自律神経障害，小脳症状，パーキンソニズムに関して診断基準を定め，possible MSA，probable MSAに分類し，definite MSAは神経病理学的に線条体・黒質系（SN系），下オリーブ・橋・小脳系（OPC系）に変性を伴い，αSN陽性GCIを認めるものと規定している．

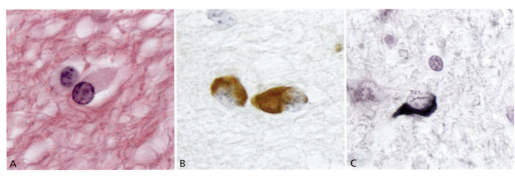

Fig.3 Glial cytoplasmic inclusions
オリゴデンドログリアの細胞質に形成される封入体 glial cytoplasmic inclusions（GCI）．
ヘマトキシリン・エオジン染色（A），リン酸化αシヌクレイン免疫染色（B），Gallyas-Braak 嗜銀染色（C）

A 多系統萎縮症にみられるαSN陽性構造物

　GCI はオリゴデンドログリアの胞体内にみられる封入体で，ヘマトキシリンエオジン染色でも確認できるが，Bodian 染色，Gallyas-Braak 染色などの嗜銀染色でより明瞭に観察できる嗜銀性封入体である **Fig.3**．免疫染色ではαSN，ユビキチン，トランスフェリン，リュウ7などにさまざまな程度に陽性を示す．超微形態的には径 15〜30 nm の granule-coated fibril から構成され，免疫電顕ではこのフィラメントにαSN の免疫原性が認められる．

　GCI は，神経細胞脱落の強い領域とその神経突起の経路となる白質や有髄線維束に多数分布する．OPC 系では橋核，橋横走線維，中小脳脚，小脳白質，脊髄の前側索，SN 系では被殻，尾状核，淡蒼球，内包前脚・後脚に多数認める．被殻と尾状核では被殻に優位に出現し，被殻・尾状核の背外側優位に認める．大脳では一次運動野，運動前野の皮質深層から皮髄境界，大脳白質にかけて多数出現する．しかし脳内をくまなく観察すると GCI は OPC 系，SN 系を越えて脳幹部被蓋や脊髄灰白質にもみられ，神経細胞脱落のみられない領域にも少数だが広範囲に出現し脳全体に及んでいる．逆に求心性感覚路である後索には GCIs の形成はきわめて少ない．GCI は神経細胞脱落のまだ乏しい初期から出現し，変性とともに増加し，細胞脱落が高度となり，経過が長期になると減少し，最終的には何らかの処理過程を経て消失する．

　MSA では GCI に加えて，αSN 陽性の神経細胞胞体内封入体（neuronal cytoplasmic inclusions: NCI），神経細胞の核内封入体（neuronal nuclear inclusions: NNI），オリゴデンドログリアの核内封入体（glial nuclear inclusions: GNI），さらに変性神経突起（dystrophic neurites: DN）がみられる[13] **Fig.4**．NNI は変性早期から出現する神経細胞核内の線維状の構造物で，核膜との近接像，核のびまん性陽性像を伴うこともある．NCI は神経細胞の胞体内に形成される線維状構造で，核膜に接着した形や，網状構造あるいは球状の封入体として観察される．DN は神経細胞体の突起内に形成されるαSN 陽性構造で，橋核などにみられる．NNI や NCI，DN は神経細胞脱落の初期から出現し，細胞脱落が高度になるとみられなくなる．

B 多系統萎縮症の病理学的スペクトラム

　MSA では病理学的に OPC 系と SN 系，自律神経系に変性を認める．OPC 系と SN 系の変性

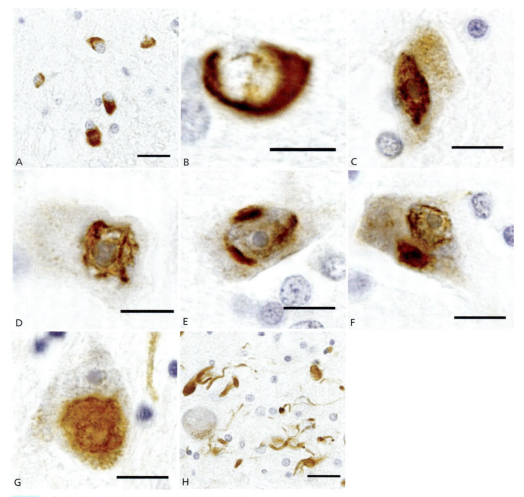

Fig.4 多系統萎縮症のαシヌクレイン陽性封入体
GCI（A），オリゴデンドログリアの核内封入体（glial nuclear inclusions: GNI）（B），神経細胞の核内封入体（neuronal nuclear inclusions: NNI）（C-F），神経細胞胞体内封入体（neuronal cytoplasmic inclusions: NCI）（F,G），変性神経突起（dystrophic neurites: DN）（H）
リン酸化αシヌクレイン免疫染色　bar＝10μm
（Yoshida M. Neuropathology. 2007; 27: 484-93[13] より引用改変）

は，経過とともに高度となるが，それぞれの系の変性の程度や障害の順序は症例ごとに差異がある．OPC系の変性が高度な一方SN系の変性が軽度に留まる例，逆にOPC系の変性が軽度な一方SN系の変性が高度になる例，両者がともに高度に変性する例が存在する．

愛知医科大学加齢医科学研究所で病理学的に確定診断されたMSA102例の解析[13]では，死亡時平均年齢65.5±7.4歳（47～85歳），男女比54：48，平均罹病期間6.9±4.0年（1～25年），102例中OPC系病変の強いOPCA-typeが33％，SN系病変の強いSND-typeが22％，OPC系とSN系に同等の変性がみられるOPCA＝SND-typeが39％であり，OPC系とSN系両者の変化がきわめて軽度なmsa-typeが6％存在した．msa-typeは，臨床的には自律神経障害が前景で小脳失調やパーキンソニズムが目立たず罹病期間も比較的短いいわゆるSDSに相当する例が含まれていた．OPC系とSN系の障害程度の組み合わせには広いスペクトラムが存在

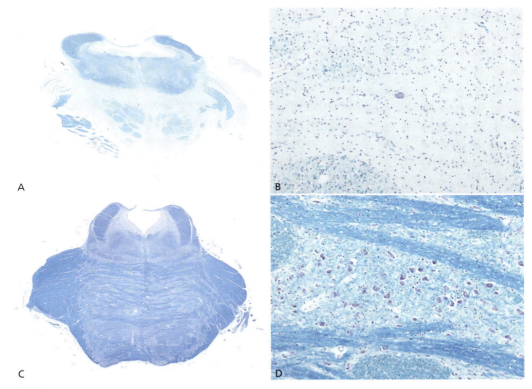

Fig.5 多系統萎縮症の橋核
多系統萎縮症（A, B）の橋核の神経細胞脱落とグリオーシス，横橋線維の脱落．
コントロール（C, D）．
Klüver-Barrera染色

していたが，本邦の剖検例ではOPCA-typeがより多数みられたのに対してOzawaらの欧米の剖検例100例の検討ではSND-type 34％，OPCA-type 17％，OPC＝SND-type 49％でありSND-typeがOPCA-typeより優位であった[14]．Watanabeらの本邦のMSA 230例の臨床解析でもMSA-C 155例に対して，MSA-Pは75例であり小脳症状優位例が多かった[15]．以上の結果から，MSAのphenotypeには臨床的にも病理学的にも人種差が存在することが示唆される．

C｜下オリーブ・橋・小脳系の病理像

OPC系では橋核の神経細胞脱落とグリオーシス，横橋線維の脱落，中小脳脚の有髄線維の脱落を認める **Fig.5** ．橋核の変性は橋下部から強くなる．小脳では分子層の萎縮，Purkinje細胞の脱落とBergmannグリアの増生，小脳白質の有髄線維の脱落を認める **Fig.6** ．小脳皮質にはプルキンエ細胞の軸索腫大であるtorpedoの形成がみられる **Fig.7** ．小脳のプルキンエ細胞の脱落は小脳虫部でより高度に認める．これらの部位では，有髄線維束のオリゴデンドログリアに多数のGCIが早期から出現している **Fig.7** ．延髄では，下オリーブ核の細胞脱落，下小脳脚の変性を認める **Fig.8** ．一方，小脳核である室頂核，球状核，栓状核，歯状核はよく保たれ，長期経過後も小脳歯状核門や上小脳脚の有髄線維は保たれる．青斑核の神経細胞脱落は早期から認められ，橋被蓋にもGCIが出現するが，橋底部が高度に脱落しても被蓋部の有髄線維の

Chapter III 小脳疾患の分子病態

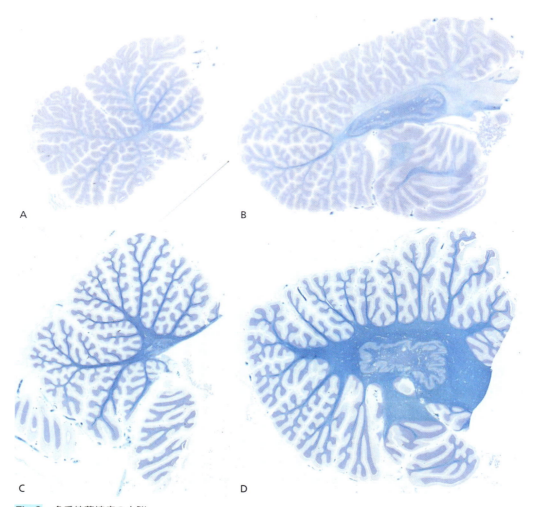

Fig.6 多系統萎縮症の小脳
多系統萎縮症（A,B）では小脳白質が高度に脱落萎縮する．小脳歯状核は保たれている．コントロール（C,D）．
Klüver-Barrera 染色

脱落は軽度に留まる．

　神経細胞脱落と有髄線維の脱落が比較的急速にすすむため，頭部 MRI 画像では橋底部，中小脳脚，小脳の萎縮が比較的早期から確認でき，hot cross bun sign は橋核の変性とよく合致する．経時的には発症から 5 年ぐらいの経過で橋・小脳の萎縮変性が顕著となり，経過とともにさらに高度となる Fig.9, 10．

　MSA では小脳の皮質のプルキンエ細胞が高度に脱落するが，小脳皮質における GCI の出現は少数であり，またプルキンエ細胞には αSN 陽性構造はみられない．一方，小脳白質には多数の GCI が早期から出現する．小脳白質は橋核からおきる苔状線維系である橋小脳線維，あるいは登上線維系である下オリーブ核からおきる下オリーブ核小脳線維，さらに小脳皮質プルキンエ細胞から前庭神経核，あるいは小脳核に投射する軸索などから構成されている．小脳皮

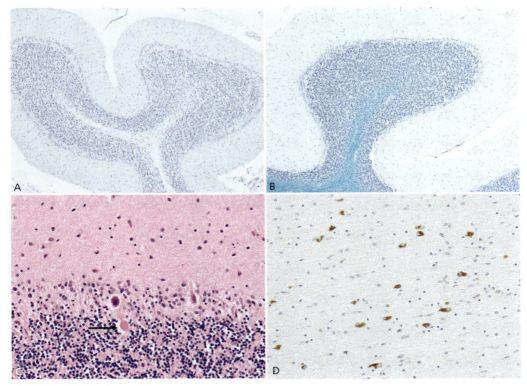

Fig.7　多系統萎縮症の小脳
小脳皮質は分子層の萎縮，プルキンエ細胞の高度脱落と白質の有髄線維の脱落（A），torpedo（矢印）の形成を認め（C），白質には多数の GCI を認める（D）．コントロール（B）．
Klüver-Barrera 染色（A, B），HE 染色（C），リン酸化αシヌクレイン免疫染色（D）

質プルキンエ細胞の早期からの脱落は，細胞体内の封入体の形成ではなく求心性あるいは遠心性の有髄線維のαSN 陽性 GCI の形成に関連している可能性が推測される．

橋核や下オリーブ核では，早期から神経細胞の核内や胞体内に NNI や NCI の形成がみられることから，MSA の神経細胞死には GCI とともに NNI や NCI の形成が関与している可能性が示唆される．NNI や NCI は，橋核や下オリーブ核以外にも被殻や大脳皮質にも散見される．

D｜線条体・黒質系の病理像

SN 系では被殻，尾状核，黒質の細胞脱落とグリオーシス，基底核の有髄線維の脱落を認め，被殻と尾状核では被殻の変性がより優位であり，被殻と尾状核の変性は背外側部位に優位で，黒質の細胞脱落とグリオーシスも外側優位を示す Fig.11．黒質の神経細胞脱落は OPC 系の変性，SN 系の変化のいずれにも出現する．被殻や黒質にも GCI 以外に，NNI，NCI，GNI，DN が出現する．

E｜自律神経系の変性

自律神経系では胸髄中間質外側核 Fig.12，第 2 仙髄 Onuf Fig.13，迷走神経背側核などの中枢自律神経系に強い変性を認め，GCI の出現に加え，NCI，NNI を認める．また延髄被蓋の網

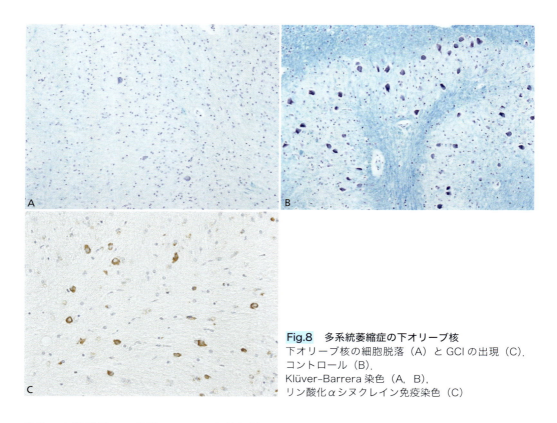

Fig.8　多系統萎縮症の下オリーブ核
下オリーブ核の細胞脱落（A）とGCIの出現（C）．
コントロール（B）．
Klüver-Barrera染色（A，B），
リン酸化αシヌクレイン免疫染色（C）

様体の有髄線維には多数のGCIの出現を認める．

F｜大脳皮質病変

　MSAでは通常運動野や運動前野の皮質深層から皮髄境界にαSN陽性封入体を認める．MSAの中には前頭葉萎縮が強い症例や辺縁系を含む前頭側頭葉に強い変性を伴う例が少数存在し，大脳皮質や皮髄境界から白質に多数のGCI，NCI，NNI，GNI，DNが出現し，海馬歯状回に多数のNCIを認める Fig.14 ．

G｜脊髄病変

　MSAの病変は脊髄にも広がりを示し，錐体路や脊髄前根の有髄線維の計測では小径線維優位の脱落を示す特徴がある[16,17]．これは小径有髄線維のオリゴデンドログリアの障害がより優位である結果なのか，あるいは小型神経細胞の軸索がより障害されやすい結果なのか，いずれにせよMSAの病態を反映している可能性がある．MSAの脊髄前角の大型運動神経細胞にもNCI，NNIは出現し，大型運動神経細胞がALSに匹敵するような脱落を示す例もみられる[18] Fig.15 ．

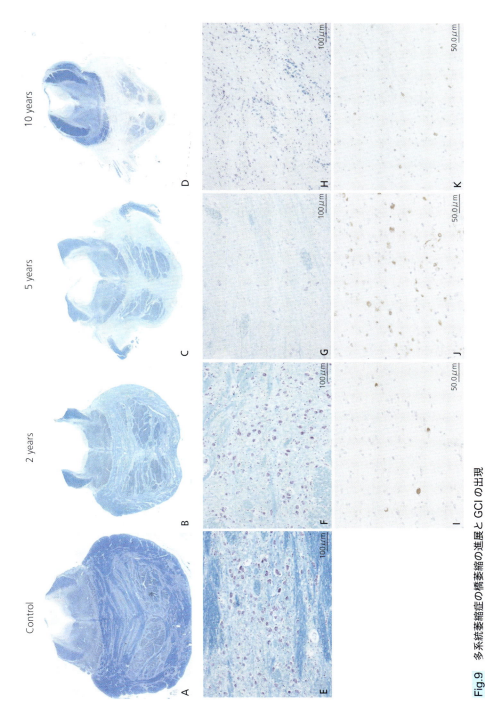

Fig.9 多系統萎縮症の橋萎縮の進展とGCIの出現

罹病期間2年，5年，10年の多系統萎縮症の橋の病理像の比較．経過とともに橋は萎縮し，神経細胞脱落と有髄線維の脱落が高度となる．GCIは早期（I）から出現し増加（J）するが，萎縮が高度になると減少，消失する（K）．コントロール（A, E）Klüver-Barrera染色（A～H），リン酸化αシヌクレイン免疫染色（I～K）

5 シヌクレイン

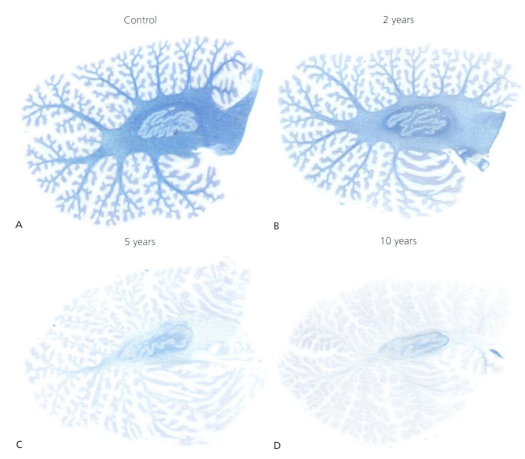

Fig.10 多系統萎縮症の小脳萎縮の進展
罹病期間2年，5年，10年の多系統萎縮症の小脳の病理像の比較．経過とともに小脳皮質と白質は萎縮し，白質の有髄線維の脱落が高度となる．歯状核と歯状核門は保たれる．
A: Control, B: 2 years
C: 5 years, D: 10 years
Klüver-Barrera 染色（A〜D）

IV 偶発的 GCI

　Lewy 小体や Lewy neurite が高齢者に偶発的に出現することは神経学的疾患のない母集団で 10〜12％とされるが，GCI にも偶発的にみられたという報告がある．Parkkinen らは 1,800 例の剖検脳に αSN 免疫染色を施行して，1 例に偶発的に MSA の所見を認めた[19]．Fujisiro らは非神経疾患 241 例（平均 79 歳，60〜103 歳）と病院の剖検例 125 例中（平均 59 歳，18〜60 歳）に αSN 免疫染色を施行して 2 例に GCI が確認された[20]．この 2 例は 96 歳女性例と 82 歳男性例で SN 系の軽度変性と中枢神経系に広範に GCIs の出現と少数の NCIs を認めた．MSA の罹患率は 10 万人あたり約 4 人と推定され（0.004％），病理学的に算定された罹患率（0.4〜0.8％）に比してはるかに少ない．正常高齢者に出現する GCIs が発症前状態であるのか，加齢に伴う非進行性シヌクレイノパチーであるのかの検討が必要である．

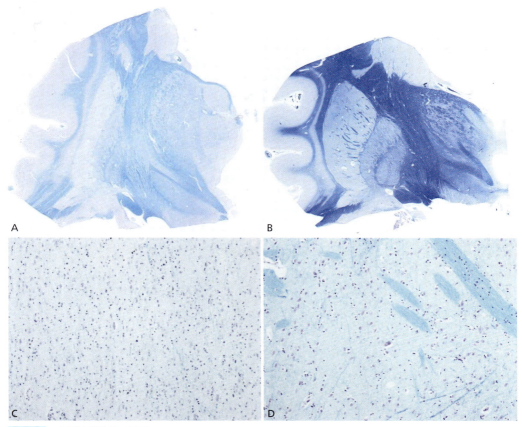

Fig.11 多系統萎縮症の被殻
A, C: 多系統萎縮症の被殻の萎縮と神経細胞脱落
B, D: コントロール
Klüver-Barrera 染色（A～D）

V　MSA とパーキンソン病

　同じシヌクレイノパチーである PD・DLB と MSA はどのような関係にあるのだろうか．MSA ではオリゴデンドログリアの GCIs の形成が主体であり αSN の凝集は中枢神経系内に限局するのに対して，PD・DLB では中枢神経系のみならず全身の交感神経節，消化管の神経叢や心臓自律神経系，皮膚などの神経突起や細胞体に αSN 陽性構造が出現することが確認されている．一方 MSA の交感神経節に αSN 陽性構造を見出す例がある[21]．Lewy 小体や Lewy neurite の偶発的な合併の可能性は否定できないが，MSA で中枢神経系に αSN 凝集亢進機序が存在する場合に，中枢神経系外にも SN が凝集する病態が PD・DLB ほどではないにしてもわずかに存在して交感神経節に αSN 陽性構造が形成される可能性も推測された．

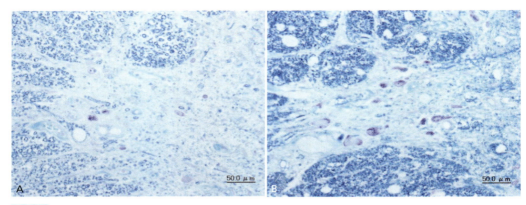

Fig.12 胸髄中間質外側核
A： 多系統萎縮症の胸髄中間質外側核の神経細胞脱落
B： コントロール
Klüver-Barrera 染色（A，B）

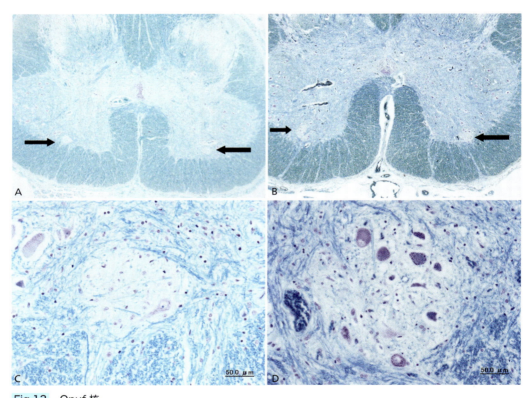

Fig.13 Onuf 核
A，C： 多系統萎縮症の第二仙髄 Onuf 核（矢印）の神経細胞脱落
B，D： コントロール
Klüver-Barrera 染色（A〜D）

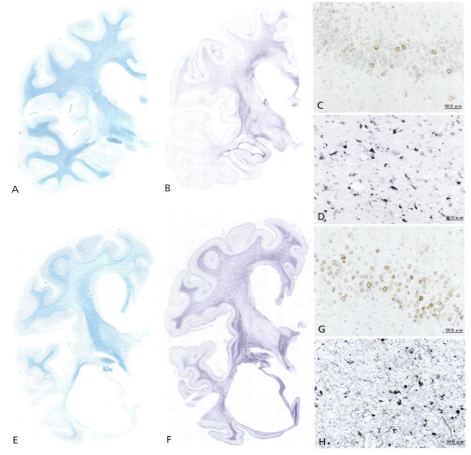

Fig.14 多系統萎縮症の大脳皮質
前頭葉萎縮が強い MSA（A〜D）と辺縁系を含む前頭側頭葉に強い変性を伴う例（E〜H）が少数存在し，海馬歯状回に多数の NCI が出現し（C, G），大脳皮質や皮髄境界から白質に多数の GCI, NCI, NNI, GNI, DN を認める（D, H）．
Klüver-Barrera 染色（A, E），Holzer 染色（B, F），リン酸化シヌクレイン免疫染色（C, G），Gallyas-Braak 嗜銀染色（D, H）．

（Yoshida M. Neuropathology. 2007; 27: 484-93[13] より引用改変）

VI 家族性 MSA

　MSA の大部分は孤発性疾患だが，まれに家族性に発症することがあり，遺伝子解析により，*COQ2* 遺伝子に病原性変異のある家系が報告された[22]．また孤発性 MSA 発症の危険因子として COQ2 の機能障害性変異が起きている可能性が示唆された．*COQ2* 遺伝子は，コエンザイム Q10 を合成する酵素の一つであり，*COQ2* 変異によりコエンザイム Q10 の合成が低下すると考えられている．*GBA* 遺伝子は，常染色体劣性遺伝性 Gaucher 病の原因遺伝子であり，その変異キャリアは PD や DLB の危険因子であることが知られているが，MSA においても疾患関連遺伝子であることが示唆されている[23]．

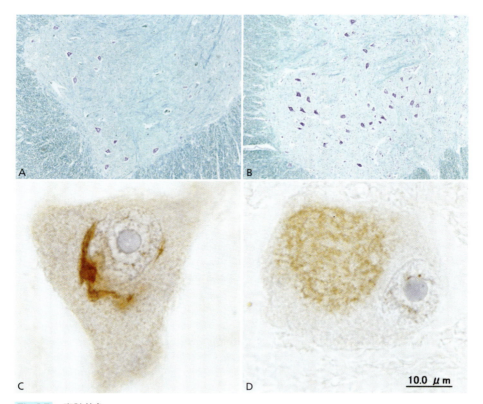

Fig.15 脊髄前角
腰髄前角細胞の脱落（A）と NNI，NCI の形成（B，D）．コントロール（B），Klüver-Barrera 染色（A，B），リン酸化シヌクレイン免疫染色（C，D）
(Yoshida M. Neuropathology. 2007; 27: 484-93[13] より引用改変)

VII PLA2G6 のシヌクレイノパチー

　脳に鉄沈着を伴う神経変性疾患を NBIA と総称するが，NBIA に分類される PLA2G6 の遺伝子変異においても αSN 陽性封入体を認める．*PLA2G6* 遺伝子は，22 番染色体長腕に位置しカルシウム非依存性ホスホリパーゼ A2β をコードするが，2006 年 Morgan らにより乳児型神経軸索ジストロフィー（infantile neuroaxonal dystrophy：INAD）や NBIA type 2 の原因遺伝子となることが報告された[23]．INAD は生後 6 カ月〜3 歳までに発症し，精神運動発達遅滞，筋緊張低下，四肢麻痺，錐体路徴候，錐体外路徴候，運動失調，視神経萎縮，視力障害，眼振，斜視，てんかん発作など多彩な神経症状を呈して，多くは 10 歳までに死に至る難病である．頭部 MRI では全例で小脳萎縮を認める．*PLA2G6* 遺伝子異常症における病理所見では，自験例 1 例を含む 6 例の剖検と 1 例の生検報告があり，顕微鏡的には全例に中枢神経の広い領域に多数の軸索腫大（スフェロイド）を認めている．4 例では鉄の過剰沈着を被殻や淡蒼球に，6 例全例に多数の αSN 陽性の Lewy 小体および変性突起を新皮質や脳幹などに認めた．さらに，5 例では多数のリン酸化タウ陽性の神経原線維変化も観察された．自験例では小脳の著明な萎縮を認めたが，αSN 陽性構造は小脳歯状核の神経細胞や突起に少数認めるのみであった[3]．

文献

1) Ueda K, Fukushima H, Masliah E, et al. Molecular cloning of cDNA encoding an unrecognized component of amyloid in Alzheimer disease. Poc Natl Acad Sci U S A. 1993; 90: 11282-6.

2) Polymeropoulos MH, Lavedan C, Leroy E, et al. Mutation in the α-synuclein gene identified in families with Parkinson's disease. Science. 1997; 276: 2045-7.

3) Riku Y, Ikeuchi T, Yoshino H, et al. Extensive aggregation of α-synuclein and tau in juvenile-on-set neuroaxonal dystrophy: an autopsied individual with a novel mutation in the PLA2G6 gene-splicing site. Acta Neuropathol Commun. 2013; 1: 12.

4) Graham JG, Oppenheimer DR. Orthostatic hypotension and nicotinic sensitivity in a case of multiple system atrophy. J Neurol Neurosurg Psychiat. 1969; 332: 28-34.

5) 高橋　昭，高城　晋，山本耕平，他．Shy-Drager 症候群 オリーブ橋小脳萎縮症との関連．臨床神経．1969; 9: 121-9.

6) Papp MI, Kahn JE, Lantos PL. Glial cytoplasmic inclusions in the CNS of patients with multiple system atrophy (striatonigral degeneration, olivopontocerebellar atrophy and Shy-Drager syndrome). J Neurol Sci. 1989; 94: 79-100.

7) Nakazato Y, Yamazaki H, Hirato J, et al. Oligodendroglial microtubular tangles in olivopontocerebellar atrophy. J Neuropathol Exp Neurol. 1990; 49: 521-30.

8) Wakabayashi K, Hayashi S, Kakita A, et al. Accumulation of alpha-synuclein/NACP is a cytopathological feature common to Lewy body disease and multiple system atrophy. Acta Neuropathol. 1998; 96: 445-52.

9) Arima K, Ueda K, Sunohara N, et al. NACP/alphasynuclein immunoreactivity in fibrillary components of neuronal and oligodendroglial cytoplasmic inclusions in the pontine nuclei in multiple system atrophy. Acta Neuropathol. 1998; 96: 439-4.

10) Gilman S, Low PA, Quinn N, et al. Consensus statement on the diagnosis of multiple system atrophy. J Neurol Sci. 1999;163: 94-8.

11) Gilman S, Wenning GK, Low PA, et al. Second consensus statement on the diagnosis of multiple system atrophy. Neurology. 2008; 71: 670-6.

12) Yoshida M. Multiple system atrophy: α-synuclein and neuronal degeneration. Neuropathology. 2007; 27: 484-93.

13) Ozawa T, Paviour D, Quinn NP, et a . The spectrum of pathological involvement of the striatonigral and olivopontocerebellar systems in multiple system atrophy: clinicopathological correlations. Brain. 2004; 127: 2657-71.

14) Watanabe H, Saito Y, Terao S, et al. Progression and prognosis in multiple system atrophy: an analysis of 230 Japanese patients. Brain. 2002; 125: 1070-83.

15) Sobue G, Hashizume Y, Mitsuma T, et al. Size-dependent myelinated fiber loss in the corticospinal tract in Shy-Drager syndrome and amyotrophic lateral sclerosis. Neurology. 1987; 37: 529-32.

16) Sobue G, Terao S, Kachi T, et al. Somatic motor efferents in multiple system atrophy with autonomic failure: a clinico-pathological study. J Neurol Sci. 1992; 112: 113-25.

17) 陸　重雄，橋詰良夫．multiple system atrophy の臨床病理学的研究．線条体・黒質病変の特徴と錐体路・前角障害の分析．臨床神経．1984; 24: 552-61.

18) Parkkinen L, Hartikainen P, Alafuzoff I. Abundant glial alpha-synuclein pathology in a case without overt clinical symptoms. Clin Neuropathol. 2007; 26: 276-83.

19) Fujishiro H, Ahn TB, Frigerio R, et al. Glial cytoplasmic inclusions in neurologically normal elderly: prodromal multiple system atrophy? Acta Neuropathol. 2008; 116: 269-75.

20) Sone M, Yoshida M, Hashizume Y, et al. Alpha-Synuclein-immunoreactive structure formation is enhanced in sympathetic ganglia of patients with multiple system atrophy. Acta Neuropathol. 2005; 110: 19-26.

21) Multiple-System Atrophy Research Collaboration. Mutations in COQ2 in Familial and Sporadic Multiple-System Atrophy. N Engl J Med. 2013; 369: 233-44.

22) Mitui J, Matsukawa T, Sasaki H, et al. Variants associated with Gaucher disease in multiple system atrophy. Ann Clin Transl Neurol. 2015; 2: 417-26.
23) Morgan NV, Westaway SK, Morton JE, et al. PLA2G6, encoding a phospholipase A2, is mutated in neurodegenerative disorders with high brain iron. Nat Genet. 2006; 38: 752-4.

〈吉田眞理〉

III-6

タウ蛋白

はじめに

タウ蛋白は，分子量約5万の微小管結合蛋白（microtubule associated protein：MAP）で，1975年に神経系に特異的に発現するチューブリン結合蛋白（tubulin associated unit：tau）として発見された[1]．タウは細胞内において，微小管の重合促進および安定化に関わっており，また細胞骨格構造の形成と維持に重要である[2]．微小管の作用は，胞体内や軸索で細胞小器官や小胞，分子などを運ぶ分子輸送のレールとしての働きであり，タウはその輸送のレールである微小管を安定化させる．タウは主として神経細胞の軸索に多く存在するが，細胞体や樹状突起，アストロサイトやオリゴデンドログリアにも存在する．タウは生理的には可溶性で，神経突起の伸長や軸索輸送などの機能はリン酸化により調節をされている．しかし病的状態では過剰なリン酸化，異所性リン酸化，ユビキチン化，断片化，などの修飾を受け，凝集不活化して封入体を形成すると考えられている[3]．

タウ遺伝子は17番染色体長腕に存在し，16個のエクソンから選択的スプライシングを受けて，6つのアイソフォームが形成される．タウ遺伝子から作られる6つのアイソフォームのうち，ヒトでは胎児期から新生児期は3Rタウが主で，成人脳では6つのアイソフォームすべてが発現している[4]．

タウが神経細胞やグリア細胞の胞体や突起に異常蓄積することによって，神経細胞変性が引き起こされる中枢性疾患は，Table 1 に示すような疾患であり，孤発性も遺伝性疾患も含めてタウオパチーと総称される．これらの疾患では，蓄積する主要な病理蓄積物の構成成分がタウであることがわかっている．最も代表的な疾患はアルツハイマー病（AD）であり，脳内には3リピートと4リピートの両者が存在しており，かつ異常にリン酸化されている[5]．これらの

Table 1　各種タウオパチーの封入体とアイソフォーム

疾患	封入体	タウアイソフォーム
アルツハイマー病	neurofibrillary targle	3R＋4R
前頭側頭葉変性症	pick body	3R
嗜銀顆粒性認知症	argyrophilic grain	4R
神経原線維変化型認知症	neurofibrillary tangle	3R＋4R
石灰化を伴う びまん性神経原線維変化病	neurofibrillary tangle	3R＋4R
進行性核上性麻痺	tufted astrocyte coiled body	4R
皮質基底核変性症	astrocytic plaque coiled body	4R

タウが，アルツハイマー病患者脳内の神経細胞内に異常に蓄積し，神経原線維変化の構成単位である paired helical filaments および straight filaments を形成する．孤発性の認知症疾患としては，嗜銀顆粒性認知症や神経原線維変化型認知症などの高齢者タウオパチーと呼ばれる疾患の他，前頭側頭型認知症，またパーキンソニズムをきたす疾患として進行性核上性麻痺（progressive supranuclear palsy: PSP），皮質基底核変性症（corticobasal degeneration: CBD）などがある．遺伝性疾患としては，タウ遺伝子に異常が発見された FTDP-17（frontotemporal dementia and parkinsonism linked to chromosome 17）[6] などがある．これらの疾患においては，異常リン酸化タウが蓄積し，それぞれで特徴的な病理構造物（封入体）が形成され，分布を示す．これらの凝集体は，Gallyas-Braak 嗜銀染色やタウ免疫染色などで明瞭に観察することができる．

　上記に示すようにタウが異常蓄積することによって発症する多くの疾患が認知症をきたす疾患であり，また運動障害はパーキンソニズムであり，小脳失調をきたすことは通常ない．しかしその後，一般的にはパーキンソニズムをきたす疾患として知られている PSP の一部には小脳失調をきたす例のあることが報告され，MSA の一部にタウの蓄積を認めることも報告されている．また SCA の中にはタウの遺伝子異常で発症するタイプも報告されている．本稿ではそれらの小脳失調をきたす疾患とタウ蛋白との関連に関して概説する．

I 進行性核上性麻痺

　進行性核上性麻痺（PSP）は，1964 年に Steel ら [7] により報告された疾患で，臨床的には姿勢反射障害，対軸性筋固縮，核上性垂直性眼球運動障害，頸部ジストニア，認知症を認める Richardson 症候群が最も代表的な病態である神経変性疾患である [8]．病理学的には淡蒼球，視床下角，赤核，黒質，小脳歯状核といった皮質下諸核に神経細胞脱落，グリオーシスとともに神経細胞内に globose 型神経原線維変化，グリア細胞の封入体として tuffted astrocyte や coiled body の出現を特徴とする，リン酸化タウ蛋白の蓄積を認める疾患である [9]．代表的な臨床像は，前述したパーキンソニズムと眼球運動障害を特徴とする PSP-Richardson's syndrome である．また発症時に左右差や振戦が認められ L-dopa に反応を示し，臨床的にはパーキンソン病と診断されやすい PSP-Parkinsonism の他，純粋無動症を呈する PSP-pure akinesia with gait freezing（PSP-PAGF），進行性失語症を呈する PSP-progressive nonfluent aphasia（PSP-PNFA）などの亜型も知られている．そして通常小脳失調に関しては，認めないことが特徴となっており，診断基準上も「早期の著明な小脳性運動失調」は除外診断項目となっている [10]．しかし初期から運動失調が目立つけれど剖検で PSP と診断される症例が日本から報告され [11, 12]，PSP-cerebellar type（PSP-C）として提唱されている．Kanazawa ら [11] は病理学的に PSP と診断された 22 例のうち，3 例において初期から小脳失調が主要な徴候として認められたと報告している．そしてこれらの症例はその小脳失調のため生前は診断基準上 PSP とは診断されなかったという．病理学的な特徴は，失調を示さない患者に比較し失調を認めた患者では，有意にタウ陽性の封入体がプルキンエ細胞に認められ，それらのプルキンエ細胞には萎縮が認められている．また歯状核にグリオーシスと神経細胞死，coiled body を高頻度に認めたという．そ

の後 Iwasaki ら[12] も小脳失調で発症し，臨床的には MSA と診断されていた同様の症例の 1 剖検例を報告している．その症例は生前頭部 CT で小脳，脳幹の萎縮と第四脳室の拡大を認めている．病理学的には，4 リピート陽性の tuffted astrocyte や coiled body の他，多数の神経原線維変化が，前頭葉，基底核，小脳白質と脳幹に認められている．上小脳脚は著明に萎縮し，タウ陽性の封入体がプルキンエ細胞に認められ，かつ細胞数は減少していることが報告されている．しかし欧米[13, 14] の報告では PSP-C はごくまれにしか存在しないと報告されている．そして Mayo clinic からの 1,000 例を超える病理学的に PSP と診断された多数例の解析では PSP-C はたったの 5 例であり，小脳失調の有無で病理学的に検討しても，小脳のタウ病理には差がなかったという[15]．事実欧米からのこれまでの報告でも PSP における小脳失調は記載されており[7, 16, 17] 認めないわけではない．また電気生理学的検討でも Shirota らは明らかには小脳失調を認めない通常の PSP 患者において，プルキンエ細胞への磁気刺激による大脳皮質の一次運動野への抑制を調べた結果，正常者やパーキンソン病患者に比べ，抑制が低下しており，典型的な PSP 患者においても，小脳出力系や小脳皮質の機能的な異常が存在することを報告している[18]．以上のような報告から，PSP では一部の症例において，小脳プルキンエ細胞にタウ陽性の封入体が出現し，それが小脳系の神経細胞障害をきたしていると考えられる．しかし臨床的にどの程度の小脳失調が出現するか否かは，種々の因子の影響を受け変化する可能性が考えられ，また日本と欧米で頻度が異なるのかなども含め今後の検討が必要と思われる．

II 多系統萎縮症

　多系統萎縮症は，以前はオリーブ橋小脳萎縮症，線状体黒質変性症，シャイドレーガー症候群として知られ，オリゴデンドログリア内に glial cytoplasmic inclusions（GCI）が蓄積する疾患であり，その構成成分は α –synuclein である．そして本疾患にタウが関連することはほとんど記載がない．しかし 2011 年 Nagaishi ら[19] は，臨床的には進行性のパーキンソニズムと失調をきたし，剖検で MSA と診断した症例において，被殻や内包など神経変性が著明な領域のグリア細胞内に，3 リピートと 4 リピート陽性のタウ凝集を認めたと報告した．そしてそれが他の 6 例の自験例でも同様に認められたことから，MSA の神経変性にタウも関与しているのではないかと報告している．しかしそれに対して Jellinger[20] は自験 44 例の MSA の解析では 1 例でのみ被殻の astroglia の細胞体内にタウ陽性の凝集を認めただけで，その症例には小脳失調はなくパーキンソニズムで線状体黒質変性症の症例であったという．そしてその後同様の報告はなく，基本的に MSA とタウとの関連は否定的である．

III 脊髄小脳失調症（spinocerebellar ataxia）

　常染色体優性遺伝性小脳失調をきたす疾患は進行性の小脳失調と小脳変性をきたし，存在する遺伝子異常で，SCA として分類され，現在は 31 まで分類されている．その中で SCA 11 は

Chapter Ⅲ　小脳疾患の分子病態

タウの蓄積を認める疾患である.

● SCA 11

　SCA11 は，常染色体優性遺伝性の小脳失調をきたすイギリスの大家系の遺伝子解析から，染色体 15 番長腕に遺伝子座が存在すると報告され[21]，その後 2007 年に Houlden[22] らは，このイギリス家系の解析から本疾患の遺伝子異常が，*TTBK2*（tau tublin kinase 2）遺伝子のフレームシフト変異が原因であることを報告した.*TTBK2* 蛋白は，小脳のプルキンエ細胞と顆粒層，海馬 CA1，黒質に発現している蛋白で，メインターゲットは細胞骨格蛋白であるタウ蛋白である.SCA11 に伴う変異では，TTBK2 の酵素活性の低下や核への移動が生じていることがわかっている.SCA11 は今までに，イギリス，パキスタン，フランス，ドイツで報告され[23]，その後デンマークの家系から同様の変異の報告がある[24].

　臨床的には，SCA11 は緩徐進行性で，生命予後は良好な失調症である.症状としては失調，構音障害，眼球運動障害と錐体路徴候である.発症年齢は 15〜70 歳ぐらいで，罹病歴は 20 年以上に及ぶ.最終的に歩けなくなるほどに進行することもなく，また認知症も発症しない[21].MRI では小脳虫部の萎縮が著明で，病理学的な検索では，重度なプルキンエ細胞脱落と同時に顆粒細胞の減少を認める.神経細胞変性部位には広範なタウの凝集を特徴とするが，神経原線維変化と neuropil threads とタウ陽性の neurites を中脳被蓋，黒質，基底核，中脳，延髄に認めるが，小脳には認めない.その分布は AD とは異なっている[25].

おわりに

小脳失調をきたす疾患の病理学的原因として，タウが問題になることは通常ない.しかし PSP–C のようなまれな病態や SCA11 のようにタウの蓄積が小脳系であれば失調の原因となり得るが，明確でない部分も多く，今後の研究の進展と解明に期待したい.

文献

1) Weingarten MD, Lockwood AH, Hwo SY, et al. A protein factor essential for microtubule assembly. Proc Natl Acad Sci U S A. 1975; 72: 1858–62.
2) Hirokawa N, Shiomura Y, Okabe S. Tau proteins: the molecular structure and mode of binding on microtubules. J Cell Biol. 1988; 107: 1449–59.
3) Yoshida M. [Neuropathology of tauopathy]. Brain Nerve. 2013; 65: 1445–58.
4) Kosik KS, Orecchio LD, Bakalis S, et al. Developmentally regulated expression of specific tau sequences. Neuron. 1989; 2: 1389–97.
5) Ihara Y, Nukina N, Miura R, et al. Phosphorylated tau protein is integrated into paired helical filaments in Alzheimer's disease. J Biochem. 1986; 99: 1807–10.
6) Wilhelmsen KC, Lynch T, Pavlou E, et al. Localization of disinhibition–dementia–parkinsonism–amyotrophy complex to 17q21–22. Am J Hum Genet. 1994; 55: 1159–65.
7) Steele JC, Richardson JC, Olszewski J. Progressive supranuclear palsy. A heterogeneous degeneration involving the brain stem, basal ganglia and cerebellum with vertical gaze and pseudobulbar palsy, nuchal dystonia and dementia. Arch Neurol. 1964; 10: 333–59.
8) Williams DR, Lees AJ. Progressive supranuclear palsy: clinicopathological concepts and diagnostic challenges. Lancet Neurol. 2009; 8: 270–9.
9) 吉田　眞.神経病理診断の標準化Ⅰ.蛋白コンフォメーション異常 タウオパチー.病理と臨床.2015; 33: 262–72.
10) Litvan I, Agid Y, Calne D, et al. Clinical research criteria for the diagnosis of progressive supranu-

clear palsy (Steele-Richardson-Olszewski syndrome): report of the NINDS-SPSP international workshop. Neurology. 1996; 47: 1-9.

11) Kanazawa M, Shimohata T, Toyoshima Y, et al. Cerebellar involvement in progressive supranuclear palsy: A clinicopathological study. Mov Disord. 2009; 24: 1312-8.

12) Iwasaki Y, Mori K, Ito M, et al. An autopsied case of progressive supranuclear palsy presenting with cerebellar ataxia and severe cerebellar involvement. Neuropathology. 2013; 33: 561-7.

13) Jellinger K. Cerebellar involvement in progressive supranuclear palsy. Mov Disord. 2010; 25: 1104-5.

14) Respondek G, Stamelou M, Kurz C, et al. The phenotypic spectrum of progressive supranuclear palsy: a retrospective multicenter study of 100 definite cases. Mov Disord. 2014; 29: 1758-66.

15) Koga S, Josephs KA, Ogaki K, et al. Cerebellar ataxia in progressive supranuclear palsy: An autopsy study of PSP-C. Mov Disord. 2016; 31: 653-62.

16) Collins SJ, Ahlskog JE, Parisi JE, et al. Progressive supranuclear palsy: neuropathologically based diagnostic clinical criteria. J Neurol Neurosurg Psychiatry. 1995; 58: 167-73.

17) Birdi S, Rajput AH, Fenton M, et al. Progressive supranuclear palsy diagnosis and confounding features: report on 16 autopsied cases. Mov Disord. 2002; 17: 1255-64.

18) Shirota Y, Hamada M, Hanajima R, et al. Cerebellar dysfunction in progressive supranuclear palsy: a transcranial magnetic stimulation study. Mov Disord. 2010; 25: 2413-9.

19) Nagaishi M, Yokoo H, Nakazato Y. Tau-positive glial cytoplasmic granules in multiple system atrophy. Neuropathology. 2011; 31: 299-305.

20) Jellinger KA. Neuropathology of movement disorders. Neurosurg Clin N Am. 1998; 9: 237-62.

21) Worth PF, Giunti P, Gardner-Thorpe C, et al. Autosomal dominant cerebellar ataxia type III: linkage in a large British family to a 7.6-cM region on chromosome 15q14-21.3. Am J Hum Genet. 1999; 65: 420-6.

22) Houlden H, Johnson J, Gardner-Thorpe C, et al. Mutations in TTBK2, encoding a kinase implicated in tau phosphorylation, segregate with spinocerebellar ataxia type 11. Nat Genet. 2007; 39: 1434-6.

23) Bauer P, Stevanin G, Beetz C, U, et al. Spinocerebellar ataxia type 11 (SCA11) is an uncommon cause of dominant ataxia among French and German kindreds. J Neurol Neurosurg Psychiatry. 2010; 81: 1229-32.

24) Lindquist SG, Moller LB, Dali Cl, et al. A Novel TTBK2 De Novo Mutation in a Danish Family with Early-Onset Spinocerebellar Ataxia. Cerebellum. 2017; 16: 268-71.

25) Durr A. Autosomal dominant cerebellar ataxias: polyglutamine expansions and beyond. Lancet Neurol. 2010; 9: 885-94.

〈嶋田裕之〉

Chapter III　小脳疾患の分子病態

III-7 »

遺伝性痙性対麻痺

I 遺伝性痙性対麻痺とは

　遺伝性痙性対麻痺（hereditary spastic paraplegia: HSP）とは，進行性の下肢痙性を主徴とする神経変性疾患である．臨床的には，下肢痙性，錐体路性筋力低下に加えて軽微な膀胱直腸障害と下肢の感覚障害を合併することのある純粋型と，その他の症状を合併する複合型に分類される．複合型においては，認知機能障害，精神運動発達遅滞，視神経萎縮，黄斑変性症，網膜色素変性症，構音障害，嚥下障害，四肢筋萎縮，末梢神経障害といった症状をさまざまな程度で合併する．

　約半数の症例は孤発性であるが，残りには家族歴を認める．常染色体劣性遺伝と比較すると，常染色体優性遺伝が多い．X染色体連鎖性遺伝，母系遺伝も報告されている．

　本稿では，遺伝性痙性対麻痺の原因遺伝子，分子疫学，分子病態に関して述べる．

II 診断のポイントと鑑別疾患

　下肢筋力低下，下肢痙性，下肢腱反射亢進，病的反射陽性といった痙性対麻痺症状が緩徐に進行していることから診断される．純粋型においては，脳神経領域の反射亢進（下顎反射，頭後屈反射など），上肢の腱反射亢進，上肢の病的反射（指屈曲反射など），下肢深部覚の軽度低下，軽度の膀胱直腸障害を合併しても構わないとされる．上記以外の症状が合併した際には複合型と考える．

　変性疾患を除くと，主な鑑別疾患としては，免疫異常（自己免疫性脊髄炎，急性散在性脳脊髄炎），感染症（感染性脊髄炎），各種脊髄疾患（変形性脊髄症，脊髄硬膜動静脈瘻，脊髄腫瘍，脊髄梗塞），栄養障害（亜急性連合性脊髄変性症，銅欠乏症など），その他（脊髄空洞症，中毒性疾患，放射線脊髄症）などがあげられる．変性疾患の中では，筋萎縮性側索硬化症（amyotrophic lateral sclerosis: ALS）との鑑別が臨床上は重要である．左右差を伴う症例，経過が早い症例，深部覚低下・膀胱直腸障害を全く呈さない症例については，特に注意してALSとの鑑別を行い，経過を診ていく必要がある．特に複合型の症例については，その他の変性疾患と臨床的にオーバーラップすることがあり，主な鑑別疾患については，III-Dで述べる．

Table 1 常染色体優性遺伝性痙性対麻痺の原因遺伝子と主な臨床像

疾患	原因遺伝子	疾患の別名	他の表現型（allelic disorder）	主な臨床像
SPG3A	*ATL1*		Hereditary sensory neuropathy ID	純粋型
SPG4	*SPAST*			純粋型
SPG6	*NIPA1*			純粋型
SPG8	*KIAA0196* *(WASHC5)*			純粋型
SPG9	*ALDH18A1*		Cutis laxa（autosomal dominant 3, autosomal recessive type IIIA）	複合型
SPG10	*KIF5A*		axonal Charcot-Marie-Tooth disease	純粋型，複合型
SPG12	*RTN2*			純粋型
SPG13	*HSPD1*		Hypomyelinating leukodystrophy 4	純粋型
SPG17	*BSCL2*	Silver syndrome	Hereditary motor neuropathy 5C	純粋型，複合型
SPG30	*KIF1A*		Hereditary sensory neuropathy IIC, auto- somal dominant mental retardation 9	複合型
SPG31	*REEP1*		Hereditary motor neuropathy 5B, congenital axonal neuropathy and diaphramatic palsy	純粋型
SPG42	*SLC33A1*		Congenital cataracts, hearing loss, and neurodegeneration	純粋型
SPG72	*REEP2*			純粋型
SPG73	*CPT1C*			純粋型
SPG	*KCNA2*		Epileptic encephalopathy, early infantile, 32	複合型

Ⅲ 遺伝性痙性対麻痺の原因遺伝子と各タイプの特徴

遺伝性痙性対麻痺の原因遺伝子として，1992 年に *L1CAM* が同定されたことを皮切りに，現在まで非常に多くの原因遺伝子が明らかとなっている．本項では，主な病型についてその臨床的な特徴をあげる．

A 常染色体優性遺伝性痙性対麻痺 Table 1
❶ SPG4

第 2 番染色体に存在し，spastin をコードする *SPAST* 遺伝子の変異が原因である．報告されている限り，全世界で最も多い病型である．基本的に純粋型を呈する．発症年齢は幅広く，0〜70 歳代まで報告があるが，30〜40 代に最も多く，次いで 10 歳未満が多い．家系内において重症度や発症年齢が大きくことなることがあることにも注意すべきである．

本邦での経験では，常染色体優性遺伝家系の約 40〜50％は SPG4 であり，孤発例においても純粋型であれば，5〜10％程度で変異を認める．孤発例においても認められることがあるため，遺伝カウンセリングや網羅的遺伝子解析の際にはきちんと説明することが望ましい．

Chapter III　小脳疾患の分子病態

❷SPG3A，SPG31

SPG3A は atlastin をコードする *ATL1* 遺伝子，SPG31 は *REEP1* 遺伝子の変異で生じる．基本的には純粋型を呈し，両病型ともに発症年齢は 20 歳未満と若年であることが多いが，進行は非常に緩徐である．本邦の常染色体優性遺伝家系においてはそれぞれ 5％程度を占める．

❸SPG8，SPG10，その他

SPG8 は *KIAA0196* 遺伝子，SPG10 は *KIF5A* 遺伝子の変異で生じる．本邦の常染色体優性遺伝例においては，2〜3％程度で認める程度で，まれである．基本的に純粋型を呈することが多いが，SPG10 においては末梢神経障害の合併がまれではない．その他，SPG6（*NIPA1* 遺伝子変異），SPG9（*ALDH18A1* 遺伝子変異）SPG42（*SLC33A1* 遺伝子変異）が本邦で確認されているが，いずれも 1〜数家系程度の経験にとどまる．

B｜常染色体劣性遺伝性痙性対麻痺　Table 2

❶SPG11，SPG15

脳梁菲薄化を伴う常染色体劣性遺伝性痙性対麻痺の原因遺伝子として，*SPG11*（SPG11）と *ZFYVE26*（SPG15）が同定されている．両病型とも頻度が高く，常染色体劣性遺伝と考えられた症例の中では SPG11 が最多で，SPG15 がそれに次ぐ．これまでの本邦における解析経験では，常染色体劣性遺伝が考えられた症例全体で，SPG11 が 8％程度，SPG15 が 2％程度を占める（常染色体劣性遺伝性痙性対麻痺は遺伝学的に非常に異質性が高いため，1 病型の占める割合は常染色体優性遺伝性痙性対麻痺と比較すると低い）．脳梁菲薄化を認める症例に限ると，欧米の報告では 4 割程度の家系が SPG11，1 割程度の家系が SPG15 と診断される．

臨床的には，SPG11 と SPG15 は非常に類似しているとされる．典型的には，精神運動発達遅滞を呈し，その後認知機能の低下を認める．下位運動ニューロン徴候も認めることが多く，筋萎縮を合併する．黄斑変性や視神経萎縮といった眼症状を合併することもある．その他，構音・嚥下障害，感覚障害，運動失調を示す．頭部 MRI では，脳梁菲薄化が特徴的であり，脳萎縮と白質病変を合併することが多い．発症年齢は 30 歳以下であることが多い．SPG11 と比較して，SPG15 では眼症状の合併がやや多く，発症年齢がやや早い．

症状が上下位運動ニューロンに限局する場合，若年性 ALS の病像を取る．これも *SPG11* の変異によって引き起こされることが明らかとなり，ALS5 と呼ばれている．最近，*SPG11* 変異で症状が末梢神経にとどまり，Charcot–Marie–Tooth 病の病像をとる症例があることも報告された．

❷その他の病型

前述のように，常染色体劣性遺伝性痙性対麻痺においては，遺伝学的異質性が高く，非常に多くの病型が鑑別となるが，一つ一つの病型の頻度は高くない．以下，代表的な病型について，痙性対麻痺の合併症状からみた場合の鑑別疾患について述べる．

家族歴から常染色体劣性遺伝と考えられた症例において純粋型はさほど多くないが，SPG5A（*CYP7B1* 変異），SPG7（*SPG7* 変異），SPG28（*DDHD1* 変異）は純粋型を取り得るため鑑別となる．一方で，遺伝性痙性対麻痺全体としては，常染色体優性遺伝である SPG4 の頻度が非常に高いため，例えば兄弟発症家系や，両親に近親婚を認める純粋型孤発症例においても，遺伝

子解析をしてみると常染色体優性遺伝である SPG4 と診断される場合も多い．常染色体劣性遺伝を考えたくなるような家系においても常染色体優性遺伝疾患であると判明する可能性があることは，遺伝カウンセリングにおける注意事項である．

複合型においては，SPG11 と SPG15 以外には，SPG35（*FA2H* 変異），SPG46（*GBA2* 変異），SPG78（*CAPN1* 変異），SPG28（*DDHD1* 変異）が比較的多く経験する病型である．いずれも，臨床像のみから診断することは容易ではなく，エクソーム解析などの網羅的遺伝子解析が有用な疾患である．

C | X 染色体連鎖遺伝性痙性対麻痺 Table 3

X 染色体連鎖性遺伝としては，*L1CAM* 変異による SPG1 と *PLP1* 変異による SPG2 が特に知られている．

L1CAM 変異では，MASA 症候群（mental retardation, adductedthumb, shuffling gait, and adducted thumbs），CRASH 症候群（corpus callosum hypoplasia, retardation, adducted thumbs, spastic paraplegia, and hydrocephalus），HSAS（hydrocephalus due to congenital stenosis of aqueduct of Sylvius）などと呼ばれる疾患の原因であることがわかっている．

PLP1 変異で最も多いのは *PLP1* の重複変異であり，この場合 Pelizaeus–Merzbacher 病の臨床像を呈する．重度の精神発達遅滞，眼振，痙性四肢麻痺，視神経萎縮などを呈し，頭部 MRI では白質の形成不全を認める．一方で，*PLP1* 遺伝子の欠失や loss–of–function 変異（ナンセンス変異，フレームシフト変異，スプライス変異）では Pelizaeus–Merzbacher 病より軽症となり，痙性対麻痺を主症状として呈して SPG2 と呼ばれる．

SPG の番号が付いていないが，特に男性の痙性対麻痺患者においては，*ABCD1* 変異による副腎脊髄ニューロパチー（adrenomyeloneuropathy: AMN）との鑑別は非常に重要である．極長鎖飽和脂肪酸の測定で容易に鑑別することが可能である．AMN である場合，副腎不全により生命が脅かされることがある．また，約半数の症例においては副腎白質ジストロフィー（adrenoleukodystrophy: ALD）への移行が認められることに注意する必要がある．ALD へ移行しつつある症例においても，早期の造血幹細胞移植による進行予防の可能性が示されている．治療法が存在することから，これらの疾患の鑑別を行う必要性は高い．

D | 遺伝性痙性対麻痺の臨床像のオーバーラップ，allelic disorder からみた鑑別疾患

前項で特に複合型の症例については，他疾患と臨床像がオーバーラップすることを述べた．同一遺伝子の変異によっても，家系によって痙性対麻痺を生じたり，他疾患を生じたりすることもある（allelic disease）．ここでは，遺伝性痙性対麻痺の鑑別をする上で検討すべき他疾患について述べる．

小脳性運動失調を合併した場合，痙性を伴う脊髄小脳変性症と臨床的にはオーバーラップする．SPG46（*GBA2* 変異），SPG76（*CAPN1* 変異），SPG7（*SPG7* 変異），SPG58（*KIF1C* 変異）といった疾患に加え，ARSACS（*SACS* 変異，シャルルヴォア・サグネ型痙性運動失調症），SCAR8（*SYNE1* 変異），Chediak–Higashi 症候群（*LYST* 変異），infantile neuroaxonal dystrophy（*PLA2G6* 変異）などを鑑別する必要がある．いずれも本邦で複数家系が確認されている．小

Chapter Ⅲ　小脳疾患の分子病態

Table 2　主な常染色体劣性遺伝性痙性対麻痺と類縁疾患の原因遺伝子とその臨床像

疾患	原因遺伝子	疾患の別名	他の表現型 (allelic disorder)	主な 臨床像
SPG5A	*CYP7B1*		Congenital bile acid synthesis defect 3	純粋型, 複合型
SPG7	*SPG7*		Chronic progressive external ophhalmoplegia	純粋型, 複合型
SPG9	*ALDH18A1*		Cutis laxa (autosomal dominant 3, autosomal recessive type IIIA)	複合型, 純粋型
SPG11	*SPG11*		Amyotrophic lateral sclerosis 5, Charcot-Marie-Tooth disease 2X	複合型
SPG15	*ZFYVE26*	Kjellin syndrome		複合型
SPG18	*ERLIN2*		Primary lateral sclerosis	複合型
SPG20	*SPG20*	Troyer syndrome		複合型
SPG21	*SPG21*	Mast syndrome		複合型
SPG23	*DSTYK*			複合型
SPG26	*B4GALNT1*			複合型
SPG28	*DDHD1*			純粋型, 複合型
SPG30	*KIF1A*		Hereditary sensory neuropathy IIC, autosomal dominant mental retardation 9	複合型
SPG35	*FA2H*			複合型
SPG39	*PNPLA6*		Boucher-Neuhauser syndrome, Oliver-McFarlane syndrome	複合型
SPG43	*C19orf12*		Neurodegeneration with brain iron accumulation 4	純粋型, 複合型
SPG44	*GJC2*		Hypomyelinating leukodystrophy 2, hereditary lymphedema IC	複合型
SPG45	*NT5C2*			複合型, 純粋型
SPG46	*GBA2*		spastic ataxia	複合型
SPG47	*AP4B1*		Cerebral palsy with microcephaly and intellectual disability 5	複合型
SPG48	*AP5Z1*			純粋型, 複合型
SPG49	*TECPR2*		Hereditary sensory autonomic neuropathy with intellectual disability	複合型
SPG50	*AP4M1*		Cerebral palsy with microcephaly and intellectual disability 3	複合型
SPG51	*AP4E1*		Cerebral palsy with microcephaly and intellectual disability 4, familial persistent stuttering 1	複合型
SPG52	*AP4S1*		Cerebral palsy with microcephaly and intellectual disability 6	複合型
SPG53	*VPS37A*			複合型
SPG54	*DDHD2*			複合型
SPG55	*C12orf65*		Combined oxidative phosphorylation deficiency 7	複合型

Table 2 つづき

疾患	原因遺伝子	疾患の別名	他の表現型 (allelic disorder)	主な 臨床像
SPG56	CYP2U1			複合型
SPG57	TFG		Hereditary motor and sensory neuropathy with proximal dominant involvement	複合型
SPG58	KIF1C		Autosomal recessive spastic ataxia 2	複合型
SPG59	USP8			純粋型
SPG60	WDR48			複合型
SPG61	ARL6IP1			複合型
SPG62	ERLIN1			複合型
SPG63	AMPD2		Pontocerebellar hypoplasia 9	複合型
SPG64	ENTPD1			複合型
SPG66	ARSI			複合型
SPG67	PGAP1		Autosomal recessive mental retardation 42	複合型
SPG69	RAB3GAP2		Martsolf syndrome, Warburg micro syndrome 2	複合型
SPG70	MARS		Charcot-Marie-Tooth disease 2U	複合型
SPG71	ZFR			純粋型
SPG72	REEP2			純粋型
SPG74	IBA57		Multiple mitochondrial dysfunction syndrome 3	複合型
SPG75	MAG			複合型
SPG76	CAPN1			複合型
SPG77	FARS2		Combined oxidative phosphorylation deficiency 14	純粋型
SPG78	ATP13A2		Kufor-Rakeb syndrome	複合型
SPG79	UCHL1			複合型
Infantile on-set ascend-ing spastic paraplegia (IAHSP)	ALS2		Juvenile amyotrophic lateral sclerosis 2, juvenile primary lateral sclerosis	複合型

Chapter Ⅲ　小脳疾患の分子病態

Table 3　X染色体連鎖遺伝性痙性対麻痺と主な類縁疾患の原因遺伝子と主な臨床像

疾患	原因遺伝子	疾患の別名	他の表現型 (allelic disorder)	主な臨床像
SPG1	*L1CAM*		MASA (mental retardation, aphasia, shuffling gait, and adducted thumb) syndrome, CRASH (corpus callosum hypoplasia, retardation, adducted thumb, spastic paraplegia, and hydrocephalus) syndrome, X-linked hydrocephalus	複合型
SPG2	*PLP1*		Pelizaeus-Merzbacher disease	複合型，純粋型
SPG22	*SLC16A2*	Alan-Herndon-Dudley syndrome		複合型
Adrenomyeloneuropathy	*ABCD1*		adrenoleukodystrophy	複合型，純粋型

　脳性運動失調を合併した場合，欧米では SPG7 の頻度が高いとされるが，本邦においては，p.A510V 変異が少ないこともあるためか，SPG7 の頻度は大分低い．

　白質脳症を合併した際には，副腎白質ジストロフィー（*ABCD1* 変異），Pelizaeus-Merzbacher 病（*PLP1* 変異），Pelizaeus-Merzbacher like 病（*GJC2* 変異など），Krabbe 病（*GALC* 変異）スフェロイドを伴う遺伝性びまん性白質ジストロフィー（*CSF1R* 変異）などを鑑別する必要がある．

　認知機能障害を合併する場合，*PSEN1* 変異を伴う家族性アルツハイマー病や Gerstmann-Sträussler-Scheinker 病を鑑別する必要がある．

　純粋に運動ニューロン徴候のみを示す場合には，家族性筋萎縮性側索硬化症（amyotrophic lateral sclerosis: ALS）が鑑別となる．本邦からは，痙性対麻痺を呈した症例から，常染色体優性遺伝では ALS1（*SOD1* 変異），常染色体劣性遺伝では ALS2（*ALS2* 変異），ALS5（*SPG11* 変異），ALS12（*OPTN* 変異）の報告と経験がある．

　視神経萎縮，網膜色素変性症，難聴などを合併する場合には，広くミトコンドリア病を鑑別にあげる必要がある．ここで言うミトコンドリア病とは，ミトコンドリア遺伝子に変異を認める場合と，核遺伝子にコードされたミトコンドリア関連遺伝子に変異を認め，常染色体優性遺伝，常染色体劣性遺伝，X染色体性遺伝を呈する疾患を含む．

E｜分子疫学を踏まえた遺伝性痙性対麻痺の遺伝子解析の方針

　遺伝性痙性対麻痺の診療の上で，遺伝カウンセリング，予後予測の上で遺伝子診断の占める割合は大きい．以下，遺伝子解析を行う意義について述べる．

　一つには，遺伝形式が決定できるという意味がある．家族歴から，明らかに常染色体優性遺伝，常染色体劣性遺伝，とわかる場合はあまり大きな問題がないが，遺伝性痙性対麻痺のような疾患では，家族内で重症度が異なったり，発症者によっては軽微な症状のために発症に気づ

Table 4 網羅的遺伝子解析による遺伝子診断率

	純粋型	複合型
常染色体優性遺伝	50〜60%	NA
常染色体劣性遺伝	NA	30〜40%
X染色体連鎖性遺伝・ミトコンドリア遺伝	NA*	NA
孤発例	5〜10%	20〜30%

NA：症例数が少なく，診断率を算出するのが困難
*副腎脊髄ニューロパチー/副腎白質ジストロフィーや，Pelizaeus-Merzbacher病などと臨床的に診断される例では，当然多くの例で遺伝子診断されうる．

かない方がいたりということもあるため，例えば孤発例や，同胞発症例では，常染色体優性遺伝，常染色体劣性遺伝，X染色体連鎖性遺伝，ミトコンドリア遺伝のいずれの可能性も理論的にあり得る．次子や下の世代の発症のリスクを考える上で，遺伝形式を決定することにより，正確な情報を患者とその家族に伝えることができるようになる．

二つ目には，発症者の変異を同定することができて初めて，非発症者に対する発症前診断などの可能性が出てくることである．本疾患のように遺伝学的に非常に異質な疾患においては，非発症者の発症前診断には，発症者の変異が同定されていることが必須である．

最後に，予後予測があげられる．例えばSPG4，という診断がついた場合には，基本的には純粋型をとるため，基本的に上肢の機能障害や，構音・嚥下障害を呈することはないと言える．逆に，当初は純粋型にみえても，副腎脊髄ニューロパチーという診断が下された場合には，白質病変の出現とともに認知機能障害などが出現するリスクがあり，慎重に頭部MRIなどをフォローしていく必要がある．という風に経過観察の方針も大きく異なることになる．

診断率であるが，網羅的に遺伝子解析を行った場合には，常染色体優性遺伝の純粋型家系では，約60%で診断をつけることができるため，遺伝子解析が非常に有用性は高い Table 4．純粋型孤発例については，網羅的な遺伝子診断を行っても，5〜10%程度と診断率はそれほど高くない．頚椎症，炎症性疾患，栄養障害などの疾患の鑑別を慎重に行うとともに，男性であれば副腎脊髄ニューロパチーの可能性を最低限調べるというのも一つの方策であろう．複合型の場合には，家族歴があってもなくても，網羅的な遺伝子解析によって，20〜40%程度で遺伝子診断がつけられる．

診断率を家族歴からみると，常染色体優性遺伝家系では，多くが純粋型を呈し，60%程度の診断率となり，常染色体劣性遺伝家系では，多くが複合型を呈し，30〜40%程度の診断率である．X染色体連鎖性遺伝，ミトコンドリア遺伝については，副腎脊髄ニューロパチー/白質ジストロフィー，Pelizaeus-Merzbacher病，L1CAM関連疾患など，臨床的に診断しうる疾患を除くと，ほとんど目にすることはない．全体の約半数を占める孤発例については，純粋型であれば5〜10%の診断率（ほとんどが常染色体優性遺伝のSPG4），複合型であれば20〜30%の診断率（常染色体劣性遺伝が最多であるが，*de novo*変異が疑われる常染色体優性遺伝，X染色体連鎖性遺伝の可能性もある）となる．

全ゲノム配列解析，エクソーム解析などの網羅的遺伝子解析は，現時点では研究レベルでしか行うことができないが，前述のように遺伝性痙性対麻痺以外にも，症状がオーバーラップす

Chapter III　小脳疾患の分子病態

る多くの疾患の原因遺伝子を検討する必要があるため **Table 1～3**，解析対象となる遺伝子を限らないという意味で，エクソーム解析や全ゲノム配列解析の有用性がきわめて高い疾患であると言える．

F｜遺伝カウンセリング

常染色体優性遺伝，常染色体劣性遺伝，X染色体連鎖性遺伝，ミトコンドリア遺伝の遺伝形式に加え，主な病型とその割合について説明する．臨床病型としては，純粋型，複合型があることを説明する．臨床症状から原因遺伝子が容易に推測できる場合と，そうではない場合があることを説明する．また，遺伝性痙性対麻痺では，家系内でも症状の重症度や発症年齢が大きく異なることは経験するので，その説明も必要である．孤発例の場合にも，割合は前述の通りであるが，何かしらの遺伝子に変異を有していて遺伝する可能性があるため，その点も説明する．

家系内の発症者の遺伝子変異が同定されていれば，十分なカウンセリングの後に，家系内のメンバーについて発症前診断を行うことができる．一般的に，出生前診断については，一部の小児期の重篤な単一遺伝子疾患に対してのみ認められており，遅発性の出生前診断は原則として認められていないことから，遺伝性痙性対麻痺については適応にならないことが多い．しかしながら遺伝性痙性対麻痺にはさまざまな重症度の疾患が含まれることから，適応については家系ごとに検討する．

G｜遺伝性痙性対麻痺の分子病態

遺伝性痙性対麻痺の原因遺伝子については，いくつかのカテゴリーに分かれることが，以前より指摘されている．

SPG4の原因遺伝子である *SPAST* の翻訳産物である spastin は AAA（ATPases associated with diverse cellular activities）ファミリーに属する蛋白質である．6量体として微小管を分解することが知られており，小胞体の形成と軸索輸送に関係するとされる．同じく遺伝性対麻痺の原因遺伝子産物である atlastin（SPG3A），REEP1，RTN2 との結合が示されている．小胞体の形成に関係する遺伝子としては，*ATL1*，*RTN2*，*REEP1* が知られている．軸索輸送については，モーター蛋白質をコードする *KIF5A*，*KIF1A*，*KIF1C* も関連している．

他にも細胞内小胞輸送に関係すると考えられている遺伝子も多く，*NIPA1*，*SPG11*，*ZFYVE26*，*ERLIN2*，*SPG20*，*SPG21*，*REEP1*，*USP8*，*WDR48*，*ARL6IP1*，*ERLIN1*，*RAB3GAP2*，*REEP2* などが関連していると考えられている．エンドソームの膜輸送などに関係すると考えられている遺伝子としては，*AP4B1*，*AP4M1*，*AP4E1*，*AP4S1*，*KIAA015*，*VPS37A* があげられる．

SPG7 によってコードされる paraplegin をはじめとして，遺伝性痙性対麻痺の原因遺伝子にのいくつかはミトコンドリアに関係するものがある．SPG21，SPG31 でもミトコンドリア異常が指摘されている．

PLP1，MAG，GJC2（connexin 47）はグリア細胞の恒常性に関係する蛋白質と考えられている．FA2H もスフィンゴ脂質の生合成を介して，ミエリンの維持に関係する．

脂質代謝に関係する遺伝性痙性対麻痺の原因遺伝子は多く，他にも，*CYP7B1*，*B4GALNT1*，*DDHD1*，*PNPLA6*，*GBA2*，*DDHD2*，*CYP2U1* など数多くの原因遺伝子が関係する．

これらのパスウェイの異常によって，遺伝性痙性対麻痺が生じる機序として，錐体路が長く，大きい軸索を持つことと関係している，という考え方がある．長くて大きな軸索を維持するために，さまざまな軸索輸送，小胞輸送，膜輸送，ミエリンの維持が必要になるが，これらの経路の異常によって，長くて大きいニューロンから優先して機能障害をきたす，という考え方である．この考え方に立てば，後索や排尿・排便に関する自律神経も長い経路をとるため同時に障害されやすいことも説明しやすい．

次世代シーケンサーの応用により，遺伝性痙性対麻痺の原因遺伝子は急速に増えており，近年では *ZFYVE26* が autophagy に関係していることが判明するなど新知見も増えている．また疾患 iPS 細胞の樹立の報告も相次いでおり，さらなるパスウェイの発見や新規治療法の同定が期待されるところである．

さいごに

本稿では，遺伝性痙性対麻痺の診断，遺伝子，分子疫学，分子病態を中心に述べた．遺伝性痙性対麻痺の診断に関して，一助になれば幸いである．

〈石浦浩之〉

III-8
プリオン仮説

I プリオンの特徴，複製と伝播

　プリオン病や伝達性海綿状脳症はその名が示すとおり，病原物質の摂取を介して個体から個体へと疾患が伝播する疾患である．本疾患の感染経路と伝播性質は50年ほど前から知られていたが[1]，1980年代にPrusinerがPrP^{Sc}と呼ばれるミスフォールド型のプリオン蛋白としてはじめて同定に至った[2]．試験管内においてPrP^{Sc}が正常な内因性プリオン蛋白であるPrP^{C}を鋳型として異常なPrP^{Sc}を複製することから，蛋白原性の感染性が証明され[3]，さらにPrP^{Sc}を含む脳抽出液を脳内に摂取すると，あたかも感染のようにプリオン病理の伝播が証明された．2004年にFevrierらは，エンドソーム成熟過程で形成される多胞体（multivesicular body：MVB）の腔内小胞にPrP^{C}およびPrP^{Sc}が存在し，この腔内小胞がエキソソームとして細胞外環境に分泌されること，またPrPscを含むエキソソームは感染性を有することを明らかにした[4]．グリコシルホスファチジルイノシトール（GPI）アンカー型蛋白である細胞膜上のPrP^{C}およびPrP^{Sc}は，エンドサイトーシスにより細胞内へ取り込まれ，初期エンドソームそして多胞体へと移行すると考えられているが，初期から後期エンドサイトーシス/多胞体の成熟を阻害すると，細胞内PrP^{Sc}量が著しく低下することから，多胞体がPrP^{c} → PrP^{Sc}の構造変化を生じ

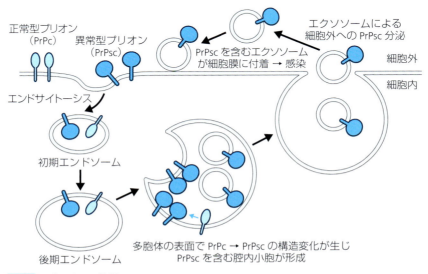

Fig.1　プリオンの特徴

るのに重要な場所であると推定されている Fig.1．これらの複製・伝播は伝播性プリオン病に特異的な現象と長らく考えられてきたが，2008 年になり，胎児中脳黒質組織片移植後をうけたパーキンソン病患者剖検結果より，ドナーである胎児由来の神経細胞内に α–シヌクレイン（αS）陽性のレビー小体様封入体が確認されたという事実が発表された[5]．これを端緒に他の神経変性疾患においても，異常凝集蛋白の“プリオン様”伝播現象の報告が相次ぎ，プリオン仮説の呼称が広く用いられるようになった．

II プリオン仮説の定義

　アルツハイマー病やパーキンソン病などに代表される神経変性疾患において，病変部位における異常凝集したミスフォールド（折りたたみ異常）蛋白の沈着は病理学的指標であるばかりでなく，神経細胞死につながる重要なステップであると考えられている．具体的には，アルツハイマー病の老人斑における βアミロイド，神経原線維のタウ蛋白，パーキンソン病のレビー小体における αS，筋萎縮性側索硬化症と前頭側頭葉変性症における TDP-43（TAR DNA–binding protein 43 kDa），ハンチントン病や脊髄小脳変性症におけるポリグルタミン（polyQ），そしてクロイツフェルト・ヤコブ病（Creutzfeldt–Jakob disease: CJD）のプリオン（PrP^{Sc}）があげられる[6]．これらの凝集体の多くは 8〜20 nm のフィラメントから形成され，コンゴーレッドやチオフラビン S 染色陽性となる βシート構造を有し，いわゆるアミロイドの形態をとる．長らくの間，これらの構造体は脳の脆弱性を持つ部位に細胞自律性機序によって生じるものと考えられてきた．しかしながら，前述の胎児脳移植後のパーキンソン病剖検脳での報告や，齧歯類脳においてアルツハイマー病患者由来の脳抽出液接種後に Aβ 陽性プラークが観察された結果などから[7]，感染性プリオン以外でもミスフォールディング蛋白による神経変性疾患が惹起される可能性が示唆されるようになった．その後，このような細胞非自律性機序による病理進展は，タウや TDP-43 など他の神経変性疾患関連蛋白でも実験的に確認され，このようなプリオン様の挙動を示す蛋白に対してプリオノイド（Prionoid）の呼称が用いられる様になった[8]．プリオン仮説の背景には PrP を特徴付ける二つの概念–（i）核酸を介さない蛋白性状の複製（seeding），および（ii）細胞間伝播（cell–to–cell transmission, propagation）が含まれる．しかしながら，プリオノイドと呼ばれている蛋白のすべてが，現時点でこの 2 つの条件を満たしているとは限らないことには注意が必要であろう Table 1．実際，凝集性蛋白の種類，高次構造の違い，あるいは細胞のストレス状況によって伝播の背景にある分子機構が異なる可能性があることも指摘されている[9]．

III 多系統萎縮症におけるプリオン仮説

　αS は神経細胞に高発現する蛋白であるが，多系統萎縮症（multiple system atrophy: MSA）は本来 αS の発現のないオリゴデンドロサイトへの蓄積がみられる疾患である．このことからプ

Chapter III 小脳疾患の分子病態

Table 1 神経変性疾患におけるプリオン現象
CJD: クロイツフェルト・ヤコブ病, FTLD: 前頭側頭型変性症, PD: パーキンソン病, DLB: レビー小体型認知症, AD: アルツハイマー病, HD: ハンチントン病, ALS: 筋萎縮性側索硬化症

蛋白	関連疾患	ヒトへの感染	細胞内局在		凝集体形成能			細胞間伝播		接種によるマウスモデル	
			通常	凝集	試験管内	培養細胞	マウス	培養細胞	マウス	合成蛋白	脳抽出液
PrP	CJD	あり	形質膜	細胞外	あり	あり	あり	あり	あり	あり	あり
Tau	FTLD, AD	なし	細胞質	細胞質	あり	あり	あり	あり	あり	未施行	なし
α-synuclein	PD, DLB	なし	核とシナプス	細胞質	あり	あり	あり	あり	あり	未施行	あり
APP	AD	なし	膜貫通	細胞外	あり	あり	あり	なし	あり	なし	なし
Huntingtin	HD	なし	核	核	あり	あり	未施行	あり	未施行	未施行	未施行
Ataxin（s）	脊髄小脳変性症	なし	核	核	あり	あり	未施行	あり	あり	未施行	未施行
SOD1	ALS	なし	細胞質	細胞質	あり	あり	未施行	あり	未施行	未施行	未施行
TDP-43	ALS	なし	核	細胞質	あり	あり	未施行	未施行	未施行	未施行	未施行
FUS	ALS	なし	核	細胞質	未施行	未施行	未施行	未施行	未施行	未施行	未施行

リオン仮説に則る α S のオリゴデンドロサイトへの細胞間伝播は MSA の病理を説明する上で魅力的な仮説の一つと考えられている。囓歯類モデルを用いた検討では α S の脳内伝播は線維連絡に依存するといったプリオン的な側面を持つことが示されているが[10]，MSA モデルにおいても系統的な進展様式を呈することが報告されている[11]。周辺細胞へと拡散した凝集化 α S は，シーズとなり内因性の蛋白の凝集を惹起し，蛋白恒常性（protein homeostasis/proteostasis）の破綻に貢献するものと思われる[12]。また，MSA の病態進展においては伝播能の高い特有の高次構造をとる α S が関与する可能性が指摘されている。Prusiner らは，パーキンソン病関連 A53T 変異型 α S トランスジェニックマウス（TgM83$^{(+/+)}$ マウス）を用いた実験において，MSA 患者脳由来ホモジェネートはリン酸化 α S の凝集とアストロサイトの活性化をマウス脳で惹起する一方，パーキンソン病患者由来のサンプルでは同様の変化を認めなかったことを報告している[13]。一方，この研究では，野生型マウス脳では伝播現象が確認できなかったことや，α S 陽性封入体は神経細胞にみられオリゴデンドロサイト内に glial cytoplasmic inclusion（GCI）様封入体は観察されなかったなど，いくつかの問題点も残っている[14]。

IV 脊髄小脳変性症におけるプリオン仮説

近年，web ベースでプリオン類似度の評価が可能なアルゴリズム PLAAC（http://plaac.wi.mit. edu/）が公開された[15]。本データベースを用い，プリオンドメイン類似構造（PrLD：prion-like domain）を持つと予想される遺伝子が網羅的に検索された結果，240 の PrLD を保有する遺伝子が同定された[16]。興味深いことに，この中には ALS および前頭側頭葉変性症に関連する FUS や TDP-43 に加え，脊髄小脳変性症の原因遺伝子となる ATXN1, ATXN2, そして ATN1 が

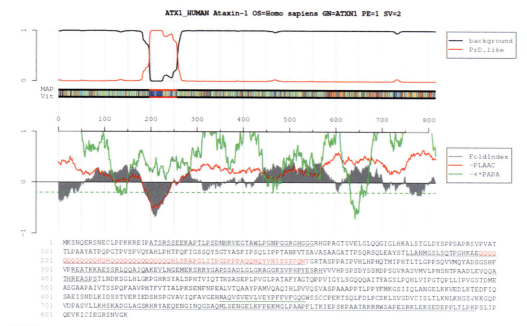

Fig.2 プリオン類似度のアルゴリズム PLAAC を用いた ATXN1 の解析結果
赤字がプリオン類似度の高い部位を示している.

含まれていた（Fig.2：ATXN1）．このことは，遺伝性小脳失調関連蛋白においても，自己を鋳型とした構造変化が病理伸展に関与する可能性を示唆している[17]．実際，ATXN1 がコードする蛋白 ataxin-1 のオリゴマーは細胞内へ侵入した後に内在性の ATXN1 をオリゴマー化することが知られており[18]，さらに in vivo においても発症後の SCA1 モデルマウス（$Atxn1^{154Q/+}$）由来の脳抽出液を運動機能異常がみられない SCA1 モデルマウス（$Atxn1^{78Q/+}$）の小脳へ接種したところ，オリゴマー化分子の有意な増多が観察された．ただし，同時点でのマウスにおける運動症状出現に関しては検討されておらず，病理と神経機能の関連については未だ明確ではない．さらに，酵母プリオンの一部はいかなる病状も引き起こさず，むしろ細胞保護的な役割を果たしていることが広く知られている[19]．蛋白のプリオン様挙動が必ずしも細胞毒性に結びつくとは限らない可能性もあり，今後さらなる知見の蓄積が必要と考えられる．

V 異常蛋白伝播を標的とした疾患修飾療法

プリオノイド関連神経変性疾患における治療は主として対処療法に限られており，病態の進行そのものを抑制しうる薬剤はいまだ存在しない．前述のとおり，神経変性疾患の病理学的特徴はミスフォールド蛋白の蓄積であり，従来は細胞自律性機序による病態機序を根拠とし，分子シャペロンやオートファジー活性化薬などを用いた細胞内における蛋白凝集抑制を標的とした疾患修飾療法開発が中心であった[20]．しかしながら，神経炎症や異常蛋白の細胞間伝播といった細胞非自律性な病態機序への関心が増す中，創薬ターゲットも急速に転換しつつある．

Chapter III　小脳疾患の分子病態

Table 2　現在進行中にあるアルツハイマー病（AD），パーキンソン病（PD）対する受動免疫療法
Aβ：アミロイドベータ，αS：アルファ‑シヌクレイン，mAb：モノクローナル抗体

薬剤名	開発元	作用機序	対象	ステージ
Gantenerumab (RO4909832)	Roche/Genentech	Aβ–specific mAb	発症前，または軽度 AD	Phase III＞効果なく中止
Solanezumab (LY2062430)	Eli Lilly	Aβ–specific mAb	軽度 AD	Phase III＞効果なく中止
Aducanumab (BIIB037)	Biogen Inc.	Aβ–specific mAb	発症前，または軽度 AD	Phase III
Crenezumab	Genentech/AC Immune	Aβ–specific mAb	軽度から中等度 AD	Phase II/III
AAB-003 (PF-05236812)	Janssen/Pfizer	Aβ–specific mAb	軽度から中等度 AD	Phase I
N3pG-Aβ (LY-3002813)	Eli Lilly	Aβ–specific mAb	軽度から中等度 AD	Phase I
MEDI1814	AstraZeneca	Aβ–specific mAb	軽度から中等度 AD	Phase I
BAN2401	Biogen/Eisai	Aβ–specific mAb	発症前，または軽度 AD	Phase I
Anti-Tau antibody	Genentech/AC Immune	Tau-specific mAb	軽度から中等度 AD	Phase I
PRX002	Roche/prothena	αS-specific mAb	PD	Phase Ib

異常蛋白伝播抑制に立脚した，新たな進行抑制治療が期待されている．

VI　神経変性疾患における免疫療法の現状

　伝播性蛋白の周辺細胞への侵入を防ぐ方法として，抗体を介した異常蛋白の捕捉が有力視されてきた．すなわち標的蛋白に対する特異的抗体を用いた受動的免疫療法（passive immuno-therapy）と，ワクチンに代表される能動的免疫療法（active immunotherapy）である．プリオノイドを標的とした現在進行中の受動免疫療法について **Table 2** に示した．この分野でもっとも先進的な取り組みが行われているのがアルツハイマー病であり，Aβまたはタウ蛋白が標的分子とされる．Aβに対する特異的抗体として，ロシュ社の Gantenerumab による SCarlet RoAD 試験は 2014 年に，イーライリリー社の Solanezumab による EXPEDITION3 臨床試験は 2016 年末にいずれも第 III 相試験まで検討されたが，有効性が確認されず中止となっている[21]．現在はバイオジェン社の Aducanumab の第 III 相試験が実施中であり 2020 年に終了予定である．パーキンソン病においてはαSに対する特異抗体である PRX002 が第 II 相試験の途中である[22]．パーキンソン病および MSA を対象としたαSワクチン療法（AFFITOPE® PD01A /PD03A）も現在進行中である．脊髄小脳変性症領域においても，囓歯類を用いた伝播モデルにおいて抗体療法が病理進展抑制に有効であったとする報告があり[18]，今後の展開が期待される．

VII プリオン仮説にもとづく免疫療法以外の疾患修飾療法の可能性

異常蛋白の細胞間伝播には大きく3段階がある．すなわち，①放出，②細胞間移動，③取り込み，である[23]．このうち，②細胞間を移動するプリオノイドへのアプローチに関しては，免疫療法として前述したとおりである．ここでは残りの①放出および③取り込みに関して議論したい．細胞がもつ代表的な放出・取り込み経路は，エキソサイトーシス Fig.3a とエンドサイトーシス（Fig.3 ①〜③）が知られている．前述の通り，プリオン病においては，ドナー細胞中の後期エンドソーム/MVBの腔内小胞に高濃度に存在するPrPcおよびPrPscがエキソソームという形で細胞外へ放出される（Fig.3 ④）[4]．エキソソームは脂質二重膜で囲まれているため，レシピエント細胞の形質膜と癒合することにより取り込みが完成する．一方，プリオノイドの放出・取り込み機構は個々のプリオノイド蛋白において違いがあることが指摘されている．タウ蛋白の場合，フィブリル化したタウは膜構造物に囲まれずに細胞外に放出されることが示されている[24]．αSはエキソソーム[25]，あるいはリサイクリング経路を介したエキソサイトーシスで細胞外へ放出され[26]，主にdynamin1依存性のエンドサイトーシスで取り込まれることが知られている[27]．また，PolyQにおいてはエンドサイトーシスを介さずに直接細胞内へ吸収される[28]という報告や，ナノチューブ（Fig.3 ⑤）を介して細胞間を移動する[29]という報告も散見される．このような経路のそれぞれが，異常蛋白の細胞間伝播を抑制しうる治療標的となりうるものと考えられる．筆者らはdynamin GTPase活性を抑制するSSRI（Selective Serotonin Reuptake Inhibitor）の一種sertralineが，濃度依存的にαS取り込みを抑制することが細胞実験で確認しており[27]，これらの予備実験を下に現在動物モデルを用いた検証実験を進めている．またごく最近，線維化αSが免疫チェックポイント分子であるLAG-3（lymphocyte activating gene-3）と神経細胞表面で結合し，エンドサイトーシスされる可能性が報告された[30]．実際に，LAG3欠損マウスやLAG3抗体投与下において線維化αSの伝播・細胞毒性が軽

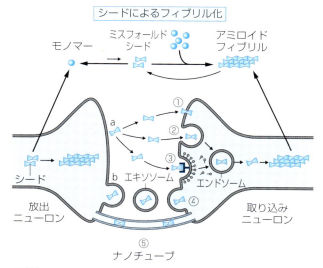

Fig.3 蛋白の細胞間伝播に使用される経路
(Guo JL, et al. Nat Med. 2014; 20: 130-8[23] より)

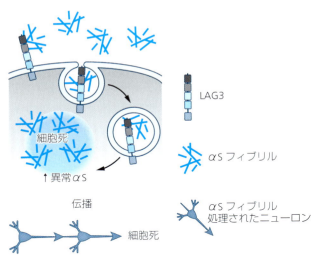

Fig.4 線維化αシヌクレインは神経細胞表面のLAG3と結合しエンドサイトーシスされる
(Mao X, et al. Science. 2016; 353 (6307)[30] より)

減することが示されており，新たな疾患修飾薬開発のシーズとして注目されている **Fig.4**．

文献

1) Gajdusek DC, Gibbs CJ, Alpers M. Experimental transmission of a Kuru-like syndrome to chimpanzees. Nature. 1966; 209: 794-6.
2) Prusiner SB. Novel proteinaceous infectious particles cause scrapie. Science. 1982; 216: 136-44.
3) Castilla J, Saa P, Hetz C, et al. In vitro generation of infectious scrapie prions. Cell. 2005; 121: 195-206.
4) Fevrier B, Vilette D, Archer F, et al. Cells release prions in association with exosomes. Proc Natl Acad Sci U S A. 2004; 101: 9683-8.
5) Kordower JH, Chu Y, Hauser RA, et al. Lewy body-like pathology in long-term embryonic nigral transplants in Parkinson's disease. Nat Med. 2008; 14: 504-6.
6) Bolton DC, McKinley MP, Prusiner SB. Identification of a protein that purifies with the scrapie prion. Science. 1982; 218: 1309-11.
7) Baker HF, Ridley RM, Duchen LW, et al. Induction of beta (A4)-amyloid in primates by injection of Alzheimer's disease brain homogenate. Comparison with transmission of spongiform encephalopathy. Mol Neurobiol. 1994; 8: 25-39.
8) Aguzzi A, Rajendran L. The transcellular spread of cytosolic amyloids, prions, and prionoids. Neuron. 2009; 64: 783-90.
9) Peelaerts W, Bousset L, Van der Perren A, et al. Alpha-Synuclein strains cause distinct synucleinopathies after local and systemic administration. Nature. 2015; 522: 340-4.
10) Masuda-Suzukake M, Nonaka T, Hosokawa M, et al. Pathological alpha-synuclein propagates through neural networks. Acta Neuropathol Commun. 2014; 2: 88.
11) Watts JC, Giles K, Oehler A, et al. Transmission of multiple system atrophy prions to transgenic mice. Proc Natl Acad Sci U S A. 2013; 110: 19555-60.
12) Sacino AN, Brooks M, Thomas MA, et al. Amyloidogenic alpha-synuclein seeds do not invariably

induce rapid, widespread pathology in mice. Acta Neuropathol. 2014; 127: 645-65.

13) Prusiner SB, Woerman AL, Mordes DA, et al. Evidence for alpha-synuclein prions causing multiple system atrophy in humans with parkinsonism. Proc Natl Acad Sci U S A. 2015; 112: E5308-17.

14) Dehay B, Vila M, Bezard E, et al. Alpha-synuclein propagation: New insights from animal models. Mov Disord. 2016; 31: 161-8.

15) Lancaster AK, Nutter-Upham A, Lindquist S, et al. PLAAC: a web and command-line application to identify proteins with prion-like amino acid composition. Bioinformatics. 2014; 30: 2501-2.

16) March ZM, King OD, Shorter J. Prion-like domains as epigenetic regulators, scaffolds for subcellular organization, and drivers of neurodegenerative disease. Brain Res. 2016; 1647: 9-18.

17) Kim HJ, Kim NC, Wang YD, et al. Mutations in prion-like domains in hnRNPA2B1 and hnRNPA1 cause multisystem proteinopathy and ALS. Nature. 2013; 495: 467-73.

18) Lasagna-Reeves CA, Rousseaux MW, Guerrero-Munoz MJ, et al. Ataxin-1 oligomers induce local spread of pathology and decreasing them by passive immunization slows (Spinocerebellar ataxia type 1 phenotypes. Elife. 2015; 4.

19) Liebman SW, Chernoff YO. Prions in yeast. Genetics. 2012; 191: 1041-72.

20) Gauthier S, Feldman HH, Schneider LS, et al. Efficacy and safety of tau-aggregation inhibitor therapy in patients with mild or moderate Alzheimer's disease: a randomised, controlled, double-blind, parallel-arm, phase 3 trial. Lancet. 2016; 388: 2873-84.

21) Abbott A, Dolgin E. Failed Alzheimer's trial does not kill leading theory of disease. Nature. 2016; 540: 15-6.

22) Schenk DB, Koller M, Ness DK, et al. First-in-human assessment of PRX002, an anti-alpha-synuclein monoclonal antibody, in healthy volunteers. Mov Disord. 2017; 32: 211-8.

23) Guo JL, Lee VM. Cell-to-cell transmission of pathogenic proteins in neurodegenerative diseases. Nat Med. 2014; 20: 130-8.

24) Kfoury N, Holmes BB, Jiang H, et al. Trans-cellular propagation of Tau aggregation by fibrillar species. J Biol Chem. 2012; 287: 19440-51.

25) Lee HJ, Suk JE, Bae EJ, et al. Assembly-dependent encocytosis and clearance of extracellular alpha-synuclein. Int J Biochem Cell Biol. 2008; 40: 1835-49.

26) Hasegawa T, Konno M, Baba T, et al. The AAA-ATPase VPS4 regulates extracellular secretion and lysosomal targeting of alpha-synuclein. PLoS One. 2011; 6: e29460.

27) Konno M, Hasegawa T, Baba T, et al. Suppression of dynamin GTPase decreases alpha-synuclein uptake by neuronal and oligodendroglial cells: a potent therapeutic target for synucleinopathy. Mol Neurodegener. 2012; 7: 38.

28) Ren PH, Lauckner JE, Kachirskaia I, et al. Cytoplasmic penetration and persistent infection of mammalian cells by polyglutamine aggregates. Nat Cell Biol. 2009; 11: 219-25.

29) Costanzo M, Abounit S, Marzo L, et al. Transfer of polyglutamine aggregates in neuronal cells occurs in tunneling nanotubes. J Cell Sci. 2013; 126: 3678-85.

30) Mao X, Ou MT, Karuppagounder SS, et al. Pathological alpha-synuclein transmission initiated by binding lymphocyte-activation gene 3. Science. 2016; 353: aah 3374.

〈菅野直人　長谷川隆文〉

Chapter III　小脳疾患の分子病態

III-9 ≫

脊髄小脳変性症の神経病理

はじめに

　脊髄小脳変性症（spinocerebellar degeneration: SCD）は遺伝性，孤発性に大別され，遺伝性SCD の約 9 割が優性遺伝性，約 1 割が劣性遺伝性である．優性遺伝性 SCD には，後述するポリグルタミン病，さまざまな原因遺伝子の非翻訳領域におけるリピート異常伸長による SCD が含まれる．本項ではポリグルタミン病と，非翻訳領域のリピート病として本邦で頻度の高いSCA31 の神経病理について概説する．孤発性 SCD の代表疾患である多系統萎縮症の神経病理については，p.261 を参照されたい．

　各疾患の主要病変を Table 1 に示す．SCD ではしばしば病変が多系統に及び，複雑な臨床病理像を呈する[1]．多系統変性を呈する SCD については，変性が小脳皮質にあるのか，あるいは小脳出力路（小脳歯状核 – 赤核系）や入力路（橋核，下オリーブ核，脊髄クラーク核）に及ぶのかを意識することにより，臨床病理像を理解しやすいように思われる．

Table 1　脊髄小脳変性症の病変分布

			SCA2	SCA3/MJD	SCA6	DRPLA	SCA31
小脳系	小脳皮質	プルキンエ細胞	●		●		●
		顆粒細胞			●		
	小脳出力路	歯状核		●		●	
		赤核	●			●	
	小脳入力路	橋核	●	●			
		下オリーブ核	●				
		クラーク核・副楔状束核	●	●			
その他		黒質	●	●			
		淡蒼球		●（内節優位）		●（外節優位）	
		視床下核		●		●	
		大脳皮質	●				
		錐体路	●	●			
		脳幹・脊髄下位運動神経細胞	●	●			
		脊髄後根神経節	●	●			

●は神経細胞脱落を示す

300

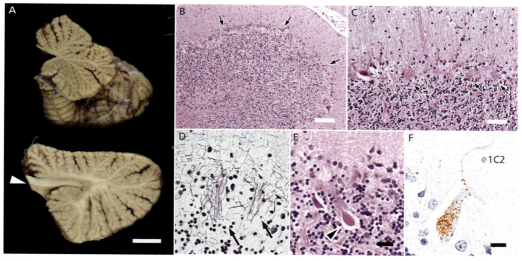

Fig.1 SCA6
A: 小脳虫部，特に上面に強い萎縮を認める．歯状核の神経細胞が保存されることを反映し，上小脳脚は保たれている（矢頭）．
B: プルキンエ細胞は高度に脱落し，分子層に帯状にバーグマングリアが増生する（矢印）．顆粒細胞の脱落も明らかである（HE 染色）．
C, D: プルキンエ細胞の脱落と empty baskets（矢印）が認められる（C: HE 染色, D: Bodian 染色）．
E: 小脳顆粒細胞層に torpedo を認める．
F: 残存プルキンエ細胞の胞体・突起内に認められた 1C2 陽性 NCIs.
Bar: 1 cm (A), 100μm (B), 50μm (C), 20μm (D, E), 10μm (F)

I ポリグルタミン病

さまざまな原因遺伝子の翻訳領域内にある CAG リピートが異常伸長することにより発症する疾患群である．翻訳された異常伸長ポリグルタミン鎖が gain of toxic function による神経毒性を持つという疾患機序が考えられている．脊髄小脳失調症（spinocerebellar ataxia: SCA）1 型（SCA1），SCA2，SCA3/マシャド・ジョセフ病（Machado-Joseph disease: MJD），SCA6，SCA7，SCA17，歯状核赤核淡蒼球ルイ体萎縮症（dentatorubral pallidoluysian atrophy: DRPLA）が知られている．小脳萎縮や失調は主病変・主症状ではないが，ハンチントン病（Huntington's disease: HD）や球脊髄性筋萎縮症（spinal and bulbar muscular atrophy: SBMA）もポリグルタミン病に含まれる．

ポリグルタミン病では，ユビキチンや異常伸長ポリグルタミン鎖に対する抗体 1C2 の免疫染色により，主として神経細胞核内封入体（neuronal intranuclear inclusions: NIIs）や神経細胞核のびまん性陽性像が観察される．疾患によっては神経細胞胞体内封入体（neuronal intracytoplasmic inclusions: NCIs）や軸索内封入体などが認められる．

A SCA6

基本的には純粋小脳失調症を呈し，小脳の外観では虫部，特に上部に強い萎縮が観察される Fig.1A．小脳プルキンエ細胞は高度に脱落し，小脳の特殊なアストロサイトであるバーグマ

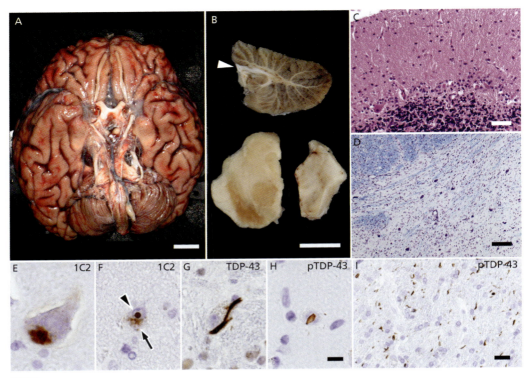

Fig.2 SCA2
A：大脳，脳幹，小脳の萎縮が明らか．
B：小脳歯状核を通る割面．上小脳脚は保たれる（矢頭）．中脳黒質の色素脱落が明らか．橋，特に底部に高度の萎縮を認める．
C：小脳プルキンエ細胞の高度脱落とバーグマングリアの増生（HE染色）．
D：橋核の神経細胞と橋横走線維の高度脱落がみられる（KB染色）．
E：1C2陽性のNCI（脊髄前角の下位運動神経細胞）．
F：1C2陽性のNII（矢頭），NCIs（矢印）（大脳皮質深層）．
G：TDP-43陽性NCIs（赤核）．
H：pTDP-43陽性NII（被殻）．
I：pTDP-43陽性の神経突起およびオリゴデンドログリア胞体内封入体（大脳脚）．
Bar：2 cm（A，B），50 μm（C），100 μm（D），10 μm（E-H），20 μm（I）

ングリアの増生を認める Fig.1B ．また顆粒細胞も脱落する．プルキンエ細胞が脱落した後，それを籠状に取り囲んでいた神経突起が残存することにより，empty basket と呼ばれる構造が認められる Fig.1C, D ．またプルキンエ細胞の変性過程でその軸索近位部が魚雷状に腫大し，torpedo と呼ばれる構造が形成される Fig.1E ．1C2免疫染色では，残存プルキンエ細胞の胞体や樹状突起近位部に多数の顆粒状のNCIsが認められる Fig.1F ．

B｜SCA2

小脳のみならず，萎縮は大脳，脳幹，脊髄，末梢神経を含め神経系に広範に認められる Fig.2A, B ．小脳ではプルキンエ細胞が高度に脱落する Fig.2C ．小脳入力系では，橋核 Fig.2D ，下オリーブ核，クラーク核・副楔状束核のいずれにも高度の変性を認める．小脳出力系では歯状核は保たれるが，赤核の神経細胞は減少する．その他，脳幹運動神経核や脊髄前

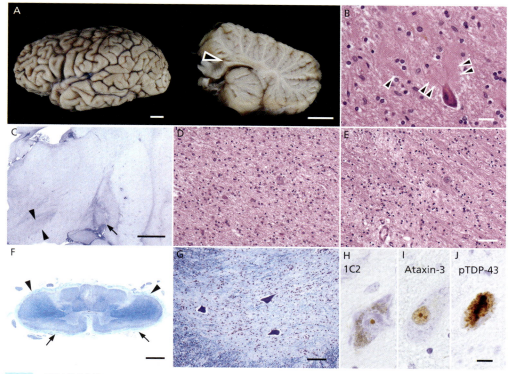

Fig.3 SCA3/MJD
A：大脳の萎縮が明らか．小脳歯状核および上小脳脚（矢頭）の萎縮と褐色調変化が認められる．
B：小脳歯状核では残存神経細胞にグルモース変性を認める（矢頭）（HE 染色）．
C：視床下核（矢頭），淡蒼球，特に内節（矢印）の萎縮とグリオーシスが明らか（Holzer 染色）．
D：淡蒼球内節の高度神経細胞脱落（HE 染色）．
E：視床下核の高度神経細胞脱落（HE 染色）．
F：下位頸髄．両側の前角，後索の萎縮に加え，後脊髄小脳路（矢頭）や脊髄視床路（矢印）の萎縮，ミエリン染色性の低下を認める（KB 染色）．
G：腰髄前角．下位運動神経細胞は高度に脱落している（KB 染色）
H：1C2 陽性 NII（黒質）．
I：Ataxin-3 陽性の NIIs と核のびまん性陽性像（小脳歯状核）．MJD/SCA3 では，しばしば同一核内に複数の NIIs が観察される．
J：pTDP-43 陽性 NCIs（脊髄前角の下位運動神経細胞）．
Bar：1 cm (A), 20μm (B), 500μm (C), 50μm (D, E), 1 mm (F), 100μm (G), 10μm (H-J)

角の下位運動神経細胞も脱落する．大脳皮質，錐体路，後根神経節などにも変性を生じ得る．1C2 免疫染色では，NCIs Fig.2E，NIIs Fig.2F，核のびまん性陽性像を広範な領域に認める．小脳プルキンエ細胞には通常封入体は観察されない．症例によっては筋萎縮性側索硬化症の疾患蛋白質である transactivation response（TAR）DNA binding protein 43 kDa（TDP-43）およびリン酸化 TDP-43 陽性の NCIs Fig.2G，NIIs Fig.2H，神経突起・オリゴデンドログリア胞体内封入体 Fig.2I が出現する[2]．

C｜SCA3/MJD

小脳のみならず大脳も萎縮する Fig.3A．小脳歯状核に強い変性を認め，残存する神経細胞や突起に好酸性の顆粒状構造物が認められる．これはグルモース変性とよばれ，歯状核神経細

胞が脱落することに伴うプルキンエ細胞軸索末端部の発芽に由来する Fig.3B．小脳入力路（クラーク核，副楔状束核）に加え，黒質，淡蒼球 Fig.3C, D，視床下核 Fig.3E に強い変性を認める．淡蒼球は内節が外節に比べ強く変性する．その他，橋核，錐体路，脊髄前角 Fig.3F, G，脊髄後根神経節，末梢神経にも病変が及び，SCA2 同様に多系統変性を呈する．1C2 免疫染色では，変性部位を超えた広い領域に NIIs を認め Fig.3H，頻度は低いが神経細胞核のびまん性陽性像も求める．これらは SCA3/MJD の原因遺伝子産物である ataxin-3 に対する抗体でも染色される Fig.3I．脊髄前角および脳幹の下位運動神経細胞には TDP-43，pTDP-43 陽性 NCIs が出現する Fig.3J [3]．

D | DRPLA

大脳，脳幹，小脳とも正常人と比較して小さく，いわゆる「小作り」な脳の外観を呈する Fig.4A, B．淡蒼球（特に外節），視床下核 Fig.4C，小脳歯状核 Fig.4D に変性を認める．小脳歯状核では残存する神経細胞にグルモース変性を認める Fig.4E．赤核でも神経細胞脱落を認めるが，その程度は歯状核と比較し軽度である．通常，淡蒼球 Fig.4F では視床下核 Fig.4G より高度の神経細胞脱落をきたす．1C2 免疫染色では変性部位を超えた広範な領域に NIIs や核のびまん性陽性像を認める Fig.4H, I．NIIs は小脳顆粒細胞にも認められる．DRPLA の原因遺伝子産物である atrophin-1 免疫染色でも核のびまん性陽性像が観察される [4]．成人発症例の大脳白質はびまん性のミエリン染色性低下を呈する．

E | 異常伸長ポリグルタミン鎖陽性構造の意義

ポリグルタミン病，特に多系統変性を示す疾患では，神経細胞脱落を指標とした標本の観察では，多様な臨床症状に対応する病変を十分検出できないことがある．例えば DRPLA では神経変性は歯状核赤核系と淡蒼球ルイ体系に限局しており，多くの患者で認められる認知症や性格変化の責任病変を見出すことはできない．しかしながら 1C2 抗体を用いた免疫染色では，大脳皮質の広範に神経細胞核のびまん性陽性像を認め，これらの臨床症状と関連していることが示唆される [5]．このように 1C2 陽性構造は，病変の広がりを明らかにするための鋭敏なマーカーとなり得る．

しかしながら，1C2 陽性構造を持つことが個々の神経細胞にどのような影響を与えるかについては不明な点が多い．SCA3/MJD 剖検例の橋核の観察では，点状の 1C2 陽性核内封入体を持つ神経細胞は，封入体をもたない細胞よりも大きいことが報告されている [6]．封入体は必ずしも細胞障害性を持たず，むしろ神経細胞を萎縮のプロセスから保護しているとも解釈できる．また，パーキンソン病やアルツハイマー病や含めた多くの神経変性疾患では，不溶性の凝集体ではなく，凝集体形成の前段階にある可溶性オリゴマー，モノマーにより強い毒性があるという見方が主流となりつつある．ポリグルタミン病においても，点状の核内封入体ではなく，異常伸長ポリグルタミン鎖の可溶性オリゴマーが強い神経毒性を発揮することが報告されている [7]．前述のようにポリグルタミン病では点状の核内封入体，核のびまん性陽性像，胞体内封入体など，神経細胞にはさまざまな 1C2 陽性構造が認められる．1C2 陽性構造の意義を明らかにするためには，細胞内での局在（核か，細胞質か），また形態（点状凝集体か，核に

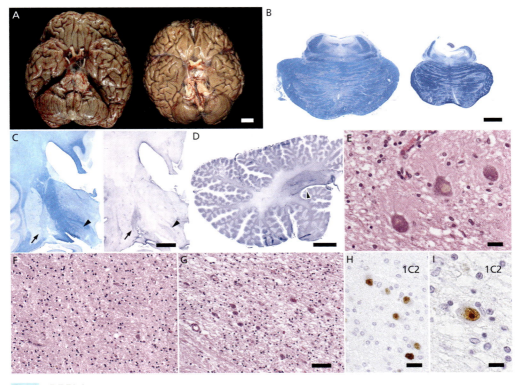

Fig.4 DRPLA
A: 正常（左）と比較し，DRPLA（右）では大脳・脳幹・小脳とも小さい．
B: 橋上部の KB 染色．正常（左）と比較し，DRPLA（右）では全体的に小さい．
C: 淡蒼球，特に外節（矢印）と視床下核（矢頭）の萎縮とグリオーシスが明らか（左：KB 染色，右：Holzer 染色）．
D: 小脳歯状核のグリオーシスが明らか（Holzer 染色）．
E: 小脳歯状核の残存神経細胞にはグルモース変性を認める（HE 染色）．
F: 淡蒼球外節の高度神経細胞脱落（HE 染色）．
G: 視床下核の高度神経細胞脱落（HE 染色）．
H: 小脳歯状核．神経細胞核のびまん性 1C2 陽性像を高頻度に認める．
I: 1C2 陽性の神経細胞核びまん性陽性像および NII が同一核内に共存して認められる（橋核）．
Bar: 1cm (A), 500μm (B-D), 20μm (E, H), 50μm (F, G), 10μm (I)

びまん性に広がるか）の違いに注目して，おのおのが神経細胞の変性・保護の過程にどのような影響を与えているかを検討する必要があると考えられる．

II SCA31

　変性は小脳プルキンエ細胞にほぼ限局し，かつ小脳上面に強い傾向がある Fig.5A～C[8]．残存プルキンエ細胞は萎縮し，しばしば胞体を取りまくように好酸性でamorphous〜顆粒状のhaloの形成 Fig.5D が認められる[8]．この構造物はシナプス染色 Fig.5E やプルキンエ細胞のマーカーである calbindin D Fig.5F で陽性となり，プルキンエ細胞の変性過程に伴い，下オリーブ核由来の登上線維末端の発芽や，プルキンエ細胞胞体からの発芽が生じることを反映し

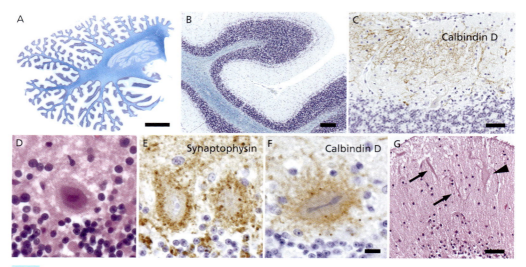

Fig.5 SCA31
A: 小脳では，下面に比べ上面で萎縮が強く，小葉の一つ一つがより小さい．歯状核は保たれる（KB染色）．
B: 小脳プルキンエ細胞の高度脱落（KB染色）．
C: 残存プルキンエ細胞の突起に萎縮が認められる．
D, E, F: プルキンエ細胞の形態変化．胞体を取り巻くように，好酸性（D）でシナプス染色（E）やCalbindin D（F）陽性の構造物が認められる．核には引き伸ばされたような形態異常を認める（F）．
G: プルキンエ細胞には樹状突起の腫大（矢印）やカクタス様の変化（矢頭）も認められる（HE染色）．
Bar: 500μm（A），200μm（B），50μm（C, G），10μm（D-F）

ていると考えられる．またプルキンエ細胞には核形態の異常 Fig.5F，樹状突起のカクタス様分枝 Fig.5G なども認められる[9]．プルキンエ細胞の脱落に反応して二次的に下オリーブ核背内側部の変性をきたすことがある．

文献

1) Seidel K, Siswanto S, Brunt ER, et al. Brain pathology of spinocerebellar ataxias. Acta Neuropathol. 2012; 124: 1-21.
2) Toyoshima Y, Tanaka H, Shimohata M, et al. Spinocerebellar ataxia type 2（SCA2）is associated with TDP-43 pathology. Acta Neuropathol. 2011; 122: 375-8.
3) Tan CF, Yamada M, Toyoshima Y, et al. Selective occurrence of TDP-43-immunoreactive inclusions in the lower motor neurons in Machado-Joseph disease. Acta Neuropathol. 2009; 118: 553-60.
4) Yamada M, Wood JD, Shimohata T, et al. Widespread occurrence of intranuclear atrophin-1 accumulation in the central nervous system neurons of patients with dentatorubral-pallidoluysian atrophy. Ann Neurol. 2001; 49: 14-23.
5) 山田光則，高橋 均．遺伝性脊髄小脳変性症：病理学的再評価．神経進歩．2004; 48: 377-84.
6) Uchihara T, Iwabuchi K, Funata N, et al. Attenuated nuclear shrinkage in neurons with nuclear aggregates--a morphometric study on pontine neurons of Machado-Joseph disease brains. Exp Neurol. 2002; 178: 124-8.
7) Takahashi T, Kikuchi S, Katada S, et al. Soluble polyglutamine oligomers formed prior to inclusion body formation are cytotoxic. Hum Mol Genet. 2008; 17: 345-56.
8) Sato N, Amino T, Kobayashi K, et al. Spinocerebellar ataxia type 31 is associated with "inserted"

penta-nucleotide repeats containing (TGGAA) n. Am J Hum Genet. 2009; 85: 544-57.

9) Yoshida K, Asakawa M, Suzuki-Kouyama E, et al. Distinctive features of degenerating Purkinje cells in spinocerebellar ataxia type 31. Neuropathology. 2014; 34: 261-7.

〈清水 宏　柿田明美〉

Chapter Ⅳ
小脳疾患の治療戦略

Chapter IV　小脳疾患の治療戦略

IV-1 》》

薬物療法

はじめに

　脊髄小脳変性症（spinocerebellar degeneration：SCD）は，小脳とその連絡路に病変の主座を有する神経変性疾患の総称である．多系統萎縮症（multiple system atrophy：MSA）と皮質性小脳萎縮症（cortical cerebellar atrophy：CCA）からなる孤発性SCD，および50以上の病型を含む遺伝性SCDを包括する概念である．臨床像は多様であるが，いずれの病型も緩徐に進行し，やがて起立・歩行が高度に障害され，感染症の併発などにより致死的な経過をたどる神経難病である．多面的なアプローチにより治療法開発に向けた研究が進められてきたが，病態を抑止する根本的治療法は未だ存在しない．

　現在，SCDに対する内科的治療は，特殊な病型を除いて，対症療法が主体である．SCDの運動失調に対しては，TRH（thyrotropine releasing hormone）のプロチレリン酒石酸塩水和物（ヒルトニン®）およびTRH誘導体であるタルチレリン水和物（セレジスト®）の2剤が保険収載されている．パーキンソニズムや自律神経症状，痙縮などの随伴症状に対しては，症状に応じた対症療法が行われる．常染色体劣性遺伝性SCDの一部の病型では，特異的な治療が存在するため早期診断が重要である．

　本項では，SCDの内科的治療の現状と，SCD患者を対象とした治療介入試験の最近の動向について概説する．

I　SCDの内科的治療の現状

A｜小脳性運動失調に対する対症療法

　現在，本邦では，SCDにおける運動失調の改善を目的として，プロチレリン酒石酸塩水和物（ヒルトニン®）およびタルチレリン水和物（セレジスト®）の2剤が保険収載されている．

　プロチレリン酒石酸塩水和物（ヒルトニン®）は，1983年にSCDの治療薬として初めて認可された治療薬で，TRHの注射製剤である．基礎実験において，遺伝性運動失調マウスRolling mouse Nagoyaやシトシンアラビノシドによる小脳変性運動失調ラットに腹腔内投与し，運動失調改善作用が認められた[1]．この作用発現機序として，小脳内ノルアドレナリン代謝回転の促進作用や，小脳サイクリックヌクレオチド（c-GMP，c-AMP）の増加作用が一部関与している．臨床試験では，脊髄小脳変性症患者（当時の晩発性小脳皮質萎縮症およびオリー

310　　JCOPY 498-22890

ブ・橋・小脳萎縮症）290 例を対象とした二重盲検比較対照試験において，プラセボ群に比して，プロチレリン投与群で投与開始 2 週後の小脳性運動失調（とくに起立障害，歩行障害，構音障害）の改善が得られた [1]．用法・用量として，1 日 1 回プロチレリン 0.5～2 mg を筋注または静脈内注射し，2～3 週間連日投与した後，2～3 週間の休薬期間を置き，以降はこれを反復するか，週 2～3 回の間歇投与を行う．しかし，TSH（thyroid-stimulating hormone）の放出作用による甲状腺機能亢進の副作用の発現リスクが高いことや，注射薬であるため患者への侵襲と頻回の通院の負担が強いられることから，実際の臨床において長期治療薬として使いにくいという難点がある．

　タルチレリン水和物（セレジスト®）は，この難点を解決するために開発された，TRH 誘導体の内服薬である．基礎実験において，Rolling mouse Nagoya や 3-アセチルピリジンによる運動失調ラットに経口投与し，転倒指数や運動失調の改善作用が認められた [2]．この作用発現は，各種神経伝達物質の代謝回転あるいは生合成，放出を促進することに基づく [2]．タルチレリンの SCD における失調症状の改善効果はプロチレリンと質的に同等であるが，プロチレリンに比して作用力価は経口投与時で約 100 倍強く，TSH の放出作用は静脈内投与時で約 1/10 弱いという利点がある [2]．臨床試験では，SCD 患者 427 例を対象とした最長 1 年間投与の二重盲検比較対照試験において，プラセボ群に比して，28 週後の全般改善度および累積悪化率が有意に優れており，2000 年に SCD の効果効能で認可された [2]．用法・用量として，タルチレリン水和物 1 回 5 mg を 1 日 2 回食後に経口投与する．市販後調査では，副作用は 8.7％に認められ，主なものは臨床検査異常（血中甲状腺刺激ホルモン増加，血圧上昇，血中プロラクチン増加など）が 2.8％と最多で，次いで胃腸障害（悪心，胃不快感，下痢など），神経系障害（浮動性めまい，頭痛など）であった [3]．頻度は少ない（1％未満）が，重篤な副作用として痙攣，悪性症候群，ショック様症状，下垂体卒中，血小板減少に注意が必要である．また，プロチレリンに比して TSH 値上昇の頻度・程度は低いものの，タルチレリン投与時にも TSH 値や甲状腺ホルモン値などの生化学検査を定期的に行うことが望ましい．

B｜随伴症状に対する対症療法

❶ パーキンソニズム

　　パーキンソニズムは，SCD のさまざまな病型で認められる．MSA 患者にみられるパーキンソニズムは，筋強剛を伴う動作緩慢，姿勢反射障害が主体で，レボドパ反応性が乏しい，進行が早いなどの特徴がある．振戦は MSA 患者の約 80％に認められるが，丸薬丸め様の振戦は少なく，姿勢時と動作時振戦が多い [4]．姿勢反射障害は，特発性パーキンソン病（Parkinson's disease: PD）よりも早期に出現し，進行も速い．

　　一方，遺伝性 SCD の中では，遺伝性脊髄小脳失調症 2 型（spinocerebellar ataxia type 2: SCA2），マシャド・ジョセフ病 /SCA3 型（Machado-Joseph disease/SCA3: MJD/SCA3），SCA6 型（SCA6），SCA8 型（SCA8），SCA17 型（SCA17）などの複数の病型において，パーキンソニズムが認められる [5]．中でも，SCA2 や SCA17 での発現頻度が高い．通常は他の症候を伴って出現し，パーキンソニズムが前景にたつことは少ない．しかし，小脳性運動失調や他の随伴症状に乏しく，固縮，動作緩慢，振戦，姿勢反射障害，すくみ足，運動症状の日

内変動やジスキネジアを呈し，PD と区別がつきにくい症例も存在する．レボドパの反応性は，良好なものから不応性のものまでさまざまである．

SCD におけるパーキンソニズムの治療はレボドパが主体となる．一般に PD に比してレボドパ反応性は乏しいが，病初期には効果が得られることも少なくない．そのため，レボドパ/AADC 阻害薬配合錠で 600〜900 mg まで増量を考慮する．また，進行期になっても，レボドパにより固縮や無動が軽減され，拘縮予防や介助量の軽減が得られる場合も少なくない．ただし，レボドパにより起立性低血圧が増悪することがあるため注意を要する．ドパミン受容体刺激薬の効果はレボドパに劣るが，レボドパ製剤にドパミン受容体刺激薬を加えることでさらに症状の改善が得られる場合がある．一方，淡蒼球破壊術や視床下部深部刺激術などの外科的治療は，現状では長期的な効果は期待できない[6]．

❷自律神経症状

SCD では自律神経症状として，起立性低血圧（食事性低血圧，排尿・排便後低血圧を含む），排尿障害（頻尿，尿失禁，排尿困難，残尿など），排便障害（便秘，便失禁など），唾液分泌異常（口渇，流涎など），発汗異常，不整脈などが認められる．とくに臨床的に問題となるのが，起立性低血圧（orthostatic hypotension: OH）と排尿障害である．

OH は，起立動作によって出現するめまい感やふらつき・視覚異常・項部痛，失神や原因のよくわからない転倒などが症状となりうる[7]．これらの症状をヒントに OH の存在を疑うことが重要である．早朝や食後，排尿排便後には血圧低下が助長され，症状の増悪がみられる．一般に，安静仰臥位・座位から立位への体位変換後 3 分以内に，収縮期血圧 20 mmHg 以上，または拡張期血圧 10 mmHg 以上低下した場合に起立性低血圧と診断する[7]．治療として，① OH の原因となりうる薬剤の減量または中止，②非薬物療法（補液，塩分摂取，弾性ストッキング着用，腹部コルセット，運動など），③薬物療法（鉱質コルチコイドのフルドロコルチゾン酢酸，ミドドリン塩酸塩，ドロキシドパ，アメジニウムメチル硫酸塩，ピリドスチグミンなど），④多剤併用薬物療法を順に考慮する[7]．食事性低血圧に対しては，食前の昇圧薬服用やカフェイン投与，食事（とくに炭水化物）の分割摂取，食後 30 分〜1 時間程度の安静保持などを考慮する．MSA では臥位高血圧（仰臥位の収縮期血圧 150 mmHg 以上，拡張期血圧 90 mmHg 以上）となることもあるため，とくに留意が必要である．

神経因性膀胱による排尿障害は，機能面から，①無抑制性膀胱（過活動性膀胱）による蓄尿障害と，②無緊張性膀胱や排尿括約筋協働不全による排出障害に大別される．前者は主に中枢性障害により生じるもので，薬物治療として，抗コリン作用薬である，塩酸オキシブチニン（ポラキス®，ネオキシ®），プロピベリン塩酸塩（バップフォー®），酒石酸トルテロジン（デトルシトール®），コハク酸ソリフェナリン（ベシケア®），イミダフェナシン（ウリトス®，ステーブラ®）や，選択的β3 アドレナリン受容体作動薬であるミラベグロン（ベタニス®）が用いられる．一方，排出障害に対しては，排尿筋収縮を促すためにコリン作動性のジスチグミン臭化物（ウブレチド®），ベタネコール塩化物（ベサコリン®）や，尿道括約筋の弛緩を促すためにα1 遮断薬であるウラピジル（エブランチル®）が用いられる．MSA では，排尿障害が起立性低血圧に先行して出現し，蓄尿障害と排出障害の両者がしばしば同時に存在する[7]．遺伝性 SCD では，MJD/SCA3 などの非純粋小脳型 SCD において尿

失禁，尿意切迫，夜間頻尿，排尿困難，残尿などの排尿障害がしばしば認められる．症状やエコーによる残尿測定の値に基づき，個々の患者の排尿障害の病態に則した治療薬の選択が必要である．100 mL 以上の残尿がある場合には，清潔間歇導尿を考慮する[8]．また，夜間の尿濃縮力の低下がみられる場合には，自律神経障害に伴う下垂体後葉からの ADH 分泌の低下が想定されるため，デスモプレシン酢酸塩水和物（デスモプレシン®スプレー）の使用を考慮する．

❸痙縮

MSA や MJD/SCA3，SCA1 型（SCA1）などの病型では，痙性がしばしば日常生活動作（ADL）の妨げとなる．内服薬として，中枢性筋弛緩薬であるエペリゾン塩酸塩（ミオナール®），チザニジン塩酸塩（テルネリン®），アフロクアロン（アロフト®），バクロフェン（ギャバロン®，リオレサール®）や，末梢性筋弛緩薬であるダントロレンナトリウム水和物（ダントリウム®）が用いられる．重度の痙縮に対しては，GABA 誘導体であるバクロフェンの髄注療法やボツリヌス治療も考慮される．

❹不随意運動

SCD のさまざまな病型において，振戦，ミオクローヌス，ジストニアなどの不随意運動が認められる．ADL や QOL の障害に応じて，対症療法を行う．振戦やミオクローヌスに対しては，一般にクロナゼパム（リボトリール®）が用いられるが，バルプロ酸やレベチラセタム，ゾニサミドなどが有効なこともある．ジストニアに対しては，クロナゼパム（リボトリール®）やジアゼパム，トリヘキシフェニジル塩酸塩（アーテン®）などが用いられ，内服の効果が乏しい場合にはボツリヌス治療を考慮する．

REM 睡眠行動異常症（REM sleep behavior disorder: RBD）は，REM 睡眠中に抗重力筋の筋弛緩を生じず，不快で恐怖を伴うような夢内容によって叫ぶ，殴る，蹴るなどの荒々しい体動を生じるような睡眠時随伴症である．神経変性疾患の中ではレビー小体病（PD やレビー小体型認知症）で出現しやすいが，MSA や MJD/SCA3 など脳幹部の障害をきたす SCD でもしばしば認められる．一般に RBD には，ベンゾジアゼピン系薬物のクロナゼパムが第一選択薬で，その有効性は約 90％と高い．プラミペキソールの有効性も報告されている．

下肢静止不能症候群（restless legs syndrome: RLS）は，脚を動かさずにはいられない衝動の存在，それと関連した下肢の不快な異常感覚，夕方から夜間の症状の出現あるいは増悪，安静による症状の増悪と運動による症状の改善を特徴とする．病態として，中枢神経系におけるドパミン回路の機能異常と脊髄の機能的興奮性の亢進が想定されている．SCA1, SCA2, MJD/SCA3, SCA6 における RLS の頻度は 28〜45％と報告されている[9]．薬物療法として，①ドパミン受容体作動薬（プラミペキソール，ロピニロール，ペルゴリド，カベルゴリン），②クロナゼパムの併用，③ガバペンチンの併用の順に考慮する．

C｜特殊な SCD 病型に対する特異的治療[10]

SCD の特定の病型では早期治療が有効であることから，早期診断が重要である．これら疾患の多くは常染色体劣性遺伝性 SCD で，原因蛋白の機能喪失によって発症する．主に，喪失した蛋白の機能を補充するという治療戦略に基づいている．ビタミン E 単独欠乏を伴う運動

失調症（ataxia with vitamin E deficiency: AVED）に対する α–tocopherol 内服，レフスム病（Refsum disease: RD）に対するフィタン酸の摂取制限およびプラスマフェレシス，脳腱黄色腫症（cerebrotendinous xanthomatosis: CTX）に対するケノデオキシコール酸の内服，ニーマンピック病 C 型に対するミグルスタット（glucosylceramide synthase 阻害剤）内服，無ベータリポ蛋白血症（abetalipoproteinemia: ABL）に対する α–トコフェロール内服，コエンザイム Q10（CoQ10）欠乏症に対するユビキノン内服などがある．

D 療養支援

SCD 患者の診療においては，薬物療法のみならず，多職種による包括的な療養支援が重要である．転倒転落のリスクに対しては，転倒予防講座やパンフレットを活用した生活指導，杖・歩行器・車椅子などの歩行補助具の適切な使用，介護用具の利用や手すりの設置など居住環境の整備，夜間頻尿の治療などを行い，転倒転落予防に努める．SCD の摂食・嚥下障害は，口腔期における食塊の移送障害・保持障害，咽頭期における舌根の挙上障害・喉頭挙上障害・咽頭収縮障害，食道期における食道入口部の弛緩不全などがみられるが，病状に則した適切な治療が必要である．運動障害の重症度に応じて，書字や飲食の際に用いる特殊補助器具の利用，重度の言語障害に対してはコミュニケーション・デバイスの使用も考慮する．患者の生活の質の向上や介護者の介護負担軽減のための社会福祉サービスや，経済的負担軽減のための指定難病医療費助成制度などを積極的に活用すべきである．

II 治療介入試験による新規治療法の探索

基礎研究の成果に基づき，新規治療法の開発を目指してさまざまな臨床研究が進んでいる．ここでは，ヒトを対象とした SCD の臨床試験の中で，最近の主なものを紹介する．

A フリードライヒ失調症の治療介入試験

フリードライヒ失調症（Friedreich's ataxia: FRDA）は，frataxin（FXN）をコードする *FXN* 遺伝子の第 1 イントロンにある GAA 繰り返し配列の異常伸長（正常 6–34 リピート，異常 66–1700 リピート）が原因で発症する．欧米白色人種では最も頻度の高い遺伝性 SCD であるが，本邦では *FXN* 遺伝子異常を伴う FRDA 症例はこれまで報告がない．FRDA の病態には，*FXN* 遺伝子発現の低下，ミトコンドリアにおける鉄の過剰蓄積と酸化的ストレスが深く関わっていることから，本症の主要な治療戦略として，①ミトコンドリア機能調整療法・抗酸化療法，および②，*FXN* 遺伝子発現の増加を狙ったエピジェネティック療法があげられる．前者として，イデベノン単剤療法または多剤併用療法，デフェリプロン療法，CoQ10 とビタミン E 併用療法などが，後者として，ニコチンアミド（ビタミン B$_3$），ヒストン脱アセチル化酵素（HDAC）阻害薬，エリスロポイエチン（erythropoietin: EPO）療法，インターフェロンγ 1b（INF–γ 1b）などがある．

❶ FRDA に対するイデベノン療法 [11~13]

　2007 年に報告された NICOSIA study は，FRDA に対するイデベノン（idebenone）の治療効果と安全性を検討した無作為化二重盲検比較対照試験（第 II 相試験）である．9〜17 歳の FRDA 患者 38 例を対象に，プラセボと 3 段階用量のイデベノンが経口投与され，24 週後の International Cooperative Ataxia Rating Scale（ICARS），Friedreich Ataxia Rating Scale（FARS），心臓超音波検査などが評価された．その結果，安全性・忍容性に問題はなかったが，いずれの評価項目でも全般的治療効果は認められなかった．ただし，歩行可能患者では ICARS，FARS，ADL スコアで用量依存的な改善が認められ，比較的軽症例では有効である可能性が示唆された [11]．

　そこで 2010 年報告の IONIA study では，歩行可能な FRDA 小児患者 70 例を対象に同様の二重盲検比較対照試験が行われた（第 III 相試験）．しかし，24 週の観察では，ICARS，FARS，心臓超音波検査など全ての評価項目で有意な改善を認めなかった [12]．

　より多量投与で長期間の観察を行った IONIA-E（IONIA-extended）study では，IONIA study が実施された後，すべての対象者に体重調整投与量（体重 45 kg 以下＝1,350 mg/45 kg 以上＝2,250 mg）のイデベノンを 12 カ月間経口投与した [13]．その結果，ICARS スコアの変化は IONIA-E study で平均 0.98 点増悪したが，IONIA study を含めると平均 1.03 点減少しており，神経症状が僅かながら改善する傾向がみられた．特に高用量投与群では ICARS が平均 3.02 点と減少した．高用量のイデベノン（1,350 mg または 2,250 mg/ 日）は FDRA 小児患者の神経機能を改善する可能性が示唆された [13]．

❷ FRDA に対するデフェリプロン療法

　デフェリプロン（deferiprone）は鉄のキレート薬である．FRDA に対するデフェリプロンの安全性と忍容性，治療効果を検討することを目的に，FRDA 患者 72 例を対象とした無作為化二重盲検比較対照試験が行われた [14]．20，40，60 mg/kg/ 日のデフェリプロンとプラセボが 6 カ月間経口投与され，ICARS，FARS，9-Hole Peg Test（9HPT）などが評価された．その結果，20 mg/kg/ 日は許容できたが，40 mg/kg/ 日以上は副作用が多く，脱落が目立った．全般的解析では，20 mg/kg/ 日投与群で有意な改善なく，40 mg/kg/ 日投与群でむしろ悪化した．軽症例に限ると，20 mg/kg/ 日投与群で有意に改善した．

　さらに，デフェリプロン，イデベノン，リボフラビンの 3 剤併用療法の効果と安全性，忍容性を検討するオープンラベル試験が行われた [15]．14〜61 歳の心機能異常のない FRDA 患者 13 例を対象に 3 剤を 15〜45 カ月間投与し，Scale for the Assessment and Rating of Ataxia（SARA），心臓超音波検査が評価された．その結果，4 名がフェリチンと鉄低下などデフェリプロンの副作用で中断した．年次悪化率（annual worsening rate: AWR）は 0.96 SARA スコアと推定され，既報における AWR 2.05±1.23 SARA スコアに比して軽減した．心臓超音波検査では左室心筋重量係数（LVMI）のみが初年治療終了時に 6.5 g/m^2（6.2%）減少した．3 剤併用療法は神経学的機能と心機能を改善する可能性が示唆された．

❸ FRDA に対する大量ニコチンアミド療法 [16]

　FRDA に対する大量ニコチンアミド（nicotinamide）投与による FXN 発現量に対するエピジェネティック効果，治療効果および安全性を検討したオープンラベルによる探索的試験が

行われた[16]．FRDA 患者 10 例を対象に，ニコチンアミドを単回（第Ⅰ相），2〜8 g を 1 日数回 5 日間（第Ⅱ相），投与量が最大許容量となるように漸増して投与し，8 週間（第Ⅲ相）最大量を維持し，*FXN* mRNA 量と FXN 蛋白量，SARA，Spinocerebellar ataxia functional index（SCAFI），ADL などを解析した．その結果，重篤な副作用は認めなかった．第Ⅰ相では，投与後 8 時間で投与量が多いほど FXN 蛋白量が多くなった．第Ⅱ相および第Ⅲ相では，35〜36 g 連日投与により持続的な FXN 発現量の増加を認めた．しかし，臨床症状に改善は認めなかった．今後，治療効果については長期の継続調査が必要である．

❹ FRDA に対するエリスロポイエチン療法 [17, 18]

EPO は，マウスの神経細胞やヒトの線維芽細胞，心筋細胞，リンパ球などにおいて用量依存的に *FXN* mRNA 量や FXN 蛋白量を増加させる．EPO による FXN 増量の詳細な機序は不明であるが，*FXN* 遺伝子の転写後修飾または翻訳後修飾，あるいは FXN 蛋白の代謝に対する影響などが想定されている．組換えヒト EPO（rHuEPO）の効果は，いくつかのオープンラベル試験において，FXN 蛋白量の持続的な増加や酸化的ストレスの減少，臨床症状の改善により示されている．無作為化二重盲検比較対照試験では，18〜40 歳の FRDA 患者 16 例を対象に，rHuEPO を最初の 9 週間は 20,000 IU を 3 週ごとに，次の 9 週間は 40,000 IU を 3 週ごとに，最後の 6 週間は 40,000 IU を 2 週ごとに静注投与され，24 週後の FXN 蛋白量，SARA スコアなどが評価された[17]．その結果，重篤な副作用なく，安全性と忍容性に問題はなかったが，FXN 蛋白量および臨床症状とも有意な改善は得られなかった[17]．

EPO には脳・心・腎・血管などに対する組織保護作用がある．リシン側鎖をカルバミル化したカルバミル化 EPO（CEPO）は，造血活性を欠きながら強い組織保護・血管新生作用を示すため，多血症などの副作用が軽減される．そこで，FRDA に対する CEPO の安全性と忍容性，エピジェネティック効果を検討した二重盲検比較対照試験が行われた[18]．歩行可能な FRDA 患者 36 例を対象に，治療群は CEPO 325 g を週に 3 回皮下注し，2 週後までの安全性や FXN 発現量などを解析した．その結果，CEPO は十分に安全で忍容されたが，臨床効果は確認されておらず，さらなる検討が必要であった[18]．

❺ FRDA に対する INF–γ 療法 [19]

FRDA に対する INF–γ 1b のエピジェネティック効果と治療効果，安全性を検討したオープンラベル試験が行われた[19]．8〜17 歳の FRDA 患者 12 例を対象に，INF–γ 1b を週 3 回（最初の 4 週間は 10〜50 μg/m^2，次の 8 週間は 50 μg/m^2）皮下注射し，12 週後の全血の FXN 蛋白量，FARS，口腔粘膜の FXN 蛋白量，mRNA 量などが評価された．その結果，副作用としてインフルエンザ様症状や穿刺部位の皮膚反応はみられたが忍容性には問題なし．12 週後の FARS スコアは –4.98±3.6 改善したが，FXN 蛋白量と明確な相関は認めなかった[19]．長期間の大規模な無作為化比較対照試験が必要である．

B FRDA 以外の SCD の治療介入試験（MSA を除く）

❶ 遺伝性 SCD に対するリルゾール療法 [20]

リルゾール（riluzole）は，グルタミン酸遊離阻害，興奮性アミノ酸受容体の非競合的阻害，電位依存性 Na$^+$ チャネルの阻害などにより神経保護作用を発現し，筋萎縮性側索硬化症

（ALS）以外の神経変性疾患に対しても治療効果が期待されている．遺伝性 SCD・FRDA 患者 40 例を対象とした無作為化二重盲検比較対照試験で，リルゾール 100 mg/ 日の経口投与は，8 週後の ICARS スコアを有意に改善した．

そこで，遺伝性 SCD・FRDA 患者 60 例を対象に，12 カ月間の無作為化二重盲検比較対照試験が行われた[20]．リルゾール 100 mg/ 日が連日経口投与され，12 カ月後の SARA が改善した患者割合が評価された．その結果，SARA スコアが改善した割合は，リルゾール服用群で有意に高く（50% 対プラセボ群 11%），リルゾールは SCD に対しても有効である可能性が示唆された．

❷遺伝性 SCD に対する IGF-1 療法[21]

インスリン様成長因子 1（insulin-like growth factor 1: IGF-1）は脳内で多彩な生理機能を担うペプチドで，SCD を含む複数の神経変性疾患の脳組織で機能低下が認められ，疾患モデル動物に IGF-1 を投与することにより神経変性が抑制される．遺伝性 SCD に対する IGF-1 の治療効果を検討したオープンラベル試験が行われた[21]．遺伝性 SCD 患者 26 例（MJD/SCA3 19 例，SCA6 1 例，SCA7 6 例）を対象に，組換えヒト IGF-1 50 μg/kg を 1 日 2 回皮下注射し，12 カ月後の SARA スコアを評価した．その結果，MJD/SCA3，SCA7，全体において SARA スコアの有意な改善を認め，2 年目の延長期間で進行抑制効果を認めた．重篤な副作用は認めなかった．効果を明らかにするために，今後，大規模な二重盲検比較対照試験が必要である．

❸遺伝性 SCD に対するバレニクリン酒石酸塩[22]

MJD/SCA3 に対する禁煙薬バレニクリン酒石酸塩の治療効果を検討した無作為化二重盲検比較対照試験が行われた[22]．MJD/SCA 3 患者 20 例を対象に，バレニクリン 2 mg/ 日が経口投与され，8 週後の SARA，Timed 25-feet walk，9HPT などが解析された．その結果，SARA 歩行，立位，手回内・回外運動において治療群が有意に改善した[22]．バレニクリンの有効性が示されたが，脱落率が高いことや症例数の少なさが問題であり，今後，長期的かつ大規模な試験が必要である．

❹遺伝性 SCD に対する臍帯血由来間葉系幹細胞療法[23]

臍帯血由来間葉系幹細胞（umbilical cord mesenchymal stem cells: UCMSC）は，成人幹細胞より高い多能性を有し，かつ移植時に腫瘍を形成しにくいという利点がある．遺伝性 SCD に対する UCMSC 療法の効果を検討したオープンラベル試験が行われた[23]．SCD 患者 16 例を対象に，静注 1 回と，静注および髄注を 3 回行い，12 カ月までの Berg Balance Scale（BBS）や ICARS が評価された．その結果，重篤な有害事象なく，また，少なくとも 6 カ月間は BBS，ICARS ともに改善した．UCMSC 療法は安全で，遺伝性 SCD に有効である可能性が示唆された．

C MSA の治療介入試験

❶ MSA に対するリファンピシン療法[24]

MSA に対するリファンピシン（rifampicin）療法の効果と安全性を検討した無作為化二重盲検比較対照試験で，30～80 歳の MSA（probable）患者 100 例を対象に，リファンピシン

Chapter IV　小脳疾患の治療戦略

600 mg/ 日，プラセボとしてリボフラビン 100 mg/ 日を経口投与し，UMSARS（unified MSA rating scale）part I スコアの 12 カ月後までの変化率を解析した．その結果，治療群で 6%，プラセボ群で 24% に重篤な副作用を認めたが，治療との関連性は明確でなかった．悪化率は両群で有意差なく，リファンピシンによる進行抑制効果は認められなかった[24]．

❷ MSA に対するラサギリン療法 [25]

MSA-P（MSA with predominant parkinsonism）に対するラサギリン（rasagiline）の治療効果と安全性を検討した無作為化二重盲検比較対照試験で，30 歳以上の MSA-P 患者 174 例を対象に，ラサギリン 1 mg/ 日またはプラセボを経口投与し，48 週後の UMSARS part I と part II スコアの変化を解析した．その結果，副作用は治療群で 81%，プラセボ群で 74% と高頻度に認められた（両群で有意差なし）．UMSAR スコアの改善は両群で有意差なく，少なくとも rasagiline 1mg/ 日では治療効果を認めなかった[25]．

❸ MSA に対する間葉系幹細胞療法と臍帯血単核細胞療法 [26, 27]

MSA-C（MSA with predominant cerebellar ataxia）に対する間葉系幹細胞（mesencymal stem cells: MSC）動注療法の治療効果と安全性を検討した無作為化二重盲検比較対照試験が行われた．MSA-C（probable）患者 33 例を対象に，MSC またはプラセボを動脈注射により投与し，360 日後の UMSARS，脳内グルコース代謝，灰白質の密度，高次脳機能検査などを解析した[26]．その結果，MSC 投与群は UMSARS 合計スコアおよび part II スコアの増加が少なかった．また，脳内グルコース代謝と灰白質密度は 360 日で大幅に減少したが，プラセボ群で減少の程度が大きく，前頭葉機能低下の進行も大きかった．MSC 投与に直接関連する有害事象は認めなかった．MSC 動注療法が MSA-C 患者の神経症状の進行を遅らせる可能性が示唆された[26]．

また，MSA に対する臍帯血単核細胞療法の治療効果を検討するオープン試験が行われた[27]．MSA（probable）患者 3 例を対象に，臍帯血単核細胞（$1 \sim 2 \times 10^8$ cells/6 mL）を腰椎穿刺（2 例は 30 日間繰り返し実施）または大槽穿刺（1 例は 2 回のみ実施）によりくも膜下腔に注入し，3 カ月後と 6 カ月後の UMSARS を評価した．その結果，有害事象は特に認めなかった．3 例の全患者において 3 カ月後および 6 カ月後の UMSARS スコアは改善し，尿失禁と歩行能力で最も顕著な改善を認めた[27]．

III　SCD の治療介入試験の課題

以上のように，豊富な基礎研究の成果にもかかわらず，SCD の研究分野ではヒトを対象とした治療介入試験で有効性を示すのが難しい．希少疾患であり大規模な患者数を集めることが難しいこと，限られた期間で症状の僅かな変化を捉えることが難しいこと，鋭敏かつ評価者内・評価者間変動の少ない定量的評価法がないことなどが，臨床試験が成功しにくい要因となっている．治療介入試験を計画するにあたり，次のような問題も考慮すべきである．

❶年間悪化率が異なる複数の疾患の混在について

可能な限り同一の疾患（あるいは病態の均一な疾患）に絞ることが望ましい．

❷最軽症例を含めることについて

SARA 合計スコア 4 以下は健常者でもありうるため，最軽症例の進行度を予測しがたい．明確に症状がある患者で，かつ重症（車椅子・臥床状態）でない患者が望ましい．

❸リピート伸長病における CAG リピート伸長サイズについて

リピート伸長サイズは発症年齢と進行度に影響することから，できるだけリピートサイズを考慮した無作為化割付けが望ましい．

❹適正な無作為化について

年齢・性別のみならず，臨床病型やリピートサイズなどを考慮した適切な無作為化割付けが望ましい．

❺評価法の選択について

限られた期間，サンプルサイズで検出力を持たせるには，従来の臨床評価スケール以外に，鋭敏かつ評価者間・評価者内変動の少ない定量的評価法を組み合わせる必要がある．さらには，従来の単なる運動遂行能力の定量化にとどまらず，小脳機能をより直接的に評価する評価法が望ましい．サロゲートマーカーの開発も望まれる．

❻サンプルサイズの確保について

希少疾患であるため，十分なサイズのコホートを登録するためには，多施設共同研究が必要である．上述の課題を克服しながら，基礎研究の成果が臨床研究で証明され，その恩恵が患者さんに 1 日でも早く還元されることを期待してやまない．

文献

1) 祖父江逸郎，高柳哲也，中西孝雄．脊髄小脳変性症に対する Thyrotropin Releasing Hormone Tartrate の治療研究 二重盲検比較対照臨床試験による検討．神経研究の進歩．1982; 26: 1190-214.

2) 金澤一郎，他．Taltirelin hydrate（TA-0910）の脊髄小脳変性症に対する臨床評価—プラセボを対照とした臨床第 III 相二重盲検比較試験—．臨床医薬．1997; 13: 4169-224.

3) 吉田釈彦，野上佳秀，鈴木利一，他．脊髄小脳変性症に対するセレジスト(R)錠の市販後調査（使用成績調査）成績．臨床医薬．2006; 22: 93-113.

4) Kaindlstorfer C, Granata R, Wenning GK. Tremor in Multiple System Atrophy-a review. Tremor Other Hyperkinet Mov. 2013; 3. doi:10.7916/D8NV9GZ9.

5) Park H, Kim HJ, Jeon BS. Parkinsonism in spinocerebellar ataxia. Biomed Res Int. 2015; 2015: 125273.

6) Zhu XY, Pan TH, Ondo WG, et al. Effects of deep brain stimulation in relatively young-onset multiple system atrophy Parkinsonism. J Neurol Sci. 2014; 342: 42-4.

7) Gibbons CH, Schmidt P, Biaggioni I, et al. The recommendations of a consensus panel for the screening, diagnosis, and treatment of neurogenic orthostatic hypotension and associated supine hypertension. J Neurol. 2017; 3. doi:10.1007/s00415-016-8375-x

8) Ito T, Sakakibara R, Yasuda K, et al. Incomplete emptying and urinary retention in multiple-system atrophy: when does it occur and how do we manage it? Mov Disord. 2006; 21: 816-23.

9) Abele M, Bürk K, Laccone F, et al. Restless legs syndrome in spinocerebellar ataxia types 1, 2, and 3. J Neurol. 2001; 248: 311-4.

10) Braga Neto P, Pedroso JL, Kuo SH, et al. Current concepts in the treatment of hereditary ataxias. Arq Neuropsiquiatr. 2016; 74: 244-52.

11) Di Prospero NA, Baker A, Jeffries N, et al. Neurological effects of high-dose idebenone in patients with Friedreich's ataxia: a randomised, placebo-controlled trial. Lancet Neurol. 2007; 6: 878-86.

Chapter Ⅳ　小脳疾患の治療戦略

12) Lynch DR, Perlman SL, Meier T. A phase 3, double-blind, placebo-controlled trial of idebenone in Friedreich ataxia. Arch Neurol. 2010; 67: 941-7.

13) Meier T, Perlman SL, Rummey C, et al. Assessment of neurological efficacy of idebenone in pediatric patients with Friedreich's ataxia: data from a 6-month controlled study followed by a 12-month open-label extension study. J Neurol. 2012; 259: 284-91.

14) Pandolfo M, Arpa J, Delatycki MB, et al. Deferiprone in Friedreich ataxia: a 6-month randomized controlled trial. Ann Neurol. 2014; 76: 509-21.

15) Arpa J, Sanz-Gallego I, Rodríguez-de-Rivera FJ, et al. Triple therapy with deferiprone, idebenone and riboflavin in Friedreich's ataxia-open-label trial. Acta Neurol Scand. 2014; 129: 32-40.

16) Libri V, Yandim C, Athanasopoulos S, et al. Epigenetic and neurological effects and safety of high-dose nicotinamide in patients with Friedreich's ataxia: an exploratory, open-label, dose-escalation study. Lancet. 2014; 384: 504-13.

17) Mariotti C, Fancellu R, Caldarazzo S, et al. Erythropoietin in Friedreich ataxia: no effect on frataxi in a randmized controlled trial. Mov Disord. 2012; 27: 446-9.

18) Boesch S, Nachbauer W, Mariotti C, et al. Safety and tolerability of carbamylated erythropoietin in Friedreich's ataxia. Mov Disord. 2014; 29: 935-9.

19) Seyer L, Greeley N, Foerster D, et al. Open-label pilot study of interferon gamma-1b in Friedreich ataxia. Acta Neurol Scand. 2015; 132: 7-15.

20) Romano S, Coarelli G, Marcotulli C, et al. Riluzole in patients with hereditary cerebellar ataxia: a randomised, double-blind, placebo-controlled trial. Lancet Neurol. 2015; 14: 985-91.

21) Sanz-Gallego I, Rodriguez-de-Rivera FJ, Pulido I, et al. IGF-1 in autosomal dominant cerebellar ataxia-open-label trial. Cerebellum Ataxias. 2014; 1: 13.

22) Zesiewicz TA, Greenstein PE, Sullivan KL, et al. A randomized trial of varenicline（Chantix）for the treatment of spinocerebellar ataxia type 3. Neurology. 2012: 78: 545-50.

23) Jin JL, Liu Z, Lu ZJ, et al. Safety and efficacy of umbilical cord mesenchymal stem cell therapy in hereditary spinocerebellar ataxia. Curr Neurovasc Res. 2013; 10: 11-20.

24) Low PA, Robertson D, Gilman S, et al. Efficacy and safety of rifampicin for multiple system atrophy: a randomised, double-blind, placebo-controlled trial. Lancet Neurol. 2014; 13: 268-75.

25) Poewe W, Seppi K, Fitzer-Attas CJ, et al, Rasagiline-for-MSA investigators. Efficacy of rasagiline in patients with the parkinsonian variant of multiple system atrophy: a randomised, placebo-controlled trial. Lancet Neurol. 2015; 14: 145-52.

26) Lee PH, Lee JE, Kim HS, et al. A randomized trial of mesenchymal stem cells in multiple system atrophy. Ann Neurol. 2012; 72: 32-40.

27) Wu SH, Yang HX, Jiang GH, et al. Preliminary results of cord blood mononuclear cell therapy for multiple system atrophy: a report of three cases. Med Princ Pract. 2014; 23: 282-5.

〈他田正義　小野寺 理〉

IV-2

リハビリテーション

はじめに

　脳血管障害，神経変性疾患，脳腫瘍や頭部外傷などによって小脳が障害されると，特徴的な運動障害がみられる．本稿では，特に脊髄小脳変性症（spinocerebellar degeneration: SCD）でみられる小脳失調症状に対するリハビリテーション（リハ）について概説する．

　脊髄小脳変性症は，運動失調症を主な症候とする神経変性疾患の総称である．本邦におけるSCD の有病率は 10 万人当たり 18.5 人と推定され，約 1/3 が遺伝性である[1]．孤発性 SCD の約2/3 は，小脳性運動失調症状だけでなく，パーキンソン症状，自律神経症状も認める多系統萎縮症（multiple system atrophy: MSA）で，残りが純粋小脳失調症を示す皮質性小脳萎縮症（cortical cerebellar atrophy: CCA）である．遺伝性 SCD の 90％以上は常染色体優性遺伝であり，本邦では SCA3/MJD（Machado–Joseph 病），SCA6，SCA31，DRPLA（歯状核赤核淡蒼球ルイ体萎縮症）の頻度が高い．SCA6 と SCA31 は小脳症状を主体とした臨床症状を呈するが，SCA3と DRPLA は小脳失調症状以外にも種々の神経症状を呈する．SCD には現状では根治療法が存在せず，小脳性運動失調には TRH アナログ製剤の注射薬と経口薬が症状改善効果を認め保険適用がある．起立性低血圧や排尿障害，便秘などの自律神経症状についても薬物療法が試みられる．また，MSA のパーキンソン症状については，初期には L–DOPA 製剤が有効な場合がある．根治療法が存在しないためリハが重要となる．

I 小脳障害による運動症状

　小脳が障害されると，①筋緊張低下，②重力に抗した姿勢保持の困難，③多関節の協調運動障害を特徴とする運動失調，④動作時振戦（企図振戦）の 4 つの主要な運動症状が出現するとされる[2]．小脳の部位との関連では，平衡機能には前庭小脳と脊髄小脳の虫部による体幹や四肢の抗重力筋の制御が関与しており，これらの部位の障害で姿勢保持・歩行の障害が生じる．また，協調運動機能には小脳半球と脊髄小脳の中間部による四肢の随意運動制御が関与しており，これらが障害されると，反復拮抗運動が困難となり運動分解などが出現する．診察ではこれらの運動症状を区別して評価し，背景にある病態生理を推測することが重要である．日常生活におけるさまざまな複雑な行動のみならず，診察で評価するような単純な運動においても，小脳の運動制御系の障害による症状と，それに対する適応的な反応や代償動作だけでなく，非効率的な代償姿勢・動作や筋力低下などが組み合わされて表現されていることを意識して，動

作を観察しなければならない.

Ⅱ 小脳障害と運動学習

　小脳や大脳基底核は運動学習にとって重要な部位である.小脳は学習による内部モデル獲得により運動を最適化する機能を担っているため,小脳障害患者では運動学習能力が低下している可能性がある.1例として,回復期リハ病棟の小脳梗塞患者を対象に,一定速度で回転する回転盤上の標的をスタイラスで追従する課題を行ったところ,健常人に比べ,初期学習成立に時間がかかり,最終的な到達度も低かったが,成績の改善度は回復期リハ後の日常生活動作 (activity of daily living: ADL) の改善度と正の相関を示していた[3].このことから,運動学習能力が保たれているほど機能回復に有利であると推察される.SCD患者を対象とした神経画像研究によると,新規の運動学習に際し,運動前野や残存する小脳も含んだ運動関連領域のネットワークが動員される場合[4]もあれば,代償的に大脳皮質基底核回路が機能している場合[5]もあり,運動課題や小脳変性の程度の違いを反映していると考えられる.

Ⅲ リハにおける障害のとらえ方

　今日のリハでは,障害をマイナスの側面から評価するのではなく,プラス面から評価しようとするWHOの国際生活機能分類 (International Classification of Functioning, Disability and Health: ICF, 2001) が浸透しつつあるが,臨床現場では,以前からある国際障害分類 (International Classification of Impairments, Disabilities and Handicaps: ICIDH, 1980) によることが一般的である.ICIDHでは,疾病に起因する臓器レベルでの機能障害 (impairment),人間個体としての生活における能力障害 (disability),そして,機能障害や能力障害の結果として,個人にとって正常な役割を果たすことが制限されたり妨げられたりする社会的不利 (handicap) の3つで障害は構成される Fig.1 .

Ⅳ SCDの機能障害

　運動機能だけでなく,言語機能,摂食嚥下機能,高次脳機能,排泄機能や感覚機能などもSCDでは障害されうる.もっとも重要な運動機能については,運動失調,巧緻性障害,不随意運動のみならず,持久性低下,関節拘縮,廃用性筋力低下などがみられる.言語機能では,失調性構音障害や発声障害がみられる.不明瞭で緩慢な slurred speech (不明瞭言語),途切れ途切れになる scanning speech (断綴性言語),急に大きくなる explosive speech (爆発性言語) などが失調性構音障害の特徴である.構音障害の程度は,自由会話,MPT (maximum phonation time: 最大発声時間),/pa/, /ta/, /ka/, /pataka/ などの音節をできるだけ早く反復する oral

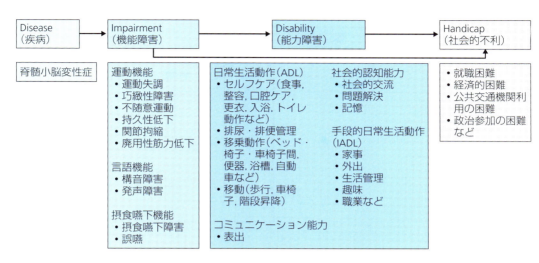

Fig.1 国際障害分類（ICIDH, 1980）による脊髄小脳変性症の障害の分類

diadochokinesis 課題，特定の文章や単語を読み上げてもらう課題などで評価する．MPT は短く，oral diadochokinesis の反復速度は遅く，リズムも不整となる．聴覚印象では発話明瞭度や異常度を評価する．また，音響分析では，録音された音声をサウンドスペクトログラムで解析する．嚥下障害は直接的に誤嚥のリスクであり，SCD のリハにおいて，最初に摂食嚥下機能の正確な評価は欠かせない．このような SCD の小脳失調症状を評価するスケールとしては，Scale for the Assessment and Rating for Ataxia（SARA）[6] や International Cooperative Ataxia Rating Scale（ICARS）[7] が，また，MSA には錐体外路症状や自律神経症状も評価する Unified Multiple System Atrophy Rating Scale（UMSARS）[8] などがあり，これらはリハ介入のアウトカムの指標としても用いられている．高次脳機能障害も SCD では小脳の血管障害や外傷例のように顕著ではないが認められる．近年，実行機能や言語機能，空間認知，情動制御の障害を特徴とする cerebellar cognitive affective syndrome（小脳性認知情動症候群）という概念が提唱され[9]，大脳と小脳の間の解剖学的・機能的ループの研究の進歩と相まって注目されている．

V SCD の能力障害

ICIDH では，能力は，①日常生活動作（ADL），②コミュニケーション能力，③社会的認知能力，④手段的日常生活動作（instrumental ADL: IADL）などに分類される．能力障害の評価法としては，modified Rankin Scale（mRS）や Barthel Index がよく知られているが，①，②，③を含み，より詳細な評価ができる機能的自立度評価法（Functional Independence Measure: FIM）がリハや看護，介護ではよく用いられる．SCD では，さまざまな機能障害により能力障害が生じうる．具体的には，ADL では，食事（箸，スプーン，フォークの操作など），整容（ヘアブラシで髪の毛をとく，爪切りで爪を切る，洗顔など），口腔ケア（歯磨き粉を歯ブラシにつける，歯ブラシで歯を磨くなど），更衣（ボタンの留め外し，ズボンや下着の着脱など），

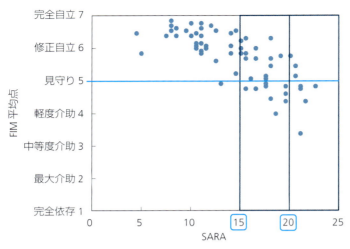

Fig.2 脊髄小脳変性症における小脳失調症状と ADL の関連
SARA が 10 点以下であれば，ADL はほぼ自立．15 点を超えると ADL に支障がみられるようになり，さらに 20 点を超えるをほぼ全例で ADL に介助を要する．
(Miyai I, et al. Neurorehabil Neural Repair. 2012; 26: 515-22[10])

入浴（浴槽の跨ぎ，浴室内の移動，洗体など），トイレ動作などの「セルフケア」，ベッド，浴槽や便器，自動車への「移乗動作」，歩行や階段昇降などの「移動」などが困難になる．コミュニケーション能力では，対面または電話での音声による，または，書字など音声以外の言語表現による「意思伝達の表出」が進行とともに困難となる．書字やキーボード操作が難しい場合，近年，スマートフォンなどで利用できる機会が増えている音声入力が便利であると思われるが，構音障害が強いと正しく認識されない場合もある．構音障害のため，話し相手から聞き返されることが多くなると，対面での，あるいは電話での会話を避け，自ら行動を制限してしまう例もあり，音声言語によるコミュニケーションの障害は運動障害と同じように重要なリハ介入の課題である．IADL では，調理，配膳，洗濯，掃除，整頓，その他の「家事」全般，買い物，散歩などの「外出」，電話，薬剤のヒートからの開封などの内服管理，役所での手続きなどの「生活管理」，「趣味」，「職業」の場面など，さまざまな状況で困難が生じる．なお，機能障害と能力障害の関連については，われわれの検討では，SARA が 10 点以下であれば，ADL はほぼ自立しているが，15 点を超えると ADL に支障がみられるようになり，さらに 20 点を超えるとほぼ全例で ADL に介助を要するようになっていた[10] **Fig.2**．したがって，SCD のリハ介入の目標は，失調症状へのさまざまな介入や代償的アプローチにより，このような多様な障害の改善を図ることである．

VI SCD へリハ介入

　SCD のリハも，他の神経疾患のリハと同様に，運動失調などの機能障害に対する介入と，能力障害に対する代償手段の導入，環境設定なども含めた多面的なアプローチが行われる．特

に転倒予防と，症状の進行に伴う活動性の低下による廃用症候群の予防が重要である．医師や療法士は，小脳失調症状の特徴や程度に個人差があり，また，緩徐進行性の症状に対して，それぞれが異なる代償手段を身につけていること，さらに，年齢や性別により，基礎的な体力が異なることなどを考慮して，現状の障害がどういう機序で生じているのかについて動作パターンの丁寧な観察から分析を試みることが，介入プログラムを立てる上で重要である．一般的なアプローチとして，バランス・歩行練習，関節可動域練習，筋力増強練習などが行われ，さらに症状に応じた歩行器，車いすなどの移動手段，自助具の使用も検討する．運動失調に対しては，感覚入力を増強する方法もある．Frenkel 体操は，視覚や表在感覚を認知しながら，徐々に複雑な運動に進め，固有感覚の再教育を促すアプローチである．固有感覚の情報を利用するものとしては，重錘負荷法，弾性緊縛帯装着，固有受容性神経筋促通法などもある．一般的には，このような感覚入力の増強は即時効果にとどまる場合が多いとされる．しかし，患者が静的，動的なバランス能力を向上させるために，具体的にどの関節のどのような固有感覚情報に意識を向けるべきかを療法士から明確に説明された上で，これらの増強された固有感覚情報を主体的にフィードバック情報として認知することができれば，このような手法を用いない場合に比べ，効率的にリハを進められる可能性がある．

A｜機能障害への介入

失調性歩行の原因は，①バランス障害，下肢・体幹の多関節間の協調運動障害や眼球運動障害などの小脳症状，②広い歩隔（開脚歩行 wide-based gait）など転倒を予防するために患者がとる安全手段，さらに，③崩れたバランスを補正しようとする運動の不正確さなどが複雑に組み合わさり，各種歩行指標が一定せず変動が大きくなることが特徴とされる[11]．立位保持や歩行の際のふらつきに対して，患者のとる一般的な方略として，本来，SCD では安静時には筋緊張は低下しているが，立位，歩行時に下肢，体幹の筋緊張を意識的に高め，関節を固定して代償しようとする．このため，関節の柔軟性が失われ，動揺が大きく，外乱に適応しにくい立位や歩容となる．歩行にあわせて腕を振るのも難しい．さらに，不安定なまま，通常よりも歩行速度を速めて歩く場合もある．この場合，速度のコントロールは難しく，状況に応じて急に立ち止まったり，方向を転換することができなくなる．転倒を恐れ，支持物をつかまえにいくことに集中し，バランスが余計に不安定になる例もみられる．これらに対する介入の例として，足部や足関節の可動性を改善し，足部や足底からの固有感覚の情報を意識しながら関節の過剰な固定を弱め，多関節の協調運動の改善を図る．バランス能力が比較的良い例では，平地の歩行だけでなく，横歩きや後ろ歩きなどの応用的歩行練習も行う．屋外で路面が平坦ではなく，さらに，人や自転車，障害物をよけないといけない場合，あるいは，会話をしながら，または，視覚情報が増えるだけでも，一挙に歩行が破たんする例もまれではない．自動化されていない歩行動作と周囲の環境に向ける注意の配分が困難であることがうかがわれる．したがって，病院や施設内だけではなく，実生活環境でのリハが重要である．なお独歩が困難になってくると，T 字杖や両手のノルディック杖を使用する場合もあるが，上肢の協調運動障害が強いとこれらの操作は困難である．そのような場合は，歩行器や手押し車のほうが実用的である．ただし，下肢の協調運動障害が強いと歩行器を蹴ってしまうことがある．歩行器歩行の際，上

部体幹を前屈し，両手で歩行器のハンドルを強く握りしめるような姿勢であれば，まず姿勢を修正し，多関節の協調性を引き出しながら，適切に前に脚を出せるように練習する．なお，キャリーバッグを一側で把持することで，歩行が顕著に安定する例もある．把持することによる体幹の揺れの減少や姿勢の補正などが影響していると考えられる．物を運べるという実用性もあり，杖よりも患者の受け入れがよい場合もある．さらに症状が進行し，歩行に介助が必要になったときには，介助者が患者の動きを拘束しすぎないようにして介助できるように，介助者への指導も重要である．

　立位，あるいは立位が困難であれば座位でのリーチ動作の練習は，姿勢安定性の向上により，ADL，IADL の改善，転倒予防につながるため重要である．立位や座位保持時の体幹，上肢の過剰な筋緊張を軽減し，体幹の分節的な動き，肩甲帯の安定性，肩甲骨の可動性を引き出し，上肢の可動性や柔軟性を向上させることで，リーチの拡大，上肢操作や手の巧緻運動の改善を図る．これらにより，洗体動作や調理，更衣，整容動作などが改善する．

　失調性構音障害は，下顎，舌，口唇，軟口蓋などの構音器官だけでなく，肺や胸郭，喉頭などの筋群からなる発声器官も含めた協調運動の障害ととらえることができる．発話速度が速く，口唇や舌の運動が間に合わなくなり，これらが構音点に達する前に発声すると，音のひずみが強くなる．下顎・舌の後退が発話明瞭度を下げている例もある．通常，発声，構音は努力性となり，頸部，肩甲帯の筋緊張が増強し，動きは柔軟性を失い固定する傾向がある．小脳失調症状一般に当てはまる，意図性が高まると筋緊張が強くなる傾向は構音障害でもみられ，頭頸部の固定が余計に強くなり，細かく滑らかな口腔運動がより阻害される．治療のアプローチは，具体的には，呼吸運動の効率性を意識し，呼吸と発声のタイミングを合わせ，安定した呼気，声量により，発話時の呼気の持続性の向上を図る．姿勢の矯正，口唇・舌の分離運動，呼気のコントロール，構音の練習，発話スピードの調整などを行う．体幹・頸部，舌の緊張を軽減し，発話にリズムや抑揚をつけることでひずみの軽減を図る．下顎を手で支えることで構音が改善する場合もある．歌唱も有効である．なお，患者は構音障害の程度を必ずしも適切に把握しているとは限らない．発話速度が速い傾向がある場合に，速度と明瞭度にトレードオフの関係があることを理解してもらうため，あるいは，さまざまな介入アプローチの効果を実感してもらうために，実際に音声を録音し，その音声を聞いてもらうフィードバックも有用である．

B｜能力障害への介入

　機能障害へのリハと必ずしも明確に区別できない場合もあるが，特に ADL 改善という視点からは，いくつかのポイントがあげられる．ADL（IADL も含む）は，バランス能力との関連で，座位での ADL，立位での ADL，屋内での移動や歩行が伴う ADL，階段昇降や屋外歩行が伴う ADL などに分けて，自立しているか，自立していなければ，どのような介助や代償手段の導入が必要かを考える必要がある．例えば，支えなしの立位での調理や洗顔が困難であれば，手すりや机などの支持物を持った立位で，あるいは，座位で行えるように環境設定を行う．更衣は，ボタンの留め外しが困難な場合は，ボタンのサイズを大きくしたり，ボタンのないものを選ぶことを考える．また，立位で下衣の更衣や靴下の着脱が困難であれば，壁などにもたれる，あるいは，座位で行うようにする．ADL における歩行では，自分自身の移動だけ

ではなく，ものを運ぶことも重要である．手提げ袋を持ったまま歩くのが難しい場合，肩に掛けたり，リュックを使用することを考える．お盆で食器を運ぶのが難しい場合は，カートなどの使用を検討する．

　書字の際は，肩が自然な高さになるように机や椅子の高さを調整し，骨盤を起こし，胸を張り，肩の力を抜いた座位姿勢をとる．また，肘を机に置いて，上肢の力が抜けるようにする．ペンはペンホルダーを使用したり，グリップの太いものを使用することで，握りこまずに適切な力で保持でき，文字の震えを減らせる．スプーン操作においても，過剰な握り込みは滑らかな運動を阻害するので，グリップの太いものを使用する．振戦が強いと，金属製のスプーンでは，スプーンを口に近づけた際に，口唇に激しくあたり，傷つけてしまうことがあるので，プラスティック製のものを使用する．箸も，ピンセット状のものなど，つまみやすいように工夫されているものの使用を検討する．また，食器の保持が難しい場合には，滑り止めマットを敷くとよい．

　コミュニケーションについては，話す際には，ゆっくりと，一息で話す言葉を少なくするように意識することで，明瞭度は改善する．電話での会話の際は，表情やジェスチャーが利用できず，また電話を保持し続けなければならないが，過剰な力が頸部や肩に入らないように，適切な座位姿勢をとり，電話を持っている手の肘を机に置くなど安定させるようにするとよい．歩行，書字や食事など多くの動作において，精神的に緊張したり，他に注意を向けなければならないほど，動作は拙劣になりがちであり，それを患者自身も自覚していることが多い．できるだけ緊張せずリラックスできるように，周囲の人々が配慮することも必要である．

C | 転倒予防について

　運動失調が強くなると，歩行や起立の際，バランスを崩し，転倒しやすくなる．転倒による大腿骨や脊椎の骨折を契機に大幅に機能障害，能力障害が進み，回復困難な例もある．SCDは緩徐に症状が進行するため，一般的には，患者は転倒しないようにそれぞれの方略を立てている．上述のように，それらは，往々にして，支持物をつかむことを優先したり，過剰な筋緊張でバランスを保つようにしたりするなど，必ずしも残存するバランス能力を十分に発揮していない方略であり，その是正がリハの即時効果につながる場合もある．実生活では，注意がそれた際にバランスを崩し転倒する例が多い．転倒しやすい状況としては，高いところの物を出し入れするとき，洗濯物を干すとき，手すりなどの支持物をつかもうとしてつかみ損ねたとき，低いソファーやベッドに座るとき，歩行中に話しかけられたり，急に振り返ったり，方向転換するとき，屋外で軽く人と接触したとき，などがあげられる．リハでは，自身が転倒したり，転倒しそうになった場面や，他の患者の転倒経験について患者と原因を分析し，対策を一緒に検討することも有用である．

VII SCDの短期集中リハ介入研究

　SCDでは，上述のように小脳が関与する運動学習が障害されている可能性があるが，リハの臨床への影響は明らかではない．また，進行性の疾患であり，機能改善が得られたとしても，その効果がどのくらいの期間維持されるかは不明である．SCDに対してリハ介入の効果を調べた研究はこれまでも散見されるが，ほとんどが単一あるいは少数例の検討で，重症度や疾患もさまざまであった．最近，多数症例での研究の結果が報告された．Ilgらは，SCD患者とFriedreich失調症などの求心性経路の変性症患者を対象に，1回1時間，週3回，バランス練習，協調運動練習などで構成されたリハ介入を4週間施行したところ，SARAが平均5.2ポイント改善し，SCD群では8週間効果が持続したが，求心性経路の変性症群では保持されなかった．歩行速度は，SCD群のみ介入直後，8週間後に改善を認めた[12]．また，介入終了後も家庭での自主練習を継続したところ，SCD群では1年後の評価でもSARAは介入前よりも改善していた[13]．本邦でも，厚生労働省の「難治性疾患克服研究事業 運動失調症の病態解明と治療法開発に関する研究」の助成を受けて，Trial for Cerebellar Ataxia Rehabilitation（CAR trial）が行われた[10]．対象は小脳失調を主徴とするSCD（SCD6, SCD31, CCA）で，1人以下の介助で歩行が可能な例を対象とし，毎日，バランス・歩行練習，ADL練習などの1時間の理学療法と1時間の作業療法を4週間にわたり施行した．また，退院時には，自主練習メニューを作成し，継続を勧めた．その結果，介入後には介入前と比較してSARAは平均11.7ポイントから9.6ポイントに改善し，その効果は介入後12週まで，10m歩行の歩行速度の改善は24週まで続いた Fig.3．また，FIMによるADLの改善は4週まで認めた．運動失調の改善は四肢よりも体幹により認められ，より軽症者で効果が持続していた．

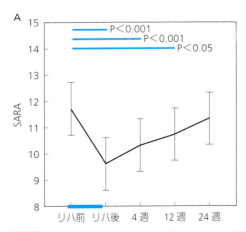 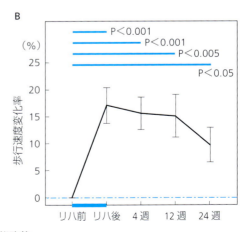

Fig.3 脊髄小脳変性症に対する集中リハによる機能改善
4週間の集中リハによりSARAは12週，歩行速度変化率（歩行速度利得/リハ前歩行速度×100（％））は24週まで改善していた（SARAは点数が高い程，重症である）．バーは標準誤差．
(Miyai I, et al. Neurorehabil Neural Repair. 2012; 26: 515-22[10])

VIII 継時的なリハ介入

　自然経過は疾患により多様であるが，SCA3，SCA6 について 2 年間追跡調査した研究では，SARA で，前者は 1.61/年，後者は初年 0.35，翌年には 1.44 と非線形的に悪化していた[14]．集中リハとの関連では，Ilg らの研究では，介入終了 1 年後にも効果が維持されていたが，CAR trial では 6 カ月でほぼ効果はみられなくなっていた．両者ともリハ介入終了後に家庭での自主練習を提示したが，前者では 1 日 1 時間の自主練習を提案しモニタリングするなど，よりきめ細かいフォローアップがなされていたことが影響している可能性がある．今後は，長期的な効果維持のために，フォローアップ中の追加の短期集中リハを含め，プログラムを検討していく必要がある．なお，自宅での自主練習に関して参考になる研究として，1 日 20 分のバランス練習を中心とした自主練習を 6 週間実施したところ，歩行速度や重複歩長などが改善し，その効果は 1 か月続き，さらに，患者の主観的な難易度が高いほど歩行速度の改善も大きかったという報告[15]がある．自主練習の段階的な難易度の調整や意欲を維持させる工夫が重要であると考えられる．筆者らは，患者の家庭での練習や日常生活を支援する目的で，田辺三菱製薬の健康支援サイトの SCD・MSA ネットに，理学療法，作業療法，言語聴覚療法の自主練習用の動画を公開している（http://scd-msa.net/rehabilitation/）．

　継時的に ADL が低下する要因は，第一に疾患による症状の進行があるが，長期の罹病期間中の非効率的な代償手段の獲得や加齢による筋力低下などの廃用性要因も加わった複合的なものであり，さまざまな介入を組み合わせて機能低下を防ぐ必要がある Fig.4．なお，集中リハを繰り返し施行した例からは，症状が進行するにつれ，ADL に焦点をあてたリハ介入が重要となってくることがわかる[16] Fig.5．

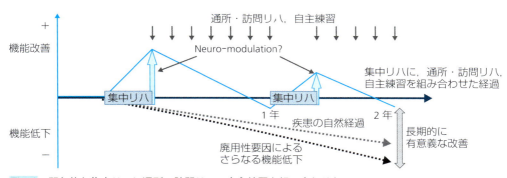

Fig.4 間欠的な集中リハに通所・訪問リハ，自主練習を組み合わせた介入による機能改善のモデル

IX SCD のリハの課題

　このように，実際のリハでは，機能障害，能力障害，社会的不利を区別することなく介入対象としている．しかし，特に小脳失調症に対するリハ介入の有効性を検討する際には，アウト

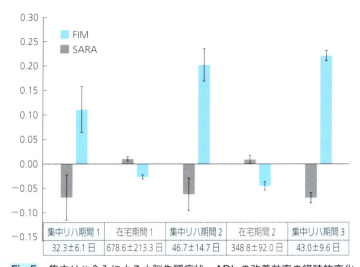

Fig.5 集中リハ介入による小脳失調症状，ADLの改善効率の経時的変化
複数回の集中リハを1〜2年間隔で実施した患者（n=9）において，集中リハによる小脳失調症状の改善効率（1日あたりの変化点数）をSARAを指標に，ADLの改善効率をFIMを指標に検討した．（SARAは点数が高いほど重症であり，FIMは点数が低いほど重症である．）経過の中で，SARAの改善効率は同程度であったが，FIMの改善効率は次第に高くなっていった．集中リハの間欠期には，SARAの増悪は同程度であったが，FIMの低下は大きくなった．バーは標準誤差．
（宮井一郎．脊髄小脳変性症に対する間歇的集中リハビリテーションの転帰．In: 厚生労科学研究費補助金，難治性疾患等克服研究事業（難治性疾患克服研究事業）運動失調症の病態解明と治療法開発に関する研究（佐々木秀直班長）．2014. p. 73-7[16]）

カムの指標として，小脳失調の重症度の指標であるSARAや歩行速度などが用いられることが多い．これまでにみてきたように，実際の歩行や立位バランスの改善は，直接的に失調の改善によるだけではなく，姿勢の改善や筋力増強，関節可動域の改善などにより，内在する平衡機能や協調運動性を最大限に発揮できる状態にすることでもたらされる．リハ介入の本質は，より効率的な，あるいは，適切な代償的な姿勢制御，動作パターンの獲得であり，そのためには，大脳皮質や基底核も含んだ広範な脳領域による運動学習が基盤にある．すなわち，小脳の活動を高めるというよりも，小脳以外の脳領域を含めた大域的な賦活化と適切な可塑的変化の誘導が重要である．このような複合的な機序を考えると，リハの効果の指標として，SARAなどの臨床指標だけでは改善の機序の本質をとらえることはできず，機能障害そのものと学習により獲得された適応姿勢や動作を区別できるような客観的な指標の開発が望まれる．そのほかにも，リハの効果持続や機能維持に最適な介入方法，自主練習のさらなる検討や，集中リハを含めたリハ介入が多くの患者にとってアクセスしやすくなるような医療・介護保険制度の構築が求められる．また，これまでの研究では主に歩行可能な小脳性運動失調患者を対象としていたが，より重症な患者やパーキンソン症状などを合併する例でも集中リハの効果が得られるかの検証が必要である．さらに，脳刺激や薬物，ニューロフィードバックなどのneuro-modulationの併用も今後検討すべき課題である．

文献

1) Tsuji S, Onodera O, Goto J, et al. Sporadic ataxias in Japan--a population-based epidemiological study. Cerebellum. 2008; 7: 189-97.

2) Lisberger S, Thach WT, 永雄総一（訳）. 小脳. In: カンデル神経科学. 5th ed. 東京: メディカル・サイエンス・インターナショナル; 2013. p. 942-4.

3) Hatakenaka M, Miyai I, Mihara M, et al. Impaired motor learning by a pursuit rotor test reduces functional outcomes during rehabilitation of poststroke ataxia. Neurorehabil Neural Repair. 2012; 26: 293-300.

4) Burciu RG, Fritsche N, Granert O, et al. Brain changes associated with postural training in patients with cerebellar degeneration: a voxel-based morphometry study. J Neurosci. 2013; 33: 4594-604.

5) Wessel K, Zeffiro T, Lou JS, et al. Regional cerebra blood flow during a self-paced sequential finger opposition task in patients with cerebellar degeneration. Brain. 1995; 118: 379-93.

6) Schmitz-Hübsch T, Du Montcel ST, Baliko L, C, et al. Scale for the assessment and rating of ataxia: Development of a new clinical scale. Neurology. 2006; 66: 1717-20.

7) Trouillas P, Takayanagi T, Hallett M, et al. International Cooperative Ataxia Rating Scale for pharmacological assessment of the cerebellar syndrome. The Ataxia Neuropharmacology Committee of the World Federation of Neurology. J Neurol Sci. 1997; 145: 205-11.

8) Wenning GK, Tison F, Seppi K, et al. Development and validation of the Unified Multiple System Atrophy Rating Scale (UMSARS). Mov Disord. 2004; 19: 1391-402.

9) Schmahmann JD, Sherman JC. The cerebellar cognitive affective syndrome. Brain. 1998; 121: 561-79.

10) Miyai I, Ito M, Hattori N, et al. Cerebellar ataxia rehabilitation trial in degenerative cerebellar diseases. Neurorehabil Neural Repair. 2012; 26: 515-22.

11) Ilg W, Timmann D. Gait ataxia-specific cerebellar influences and their rehabilitation. Mov Disord. 2013; 28: 1566-75.

12) Ilg W, Synofzik M, Brötz D, et al. Intensive coordinative training improves motor performance in degenerative cerebellar disease. Neurology. 2009; 73: 1823-30.

13) Ilg W, Brötz D, Burkard S, et al. Long-term effects of coordinative training in degenerative cerebellar disease. Mov Disord. 2010; 25: 2239-46.

14) Jacobi H, Bauer P, Giunti P, et al. The natural history of spinocerebellar ataxia type 1, 2, 3, and 6: a 2-year follow-up study. Neurology. 2011; 77: 1035-41.

15) Keller JL, Bastian AJ. A home balance exercise program improves walking in people with cerebellar ataxia. Neurorehabil Neural Repair. 2014; 28: 770-8.

16) 宮井一郎. 脊髄小脳変性症に対する間歇的集中リハビリテーションの転帰. In: 厚生労科学研究費補助金, 難治性疾患等克服研究事業（難治性疾患克服研究事業）運動失調症の病態解明と治療法開発に関する研究（佐々木秀直班長）. 2014. p. 73-7.

〈服部憲明　宮井一郎〉

Chapter IV　小脳疾患の治療戦略

IV-3 》》

HAL と小脳障害

I HAL を使用した歩行運動療法

　サイバネティクス（cybernetics）はノバート・ウイナーが操縦者の意図通りに機器を操縦することができる工学システムに対して作った造語である．筑波大学の山海は cybernetics，mechatronics，informatics を融合し，操縦桿やキーボードは使わず，機器と人が電気的・力学的に接続され，リアルタイムに情報を交換して人を支援する技術概念を作り cybernics（サイバニクス）と命名した．サイバニクスに基づき，サイボーグ型ロボットである HAL（Hybrid Assistive Limb）は発明され，機器と人をつなぐことで神経可塑性を賦活化する新たな運動学習装置を作成できると考えた[1]．

　HAL は装着者の皮膚表面に出現する運動単位電位（motor unit potential：MUP）から運動意図を解析し，各種センサー情報と HAL 内部の運動パターンのデータベースを参照し，適切なモータトルクで随意運動を調節する．HAL は随意運動意図に基づき動作するサイバニック随意制御（cybernic voluntary control: CVC），内部の運動データベース（起立，歩行等）を参照し，随意的な運動が間違っていても正しい運動を完成させるサイバニック自律制御（cybernic autonomous control: CAC），装着者に HAL の重量を感じさせないサイバニックインピーダンス制御（cybernic impedance control: CIC）から構成される[2]．

　このハイブリッド制御により装着者は運動意図に基づき，正しく動作を行うと，運動の成功感覚が報酬となり，さらに，報酬を予測し反復していくことが可能になる．その結果，対応する複数の脳領域が随意的に活性化する様になると考える．HAL には脳活動と運動現象を正しく反復することでの神経可塑性を促進する運動プログラム学習効果，すなわち歩行運動機能再生効果があり，HAL を脱いだ後に歩行改善が得られると考えている **Fig.1** [1]．山海と中島は HAL による歩行運動治療をサイバニクス治療（cybernic treatment）と呼んでいる．Edelman は神経グループ選択理論（The theory of neural group selection：neural Darwinism）を提唱し，活動性の高い神経ネットワークが神経系に選択されることを述べた．試行錯誤により運動学習を行うと，不適切な異常運動を獲得する可能性があり，正しい誤りの少ない運動学習が必要と考えた．また，ヘッブ則（Hebbian theory）に基づきシナプス可塑性はシナプス前後の繰り返すニューロンの発火でそのシナプスの伝達効率は増強されることで運動学習は強化される．サイバニクス治療は神経グループ選択理論とヘッブ則に対応しており，その検証試験として，HAL の治験が行われ，運動単位（脳幹および脊髄運動ニューロンと対応する筋線維）が障害される希少性神経・筋 8 疾患（筋萎縮性側索硬化症，脊髄性筋萎縮症，球脊髄性筋萎縮症，遠位型ミ

332

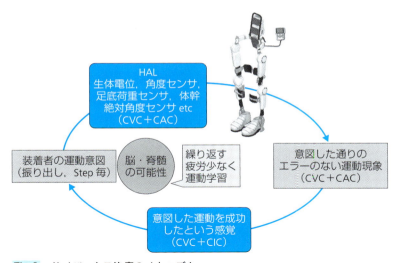

Fig.1 サイバニクス治療のメカニズム
(中島 孝. Clin Neurosci. 2016; 34: 936-7.[1] を引用一部改変)

オパチー，シャルコー・マリー・トゥース病，封入体筋炎，筋ジストロフィー，先天性ミオパチー）に対して行われた臨床試験（NCY-3001試験）結果によって，運動単位を制御する上位の運動中枢に再構成が起き，通常の歩行運動プログラムを有意に超える歩行改善効果が起きることがわかった[2]．

II 小脳障害とそのメカニズムの考え方の概要

　小脳症状には筋緊張の低下，外乱に対して姿勢を保持できない体幹失調，歩行障害，多関節運動における協調運動の障害による運動分解現象，目標に対して，運動の大きさや軌道を制御できない測定異常，運動を停止する際にまたは企図のある運動中に拮抗筋の一連の運動の修正ができず，振動してしまう，終末振戦または企図振戦がある．主動筋や拮抗筋が，外乱の中で行う姿勢維持運動や目的運動において，自動的にベストのタイミングで活動することが障害されたため生ずる．

　おのおのの身体パーツの運動性能が変わっても，外乱の中にあっても，小脳には外界に対応する表象が内部に備わっていて，内部運動モデルを同時にその中で動かし，事前にまたはリアルタイムに運動を修正しようとする．姿勢を維持したり，目的運動を行ったりする際に，小脳は内部運動モデルと実際の運動との差の感覚入力に基づき，運動中に正しい運動になるように，大変短い時間に，適切に信号を修正する．小脳が機能しなくなったら，大脳皮質が運動の細部までプログラミングして運動しようとするが，実際には姿勢制御や運動は不正確になり症状が起きる．重要なのは，運動の大部分は運動実行の一瞬前に，感覚した情報を基に，今までの運動学習に基づいて，小脳が運動プログラムを修正することであり，これはフィードフォワード制御なので振動せず滑らかとなることである．

Chapter Ⅳ　小脳疾患の治療戦略

Ⅲ　小脳の構造と機能の概要

　小脳は片葉小節と言われる前庭小脳がもっとも原始的機能として，前庭眼反射とともに，前庭神経核を介して，頭位と眼の協調運動や姿勢や歩行時の平衡機能をつかさどる．虫部と半球中間部は脊髄小脳と呼ばれ，視覚，聴覚，前庭感覚，体性感覚，固有感覚を受け，室頂核を介して，大脳皮質や脳幹に出力する．小脳半球の外側部は大脳小脳と呼ばれる．大脳皮質から入力し，歯状核を介して運動野，運動前野，前頭前野などの大脳皮質に出力する．それぞれの部位の障害により対応する小脳機能障害が起きる．

Ⅳ　小脳失調に対する機能回復プログラムの問題点と HAL

　脳血管障害や外傷による小脳機能障害はリハビリテーションとして従来から継承されてきた重錘負荷，弾力包帯，歩行訓練，フレンケル体操を含む運動などのリハビリテーションによる改善が期待され実践されてきた．一方で，脊髄小脳変性症（spinocerebellar degeneration: SCD）は神経細胞変性により小脳機能を中心に障害される疾患の総称であり，緩徐進行性の体幹・四肢の運動失調，構音障害などが問題となる．本邦で認められている治療薬としてタレチレリン水和剤内服[3]やプロチレリン水和物注射[4]があるが，十分な改善効果は期待できないため，リハビリテーションプログラムを併用してきたが，満足のいく改善を得ることは難しかった．SCD の運動失調に対するリハビリテーションプログラムは多く試みられてきたが，有効性が検証された方法はきわめて少ない．近年，intensive training により SCD の運動機能の改善効果や video game による訓練効果などが報告されている[5〜9]．SCD は，進行性でありいまだ根本的な治療法がないが，さらに遺伝性では，患者本人も家系内の既発症者と同様の経過をたどっていく事を自覚しており，精神的なストレスは高い．緩徐に進行するため，立位や歩行の問題を抱えながら，補助具利用や介助を受けて生活する期間が長く，もし，起立や歩行の障害が改善され，進行が緩徐になれば，生活の質が改善される可能性がある．

　HAL を装着使用した歩行においては，前述の様に HAL は CAC を使い，HAL の内部歩行モデルと実際の歩行運動との差分をリアルタイムに計測しながら，歩行中の脚の振り出しトルクを修正し，脚の振り出しや着地を制御している．これは小脳機能とまさに同じ調節機構ともいえる．すなわち，小脳障害があっても正しい歩行動作が可能である．従来，小脳失調における歩行運動療法で，免荷式トレッドミル歩行トレーニング（body weight supported treadmill training: BWSTT）を使った場合は，疲労せず，転倒予防することができても，正しい歩行動作を反復することはできなかった．BWSTT に HAL を追加すると，小脳障害患者にとっても，安全に，疲労せず，正しい歩行動作を繰り返す反復運動学習が可能となった．小脳は運動学習機構そのものであり，小脳が障害された場合には，運動学習そのものも障害されるという考え方ができるため話が複雑である．小脳障害患者でも小脳機能を補い正しい歩行運動を繰り返すと，他の神経ネットワークを使い代償しうるという考え方もできるが，現時点ではどの様に代償するかわからない．このため，SCD に対する HAL による歩行運動療法の効果についてまだ

予想が十分にできておらず，歩行の改善効果としてどの様な歩行パラメータが改善するのかは探索的研究が必要と考えた．

今まで，歩行障害がある患者に対する HAL 使用前後の歩行評価は，ホイストで転倒予防をしての評価で，2 分間歩行距離，10 m 歩行テストでの速度，ケイデンス，歩幅を評価してきた．小脳障害での歩行評価では，ホイストを使用すると改善がわからなくなる可能性があることを考慮する必要があり，他のパラメータとして，歩隔や床反力中心の移動なども評価が必要なのではと考えた．

V SCD に対する HAL の効果に関する探索的検討

SCD に対する HAL 使用した歩行運動療法（サイバニクス治療）の有効性と安全性に関する検証試験を行う前に，少数例を対象とする探索的試験を長崎北病院で行った．

代表的症例と 10 症例の結果の一部を示す．症例は 60 代男性．X–5 年ごろより歩行時のふらつきと呂律が回りにくい事を自覚し X–2 年に当院初診．水平方向注視方向性眼振，構音障害，協調運動障害を認め，頭部 MRI 画像では両側小脳半球の萎縮を認めた．家族歴に同様の症状を呈する例はなかったが，遺伝子検査により遺伝性脊髄小脳変性症（SCA6）と診断した．タレチレリン水和物投与が開始され，運動症状の経過を観察していたが，次第に歩行障害が進行するため歩行改善を目標に X 年に当院に入院した．入院時は失調歩行があったが，T–cane 使用し歩行可能だった．最初の 10 日間は，歩行訓練を含む通常の訓練（PT，OT）により歩行機能改善を試み，廃用症候群の要素も取り除き，HAL 歩行運動療法の効果判定のための前値としてのベースラインを安定させた．次に，本人に期待される効果と起きる可能性のある有害事象を説明し，同意を得て，HAL 自立支援用下肢タイプ（CYBERDYNE 社製 HAL–FL05）を使用した歩行運動療法を行った．HAL 装着中は転倒防止策として免荷式リフト POPO（モリトー社）を併用した．1 回の治療時間は 40 分とし，週 5 回，2 週間の合計 10 回の HAL 治療を施行した．

本人の主観評価としては，初回および 2 回目までは，HAL 装着時の脚の振り出しタイミングが掴みにくく，歩かされている感じがするとの訴えがあったが，3 回目からはむしろ歩き易くなりスムーズに歩けると感じられた．その結果，歩行の疲れも少なくなり客観的にも HAL 装着歩行時の歩行距離が伸びていった．治療評価として，10 回の前後で，動画撮影，SARA（assessment and rating of ataxia），10 m 歩行テスト（歩行速度，歩行率、歩幅），バランス機能評価（Berg balance scale：BBS），片足立ち時間（左右），TUG (timed up & go test)，膝伸展筋力，実用移動手段を評価した．10 回の HAL 治療後には，SARA は治療前合計 9.5 から 7 に改善した．SARA での歩行評価は 5 から 4，立位評価は 1 から 0 と改善した．10 m 歩行テストは歩幅と歩行率ともに改善し，歩行速度は 0.96 m/ 秒から 1.35 m/ 秒と大幅に改善した．BBS，片足立ち時間（左右）は共に改善．TUG 時間も短縮した．実用移動手段としては，治療前は T–cane を使用して歩行していたが，HAL 治療後は安全のため T–cane は使用しているものの，ほとんど使用しないで歩行可能となった．動画で比較すると，歩様は失調性歩行から通常歩行に近くなっ

Chapter IV 小脳疾患の治療戦略

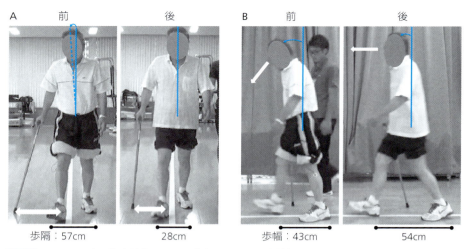

Fig.2 サイバニクス治療前後における歩行パターンの改善効果
10回のHAL治療前後の歩行パターンの変化を静止画像で示す．
A：前額面では治療により歩隔が縮小し，杖と身体が近接した．
B：矢状面では歩幅拡大し，下方視・前傾姿勢が改善した．

た．HAL治療前後での10m歩行の状況を静止画像で示す．HAL治療後には前額面では左右への足の振れ幅（歩隔）が57cmから28cmへ29cm縮小し，体幹の傾きが改善，杖を突く位置は身体に近接している．矢状面では歩幅が43cmから54cmへ11cm広がり，体幹の前傾が改善し，視線は下方注視から前方をみて歩くように改善した．全体の歩容は正常に近いパターンとなった Fig.2．HAL治療後に立位，歩行がスムーズとなり，明らかな改善効果を認めた．

本症例を含めて合計10例の脊髄小脳変性症患者において，上記のプロトコルでHAL治療を行った．対象患者の内訳はSCA3 4例，SCA6 2例でその他の遺伝性脊髄小脳変性症2例，その他2例だった．発症からは1.5年から16年と経過が長い症例も含まれていた．全例に歩行失調症状があったが，つかまり立ちから杖歩行で起立，歩行が可能だった．10例のまとめでは，SARA（Assessment and Rating of Ataxia）合計スコア（下位項目では立位），10m歩行テスト（歩行速度，歩行率，歩幅），BBS，片足立ち時間（右脚支持，左脚支持），TUG，膝伸展筋力の全ての評価で有意に改善効果を示した．SARA合計スコアの結果を示す Fig.3．実用移動手段では，4症例で自立度や移動手段（補助具）が改善した．他の6症例で自立度，補助具では変わらないが，同じ移動手段でも移動能力は改善していた．今回の10症例の検討では，全経過を通じて，HAL訓練による症状悪化例，痛みなどの副作用，脱落例はなく，HAL訓練を計画通りに施行することができた．SCDは歩行の安定性に問題がある疾患であるが，HAL自立支援用下肢タイプと転倒防止策として免荷式リフトを併用することで訓練を安全に施行することが可能であった．

今回の10症例には非遺伝性症例と遺伝性が含まれており，遺伝性ではSCA3，SCA6など異なった症例が含まれていたが，いずれも同様に良好な結果が得られた．HAL治療の長期使用効果に関する検討はまだ行っていない．今回の探索的研究は，対照治療群との無作為化比較対照試験でないため，精神的要素（プラセボ効果），通常訓練でも起きうる筋力増強効果などによるものを完全に排除できない．しかし，今回は，入院後約10日間の通常訓練を行うことで

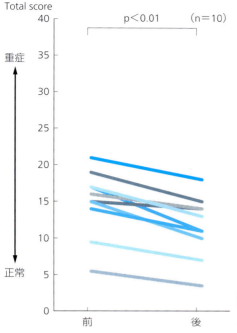

Fig.3 サイバニクス治療前後でのSARAの改善効果
10回のHAL治療によって前後評価で，SARAのtotal scoreが有意に改善した．

廃用症候群ではない状態にしてから，HAL治療を追加して実施しており，HAL治療前後の改善はHAL自体の治療効果をほぼ反映していると考えた．

HAL治療効果の機序については，HALを外骨格として装着したことによる機械的効果（重量効果，固定緊縛効果，側方動揺抑制効果など）やHALのCVCとCACによるアシスト機能（トルクリミットの調整による測定過大の抑制，バランスチューナ・角度調整による膝折れや反張膝防止等）による直接効果が想定される．正しい歩行動作を反復することで，小脳の運動機能修正機能を含めた神経ネットワークの再構築が行われた可能性がある．2週間10回という短期間でかなりの改善効果が得られたということは，障害されてはいるが残存する小脳機能が正しく繰り返し使用されることで機能回復がおきた可能性もあり得る．詳細な機序については検証試験と同時に今後も検討していきたい．

今回の10症例の検討では有害事象なく施行でき，治療の侵襲性という意味でまったく問題はないと考える．中島らはHALの希少神経筋疾患に対する短期の臨床効果を治験で検証した後，長期使用経験において間歇的かつ反復したHAL治療を行った症例（脊髄性筋萎縮症）では，自然経過と比較すると歩行障害の進行速度が緩やかになり，2年以上進行を遅らせることができたと報告している．また，これまでにHAL治療により各種疾患の歩行障害の治療効果が報告されている[10]．今後，脊髄小脳変性症においても間歇的かつ反復したHAL治療を行うことで進行の緩徐化や生活レベルの維持ができる可能性があると考える．

SCDは進行する疾患ではあり，HAL治療で症状が維持，改善され，経過が緩徐となる事を今後，検証試験で確認していきたい．脊髄小脳変性症のメカニズムに基づく治療法と運動療法としてのHAL治療の複合療法の可能性を今後検討していく必要があると考えられる．

Chapter Ⅳ 小脳疾患の治療戦略

文献

1) 中島 孝. ロボットスーツによる神経機能回復. Clin Neurosci. 2016; 34: 936-7.

2) サイバーダイン. HAL 医療用下肢タイプ添付文書 2016 [Available from: https://www.cyberdyne.jp/products/pdf/HT010910A-U01_R1.pdf.

3) 金澤一郎, 里吉栄二郎, 平山恵三. Taltirelin hydrate (TA-0910) の脊髄小脳変性症に対する臨床評価 プラセボを対象とした臨床第Ⅲ相二重盲検比較試験. 臨床医薬. 1997; 13: 4169-224.

4) Ogawa M. Pharmacological treatments of cerebellar ataxia. Cerebellum. 2004; 3: 107-11.

5) Ilg W, Synofzik M, Brotz D, et al. Intensive coordinative training improves motor performance in degenerative cerebellar disease. Neurology. 2009; 73: 1823-30.

6) Ilg W, Brotz D, Burkard S, et al. Long-term effects of coordinative training in degenerative cerebellar disease. Mov Disord. 2010; 25: 2239-46.

7) Ilg W, Schatton C, Schicks J, et al. Video game-based coordinative training improves ataxia in children with degenerative ataxia. Neurology. 2012; 79: 2056-60.

8) Miyai I, Ito M, Hattori N, et al. Cerebellar ataxia rehabilitation trial in degenerative cerebellar diseases. Neurorehabil Neural Repair. 2012; 26: 515-22.

9) Synofzik M, Ilg W. Motor training in degenerative spinocerebellar disease: ataxia-specific improvements by intensive physiotherapy and exergames. Biomed Res Int. 2014; 2014: 583507.

10) Wall A, Borg J, Palmcrantz S. Clinical application of the Hybrid Assistive Limb (HAL) for gait training-a systematic review. Front Syst Neurosci. 2015; 9: 48.

〈佐藤 聡　中島 孝〉

IV-4 》》

多系統萎縮症の治療戦略

I 多系統萎縮症の概略

多系統萎縮症（multiple system atrophy：MSA）は，自律神経障害に加えて，小脳性運動失調，パーキンソニズム，錐体路障害，脳幹機能障害など，多系統の神経システムに進行性の障害をきたす難治性の神経変性疾患の一つである．従来，別個の臨床病理学的単位と考えられてきたオリーブ橋小脳萎縮症（olivopontocerebellar atrophy：OPCA），線条体黒質変性症（striatonigral degeneration：SND），シャイ・ドレーガー症候群（Shy-Drager syndrome：SDS）を包含する疾患単位として 1969 年に提唱された[1]．長らく，これらの疾患は共通の病態機序による一つの疾患単位なのか，独立した疾患群なのか議論があったが，1989 年にこれらの疾患患者の脳組織にきわめて特異的に観察されるグリア細胞質内封入体（Glial cytoplasmic inclusion：GCI）の存在が報告されて[2]，MSA の疾患概念が定着した．日本国内におよそ 10 万人に 10 人の罹患率，12,000 人程度の患者数がいると推定されている．臨床的な特徴から，小脳性運動失調を主症候とする MSA-C とパーキンソニズムを主症候とする MSA-P に分類される．その病態機序は十分に解明されておらず，現時点では病態そのものに介入する病態修飾的な治療方法が存在せず，それぞれの症状を緩和する治療が組み合わされて行われている．

II 全体的な治療方針と予後

歩行の状況，転倒の頻度，介護の状況などの生活状況を確認し，杖や歩行器の使用，屋内の手すり設置など生活環境の調整，指導を行う．症状の程度（自立歩行期，介助歩行期，車椅子期）に応じた継続的なリハビリテーションが重要である．患者が外来・入院リハビリテーションを行う場合は，担当医に起立性低血圧，易転倒性の程度や運動障害の特徴など，リハビリテーションを行ううえで必要な情報を伝える．リハビリテーションの場は外来・入院だけでなく，在宅における毎日の訓練も重要である．在宅リハビリテーションのポイントについて，動画による実施例が Web サイト（http://scd-msa.net/rehabilitation/home/）から利用できるので活用したい．平均 50 代半ばの発症であることから，仕事を続けている患者も多く，症状の見通しや利用可能な社会資源などについて，不安に感じることを確認し，コミュニケーションを心がける．本疾患は，国が指定する特定疾患（難病）である．また，障害やケアの必要に応じて，身体障害者制度，介護保険制度の利用が可能なので適切な時期に情報提供する．平均すると運

Chapter Ⅳ　小脳疾患の治療戦略

動症状の発症から約3年で歩行に補助が必要になり，約5年で車椅子，約8年で臥床状態となることが多い[3]．発症3年以内の早期の転倒イベント，顕著な神経因性膀胱の症状，発症3年以内に導尿を要する，発症1年以内に高度の起立性低血圧を呈するなど自律神経障害の程度が予後と関連することが報告されている[4,5]．

Ⅲ　自律神経障害の治療方針

　自律神経症状は，患者のADLを大きく障害するので，積極的な対症療法を試みる必要がある．起立性低血圧に対しては，まず生活指導（飲水励行，急に立ち上がらないなど日常生活動作の注意，弾性ストッキングによる下肢の圧迫など）を行う．薬物療法としては，ノルアドレナリン再取り込み阻害薬であるアメジニウムメチル硫酸塩（リズミック®：1日20 mg分2，重症例では1日40 mg分2まで），交感神経α受容体刺激薬であるミドドリン塩酸塩（メトリジン®：1日4 mg分2，重症例では1日8 mg分2まで），ノルアドレナリン前駆体であるドロキシドパ（ドプス®：1日200〜300 mg分2〜3で開始して，標準維持量は1日300〜600 mg，1日900 mgを超えない）のように交感神経系に作用する薬剤が一般に使用される．ドロキシドパは，海外で多くの臨床試験が行われており，4つのランダム化プラセボ対照二重盲検比較試験（起立性低血圧の背景疾患はパーキンソン病，MSA，純粋自律神経失調症を含む）のメタ解析では，短期的には自覚症状，立位時の収縮期血圧は改善したが，長期的な効果は不明とされた[6]．3カ月間のオープンラベル実薬期，2週間のランダム化プラセボ対照二重盲検期，9カ月のオープンラベル実薬期というデザインのNOH303試験では，心血管系の副作用（1度房室ブロック，上室性期外収縮など）の頻度は2％以下と低く，自覚症状，立位時の収縮期血圧の改善は約12か月間持続したと結論している[7]．なお，起立性低血圧の重症例では，腎臓におけるナトリウムイオンの再吸収作用のある鉱質コルチコイド，フルドロコルチゾン（フロリネフ：1日0.02〜0.1 mg分2〜3．ただし適応外使用）を用いることがある．これらの薬剤を用いる場合は，臥位高血圧や浮腫などの副作用に注意する．

　排尿障害には，弛緩性膀胱と過活動膀胱の2種類がある．弛緩性膀胱は，膀胱を収縮させる排尿筋の機能不全や排尿筋と外尿道括約筋の弛緩のタイミングが合わない協調不全（排尿に時間がかかり，排出しきる前に外尿道括約筋が収縮してしまうため，残尿が生じてしまう状態）によって，尿排出後も残尿が生じている．排尿後，超音波で膀胱容量を測定することで，その程度を評価することができる．50 mL未満の残尿は問題にならないと考えられるが，50〜100 mLは軽度の排出不全，100 mL以上ある場合は中等度以上と考え，尿閉のリスクを考えて，間欠自己導尿や尿道カテーテル留置を考慮する必要がある．排尿筋の機能不全には，コリン作動作用を持つジスチグミン臭化物（ウブレチド®：1日5 mg分1），ベタネコール塩化物（ベサコリン®：1日30〜50 mg分3〜4）などを用いる．排尿筋と外尿道括約筋の協調不全には，選択的α1受容体遮断作用により前立腺・尿道の平滑筋を弛緩させるナフトピジル（フリバス®：1日25 mg分1，重症例には75 mg分1まで），タムスロシン塩酸塩（ハルナール®：1日0.2 mg分1）を用いる．一方，α1受容体は血管平滑筋にも存在し，起立性低血圧を増悪させ

340

るために十分な注意を要する．また，適応症が前立腺肥大症に伴う排尿障害なので，女性には使用しづらい．

過活動膀胱は，膀胱の持つ蓄尿機能が障害され，膀胱の容量が低下する結果，頻尿や切迫尿をきたす．また膀胱内圧が上がり，膀胱から尿管へと尿が逆流しやすいことから，腎盂炎のリスクにもなる．膀胱の過度の収縮を抑制するため，抗コリン作用のあるコハク酸ソリフェナシン（ベシケア®：1日5 mg分1，重症例には10 mg分1），プロピベリン塩酸塩（バップフォー®：1日20 mg分1，重症例には40 mg分2），塩酸オキシブチニン（ポラキス：1日2〜3 mg分2〜3，重症例には6 mg分3）などを用いる．

便秘に対しては，便を柔らかくする効果を期待して，酸化マグネシウム，カルメロース，ルビプロストンを用い，原則として定期的に服用する．また，大腸を刺激して便通をよくする作用を期待して，センノシド，センナ，ダイオウ，ピコスルファートが主に頓用で用いられる．これら内服でも腸管の動きが乏しい場合は，グリセリン浣腸や摘便を要することもまれではない．

IV　小脳性運動失調の治療方針

日本では，小脳性運動失調に対して，甲状腺刺激ホルモン放出ホルモン（thyrotropin-releasing hormone：TRH）製剤で注射薬のプロチレリン酒石酸塩水和物（ヒルトニン®）とTRH誘導体で経口薬のタルチレリン水和物（セレジスト®）が使用可能である．ヒルトニン®は，0.5〜2 mgを筋肉注射または生理食塩水5〜10 mLに希釈して，静脈内注射する．これを2週間連日注射した後，2週間の休薬期間をおき，以後これを反復する．セレジスト®は経口薬で1日10 mg分2で連日使用する．両者ともTRH受容体を介して，アセチルコリン，ドパミン，ノルアドレナリン，セロトニン系を活性化させるとともに，神経栄養因子様作用や局所グルコース代謝促進作用などの複合的な作用が機序として想定されている．甲状腺疾患など内分泌疾患を合併する場合でも，添付文書での禁忌にあたらないが，甲状腺疾患がないかスクリーニングを行うことが望ましい．

V　パーキンソニズムの治療方針

MSAのパーキンソニズムは筋強剛，寡動，動作緩慢が主体である．パーキンソン病でみられる典型的な安静時振戦は少なく，姿勢時の不規則な振戦がしばしばみられる．進行期にはジストニア，ミオクローヌス，首や腰の異常な屈曲姿勢などをしばしば認める．パーキンソン病と比べるとレボドパへの反応性が不良であることがMSAの診断基準の項目にもなっている[8]．一方，何らかの反応を示したと判断されたMSA–P患者の頻度は約3分の1であり[8,9]，うち平均3.5年間効果が持続したと報告されていることから[9]，まずはレボドパ，ドパミンアゴニストを中心に処方，増量して効果を期待する．当初，パーキンソン病と考えられ深部脳刺激療

Chapter IV　小脳疾患の治療戦略

法が行われたが，後に MSA と診断された症例の報告では，深部脳刺激療法の症状改善効果は
ごく短期間にとどまり，MSA–P 患者に深部脳刺激療法は勧めるべきではないと結論している[10]．

VI　嚥下・呼吸・睡眠障害の治療方針

多系統萎縮症では，比較的早期に嚥下障害をきたしやすい．まずは，水分・食事にとろみを
つけること，食事に集中し，一口量を少なくすることなどを指導する．摂食量低下による体重
減少と筋力低下は，ADL の急速な悪化につながるので，患者の受け入れと病勢のタイミング
を考慮して，胃瘻造設，経管栄養の導入を検討することが望ましい．

睡眠時無呼吸に対しては，夜間の非侵襲的陽圧換気療法によって，多くの場合，睡眠時のい
びきや低酸素の改善が期待できる．ただし，喉頭蓋が吸気時に気道の閉塞をきたしてしまうよ
うな喉頭軟化症を合併している場合は，非侵襲的陽圧換気療法は気道閉塞を悪化させるおそれ
があるので，気管切開が望ましい[11]．その他，声帯の開大不全による喘鳴や窒息の危険性が
ある場合，痰の喀出困難などで嚥下性肺炎を繰り返す場合などでは，気管切開を考慮する．

REM 睡眠行動障害は，REM 睡眠期における夢見体験に関連して大声を出す，手足を動かす
などの異常行動である．MSA の運動症状発症前や比較的初期によくみられ，中期以降では軽
快することが多い．行動が起きた時に転落や自傷の危険がないような寝室環境の調整を行う．
クロナゼパムや抑肝散の眠前投与がしばしば有効である．海外ではメラトニンの有効性を示す
報告が多く，メラトニン受容体アゴニストであるラメルテオンも有効ではないかと考えられて
いるが，まだ十分な検討は行われていない[12]．

VII　これまでに行われた無作為化プラセボ対照比較試験

MSA に対する薬物療法の探索的な試みはいくつか行われてきている．ここでは，MSA を対
象に行われたランダム化プラセボ対照二重盲検比較試験について概説する．過去の報告を
Table 1 にまとめた．

パロキセチン（パキシル®）は選択的セロトニン再取り込み阻害薬の一つであり，基底核に
おけるドパミン系の作用増強による MSA の運動症状の改善が期待された．パロキセチン（1
日 30 mg まで漸増）9 例・プラセボ 9 例で，投与 2 週間後の Unified Parkinson's Disease Rating
Scale（UPDRS）のパート III（運動症状）と小脳症状の評価スケールが比較された．結果，
UPDRS のパート III，小脳症状の評価スケールの総スコアでは有意差がつかなかったが，項目
別には四肢の動作緩慢と小脳性構音障害の項目で有意差を認めた[13]．

成長ホルモンであるソマトロピン（サイゼン®）は，MSA に対する神経保護作用が期待され，
試験が計画された．ソマトロピン（1.0 mg・0.5 mg をそれぞれ隔日まで漸増）22 例・プラセ
ボ 21 例で，投与 12 カ月後の UPDRS の総スコア，並びに Unified Multiple System Atrophy
Rating Scale（UMSARS）[14] の総スコアが比較されたが，いずれもプラセボに勝る有意差は認め

Table 1 MSA に対する無作為化プラセボ対照比較試験

報告	介入	治療群の数	プラセボ群の数	期間	結果
Friess et al, 2006[13]	パロキセチン	9	10	2 週間	UPDRS III で有意差あり
Holmberg et al, 2007[15]	ソマトロピン	22	21	12 カ月	UMSARS I+II で有意差なし
Bensimon et al, 2009[16]	リルゾール	194	197	36 カ月	生存率で有意差なし
Dodel et al, 2010[17]	ミノサイクリン	32	31	12 カ月	UMSARS II で有意差なし
Lee et al, 2012[18]	自家間葉系幹細胞移植	14	17	12 カ月	UMSARS I+II で有意差あり
Sacca et al, 2013[19]	炭酸リチウム	4	5	12 カ月	副作用のため中止
Low et al, 2014[20]	リファンピシン	50	50	12 カ月	UMSARS I で有意差なし
Poewe et al, 2015[21]	ラサギリン	84	90	48 週間	UMSARS I+II で有意差なし

なかった[15].

リルゾール（リルテック®）はグルタミン酸による神経毒性を抑え，神経細胞を保護する作用を持つ薬剤として開発され，筋萎縮性側索硬化症の治療薬としての効能を持つ．MSA に対する神経保護作用を期待され，リルゾール 194 例・プラセボ 197 例に対して 36 カ月後の生存率が比較されたが，有意差は認めなかった[16].

ミノサイクリン（ミノマイシン®）は，テトラサイクリン系抗生物質として使用されてきた薬剤である．中枢神経内で炎症を引き起こすミクログリアの活性化を抑制する作用を持つことから，神経変性の進行抑制を期待された．ミノサイクリン（100 mg 分 2）32 例・プラセボ 31 例に対して 12 カ月後の UMSARS パート II（運動症状）が比較され，プラセボに勝る有意差は認めなかった[17].

間葉系幹細胞は，骨髄に存在する体性幹細胞である．機序は不明であるが，MSA モデルマウスに間葉系幹細胞を投与した先行研究によって神経保護作用が期待されていた．まず，患者本人の骨髄液から間葉系幹細胞を精製し，経皮的に内頸動脈までカテーテルを進め，間葉系幹細胞を注入した．その後，1，2，3 カ月後に経静脈的に間葉系幹細胞を追加注入した．実際に処置を行った群 14 例・行っていない対照群 17 例に対して，12 カ月後の UMSARS の総スコアが比較され，実際に処置を行った群では対照群と比べて症状進行の程度が有意に軽かった[18].

炭酸リチウム（リーマス®）は，双極性障害の治療薬として使用されてきた薬剤である．細胞のオートファジー機構を活性化する作用を持つことから，αシヌクレインの凝集を抑制する効果が期待された．炭酸リチウムを 1 日 300 mg 分 2 から開始し，血清濃度が 0.9〜1.2 mmol/L に到達するように漸増・継続する試験で，当初は 20 例の参加を予定していたが，炭酸リチウム 4 例・プラセボ 5 例の中間解析の時点で，実薬群に脱落と有害事象の頻度が有意に多く有効性は否定的であったため，リスクが高いと判断され試験は中止された[19].

リファンピシンは結核やハンセン病の治療に用いる薬剤である．リチウムと同じように，αシヌクレイン凝集を抑制する効果があるのではないかと期待されていた．リファンピシン（1

Chapter IV　小脳疾患の治療戦略

日 600 mg 分 2）50 例・プラセボ 50 例に対して，12 カ月後の UMSARS パート I（ADL）が比較されたが，有意差は認めなかった[20]．

　ラサギリンは B 型モノアミン酸化酵素阻害薬の一つであり，脳内のドパミン分解を抑制し，パーキンソン病の治療薬として使用されている．MSA の症状進行を抑制するのではないかと期待されて，ラサギリン（1 日 1 mg）84 例・プラセボ 90 例に対して，48 週間後の UMSARS 総スコアが比較されたが，有意差は認めなかった[21]．

VIII　病態機序の解明と新たな治療法開発

　MSA に対するこれまでの臨床試験では，有効性を示唆する報告を散見するものの，いずれも小規模であり，多施設大規模試験による有効性の確実な証明には至っていない．本章では，私たちの施設が取り組んでいる MSA の病態機序の解明とそれに基づく新たな治療法開発の取り組みについて述べたい．

　アルツハイマー病，パーキンソン病，筋萎縮性側索硬化症などの神経変性疾患において，大部分の患者は孤発性であるが，少数の家系例があることはよく知られている．この家系例の病因遺伝子を明らかにすることで，一般の孤発性患者と共通する分子病態機序が理解され，新たな治療法開発の契機になってきた．それに対して，MSA は家系例や家族内集積性がほとんど皆無であるという点によって，遺伝因子の解明が進まず，大きな障害となってきた．しかし非常にまれながらも，MSA の多発家系の存在を指摘する報告があり[22]，何らかの遺伝因子が示唆されていた．私たちは，この非常にまれな多発家系に対して連鎖解析と全ゲノム解析を行い，6 家系中 2 家系の発症者に *COQ2* 遺伝子の 2 アレル変異があることを報告した[23]．*COQ2* 遺伝子はコエンザイム Q10（CoQ10）を体内で生合成するための酵素の一つをコードしている．実際，多発家系の発症者の剖検小脳組織ならびにリンパ芽球様細胞内の CoQ10 含量は健常対照者と比べて大きく低下していた[23]．そこで私たちは，CoQ10 の欠乏がこの多発家系の発症に関与しているのではないかと推測し，*COQ2* 遺伝子の 2 アレル変異をもつ多発家系の患者 1 例に対して CoQ10 補充療法を試みた．対象は 60 歳男性で，45 歳時に小脳性運動失調，自律神経症状で発症した MSA–C 患者である．治療開始時，すでに経過 15 年で小脳・脳幹に高度の萎縮と大脳半球にも中等度の萎縮を認めており，胃瘻造設後で寝たきりの ADL であった．CoQ10 は脂溶性が非常に高いため，血液脳関門をどの程度越えられるか懸念されていたが，血漿中だけでなく脳脊髄液中の CoQ10 量も大幅な上昇を認め，中枢神経系への一定の移行性が確認された．すでに長期経過例であり，臨床評価スケールによる改善は認められなかったが，興味深いことに酸素 PET による脳内の酸素代謝率測定では，投与 8 週間後には投与前と比べて約 30% の酸素代謝率上昇を認めた **Fig.1**．CoQ10 補充によって，電子伝達系の機能不全が回復し，脳内の酸素消費が増えたのではないかと推測される．以上，1 例のみの経験であるが，*COQ2* 遺伝子の 2 アレル変異をもつ MSA 患者においては CoQ10 補充療法が有効であり，特に病初期での投与がより有効ではないかと考えられた．

　それでは，一般的な孤発性 MSA 患者において，CoQ10 はどのような意味を持つのであろう

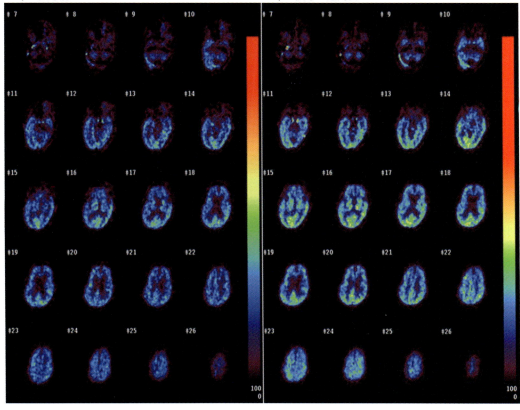

Fig.1 CoQ10投与前後の酸素消費率の比較

か．私たちは，*COQ2* 遺伝子多型である V393A 変異を 1 アレルもつ（キャリアー）頻度が，健常対照者群と比べて MSA 患者群では有意に高いと報告した[23]．V393A 変異は，日本，韓国，中国本土，台湾といった東アジアの集団に一定頻度存在するが，ヨーロッパ，北米ではみつかっておらず，地域性がある．東アジアから報告がいくつかあるため，それらをメタ解析すると，オッズ比 2.03（95％信頼区間 1.25〜3.32），p 値＜0.0001 と確からしい関連が示された Table 2．また，V393A 変異のキャリアーのリンパ芽球様細胞を用いて，*COQ2* 遺伝子の翻訳産物である酵素活性を測定してみると，V393A 変異キャリアーの酵素活性が低下していることがわかった[23]．つまり多発家系だけではなく，一般的な孤発性 MSA 患者においても，V393A 変異のキャリアーが発症リスクになっており，CoQ10 の相対的欠乏が MSA 発症に何らかの関与をしている可能性がある．さらに興味深いことに，*COQ2* 遺伝子変異の有無にかかわらず，末梢血中[24,25]，小脳組織中[26,27] の CoQ10 量が健常者と比べて有意に低下しているとの報告が複数あり Fig.2，MSA 全体の病態機序に一定程度関与していることが示唆される．

私たちは，以上の知見を背景にして，CoQ10 補充療法が MSA の病態進行の抑制に有用ではないかという仮説を立てて，それを検証するための医師主導治験を計画している．*COQ2* 遺伝子変異の有無が CoQ10 の効果と関連する可能性があるため，*COQ2* 遺伝子変異の有無による患者の層別化を計画している．このような試験を計画するのにあたって，まず 3 つの検討課題

Table 2　東アジアにおける V393A 変異と MSA の関連

報告	集団	MSA 患者	健常対照者	オッズ比（95%信頼区間）P 値
Mitsui et al, 2013	日本	33/363 (9.1%)	17/520 (3.3%)	2.9（1.6～5.8）P＝0.00031
Jeon et al, 2014	韓国	16/299 (5.4%)	19/365 (5.2%)	1.0（0.49～2.2）P＝1.0
Chen et al, 2015	中国	13/312 (4.2%)	18/598 (3.0%)	1.4（0.6～3.1）P＝0.44
Lin et al, 2015	台湾	10/153 (6.5%)	15/798 (1.9%)	3.6（1.4～8.9）P＝0.0032
Wen et al, 2015	中国	5/116 (4.3%)	2/192 (1.0%)	4.2（0.7～44.4）P＝0.11
Zhao et al, 2015	中国	6/82 (7.3%)	9/484 (1.9%)	4.2（1.2～13.5）P＝0.013
Sun et al, 2016	日本	7/133 (5.3%)	12/200 (6.0%)	0.87（0.28～2.5）P＝1.0
メタ解析				2.03（1.25～3.32）P＜0.0001

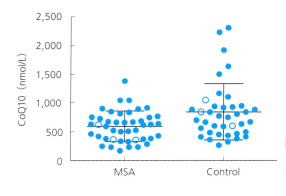

Fig.2　MSA 患者と健常対照者の血漿 CoQ10 量の比較
白抜きは *COQ2* 遺伝子 V393A 変異キャリアーの値

に取り組んだ．一つ目は，エンドポイントの問題である．標準的な臨床評価スケールである UMSARS を用いることが妥当と考えているが，これまで日本には UMSARS の日本語訳が 2 つ存在していた．そこで関係者と協議の上，統一した日本語版を完成させることとなった．今後，この統一した日本語版を用いて，評価者のトレーニングなど，評価項目のばらつきを減らすための取組が必要と考えられる．また，長期的には，臨床症状をより客観的に反映し，その変化に鋭敏なサロゲートマーカーの開発が期待される．二つ目は，MSA の早期診断の難しさである．一般的に，神経変性疾患の病態修飾治療を開発する際には早期診断が非常に重要である．というのも症状を緩和する治療は，ある程度症状が進行してからでも有効性を期待できるが，病態を修飾する治療の場合，病態が広範に広がり神経変性が進んでしまった段階では，十分な効果が期待できないからである．MSA は症状・所見の組み合わせによる臨床診断であり，症状・所見がそろわない時期の早期診断がしばしば困難である．現状は，Gilman らが提唱した診断基準[8]に基づき診断されるが，自律神経障害のみを呈する場合や，逆に自律神経障害が乏しく小脳性運動失調のみを呈する場合，またパーキンソン病と区別しづらい MSA-P の初

期などでは，MSA の診断は難しい．早期の診断を可能にするためには，特異的で病初期から変動するバイオマーカーの開発が強く望まれる．三つ目は，患者レジストリーの必要性である．特に私たちは *COQ2* 遺伝子変異の有無による層別化を計画していることから，あらかじめ臨床試験とは独立して，*COQ2* 遺伝子の解析データを含む患者レジストリーが必要であると考え，多施設共同で運用を開始した．本レジストリーには，治験や臨床試験のリクルートの際に活用できること，自然歴を調査して治験や臨床試験のデザインに活用できること，臨床情報と生体試料をバイオバンクに寄託して一般の研究者が疾患研究に利用できること，という3つの目的を持たせてあり，将来的には本疾患の治療法開発を行う上での基盤になることを期待する．

文献

1) Graham JG, Oppenheimer DR. Orthostatic hypotension and nicotine sensitivity in a case of multiple system atrophy. J Neurol Neurosurg Psychiatry. 1969; 32: 28–34.
2) Papp MI, Kahn JE, Lantos PL. Glial cytoplasmic inclusions in the CNS of patients with multiple system atrophy (striatonigral degeneration, olivopontocerebellar atrophy and Shy–Drager syndrome). J Neurol Sci. 1989; 94: 79–100.
3) Watanabe H, Saito Y, Terao S, et al. Progression and prognosis in multiple system atrophy: an analysis of 230 Japanese patients. Brain. 2002; 125: 1070–83.
4) Low PA, Reich SG, Jankovic J, et al. Natural history of multiple system atrophy in the USA: a prospective cohort study. Lancet Neurol. 2015; 14: 710–9.
5) Coon EA, Sletten DM, Suarez MD, et al. Clinical features and autonomic testing predict survival in multiple system atrophy. Brain. 2015; 138: 3623–31.
6) Elgebaly A, Abdelazeim B, Mattar O, et al. Meta–analysis of the safety and efficacy of droxidopa for neurogenic orthostatic hypotension. Clin Aut Res. 2016; 26: 171–80.
7) Isaacson S, Shill HA, Vernino S, et al. Safety and durability of effect with long–term, open–label droxidopa treatment in patients with symptomatic neurogenic orthostatic hypotension (NOH303). J Park Dis. 2016; 6: 751–9.
8) Gilman S, Wenning GK, Low PA, et al. Second consensus statement on the diagnosis of multiple system atrophy. Neurology. 2008; 71: 670–6.
9) Wenning GK, Geser F, Krismer F, et al. The natural history of multiple system atrophy: a prospective European cohort study. Lancet Neurol. 2013; 12: 264–74.
10) Meissner WG, Laurencin C, Tranchant C, et al. Outcome of deep brain stimulation in slowly progressive multiple system atrophy: A clinico–pathological series and review of the literature. Park Relat Disord. 2016; 24: 69–75.
11) Shimohata T, Aizawa N, Nakayama H, et al. Mechanisms and prevention of sudden death in multiple system atrophy. Park Relat Disord. 2016; 30: 1–6
12) Nomura T, Kawase S, Watanabe Y, et al. Use of ramelteon for the treatment of secondary REM sleep behavior disorder. Intern Med. 2013; 52: 2123–6.
13) Friess E, Kuempfel T, Modell S, et al. Paroxetine treatment improves motor symptoms in patients with multiple system atrophy. Park Relat Disord. 2006; 12: 432–7.
14) Wenning GK, Tison F, Seppi K, et al. Development and validation of the Unified Multiple System Atrophy Rating Scale (UMSARS). Mov Disord. 2004; 19: 1391–402.
15) Holmberg B, Johansson JO, Poewe W, et al. Safety and tolerability of growth hormone therapy in multiple system atrophy: a double–blind, placebo–controlled study. Mov Disord. 2007; 22: 1138–44.
16) Bensimon G, Ludolph A, Agid Y, et al. Riluzole treatment, survival and diagnostic criteria in Parkinson plus disorders: the NNIPPS study. Brain. 2009; 132: 156–71.

Chapter Ⅳ　小脳疾患の治療戦略

17) Dodel R, Spottke A, Gerhard A, et al. Minocycline 1-year therapy in multiple-system-atrophy: effect on clinical symptoms and ［(11) C］(R)-PK11195 PET (MEMSA-trial). Mov Disord. 2010; 25: 97-107.

18) Lee PH, Lee JED, Kim HOS, et al. A randomized trial of mesenchymal stem cells in multiple system atrophy. Ann Neurol. 2012; 72: 32-40.

19) Saccà F, Marsili A, Quarantelli M, et al. A randomized clinical trial of lithium in multiple system atrophy. J Neurol. 2013; 260: 458-61.

20) Low PA, Robertson D, Gilman S, et al. Efficacy and safety of rifampicin for multiple system atrophy: a randomised, double-blind, placebo-controlled trial. Lancet Neurol. 2014; 13: 268-75.

21) Poewe W, Seppi K, Fitzer-Attas CJ, et al. Efficacy of rasagiline in patients with the parkinsonian variant of multiple system atrophy: a randomised, placebo-controlled trial. Lancet Neurol. 2015; 14: 145-52.

22) Hara K, Momose Y, Tokiguchi S, et al. Multiplex families with multiple system atrophy. Arch Neurol. 2007; 64: 545-51.

23) The Multiple-System Atrophy Research Collaboration. Mutations in COQ2 in familial and sporadic multiple-system atrophy. N Engl J Med. 2013; 369: 233-44.

24) Mitsui J, Matsukawa T, Yasuda T, et al. Plasma coenzyme Q10 levels in patients with multiple system atrophy. JAMA Neurol. 2016; 73: 977-80.

25) Kasai T, Tokuda T, Ohmichi T, et al. Serum Levels of coenzyme Q10 in patients with multiple system atrophy. PLoS One. 2016; 11: e0147574.

26) Barca E, Kleiner G, Tang G, et al. Decreased coenzyme Q10 levels in multiple system atrophy cerebellum. J Neuropathol Exp Neurol. 2016; 75: 663-72.

27) Schottlaender LV, Bettencourt C, Kiely AP, et al. Coenzyme Q10 levels are decreased in the cerebellum of multiple-system atrophy patients. PLoS One. 2016; 11: e0149557.

〈三井 純〉

索 引

あ行

安静時機能結合 MRI	208
アンダーシュート	93
異常度	96
位相変移	31
遺伝カウンセリング	288
遺伝子型表現型連関	224
遺伝子検査	219
遺伝子治療	256
遺伝性 SCD	112, 310
遺伝性運動失調	310
遺伝性痙性対麻痺	282
遺伝性脊髄小脳失調症	311
遺伝性脊髄小脳変性症	228
胃瘻造設	115
インタラクトーム解析	254
咽頭	105
咽頭期	110
咽頭閉鎖	106
韻律的要素	92
運動学習	24, 322
運動記憶	21
運動計画の習得	157
運動失調	48, 58
運動失調性構音	92
運動失調性構音障害	121
運動障害性構音障害	92
運動指令	31
運動停止回数	102
運動分解	66
運動野	31
運動ループ	39
エキソソーム	297

エラー関連陰性電位	141
嚥下運動	105
嚥下機能	105
嚥下機能評価	110
嚥下反射	106
エンドサイトーシス	292
横橋線維	265
オーバーシュート	93
音の歪	97
オプソクローヌス・ミオクローヌス症候群	130
オリーブ橋小脳萎縮症	242, 261
オリゴデンドログリアの核内封入体	263
オリゴデンドロサイト	293
音響エネルギー強度	98
音響分析	98, 103
音節時制	99
音節長	97

か行

外顆粒層	14, 17
回転性めまい	155
下咽頭喉頭	105
下オリーブ核	21, 265
化学シフト	199
下眼瞼向き眼振	64, 154
拡散 MRI	189
拡散異方性	195
拡散強調画像法	194
拡散係数	195
拡散テンソル画像	189, 194
学習機構	21
学習障害	83
下小脳脚	8, 59, 191
籠細胞	21

349

課題遂行型 fMRI	207	球脊髄性筋萎縮症	253, 301
カタトニア	126	強化学習の仕組み	68
肩ゆすり試験	52	橋核	31, 59, 137, 265
滑動性眼球運動	71	橋小脳	4, 10
滑動性追従運動	64	胸髄中間質外側核	267
顆粒細胞	7, 11	協調運動	42
顆粒細胞層	21	協調運動障害	77, 93, 321
顆粒層	6	協働収縮異常	49, 66
感覚運動性小脳	119	橋被蓋網様体核	143
感覚性運動失調	55	筋緊張	41
眼球運動	147	筋緊張低下	50
眼球運動核	60	筋伸張受容器	64
眼球運動関連虫部	60	筋伸展受容器	58
眼球運動失行	238	緊張性頸反射	70, 73
眼球クローヌス	64	筋紡錘	64
眼球粗動	64	筋無力	66
眼球反射	24	空間的制御	98
間欠的運動パタン	102	躯幹失調	77
眼振	147	クラウド化	181
眼振の緩徐相	136	グリア細胞質内封入体	339
眼振の急速相	136	グルタミン酸作動性ニューロン	15
記憶痕跡	25	グルモース変性	303
記憶誘導性サッカード課題	135	頸性頸反射	72, 73
機械学習	215	頸性動眼反射	72
器質性構音障害	91	経頭蓋的磁気刺激	107
拮抗筋構造	93	ゲイン学習	21
基底核	135	言語獲得	92
企図振戦	50, 66	言語機能	121
機能障害	322	言語障害	131
機能性構音障害	91	言語聴覚士	94
機能的 MRI 画像（fMRI）	107	原小脳	4
機能的磁気共鳴画像法	206	構音	91
機能的自立度評価法	323	構音器官	91
脚橋被蓋核	74	構音障害	91
逆モデル	32, 85	後外側橋核	143
球状核	4, 62	後外側裂	3
旧小脳	58	広基性歩行	42

口腔期	110	視覚探索課題	142
抗重力筋活動	69	視覚誘導性サッカード課題	135
甲状腺刺激ホルモン放出ホルモン	165	時間経過の情報	29
口唇開閉運動	102	時間的情報処理	166
口唇最大開大幅	102	時間的制御	98
口唇閉鎖期	102	時間的統合	167
高速フーリエ変換	175	視機性眼球反応	24
後頭蓋窩症候群	119	視空間性認知	131
誤嚥	110	思考の測定障害	85
国際障害分類	322	視索核	143
国際生活機能分類	322	指示試験	53
黒質	267	視床	21
固視	136	歯状核	4, 59
古小脳	5, 58	歯状核赤核淡蒼球ルイ体萎縮症	301
孤発性	242	時制	98
コピー数変異	220	姿勢筋緊張	68, 69, 70
個別化	171	姿勢垂直性	69, 70, 78
固有知覚	92	姿勢制御	39
ゴルジ腱器官	61	姿勢の動揺	77
ゴルジ細胞	7	姿勢反射	39, 68

さ行

		耳石器	70
サイバネティクス	332	次世代シーケンサー	219
サイバニクス治療	339	視線解析	142
最適制御	34	自然歴	222
最適フィードバック制御	174	疾患修飾療法開発	295
細胞間伝播	293	室頂核	4, 58, 75, 140
細胞自律性機序	295	失調性構音障害	322
サウンドスペクトログラム	98	失調性歩行	42, 325
サッカード	136	失文法	121
三次元異方性コントラスト画像	194	シナプスの刈り込み	33
山頂	60	シヌクレイノパチー	261
山腹	60	自発話	95
シードに基づく解析	208	自閉症	83
視運動性眼振	152	自閉症スペクトラム疾患	125
視運動性後眼振	152	シャイ・ドレーガー症候群	261
視運動反射	60	社会的認知	123
視蓋脊髄路	70, 71, 72	社会的不利	322

社会能力セット	123	小脳障害による運動症状	321
弱音化	97	小脳症候	48
尺側異常	78	小脳深部核	58, 140
周期性交代性眼振	64	小脳性運動失調	58, 165
重症度	96	小脳性認知情動症候群	82, 119, 130, 210, 323
重心動揺	40	小脳性無言症候群	119, 130
終末時動揺	50	小脳前葉	3
従来断綴性発話	100	小脳虫部	2, 137
熟練動作	92	小脳白質	265
手段的日常生活動作	323	小脳板	13
出力系	59	小脳半球	2
受動的免疫療法	296	小脳皮質	2, 11
順モデル	31, 85	小脳片葉	24
上咽頭鼻部	105	小脳無形成	129
上丘	135	小脳予備能	172
条件刺激	28	上菱脳唇	14
上小脳脚	8, 59, 191	食道期	110
小節・虫部垂	60	除脳固縮	73
常染色体性優性遺伝	236	自律神経機能	123
情動機能	123	人格変化	131
衝動性眼球運動	64, 135, 136	神経上皮細胞	13
小脳萎縮	94, 186	神経幹細胞	14
小脳炎	130	神経グループ選択理論	332
小脳回	2	神経細胞核内封入体	263, 301
小脳外側半球	64	神経支配	106
小脳核	3, 12, 21	神経上皮細胞	14
小脳活樹	2	神経積分器	154
小脳脚	2	進行性核上性麻痺	139, 278
小脳原基	13	新小脳	5, 58
小脳溝	2	振幅	97
小脳梗塞	129	振幅過小	136
小脳後葉	3	振幅過大	136, 142
小脳磁気刺激	165	随意性小脳	64
小脳刺激	109	遂行機能障害	131
小脳失調	48	髄質	2
小脳室頂核	137	錐体路	31
小脳出力系	140	ストレス時制	99

スラー	94	大脳小脳	58
脆弱 X 関連振戦	236	大脳性運動失調	56
星状細胞	7, 21	タイミング	21
声帯外転障害など	245	タイミング学習	28
正中傍橋網様体	138	タウ蛋白	277
声道	91	多関節運動	93
青斑核	265	多系統萎縮症	112, 138, 219, 242, 261, 279, 339
赤核	21	タッピング	163
脊髄小脳	4, 10, 58	多胞体	292
脊髄小脳失調症	127, 253, 279, 301	タルチレリン水和物	341
脊髄小脳変性症	82, 138, 164, 218	単音節の反復繰り返し検査	95, 96
脊髄の運動系	31	単関節運動	178
全エクソーム	219	短期の記憶	21
栓状核	4, 62	断綴性発話	94
線条体黒質変性症	244, 261	遅延型瞬き反射の条件付け	28
前脊髄脳路	59	中位核	58
前庭核	21, 24	注意欠陥・多動性障害	83, 124
前庭眼反射	60	中咽頭口部	105
前庭器	148	注視眼振	64, 154
前庭頸反射	70	注視方向性眼振	51
前庭小脳	4, 9, 58	中小脳脚	8, 59, 265
前庭神経	148	中脳後脳境界部	13
前庭神経核	59, 70	虫部第VI小葉	61
前庭性運動失調	56	聴覚印象評価	95, 97, 103
前庭性眼振	150	長期増強	23
前庭脊髄反射	71, 72	長期の運動記憶	21
前庭脊髄路	69, 70	長期抑圧	21
前庭動眼反射	70, 150	追跡運動	171
双極性障害	126	定量化	171
測定異常	66	適応	24
測定障害	49	手の到達運動	32

た行

第 1 裂	3	デフォルトモードネットワーク	208
大うつ病	126	転倒	327
苔状線維	6, 21, 59	統合失調症	83, 125
大脳 – 小脳交叉投射	84	登上線維	6, 59
大脳 – 小脳閉ループ	31	動態解析	100, 103
		頭頂葉性運動失調	56

353

ドーパミン作動系	68	発語失行	98, 121
読字障害	83	発生異常	11
特殊拍	100	発話障害	98
独立成分分析	208	発話速度の低下	94
トポグラフィックマップ	12	発話特徴	98
トリプレットリピート病	218	発話の検査・評価	94
		発話の指導・訓練	94

な行

内顆粒層	18	パブロフ型の古典的条件付け	28
内視鏡検査	110	ハプロ不全	236
内側縦束吻側間質核	138	半規管	148
内側前庭核	26	反射姿勢	70
内部モデル	31, 85	反跳眼振	154
ナノチューブ	297	ハンチントン病	253, 301
二次性小脳失調症	222	晩発性皮質性小脳萎縮症	243
日常生活動作	323	反復拮抗運動不能	66
ニューラルネットワーク	87	反復繰り返し回数	97
入力系	59	被殻	267
認知機能	34, 123	膝踵試験	54
認知性小脳	119	皮質−網様体投射	70
認知ループ	39	尾状核	267
脳幹網様体	137	皮質性小脳萎縮症	242
脳幹網様体核	59	非条件刺激	28
脳機能画像研究	84	ヒステリー	127
脳梗塞	106	ビデオ嚥下造影法	110
脳室帯	13, 14	ヒト胚性幹細胞	16
能動的免疫療法	296	病態の制御的意味	173
能力障害	322	不安障害	126

は行

パーキンソニズム	311	フィードバック	62, 93, 171
パーキンソン病	106	フィードフォワード	41, 62, 93, 174
バーグマングリア	301	副視索路	24
パーセプトロン	87	副腎脊髄ニューロパチー	285
バイオインフォマティクス解析	255	浮動性めまい	155
背側脊髄小脳路	77	フリードライヒ失調症	165, 240, 314
背側虫部	136, 143	プリオノイド	293
爆発性	94, 96	プリオン	292
バスケット細胞	7	プリズム適応	21, 32
		プルキンエ細胞	7, 11, 21, 140

フレンケル体操	334
プロソディ	92
プロトン磁気共鳴スペクトロスコピー法	194
分散効果	26
分子疫学	220, 291
分子シャペロン	295
分子層	6, 21
閉眼足踏み試験	54
平行線維	17, 21
並列運動制御器	172
辺縁系小脳	119
辺縁層	13
変性神経突起	263
片葉	143
片葉仮説	25
片葉小節葉	3
片葉と傍片葉	136
傍片葉	143
歩行解析	43
歩行失調	77
歩行中枢	39
歩行リズム	41
補足運動野	40
ポリグルタミン病	218, 229, 251, 300, 301
ポリソムノグラフィー	201

ま行

前向き制御	24
マシャド・ジョセフ病	301, 311
末梢前庭器官	60
マニピュランダム	175
瞬き反射の条件付け	28
麻痺性構音障害	96
無声音	91
迷走神経背側核	267
明瞭度	96
迷路	70
めまい	155

免疫療法	296
毛細血管拡張運動失調症	239
網様体脊髄路	69, 70
モーションキャプチャー	101, 163, 178
モーラ時制	99
モデル動物	221
モノアミン作動性下行	72, 75

や行

有声音	91
指追い試験	53
指鼻指試験	52
予期的姿勢調節	70, 78
抑制性介在神経細胞	21
予測制御器	171

ら行

離散的	91
リズム	98
リハビリテーション	321
菱脳峡	14
療養支援	314
リン酸化 α S	294
レム睡眠時	75
連続的	91
ろれつ	93

ギリシア文字・数字

α -シヌクレイン	244, 261
α - γ 連関	75
1C2	301
2 足歩行	38
3DAC	198
VII 小葉	61

A

accessory optic tract	24
adaptation	24
ADHD	83, 124
ADL	323
Aducanumab	296

AMPA 型グルタミン酸受容体	23	**E〜G**		
ANO10	247	efference copy	69	
apnea-hypopnea index	201	electromagnetic articulography（EMA）システム	101	
articulation	91	EMA システム	101	
articulatory organs	91	embryonic stem cell（ES cell）	16	
asthenia	66	empty basket	302	
asynergia	66	engram	25	
asynergie	42	explosive	94, 96	
ataxic speech	92	extra granular layer	14	
ataxin-3	304	FLAIR 像	187	
Atoh1	15	flocculonodular lobe	58	
atrophin-1	304	forward model	31	
ATXN1	294	fractional anisotropy	190, 196	
B〜D		FSL	197	
basket cell	21	Functional Independence Measure（FIM）	323	
Bernstein	173	GABA 作動性ニューロン	15	
calbindin D	306	gantenerumab	296	
cerebellar cognitive affective syndrome（CCAS）		gaze holding function	154	
	80, 323	glial cytoplasmic inclusion	262, 294	
coenzyme Q10	245	glial nuclear inclusions（GNI）	263	
conditioned stimulus（CS）	28	Golgi 細胞	21	
COQ2	245	**H〜J**		
cortical cerebellar atrophy（CCA）	242	HAL（Hybrid Assistire Limb）	332	
cyclogram	44	HAL 自立支援用下肢タイプ	335	
decomposition of movement	66	handicap	322	
dentatorubral pallidoluysian atrophy（DRPLA）	301	head impulse test	51	
diffusivity	190	hereditary spastic paraplegia（HSP）	282	
disability	322	Holmes	173	
DNA 修復	231	Holmes-Stewart 試験	52	
DNA 損傷修復不全	253	hot cross bun sign	245, 266	
dorsolateral pontine nuclei（DLPN）	143	Huntington's disease（HD）	301	
DRPLA	128, 183	hyperintense rim	245	
DTIstudio	197	idiopathic cerebellar ataxia	243	
dyslexia	83	impairment	322	
dysmetria	66	induced pluripotent stem cell（iPS cell）	16	
dysmetria of thought	85	infantile neuroaxonal dystrophy（INAD）	274	
dystrophic neurites（DN）	263	inferior olive	21	

instrumental ADL（IADL）	323
intention tremor	66
intermediate zone	58
International Classification of Functioning, Disability and Health（ICF）	322
International Classification of Impairments, Disabilities and Handicaps（ICIDH）	322
International Cooperative Ataxia Rating Scale（ICARS）	323
inverse model	32
IRUD	223
isthmic organizer	14
Japan Consortium of ATaxias（J-CAT）	225, 248

K～N

Kinect v2	178
Kirrel2	16
late cortical cerebellar atrophy	243
long-term depression: LTD	21
Machodo-Joseph 病	127, 301
Marie-Foix-Alajouanine 型	94
memory guided saccade（MGS）	135
memory trace	25
memory transfer	26
mora timed	99
mossy fiber	21
MSA	317
MSA with predominant cerebellar ataxia	262
MSA with predominant parkinsonian features	262
MSA-C	183, 242, 262
MSA-P	183, 244, 262
Muybridge	173
MVB	292
NBIA	274
neuronal cytoplasmic inclusions（NCI）	263
neuronal intracytoplasmic inclusions（NCI）	301
neuronal intranuclear inclusions（NII）	301
neuronal nuclear inclusions（NNI）	263

non-coding RNA	221
nucleus reticularis tegmenti pontis（NRTP）	143

O～R

olivopontocerebellar atrophy（OPCA）	242, 261
online error correction	158
Onuf 核	267
optokinetic response eye movement（OKR）	24, 60
oral diadochokinesis test（ODKT）	95
pacemaker-accumulator model	166
parallel fiber	21
Parkinson 病	138
PCR フラグメント解析法	219
phase shift	31
PLA2G6	274
PolyQ	297
positron emission tomography（PET）	107
prism adaptation	32
PRX002	296
Ptf1a	15
QSM	188
rebound potentiation	26
RNA 結合タンパク質	234
rs-fMRI	208

S

saccade to cue	135
SCA3	112
SCA3/MJD	183
SCA6	83, 112, 183
Scale for the Assessment and Rating for Ataxia（SARA）	49, 323
scanning speech	94, 96, 100
senorimotor adaptation 知覚運動学習	157
sertraline	297
Shy-Drager syndrome（SDS）	261
slow speech	94, 96
slur	94, 96
solanezumab	296

spacing effect	26	TMS	107
spatially unbiased infra-tentorial（SUIT）	215	torpedo	302
spinal and bulbar muscular atrophy（SBMA）	301	trace value	196
spino-cerebellar degeneration（SCD）	82	tractography	190
spinocerebellar ataxia（SCA）	301	transactivation response（TAR）DNA binding protein	
spinocerebellar degeneration（SCD）	218	43 kDa（TDP-43）	303
sporadic adult-onset ataxia of unknown etiology		unconditioned stimulus: US	28
（SAOA）	242	Unified Multiple System Atrophy Rating Scale	
square wave jerk	136	（UMSARS）	323
statistical parametric mapping（SPM）解析	206	upper rhombic lip	14
stellate cell	21	variant of unknown significance	223
stress timed	99	VBM	184, 188
Stewart-Holmes	62	vestibulocerebellum	58
striatonigral degeneration（SND）	244, 261	visually guided saccade（VGS）	135
syllable timed	99	voiced sounds	91

T〜X

T1 強調像	186	voiceless sounds	91
T2 強調像	186	VOR	60
T2*強調像	185	VSRAD®advance	185
terminal oscillation	50	X 線マイクロビームシステム	101

宇川義一 Yoshikazu Ugawa

【略歴】
1978 年　東京大学医学部医学科卒業
1980 年　東京大学医学部附属脳研究施設神経内科入局
1983 年　東京大学神経内科助手
1987 年　ロンドン留学

【Institute of Neurology, Professor Marsden】
1990 年　東京大学神経内科助手に復職
1997 年　東京大学神経内科講師に就任
2007 年　福島県立医科大学神経内科教授に就任

【学会認定医，専門医】
日本神経学会専門医，日本内科学会認定医，日本臨床神経生理学会認定医

運動失調のみかた，考えかた――
小脳と脊髄小脳変性症　　　　　　　　　　　　Ⓒ

| 発　行 | 2017 年 9 月 25 日 | 初版 1 刷 |

編集者　宇 川 義 一

発行者　株式会社　中 外 医 学 社
　　　　代表取締役　青 木 　 滋

〒 162-0805　東京都新宿区矢来町 62
電　話　03-3268-2701（代）
振替口座　00190-1-98814 番

印刷・製本/横山印刷（株）　　　　　　　　　　〈KT・MU〉
ISBN 978-4-498-22890-0　　　　　　　　　Printed in Japan

JCOPY ＜（社）出版者著作権管理機構 委託出版物＞

本書の無断複写は著作権法上での例外を除き禁じられています．
複写される場合は，そのつど事前に，（社）出版者著作権管理機構
（電話 03-3513-6969, FAX 03-3513-6979, e-mail: info@jcopy.
or.jp）の許諾を得てください．